"十二五"普通高等教育本科国家级规划教材

"十三五"高等医学院校本科规划教材

住院医师规范化培训辅导教材

供基础、临床、护理、预防、口腔、中医、药学、医学技术类等专业用

核 医 学

Nuclear Medicine

（第 4 版）

U0257521

主 编 王荣福

副主编 范 岩 冯 珏 刘志翔 张延军

编 委（按姓名汉语拼音排序）

褚 玉（中国科学院大学宁波华美医院）　田 蓉（四川大学华西医院）

崔亚利（哈尔滨医科大学附属肿瘤医院）　王爱辉（承德医学院附属医院）

范 岩（北京大学第一医院）　王 攀（遵义医科大学附属医院）

冯 珏（河北医科大学第二医院）　王 茜（北京大学人民医院）

霍 力（中国医学科学院北京协和医院）　王荣福（北京大学第一医院、北京大学国际医院）

季仲友（福建医科大学附属协和医院）　王雪鹃（北京大学肿瘤医院）

金 刚（哈尔滨医科大学附属第二医院）　辛 军（中国医科大学附属盛京医院）

李贵平（南方医科大学南方医院）　杨吉刚（首都医科大学附属北京友谊医院）

李 敬（大连医科大学附属第一医院）　张 春（首都医科大学附属北京朝阳医院）

李小东（北京大学国际医院）　张卫方（北京大学第三医院）

刘 纯（兰州大学第一医院）　张延军（大连医科大学附属第一医院）

刘 萌（北京大学第一医院）　赵 倩（宁夏医科大学总医院）

刘志翔（潍坊医学院附属医院）　朱小华（华中科技大学同济医学院附属同济医院）

陆 陟（大连医科大学附属第一医院）

北京大学医学出版社

HEYIXUE

图书在版编目（CIP）数据

核医学 / 王荣福主编 . —4 版 . —北京 ：北京大
学医学出版社，2018.12（2025.2 重印）
ISBN 978-7-5659-1917-6

Ⅰ . ①核… Ⅱ . ①王… Ⅲ . ①核医学 - 医学院校 - 教
材 Ⅳ . ① R81

中国版本图书馆 CIP 数据核字 (2018) 第 275033 号

核医学（第 4 版）

主 　编：王荣福
出版发行：北京大学医学出版社
地 　　址：(100191) 北京市海淀区学院路 38 号　北京大学医学部院内
电 　　话：发行部 010-82802230；图书邮购 010-82802495
网 　　址：http://www.pumpress.com.cn
E - m a i l：booksale@bjmu.edu.cn
印 　　刷：中煤（北京）印务有限公司
经 　　销：新华书店
责任编辑：王孟通　　责任校对：靳新强　　责任印制：李　啸
开 　　本：850 mm×1168 mm　1/16　印张：18　插页：9　字数：552 千字
版 　　次：2018 年 12 月第 4 版　2025 年 2 月第 3 次印刷
书 　　号：ISBN 978-7-5659-1917-6
定 　　价：45.00 元

修订说明

国务院办公厅颁布《关于深化医教协同进一步推进医学教育改革与发展的意见》、以"5+3"为主体的临床医学人才培养体系改革、教育部本科临床医学专业认证等一系列重要举措，对新时期高等医学教育人才培养提出了新的要求，也为教材建设指明了方向。

北京大学医学出版社出版的临床医学专业本科教材，从2001年开始，历经3轮修订、17年的锤炼，各轮次教材都高比例入选了教育部"十五""十一五""十二五"国家级规划教材。为了顺应医教协同和医学教育改革与发展的要求，北京大学医学出版社在教育部、国家卫生健康委员会和中国高等教育学会医学教育专业委员会指导下，经过前期的广泛调研、综合论证，启动了第4轮教材的修订再版。

本轮教材基于学科制课程体系，在院校申报和作者遴选、编写指导思想、临床能力培养、教材体系架构、知识内容更新、数字资源建设等方面做了优化和创新。共启动46种教材，其中包含新增的《基础医学概论》《临床医学概论》《诊断学》《医患沟通艺术》4种。《基础医学概论》和《临床医学概论》虽然主要用于非临床医学类专业学生的学习，但须依托于临床医学的优秀师资才能高质量完成，故一并纳入本轮教材中。《诊断学》与《物理诊断学》《实验诊断学》教材并存，以满足不同院校课程设置差异。第4轮教材修订的主要特点如下：

1. 为更好地服务于全国高等院校的医学教育改革，对参与院校和作者的遴选精益求精。教材建设的骨干院校结合了研究型与教学型院校，并注重不同地区的院校代表性；由各学科的委员会主任委员或理事长和知名专家等担纲主编，由教学经验丰富的专家教授担任编委，为教材内容的权威性、院校普适性奠定了坚实基础。

2. 以"符合人才培养需求、体现教育改革成果、教材形式新颖创新"为指导思想，以深化岗位胜任力培养为导向，坚持"三基、五性、三特定"原则，密切结合国家执业医师资格考试、全国硕士研究生入学考试大纲。

3．部分教材加入了联系临床的基础科学案例、临床实践应用案例，使教材更贴近基于案例的学习、以问题为导向的学习等启发式和研讨式教学模式，着力提升医学生的临床思维能力和解决临床实际问题的能力；适当加入知识拓展，引导学生自学。

4．为体现教育信息化对医学教育的促进作用，将纸质教材与二维码技术、网络教学平台相结合，教材与微课、案例、习题、知识拓展、图片、临床影像资料等融为一体，实现了以纸质教材为核心、配套数字教学资源的融媒体教材建设。

在本轮教材修订编写时，各院校对教材建设提出了很好的修订建议，为第4轮教材建设的顶层设计和编写理念提供了翔实可信的数据储备。第3轮教材的部分主编由于年事已高，此次不再担任主编，但他们对改版工作提出了很多宝贵的意见。前3轮教材的作者为本轮教材的日臻完善打下了坚实的基础。对他们的贡献，我们一并表示衷心的感谢。

尽管本轮教材的编委都是多年工作在教学一线的教师，但囿于现有水平，书中难免有不当之处。欢迎广大师生多提宝贵意见，反馈使用信息，以臻完善教材的内容，提高教材的质量。

"十三五"高等医学院校
本科规划教材评审委员会

序

国务院办公厅《关于深化医教协同进一步推进医学教育改革与发展的意见》（以下简称《意见》）指出，医教协同推进医学教育改革与发展，加强医学人才培养，是提高医疗卫生服务水平的基础工程，是深化医药卫生体制改革的重要任务，是推进健康中国建设的重要保障。《意见》明确要求加快构建标准化、规范化医学人才培养体系，全面提升人才培养质量。要求夯实5年制临床医学教育的基础地位，推动基础与临床融合、临床与预防融合，提升医学生解决临床实际问题的能力，推进信息技术与医学教育融合。从国家高度就推动医学教育改革发展作出了部署、明确了方向。

高质量的医学教材是满足医学教育改革、培养优秀医学人才的核心要素，与医学教育改革相辅相成。北京大学医学出版社出版的临床医学专业本科教材，立足于岗位胜任力的培养，促进自主学习能力建设，成为临床医学专业本科教学的精品教材，为全国高等医学院校教育教学与人才培养工作发挥了重要作用。

在医教协同的大背景下，北京大学医学出版社启动了第4轮教材的修订再版工作。全国医学院校一大批活跃在教学一线的专家教授，以无私奉献的敬业精神和严谨治学的科学态度，积极参与到本轮教材的修订和建设工作当中。相信在全国高等医学院校的大力支持下，有广大专家教授的热情奉献，新一轮教材的出版将为我国高等医学院校人才培养质量的提高和医学教育改革的发展发挥积极的推动作用。

前　言

核医学是现代医学的重要组成部分，在医学领域中具有独特的地位。日新月异的核医学新技术、新方法在现代临床疾病研究、诊断和治疗中发挥着越来越重要的作用。

2002年，临床医学专业五年制本科教材《核医学》正式出版；并分别于2009年、2013年进行了第2版和第3版的编写出版。在近16年的教学实践中，《核医学》受到全国广大师生的厚爱，使用反响良好，被教育部评定为"十二五"普通高等教育本科国家级规划教材。

随着现代医学的飞速发展，尤其是在"精准医学"与"转化医学"等医学新理念不断深化之际，以"放射性核素示踪技术"为核心内容的核医学与分子影像学的潜在应用已展现了美好的前景。这对《核医学》教材的编写提出了更新、更高的要求。为符合医学进展和教学需求，我们集思广益，吸纳了许多有利于教材建设的宝贵意见与建议，由此，《核医学》（第4版）应运而生。它是由北京大学、北京协和医学院、华中科技大学、四川大学、兰州大学、首都医科大学、南方医科大学、河北医科大学、大连医科大学、中国医科大学和潍坊医学院等全国17所高等医学院校、25位多年从事核医学教学的优秀中青年骨干教师联合编写的。

《核医学》（第4版）的整体目标在于：培养具有良好的临床医学综合素质和临床问题解决能力的医学本科毕业生，为他们在核医学领域进一步深造打下一定的基础，以利于今后更好地应用核医学理论知识和基本技能解决临床医学中的实际问题。它既是五年制医学本科生、其他学制医学生及其毕业后医学教育的核医学教科书，亦可作为非核医学专业的各科医师继续教育的参考书。

在《核医学》（第3版）的基础上，《核医学》（第4版）在编写上还具有如下特色：①编写内容规范。本教材与临床医学专业本科人才培养目标、专业核心能力、主要实践环节相结合，严格把握内容深浅度，突出"三基"（即基础理论、基本知识和基本技能），体现"五性"（即思想性、科学性、先进性、启发性和适用性），强调理论和实践相结合。②编写理念新颖。本教材力求反映当今最新的医学教育理念、临床思维、内容和方法。在介绍核医学基本知识之外，还简明扼要地概述核医学的最新研究进展，并增加案例分析模块，确保教材的新颖性与可读性。③参编院校覆盖面大、权威性强。本教材的编写集中了全国核医学界的优秀中坚力量，不仅在内容上涵盖本专业教学大纲的要求，力求概念准确、重点突出，而且充分考虑到核医学发展的区域平衡性，内容简明、精炼，注重实用。④突出核医学特色，加强学科之间互补性；重点突出核医学在临床实践中被公认的优势检查项目，客观、科学地与相关学科进行比较。

根据医学本科课程教学要求和培养临床医师的主要目标，《核医学》（第4版）以临床核医学介绍为重点，编写遵循"由浅入深、从易到难"的原则，淘汰了不实用的陈旧内容，延续了图文并茂的特点，增加了思考题和案例分析，文后设置了中英文专业词汇索引。全书共 13 章。第 1、2 章介绍核医学基础知识，包括总论、核物理与电离辐射生物效应及防护，增加了"分子核医学与分子影像技术应用"内容。第 3 ～ 11 章分别介绍核医学在各个系统（包括神经系统、心血管系统、内分泌系统、骨骼系统、泌尿系统等）疾病中的具体应用，分别从显像原理、操作方法、诊断要点与临床应用等方面进行深入浅出的介绍。第 12 章介绍了近年来日益发展的放射性核素治疗及其在临床疾病中的相关应用。第 13 章介绍了体外放射分析方法及其应用，增加了"ISO15189 质量控制体系"内容。

在教材编写过程中，北京大学医学出版社、各参编单位领导予以鼎力支持，各位编写者齐心协力、通力合作，在此致以诚挚的谢意。教材编写是一项复杂的系统工程，每一位编者都倾注了相当的心血，力求做到完美。若仍存在不妥之处，真诚地希望广大读者给予批评指正，以在修订和再版时进行完善。

王荣福

二维码资源索引

目 录

核医学（nuclear medicine）是一门涉及多学科领域的综合性、交叉性医学学科，是临床医学用于诊治疾病的重要分支，是现代医学的重要组成部分。它是利用核物理学、电子学、化学、生物学、计算机技术等相关学科与医学相互融合的结果，对疾病进行诊断、治疗和研究的独立临床学科。它既是从事生物医学研究的一门新技术，又拥有自身理论和方法，并能反映组织或器官血流、受体密度及活性、细胞代谢和功能变化，在医学领域中具有其他学科不可取代的作用。

核医学检测手段多样，既可通过体外分析检测生物样品中超微量的生物活性物质，还可应用放射性核素成像技术反映活体功能代谢，是目前能在活体内安全、无创地获得病理生理、功能代谢与生物化学变化过程的唯一方法。同时，也可利用高度病灶靶向浓聚的放射性核素对疾病进行内照射治疗。

第一节 核医学的定义、内容和特点

一、核医学的定义

核医学是核技术与医学结合的产物，是应用放射性核素（radionuclide）及其标记化合物（labeled compound）或生物制品进行疾病诊断、治疗和医学研究的一门学科。

二、核医学的内容

核医学以其应用和研究的范围侧重点不同，大致可分为临床核医学（clinical nuclear medicine）和分子核医学（molecular nuclear medicine）两部分。

临床核医学是利用放射性核素及其标记物诊断和治疗疾病的临床医学学科，包括诊断核医学（diagnostic nuclear medicine）和治疗核医学（therapeutic nuclear medicine）两部分。随着科学不断发展和完善，临床核医学又逐步形成了各种系统核医学，如心血管系统核医学、内分泌系统核医学、神经系统核医学、消化系统核医学、呼吸系统核医学、血液系统核医学、泌尿系统核医学、肿瘤核医学、儿科核医学等。

诊断核医学由以放射性核素显像（radionuclide imaging，RI）及脏器功能测定为主的体内（in vivo）诊断法和以放射（或非放射）免疫分析为主的体外（in vitro）诊断法组成。体内诊断，包括单光子发射计算机断层显像（single photon emission computed tomography，SPECT）、单光子发射计算机断层显像 / 计算机断层显像（single photon emission computed tomography/computed tomography，SPECT/CT）、正电子发射断层显像（positron emission tomography，PET）、正电子发射断层显像 / 计算机断层显像（positron emission tomography/computed tomography，PET/CT）及甲状腺摄碘功能检测等广泛应用于临床；正电子发射断层显像 / 磁共振成像（positron emission tomography/ magnetic resonance imaging，PET/MR）已经投入临床使

用，具有很好发展前景。体外诊断以放射免疫分析（radioimmunoassay，RIA）和化学发光免疫分析（chemiluminescence immunoassay，CLLA）为代表，检测体内微量生物活性物质，技术先进、成熟。

治疗核医学是通过高度选择性聚集的放射性核素或其标记物所发射出的射程很短的核射线，对病变进行内照射治疗。

分子核医学是传统的实验核医学（experimental nuclear medicine）的升华，后者利用放射性核素示踪技术与分子生物学技术（molecular biological technique）紧密有机结合，衍生了分子核医学。分子核医学是分子影像学最成熟的技术之一，是分子影像学的最重要组成部分（详见本章第六节内容）。

分子核医学和临床核医学是同一学科的不同分支，二者的划分没有明确的界限。分子核医学的研究成果不断推动临床核医学的发展，而临床核医学在应用实践中又不断向分子核医学提出新的研究课题，二者相互促进，不断发展。

三、核医学的优势特点

1. 安全、无创　放射性核素显像为安全无创性检查，使用的放射性核素物理半衰期（physical half life，$T_{1/2}$）短，显像剂化学量极微。患者所接受的辐射吸收剂量（absorbed dose）低，发生毒副作用的概率极低。

2. 分子功能影像　核医学功能代谢及分子影像是现代医学影像的重要内容之一，其显像原理与 X 射线（X-ray）、超声（ultrasound，US）、计算机断层显像（computed tomography，CT）和磁共振成像（magnetic resonance imaging，MRI）等检查截然不同（表 1-1）。核医学显像是以核素示踪技术为基础，以放射性浓度为重建变量，以组织吸收功能差异为诊断依据，将显像剂引入人体后，探测并记录引入体内靶组织或器官的放射性示踪剂发射的 γ 射线，以影像的方式显示出来，提供有关脏器和病变的血流、功能、代谢和受体密度信息，甚至是分子水平的化学信息，有助于疾病的早期诊断。

表1-1　现代医学影像学技术及成像原理

影像学技术	成像原理	性质		
CT	衰减系数（CT值）	形态	解剖	
B 超	超声波反射	形态	解剖	
MRI	质子密度（T_1、T_2）	解剖	功能	
γ 相机	放射性浓度（平面）	血流	功能	
SPECT	放射性浓度（半定量）	血流	代谢	功能
PET	放射性浓度（定量）	血流	代谢	功能

3. 灵敏度高和特异性强　放射免疫分析技术利用抗原（antigen）与抗体（antibody）特异性结合，精确定量分析，开创了微量生物活性物质检测的新纪元，至今仍然广泛应用于临床；20 世纪 90 年代非放射免疫分析技术的相继发展，使得检测灵敏度达到 $10^{-18} \sim 10^{-12}$ mol。

4. 同时提供形态解剖和功能代谢信息　图像融合（image fusion）是现代影像医学的主流，其技术主要是通过核医学 SPECT 和 PET 获得的高灵敏功能代谢影像与 CT、MRI 获得的精细的解剖结构影像叠加、配准，更有利于对病变进行精确的定位和定性（量）诊断。当今 SPECT 和 PET 同机配置了 CT 或 MRI 装置，即 SEPCT/CT、PET/CT 和 PET/MR，其应用价值得到临床肯定，彻底改写了传统的核医学影像由于放射性活度的引入及仪器分辨率的限制不能提供病变细微结构的历史。这是核医学功能代谢显像发展的一个里程碑。

分子核医学与时俱进，已不局限于本身"分子影像"诊断领域，而是将分子显像技术进一步拓展，从而衍生出新的分子靶向治疗。这将使以影像诊断为主的分子核医学逐步发展延伸至诊断与治疗并重的分子功能显像和分子靶向治疗领域。

第二节　放射性药物

一、放射性药物概念与特点

（一）概念

放射性药物（radiopharmaceuticals）系指含有放射性核素，可用于人体进行医学诊断、治疗和研究的一类特殊制剂。获得国家药品批准文号的放射性药物又称为放射性药品。一般而言，放射性药物与放射性药品有着不同的含义。

放射性药物通常由两部分组成：放射性核素和被标记物，二者具有高度的亲和力。被标记物可以是化合物、抗生素、生物制品等，其化学或生物学性能决定着放射性药物的体内生物分布（解剖 / 组织学靶向定位作用）；其分子内含有放射性原子，核素射线可被探测用于诊断或利用辐射生物学效应治疗疾病。

放射性药品常常是指有相应资质并允许以商品形式销售的放射性药物。《放射性药品管理办法》根据医疗机构使用放射性药品类别，及该类放射性药品对操作人员、设备、环境的相应要求，由低到高分为Ⅰ类、Ⅱ类、Ⅲ类和Ⅳ类。

总之，二者的概念释义越来越难以界定。《放射性药品使用许可证》所规定允许使用的放射性药品几乎涵盖了所有临床所用的放射性药物。

（二）特点

放射性药物是一类特殊药物，与普通药物不同，主要具有以下几方面的特点。

1. 具有放射性　放射性药物自行不断衰变、释放出射线，与普通药物的作用基础明显不同。在其制备、贮存、运输、使用及废物处理等过程中，均需要严格执行国家制订的《放射性药品管理办法》等有关法规，直接归属于核医学科管理。在临床使用过程中，要注意放射性有着特殊的双重性评价，合理使用既要达到诊断或治疗疾病的目的，同时又要减少对患者不必要的辐射损伤。

2. 具有特定的物理半衰期和有效期　放射性药物中的放射性核素会自发地进行放射性衰变，其放射性强度随时间的推移而不断减少，其内在的质量也可能改变。因此，大多数放射性药物的有效期比较短，不能长期贮存，且每次使用时均需要根据该放射性药物的物理半衰期进行衰减校正。

3. 计量单位与作用机制不同　放射性药物以放射性活度为计量单位，与普通药物用量（克或毫克）不同。放射性药物是利用放射性核素发出的射线引起生物效应达到治疗作用，普通药物是依靠药物的药理作用发挥治疗作用。

4. 脱标及辐射自分解　放射性药物在贮存过程中，标记的放射性核素会脱离被标记物，致使放射化学纯度及比活度改变。另外，某些被标记物比较敏感，在射线的作用下可发生化学结构改变或生物活性丧失，导致放射性药物在体内的生物学行为改变，这种现象称作辐射自分解。发生辐射自分解的程度通常与放射性药物的放射性浓度或比活度成正比，放射性浓度与比活度越高，辐射自分解作用越明显。

二、放射性药物中的核素来源

放射性药物制备包括放射性核素的生产、被标记物的合成和核素标记 3 个重要环节。依据放射性核素的生产方式和用途不同主要有以下几种：

（一）核反应堆产生

1. 从核燃料的裂变产物中分离提取，如 ^{131}I、^{133}Xe、^{99}Mo 等常用核素都是 ^{235}U 的裂变产物。

2. 利用核反应堆强大的中子流轰击各种核靶，吸收中子后的靶核发生重新排列，变为不稳定的新核素（放射性核素），如 ^{31}P（n，γ）^{32}P、^{50}Cr（n，γ）^{51}Cr 和 ^{88}Sr（n，γ）^{89}Sr 等。

核反应堆产生放射性核素的优点是：能同时辐照多种样品、产生量大、辐照操作简单，成本低，是目前医用放射性核素的主要来源。缺点是：多为富中子核素，通常有 β^- 衰变，不用于诊断用放射性药物；反应堆产物与靶核大多数属于同一元素，化学性质相同，难以得到高比活度的产品。

（二）回旋加速器产生

回旋加速器能加速负离子（H^-、D^- 等）、质子、氦核等带电粒子。这些粒子轰击各种靶核，引起不同核反应，生成多种放射性核素。医学中常用的加速器生产的放射性核素有：

1. ^{11}C、^{13}N、^{15}O、^{18}F 等缺中子核素，核能量 > 1.02 MeV，以 β^+ 衰变方式进行衰变，发射正电子；后者在组织湮灭时放出两个能量相同、方向相反的 γ 光子，用于 PET 或双探头符合线路探测成像；短半衰期或超短半衰期核素，如 ^{11}C、^{13}N、^{15}O 只能在回旋加速器附近就地使用。

2. ^{123}I、^{201}Tl、^{67}Ga、^{111}In 等缺中子核素，核能量 < 1.02 MeV，以电子俘获衰变方式进行衰变，发射光子是特征 X 射线，适用于 γ 相机和 SPECT 显像，半衰期比较长，适用于远途运输使用。

（三）发生器产生

如 ^{99m}Tc、^{68}Ga、^{113}In、^{82}Rb、^{177}Lu、^{81m}Kr 等核素，均由发生器生产。特别是 ^{99m}Tc 广泛应用于临床，其能量、物理半衰期适宜，与多种化合物结合力强。目前大约 85% 的核医学显像剂均为 ^{99m}Tc 标记的放射性药物。

发生器是从长半衰期的核素（称为母体）中分离其衰变产生的短半衰期的核素（称为子体）的装置。在这种母、子体系中，母体不断衰变，子体不断增长，最后母、子体的放射性达到平衡，每隔一定时间可以从放射性核素发生器中分离出子体。

医学中常用的发生器有：^{99}Mo-^{99m}Tc 发生器、钨 [^{188}W] -^{188}Re 发生器、^{82}Sr- 铷 [^{82}Rb] 发生器、^{81}Rb- 氪 [^{81m}Kr] 发生器、锗 [^{68}Ge]- 镓 [^{68}Ga] 发生器等。比如 ^{99}Mo-^{99m}Tc 发生器母体核素半衰期为 66 h，可以使用一周以上，淋洗操作简便、使用安全、可以得到较高的放射性核素纯度。市售的 ^{99}Mo-^{99m}Tc 发生器无菌、无热源，用生理盐水淋洗后可以直接使用。

三、放射性药物中放射性核素的标记

放射性核素的标记是指将具有示踪作用的放射性核素引入化合物分子中。标记方法主要有：

1. **同位素交换法**　是将待标记分子中的一个或多个原子用其放射性同位素置换的标记方法。

2. **化学合成法**　是制备放射性药物最经典、最基本的方法之一，其反应机制与方法与一般化学合成类似，只是使用了含有放射性核素的合成原料，而且常常是微量反应。

3. **生物合成法**　是利用生物活体（动植物或微生物）的生理代谢或生物酶的活性作用，将放射性核素引入到被标记分子上的方法。生物合成法对于生物大分子和结构复杂的难以通过化学反应途径进行标记的物质进行标记是很有用的方法。

四、放射性药物的分类

放射性药物种类繁多，按照临床核医学的用途分为体内放射性药物和体外放射性药物两大类。体外放射性药物主要指放射性核素标记的免疫诊断试剂，常用于体外放射免疫分析的试剂药盒。体内放射性药物又可分为诊断用放射性药物和治疗用放射性药物，二者没有绝对界限，如 ^{131}I 主要用于治疗疾病，也可用于甲状腺显像诊断。未来核医学技术逐渐向"诊疗一体化"方向发展，如利用特异性受体标记放射性核素药物，既可进行疾病诊断同时又可进行疾病治疗。

本章重点介绍体内放射性药物。

（一）诊断用放射性药物

诊断用放射性药物（diagnostic radiopharmaceuticals）是利用获得体内靶器官或病变组织的影像或功能参数，进行疾病诊断的一类体内放射性药物，也称为显像剂或示踪剂（tracer）。放射性药物引入人体后，由于核射线 γ 光子穿透力强，容易被核医学探测仪器在体外探测到，适用于显像；同时由于 γ 光子在组织内电离密度较低，机体所受电离辐射损伤较小。

诊断用放射性药物多采用发射 γ 光子（能量以 100～300 keV 为宜）的核素及其标记物。^{99m}Tc 是显像检查中最常用的放射性核素药物，广泛用于心、脑、肾、骨、肺、甲状腺等器官疾病的诊断。此外，医用回旋加速器（cyclotron）生产的正电子放射性药物，如 ^{18}F- 氟代脱氧葡萄糖（^{18}F-fluorodeoxyglucose，^{18}F-FDG）临床应用最为广泛；还有碳 [^{11}C]、氮 [^{13}N] 和氧 [^{15}O] 等短半衰期放射性核素标记的药物及正电子核素铜 [^{60}Cu、^{62}Cu、^{64}Cu]、溴 [^{76}Br]、^{124}I 和锆 [^{89}Zr] 标记的放射性药物也显示出良好的应用前景。

诊断用放射性药物具有共性要求：

1. 衰变方式　γ 相机和 SPECT 理想的显像剂，应是通过同质异能跃迁或电子俘获的衰变方式，单纯发射 γ 光子或 X 射线。PET 显像，放射线核素则是通过 β$^+$ 衰变单纯发射正电子，后者在组织湮灭时放出两个能量相同（511 keV）、方向相反的 γ 光子。

2. 光子能量　γ 照相机和 SPECT 显像，光子能量范围 100～250 keV 最为理想；PET 和带有符合线路探测技术的双探头 SPECT 利用 511 keV 的 γ 光子显像。

3. 有效半衰期适当　放射性核素半衰期要保证放射性药物的制备、给药和完成显像检查过程。半衰期太短不利于制备、运输、检查等，过长又会增加患者的辐射剂量，也不利于重复使用。理想的诊断放射性药物半衰期在 6 小时左右比较合理。

4. 靶/非靶比值较高　靶/非靶比值是指放射性药物在靶器官或组织中的浓聚与非靶器官或组织，特别是与邻近靶器官或组织中的浓聚量之比。平面显像要求靶/非靶比值在 5∶1 以上，断层显像在 2∶1 左右才能获得有诊断价值的图像。

（二）治疗用放射性药物

治疗用放射性药物（therapeutic radiopharmaceuticals）是指能够高度选择性浓聚在病灶组织，产生局部电离辐射生物效应，从而抑制或破坏病变组织发挥治疗作用的一类体内放射性药物。

1. 治疗用放射性药物的共性要求

（1）衰变方式：使用的放射性核素衰变方式多是 β$^-$ 衰变。β$^-$ 射线在组织中的电离较大，产生的局部电离辐射生物效应要比具有相同能量的 γ 或 X 射线大得多。同时它在组织内具有一定的射程（数毫米或数厘米），既能保证一定的作用范围，又对稍远的正常组织不造成明显损伤。α 射线在组织中电离密度要比 β$^-$ 射线更大，但它的有效照射范围太小（数微米），同时难以控制它在组织中的精确分布，可造成局部过度损伤，应慎用；一旦能够精确控制其组织分布，应用潜力很大。电子俘获衰变释放的俄歇电子，其在组织内的射程约毫米水平，生物学特性接近或高于线能量传递（linear energy transfer，LET）射线，在放射性核素靶向治疗中具有很大的潜在优势。

（2）射线能量：从治疗角度考虑，射线能量越高越好。对于治疗用射线的最低能量限值尚没有准确的界定，一般要求 β^- 射线最大能量在 1 MeV 以上。

（3）有效半衰期：放射性核素有效半衰期不能太短也不宜太长，以数小时或数天比较理想。

（4）靶 / 非靶比值较高：靶 / 非靶比值越高越好。靶 / 非靶比值过低不仅对原发病变达不到有效治疗，还可能对骨髓或其他敏感组织或器官造成潜在的致命伤害。

（5）保证治疗用放射性药物的放射化学纯度和准确剂量也同样至关重要。

2. 治疗用放射性药物的作用机制　治疗用放射性药物的治疗作用是依靠射线的辐射生物学效应，不是药物本身的药理作用。与化疗药物和外照射治疗相比，治疗用放射性药物的作用机制有以下特点：

（1）放射性药物的辐射作用有一定的范围，即使不直接进入细胞内也可以对邻近的病变细胞有致死杀伤的作用，而化疗药物一般必须进入细胞内才能发挥作用。

（2）由于放射性药物的选择性靶向作用，在体内可以达到高的靶 / 非靶比值，如 ^{89}Sr 在骨转移肿瘤中的摄取比正常骨组织高 36 倍，可以明显提高治疗效果而又减少对正常组织的伤害。

（3）近年来对射线束外照射生物效应的研究表明，超分割放射治疗（2 次或以上 / 天）比常规分割治疗（1 次 / 天）对大部分肿瘤可能得到更大的生物效应并减少正常组织的损伤。

常用的诊断和治疗用的放射性药物见表 1-2。

表1-2　临床应用的药物

分类	放射性药物	临床应用
神经系统显像剂	^{99m}Tc-ECD、^{99m}Tc-HMPAO	脑血流灌注显像
	^{18}F-FDG、^{15}O$_2$	脑代谢显像
	^{18}F-FDOPA	中枢神经多巴胺受体显像
心血管系统显像剂	^{99m}Tc-MIBI、^{201}TlCl、^{82}Rb-RbCl	心肌灌注显像
	^{99m}Tc- 红细胞、^{99m}Tc-HSA	心室显像
	^{99m}Tc-PYP	急性心肌梗死灶显像
	^{99m}Tc-MAA、^{99m}Tc- 血小板	血栓显像
	^{18}F-FDG、^{11}C- 乙酸盐、^{11}C-PA	心肌代谢显像
	^{123}I-MIBG	心肌受体显像
肺显像剂	^{99m}Tc-MAA	肺灌注显像
	^{99m}Tc-DTPA 气溶胶、Technegas、^{133}Xe、^{81m}Kr	肺通气显像
消化系统显像剂	^{99m}Tc-PHY、^{99m}Tc-SC	肝显像
	^{99m}Tc-PHY、^{99m}Tc- 变性红细胞	脾显像
	^{99m}Tc- 红细胞	肝血池显像
	^{99m}Tc-EHIDA	肝胆显像
	^{99m}Tc-DTPA、^{99m}Tc-SC	胃排空、胃食管反流显像
	^{99m}TcO$_4^-$	异位胃黏膜显像
内分泌系统显像剂	^{99m}TcO$_4^-$	甲状腺显像
	^{123}I 或 ^{131}I -NaI	吸碘试验、甲状腺显像、功能性甲状腺癌转
	^{99m}Tc-MIBI、^{201}TlCl	移灶
	^{131}I- 胆固醇	甲状旁腺显像
	^{131}I 或 ^{123}I-MIBG	肾上腺皮质显像或肾上腺髓质显像
骨显像剂	^{99m}Tc-DTPA、^{18}F-NaF	骨显像

续表

分类	放射性药物	临床应用
泌尿系统显像剂	^{99m}Tc-DTPA	肾动态显像及肾小球滤过功能测定
	^{99m}Tc-EC、^{123}I 或 ^{131}I-OIH、^{99m}Tc-MAG$_3$、^{99m}Tc-DMSA、^{99m}Tc-GH	肾动态显像及肾小管分泌功能测定、肾静态显像
炎症显像剂	^{67}Ga-枸橼酸镓、^{111}In 或 ^{99m}Tc-白细胞	炎症显像
淋巴显像剂	^{99m}Tc-硫化锑、^{99m}Tc-ASC、^{99m}Tc-DX	淋巴显像
肿瘤显像剂	^{67}Ga-枸橼酸镓、^{99m}Tc-MIBI、^{201}TlCl	肿瘤非特异显像
	^{18}F-FDG、^{18}F-FLT、^{18}F-FET、^{11}C-MET、	肿瘤代谢显像
	^{11}C-胆碱、^{18}F-FMISO、放射性核素标记的	肿瘤乏氧显像
	单克隆抗体、^{123}I、^{111}In 或 ^{99m}Tc-奥曲肽	放射免疫显像
		肿瘤受体显像
放射性核素治疗药物	^{131}I-NaI	甲状腺功能亢进（甲亢）与甲状腺癌治疗
	^{32}P-CrPO$_4$ 胶体	腔内治疗、组织间介入治疗
	^{32}P-Na$_2$HPO$_4$	治疗真性红细胞增多症和原发性血小板增多症
	^{32}P 或 ^{90}Y-微球	肿瘤动脉栓塞治疗
	^{89}SrCl$_2$、^{153}Sm-EDTMP	骨转移癌骨痛治疗
	^{177}Lu-PSMA	前列腺癌骨转移
	^{177}Lu-Dotadate	神经内分泌肿瘤
	^{123}I 或 ^{103}Pd 粒子	肿瘤粒子植入内照射治疗
	^{131}I-MIBG	嗜铬细胞瘤治疗

五、放射性药物的质量控制

放射性药物使用的安全性、有效性和稳定性，必须根据国家制定的标准严格进行质量控制。核医学科需要对放射性药物经常或定期地进行检测，检测内容主要有物理性质检测，包括：

1. 性状 放射性药物一般为注射液或口服液，大多数为无色澄清液体，如 ^{131}I 口服液；但有少数药物有色，如胶体磷 [^{32}P] 酸铬注射液（绿色）、铬 [^{51}Cr] 酸钠注射液（黄色）、^{131}I-马尿酸钠注射液（淡棕色）等；还有部分药物为含有颗粒的悬浮剂，如 ^{99m}Tc-MAA、^{99m}Tc-SC 等。

2. 放射性核纯度（radionuclide purity） 指特定放射性核素的放射性活度占总放射性活度的百分数，其纯度应该在 99.5% 以上。如果放射性药物中混有放射性杂质，不仅给受试者增加额外伤害，同时会影响显像质量。

3. 放射性活度（radioactivity） 指单位时间内原子核衰变数，是放射性药物的一个重要指标，使用前必须准确测定。一般放射性药物质量标准中，活度测定值的均值在标示值的 ±10%，治疗用药的活度测定值应该控制在标示值的 ±10% 为好。

4. 化学鉴定和生物学性质检测 比如 pH 值、放射化学纯度、化学纯度和无菌、无热原、毒性检定和生物分布试验。

六、放射性药物使用原则

放射性药物是一类特殊药物，临床工作中引入体内的放射性药物剂量均属于安全范围，其目的是诊断或治疗疾病，利大于弊。尽管如此，在使用放射性药物之前还是应该充分考虑合理优化的原则。

（一）使用的总原则

1．在决定是否给患者使用放射性药物进行诊断或治疗时，首先要进行正当性判断，即权衡预期的需要或治疗后的好处与辐射引起的危害，得出进行这项检查或治疗是否值得的结论。

2．若有几种同类放射性药物可供诊断检查使用，选择导致辐射吸收剂量最小者；对用于治疗疾病的放射性药物，则选择病灶辐射吸收剂量最大而全身及重要器官辐射吸收剂量较小者。

3．诊断检查时尽量采用先进的测量和显像设备，以便获得更多的信息，提高诊断水平，同时尽可能降低使用的放射性活度。

4．采用必要的保护（如封闭某些器官）和促排措施，以尽量减少不必要的照射。

5．对恶性疾病患者可以适当放宽限制。

6．对小儿、孕妇、哺乳妇女、近期准备生育的妇女应用放射性药物时要从严考虑。

（二）儿童应用原则

由于儿童对辐射较成人敏感，所以一般情况下放射性检查不作为首选的方法，在应用上遵循低剂量、延长检查时间的原则。小儿所用的放射性药物一般根据年龄、体重或体表面积按成人剂量折算，也可按年龄组粗算用药量，即 1 岁以内用成人剂量的 20% ~ 30%，1 ~ 3 岁用 30% ~ 50%，3 ~ 6 岁用 40% ~ 70%，5 ~ 15 岁用 60% ~ 90%。

（三）育龄妇女应用原则

原则上妊娠期应该不用放射性药物（特殊情况除外）。未妊娠的育龄妇女在需要进行放射性检查时，要将检查时间安排在妊娠可能性不大的月经开始后 10 天内进行，即世界卫生组织提出的"十日法则"。对月经紊乱妇女建议对血清人绒毛膜促性腺激素（human chorionic gonadotropin，HCG）进行排查；哺乳期妇女应慎用放射性检查，必要时可以参考放射性药物在乳汁内的有效半衰期，在用药后的 5 ~ 10 个有效半衰期内停止哺乳。

第三节　核医学仪器

在医学中用于探测和记录放射性核素发出射线的种类、能量、活度以及随时间变化规律和空间分布的仪器，统称为核医学仪器，是核医学的基本组成部分。

核医学仪器的飞速发展，促进了核医学诊疗水平的不断进步，根据其使用目的的不同，可分为显像仪器（包括 γ 照相机、SPECT 或 SPECT/CT、PET 或 PET/CT 和 PET/MR）、器官功能测定仪器（如甲状腺功能仪、肾功能仪）、体外样本测量仪器（如非放射免疫分析仪、γ 闪烁探测器、液体闪烁计数器、γ 放射免疫计数仪、γ 能谱仪）、辐射防护仪器和放射性核素治疗仪器等。其中显像仪器是最重要的组成部分，也是核医学仪器发展最快速的部分。核探测仪器种类繁多，基本原理是建立在射线与物质相互作用基础上的，其探测和测量辐射的机制主要是利用电离作用、荧光现象、感光作用等电离辐射效应。

放射性探测仪器按探测原理可分为电离探测仪（ionization detector）和闪烁探测仪（scintillation detector）两大类。电离探测仪主要用于辐射防护和测定放射源活度，包括辐射剂量监测仪、表面污染监测仪、放射性活度测量仪等；闪烁探测仪按其用途可分为放射性核素显像仪器、器官功能测定仪器、体外样本测量仪器及少数放射防护用仪器等。

一、γ 照相机

γ 照相机（γ camera）是核医学实现一次成像的基本显像设备，可以显示放射性药物在组织器官内的分布及代谢状况，获取放射性药物在体内特定器官或组织的转运和分布信息，以二维图像的方式反映特定器官或组织功能及代谢变化。

γ照相机由探头［准直器、NaI（Tl）晶体、光导、光电倍增管矩阵］、电子学路线、显示记录装置及显像床四部分组成，其中探头是γ照相机的核心，具有准直探测和定位射线的功能。

（一）γ照相机基本结构

1．准直器　准直器是由铅或铅钨合金从中央打孔或者是四周合拢形成的装置，放于患者与晶体之间。从患者体内发射出的射线只有垂直进入准直器的才能进到晶体而被探测到，其他方向的射线则被准直器吸收或阻挡，其作用是保证γ照相机的分辨率和定位的准确。所以患者体内的放射性物质发出的γ光子只有少数能作为显像信号进入准直器。

准直器分为针孔型和多孔型两大类。多孔型又有平行孔型、发散型、汇聚型和斜孔型等，以平行孔型最常用。针孔型准直器用于器官小而又要求高分辨率的显像，例如甲状腺、腕关节等。根据放射性核素射线能量的不同，需分别选用低能（75～170 keV）、中能（170～300 keV）、高能（270～360 keV）和超高能（511 keV）准直器。

2．晶体　NaI（Tl）晶体是目前应用最广泛的γ照相机闪烁晶体。它的作用是把经准直器进入的射线能量转换成荧光光子，荧光光子被光电倍增管光阴极吸收后转换成电子，并经数次成倍放大，形成电压增加的电脉冲信号。Tl（铊）元素在这里用作激活剂，减少信号失真，增加探测效率。γ照相机晶体的直径可为280～564 mm，厚度为6.5～16.3 mm，现在多数的γ照相机使用9.7 mm厚晶体。大的晶体探测范围大，但价格较高。晶体厚度对射线的探测效率及图像的分辨率有明显影响。增加晶体厚度，可增加射线被完全吸收的概率，提高探测灵敏度；但是，也增加了多次康普顿散射的概率，降低图像的分辨率。可见探测效率与图像的分辨率是一对矛盾。因此，在选择闪烁晶体厚度时要兼顾探测效率与图像分辨率。为保证良好的空间分辨率，多选用较薄的晶体，常用的晶体厚度为95 mm（3/8英寸）。另外，使用发射不同能量射线的核素也要选择不同厚度的闪烁晶体，一般射线能量越高，选择晶体的厚度增加，光子探测效率也增加。NaI（Tl）晶体的大小可根据需要进行加工，晶体的直径可为250～500 mm。目前，矩形大视野NaI（Tl）晶体可达到500 mm×600 mm。

3．光电倍增管　光电倍增管横截面的形状多样，有圆形、正方形、六角形等。数量众多的光电倍增管均匀地排列在晶体后面，紧贴着晶体。当射线进入晶体后，与晶体相互作用产生的信号可被该部位一个或多个光电倍增管吸收，转变成电压信号输出。由这些输出信号的综合与加权，最终形成显像图像。在显像图中的定位取决于每一个光电倍增管感受到信号的多少和强度。因此，光电倍增管的数量多少与定位的准确性有关。数量多可增加显像的空间分辨率和定位的准确性。

4．脉冲幅度分析器　光电倍增管输出的电压脉冲高度与射线的能量成正比，脉冲高度分析器就是选择性地记录探测器输出的特定高度电脉冲信号。因此，在临床工作中，可根据所应用的放射性核素发射的射线能量调节脉冲高度分析器，设置窗位和窗宽，选择性地记录特定的脉冲信号，排除本底及其他的干扰脉冲信号。在设置能量时，窗位中心要对准目标射线的能峰，窗宽要基本包括整个光电峰。通常窗宽设置为20%。例如，采用^{99m}Tc标记的放射性药物进行显像时，窗位中心设在140 keV，窗宽设置为20%时，窗宽为126～154 keV。

5．信号分析和数据处理系统　电子学线路和计算机构成γ照相机的信号分析和数据处理系统。电子学线路除脉冲幅度分析器外还有前置放大器、主放大器及均匀性校正电路、位置线路等，对信号进行放大及根据一定的校正因子对采集到的数据进行均匀性校正等。现代新型的γ照相机在每一个光电倍增管的底部均设置信号处理线路，这样就可减少信号的失真，提高准确度和空间分辨率。

（二）γ照相机工作原理

准直器通过吸收作用，选择性地允许γ光子通过，从而按一定规律将放射性核素的分布投影到晶体平面上。γ射线与晶体作用后产生的次级电子使晶体分子激发，激发态（excited state）的分子回复到基态（ground state）时产生荧光光子，光子通过光导被紧贴着晶体的光电倍增管光阴极（photocathode）吸收，转换成电子再经过十多级连续地成倍放大，形成电脉冲信号。上述探测过程就是γ照相机工作的基本过程（图1-1）。位置电路根据光电倍增管的位置和输出脉冲幅度确定闪烁中心位置并输出相应的位置信号。能量信号还对位置信号进行归一化，使位置信号的幅度即图像的大小与γ光子的能量无关。显示系统在与γ光子闪烁光中心的对应位置显示闪烁光点时，成像装置记录大量的闪烁光点，构成一幅图像。

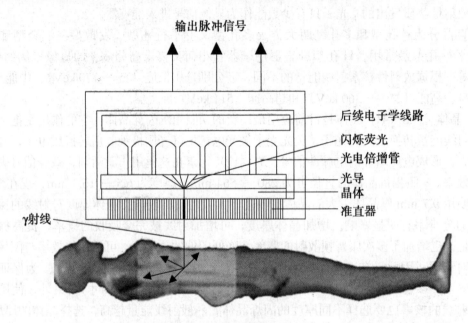

图 1-1　晶体闪烁探测器模式图

　　由于γ照相机采用大型晶体，实现了一次成像，不仅可进行静态显像，更重要的是还能够进行快速连续动态显像，为进行器官动态功能研究提供重要信息。如果附有特殊装置，通过探头和床的配合运动可以进行全身显像。

二、SPECT 及双探头符合探测

（一）SPECT 基本结构

　　SPECT 是γ照相机与电子计算机技术相结合发展起来的一种核医学显像检查仪器。其基本结构与γ照相机相似，但其电子学线路的数字化程度比γ照相机更高，其主要区别是增加了探头的旋转装置和断层重建的软件系统。就如同 X 射线平片发展到 X-CT 一样，是核医学显像技术的重大进步。SPECT 的探头结构也由准直器、晶体、光导、光电倍增管组成，其外形可以是圆形、方形或矩形，有单探头（图1-2）、双探头（图1-3）和多探头等不同类型。

（二）SPECT 工作原理

　　SPECT 工作原理是利用引入体内的放射性核素发出的γ射线经碘化钠晶体产生荧光，荧光光子再与光电倍增管的光阴极发生相互作用，产生光电效应。光电效应产生的光电子经光电倍增管逐级放大后在光阳极形成电脉冲，其经过放大器放大成形，再经过位置计算电路形成 X、Y 位置信号。各个光电倍增管输出信号之和为能量信号 Z。X、Y 信号经处理后加入显示器偏转极，Z 信号加入启辉极，从而在荧光屏上形成闪烁影像。利用滤波反投影方法（filtered back-projection），借助计算机处理系统可以从一系列投影影像中重建横向断层影像。SPECT 的探头借助运动机架围绕身体或受检器官旋转 360° 或 180° 进行完全角度或有限角度的放射性探

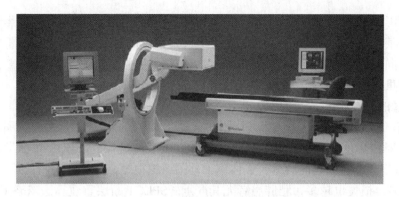

图 1-2　单探头 SPECT

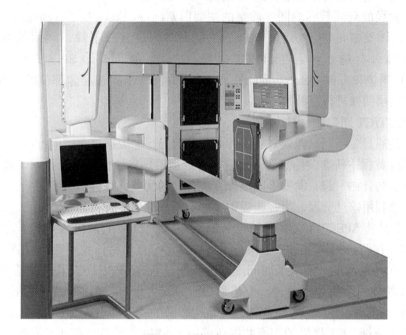

图 1-3　双探头 SPECT

测，从多角度、多方位采集一系列平面影像，由横向断层影像的三维信息再经影像重建组合获得矢状断层、冠状断层或任意斜位方向的断层，然后利用专用的计算机软件处理，可以获得符合临床要求的各种断层图像。

（三）SPECT 成像特点

SPECT 的图像是反映放射性药物在体内的断层分布图。放射性药物能够选择性聚集在特定器官、组织或病变部位，使其与邻近组织之间的放射性分布形成一定程度的浓度差。而放射性药物中的放射性核素可发射出具有一定穿透力的 γ 射线，SPECT 在体外探测、记录到这种放射性浓度差，从而显示出器官、组织或病变部位的形态、位置、大小，以及器官功能变化。SPECT 显像与 γ 照相机的平面图像相比具有明显优越性，克服了平面显像对器官、组织重叠造成的小病灶掩盖，提高了对深部病灶的分辨率和定位准确性。

（四）SPECT 数据采集和断层图像重建

SPECT 的数据采集，实质上是用大视野 γ 照相机探头通过可旋转机架围绕患者旋转，每隔一定角度采集一帧图像，获得靶器官各方位的放射性分布信息。然后通过计算机处理、重建成断层影像。常用图像重建方法是滤波反投影技术。当 SPECT 的探头沿人体旋转的时候，得到一系列平面图像，这些图像被称为投影。当得到人体某一断层所有角度的投影后，就可以根据这些投影得到这个断层的放射性分布断层图，即原始影像。将原始影像在各个方向上的投影值反向投影到影像矩阵单元中，将所有方向上的反投影值相加后，靶器官的显影就清晰了。所以断层图像中某一点的放射性计数可以视为所有经过该点的射线反投影之和，整幅重建图像可以视为所有方向上的反投影累加而成。简而言之，这种通过滤波的方式滤除噪声并应用反投影方法进行图像重建的技术，被称为滤波反投影技术。

（五）图像的衰减校正

核医学显像所用放射性核素 γ 射线的能量主要在 80 ~ 500 keV，人体组织的衰减（attenuation）对投影值有较大影响。例如，^{201}Tl 心肌灌注显像，心肌中 ^{201}Tl 发射的 γ 射线仅有 25% 能穿过组织器官到达前胸壁，人体躯干外围组织很厚，导致断层图像越靠近中心部位，γ 射线衰减越多，损失也越多，肥胖患者尤其严重。SPECT 断层重建算法忽略了人体组织对 γ 射线的衰减作用，使图像定量不准，出现伪像。

人体对 γ 射线的衰减是影响图像质量的主要因素之一，衰减校正（attenuation correction，AC）是解决人体衰减的主要方法。AC 是在探头对侧设置放射源，利用放射源发射出的 γ 射线由患者体外穿透人体，在 SPECT 探头上成像。在同一台 SPECT 上同时获得透射（transmission）图像和发射（emission）图像，从透射图像求得被显像部位的三维衰减系数分布图，对发射断层图像进行衰减校正。

（六）SPECT/CT 图像融合技术

图像融合是通过对不同显像模式获得的同一对象的图像数据进行空间配准，然后采用一定的算法将各图像数据中所含的信息进行整合，形成新的图像数据的信息技术。通过图像融合，可以将各种信息结合在一起，发挥不同显像方法各自的优点，弥补信息不完整、部分信息不准确的缺陷，合理利用信息资源，为临床提供更加全面和准确的资料。

SPECT/CT 是将 SPECT 和 CT 两种设备安装在同一机架上，两种显像技术的定位坐标系统相互校准，在两次扫描期间患者处于同一检查床上且保持体位不变，可防止因患者移位产生的误差，在一定程度上解决了时间配准的问题。通过 SPECT/CT 图像融合技术，可以将 SPECT 灵敏反映体内组织器官生理、生化和功能的变化与 CT 提供的精确解剖结构信息相结合，真正实现功能、代谢、生化影像与解剖结构影像的实时融合，为临床提供更加全面、客观、准确的诊断依据。CT 提供的图像数据还可用于 SPECT 的衰减校正，有效提高 SPECT 的图像质量。

（七）双探头符合探测

双探头符合线路 SPECT（coincidence circuit SPECT）是一种在常规 SPECT 上实现对正电子核素探测的影像设备。它在双探头 SPECT 基础上，对探头设计、电子路线、图像校正、图像重建方法等方面进行改进，可以适应对正电子湮灭辐射产生的两个方向相反的 511 keV γ 光子进行符合探测成像，被称为双探头符合线路 SPECT 或 SPECT/PET。它主要由可变角双探头 SPECT 系统、符合探测技术和衰减校正装置构成。

最早实现正电子显像的设计是利用 511 keV 高能光子进行单光子显像。采用 254 mm（1英寸）晶体厚度的切割技术在不太影响普通单光子放射性核素（如 ^{99m}Tc）使用性能的前提下，将 SPECT 测量的能量范围扩大到 511 keV，并配有超高能准直器，探测正电子湮灭辐射时产生的两个 511 keV γ 光子中的一个，它是一种单光子探测方式。现在使用超高能准直器的双核素显像（140 keV 和 511 keV）用于心肌灌注（^{99m}Tc-MIBI）和代谢（^{18}F-FDG）显像，对于心肌梗死患者判断有无存活心肌非常重要。但是对于腹部和脑部检查，由于超高能准直器的分辨率和灵敏度难以被临床接受，而且高能准直器过于笨重，必须要庞大的机架支撑，因此现在临床上已较少使用。

三、PET、PET/CT、PET/MR 及图像融合技术

PET 的临床应用是核医学发展的一个重要里程碑，使核医学迈入分子核医学时代。其优势在于利用人体正常组织结构含有的必需元素 ^{11}C、^{13}N、^{15}O、^{18}F（与 H 的生物学行为类似）等正电子发射体来标记分子，如脱氧葡萄糖、氨基酸、胆碱、胸腺嘧啶等，制备成显像剂，以解剖图像方式从分子水平上显示机体及病灶组织细胞的代谢、功能、血流、细胞增殖和受体分布状况等，为临床提供更多生理和病理方面的诊断信息。近年来，以 PET 为基础添加 CT 或 MRI 成像系统的 PET/CT 或 PET/MR，实现了衰减校正和同机图像融合，将功能代谢信息和解剖定位信息有效整合，进一步提高了诊断的灵敏度和精确度。

（一）PET 基本结构及原理

PET 的基本结构由探头（晶体、光电倍增管、高压电源）、电子学线路、数据处理系统、扫描机架及同步检查床组成。PET 的探头是由若干探测器环排列组成，探测器一般由若干个晶体、光电倍增管及放大和定位电路组成。常用的探测器结构组合多为 4×64 组合，即 4 个光电倍增管与 64 个微晶体组合为一个单元。探测器环越多，探头的轴向视野越大，一次扫描可获得的断层面也越多。PET 晶体要求较高，时间分辨率好、阻止本领强、光产额高，目前大多采用高原子序数或高密度的晶体材料制成，如锗酸铋（$Bi_4Ge_3O_{12}$，BGO）、掺铈的氧化正硅酸镥（Lu_2SiO_5：Ce，LSO）、掺铈的氧化正硅酸钇镥（$Lu_{1.9}Y_{0.1}SiO_5$：Ce，LYSO），三种晶体的性能各有特点，不同生产厂家都有使用。

PET 显像原理是将发射正电子的核素与生物学相关的特定分子连接制备成正电子放射性药物，注入体内后参加相应生物活动，同时发出正电子射线，湮灭后形成能量相同（511 keV）、方向相反的两个 γ 光子。在 PET 探测器接收 γ 光子的过程中，应用电子准直或符合探测技术即可得到正电子放射性药物的分布情况，经计算机图像重建后进一步转化为可视的图像。

（二）PET/CT 及图像融合技术

在医学影像学中，图像融合技术（imaging fusion technique）是指将解剖形态图像和功能代谢图像融合为一体的技术；是将不同的医学影像，或同一类型但采用不同方法获得的图像，进行空间匹配或迭合，使两个或多个图像数据集有机地组合到一幅图像上。随着电子计算机技术的飞速发展，可将不同设备采集的图像数据通过计算机软件进行图像融合。PET/CT 由 PET 和 CT 两部分组成，两者组合在同一个机架内。PET 可以显示病变部位的病理生理特征，更容易发现病灶；CT 可以精确定位病灶，显示病灶结构变化。PET/CT 独有的融合图像，将 PET 图像与 CT 图像融合，可以发挥两者的优势互补作用，同时反映病理生理变化及形态结构，产生了 1+1＞2 的效果，明显提高了诊断的准确性。同时 CT 具有衰减校正作用，与传统 PET 透射扫描所使用的棒源相比，使全身显像时间缩短 40%，大大提高了设备的利用率，衰

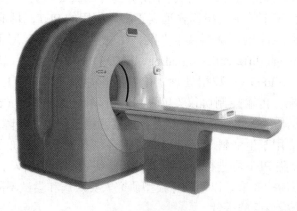

图 1-4 PET/CT

减校正后的 PET 图像质量也优于传统 PET 图像，分辨率提高了 25% 以上，校正效率也提高了 30%。采用功能代谢图像和 CT 解剖结构图像相结合，确定放射治疗靶区的方法也被临床广泛接受和认可。

（三）PET/MR 图像融合技术

PET/MR 等设备的问世，真正实现了解剖结构影像与功能、代谢、生化影像的实时融合，成为影像医学的发展方向之一。PET/MR 一体机是最新研制成功的高端影像融合设备，实现了在同一个设备上同时进行 PET 和 MR 信号采集，并且通过一次扫描得到 PET 和 MR 融合信息的全身成像。PET/MR 同时兼备 MR 高空间分辨率和高组织分辨度的特点，与 PET 的高探测灵敏度和高示踪特异性相结合，具有高度互补性。同时 MR 成像软件可保证多次扫描的 100% 定位一致性，便于治疗前后的随访观察，从而为临床诊断的准确性提供了最为可靠的保障。由于该系统可在 PET 扫描过程中同时进行 MR 信号的采集，不仅极大缩短了患者扫描时间，也不存在二次扫描所带来的定位偏差的可能性，还真正实现了代谢和生理功能在 PET 与 MR 上的同步，有助于对疾病的精确诊断。由于 MR 不存在放射性辐射，可以反复多次进行检查，这对于危重患者、射线过敏患者和儿童等特殊群体来说，无疑是最为理想的影像学检查手段。

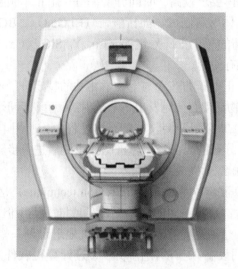

图 1-5　PET/MR

（四）小动物 PET

PET 作为目前核医学诊断和研究最先进的分子显像方法，已从临床应用推广到了小动物科学实验。近几年来，随着新的探测技术的不断涌现，专门用于小动物显像的 PET 扫描仪的各项性能日臻完善，正逐渐成为现代生物医学研究的一项重要工具。小型动物比人体小很多，所以小型 PET 的空间分辨率等主要指标要远高于临床应用的 PET，目前大多厂家采用了 LSO 晶体阵列耦合位置灵敏 PMT 的探测器技术方案。在电子学系统中采用了流水线模数转换、低电压差分信号（low-voltage differential signaling，LVDS）串行输出、现场可编程门阵列（field programmable gate array，FPGA）数据处理、位置能量显示查找表（look-up-table，LUT）远程下载、统一时钟分配、传输控制协议/互联网络协议（transmission control protocol/internet protocol，TCP/IP）数据传输等主流技术，使系统速度和稳定性得到保障。

小动物 PET 主要应用于生命科学基础研究，在药物开发、疾病研究、基因显像等领域发挥重要作用。应用小动物 PET 可进行新药试剂的实验应用和新药研发，了解实验动物体内药物供应过程和不同基因治疗效果，以动物作模型研究人类疾病和尝试不同新治疗方法，研发新放射性示踪剂做临床影像诊断的探针。

除了小动物 PET 以外，为了满足示踪研究的定位问题，小动物 PET/CT 和小动物 PET/SPECT/CT/ 光学也已问世，更好地应用于小动物的实验研究。

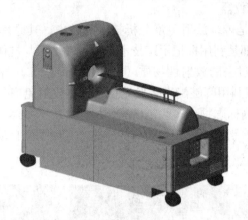

图 1-6　动物 PET

四、功能测定仪器

利用放射性示踪核素进行器官功能的动态检查，是核医学诊断的一个重要方面，能用于上述测量的设备称为器官功能测定仪器。根据探测目的不同，器官功能测定仪器可分为甲状腺功能测定仪、肾图仪、多功能测定仪、γ 心功能测定仪、局部脑血流量测定仪和 γ 射线骨密度仪等。下面将主要介绍前三类仪器。

（一）甲状腺功能测定仪

甲状腺功能测定仪主要用于甲状腺功能的测定和诊断。这是用放射性碘作示踪核素以检查甲状腺生理功能的装置，故又称为甲状腺吸碘率测定仪。它实际上是一台单探头 γ 射线计数测量装置。整个测量装置由准直器、闪烁体、光电倍增管、前置放大器和定标器组成。仪器的探头是带有张角型准直器的 γ 闪烁探头，其后配有的光电倍增管将探头输出的光信号变为电信号，电信号经过前置放大后直接送入自动定标器进行记录。用于甲状腺吸碘率测定，闪烁探头一般选 NaI（Tl）晶体，准直器张角长度约为 20 cm。当患者颈部贴近准直器时，张口刚好把甲状腺完全覆盖。此时，探头晶体表面与颈部距离，即工作距离为 20 ~ 30 cm，准直器的视野直径为 12 ~ 15 cm。

（二）肾图仪

放射性核素肾图指的是在静脉注射合适的放射性示踪剂之后，记录两侧肾的时间 - 放射性曲线。这种描记放射性核素肾图的仪器被称为肾图仪，专用于人体肾功能测定检查，是临床上广泛应用的核医学仪器之一。普通肾图仪有两个探头、两套计数率仪和一套自动平衡记录仪。两个探头分别对准左右肾，静脉注射可通过肾快速排泄的放射性药物后，两个探头分别探测并描记左右肾放射性随时间变化的时间 - 放射性曲线，即为肾图；分析肾图曲线可以分别获得双肾血流灌注、分泌及排泄状况，对肾功能及上尿路的通畅情况进行评价。另外，肾图仪也可配有第三个探头，在测定肾功能时用于对准膀胱，描记膀胱内的放射性随时间的变化，可以评价双侧肾的尿液生成及排泄情况，为临床提供更多的诊断信息。

（三）多功能测定仪

多功能测定仪的结构与肾图仪类似，可配有 4 ~ 6 个探头，设有 4 ~ 6 路测量系统。多功能测定仪的探测器采用 γ 闪烁探头，晶体前分别装有张角型、聚焦型的准直器。张角型准直器配有甲状腺探测的专用标尺。整套系统可进行肾功能、甲状腺功能、膀胱残余尿量、心脏及脑功能等多项测定，一机多用。

五、体外分析检测仪器及辐射防护仪器

（一）非放射免疫分析仪器

非放射免疫分析技术是传统放射免疫分析技术的升华，其原理和方法是在放射免疫分析的基础之上发展起来的，都是利用标记示踪技术与特异性抗原与抗体、配体与受体相结合的产物，只是选用的标记物从过去的放射性物质（如 ^{125}I、^3H 或 ^{14}C）替换成现在的非放射性物质（如酶、镧元素、荧光）或利用吖啶酯直接发光技术。非放射免疫分析技术在临床中主要用于内分泌激素、蛋白质、肿瘤标志物、多肽、核酸、神经递质、受体、细胞因子等各种生物活性物质的检测，极大提高了检测技术的灵敏度与特异性，实现了全自动操作，是核医学体外分析技术的进一步发展。

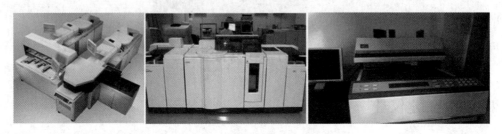

图 1-7　非放射免疫分析仪

（二）γ闪烁计数器与手持式γ探测仪

1. γ闪烁计数器　γ射线计数的典型装置是配备井型闪烁探测仪的γ计数器。井型探测器的几何条件接近 4π 立体角，探测效率较高，还易于用铅屏蔽探测器，降低本底计数。电子线路部分通常有放大器、单道或多道脉冲幅度分析器、定时计数器、打印机等。很多仪器还配备计算机进行数据采集和处理，并有自动换样功能。

应注意有一部分γ射线从井口处逃逸，逃逸的比例与放射源在井中的位置有关，也和样品体积有关。不同的逃逸比例导致不同的几何条件，从而引起探测效率的变化。样品离井口越近，探测效率越低；体积大的样品探测效率低于体积小的样品。因此，当比较样品的活度或计数率时，样品的体积应尽量相同。

由于井型γ计数器的探测效率很高，只能测量很低活度的放射性样品。如果放射性样品的活度过高，计数器的死时间（分辨时间）会影响测量结果。必要时应进行死时间校正。

2. 手持式γ探测仪　手持式γ探测仪主要由两部分组成：探头和信号处理显示器。探头有闪烁型和半导体型两类。信号处理显示器由数字显示装置和声控信号处理系统组成。它的探测原理与γ照相机的原理相同，即将照射到晶体上的γ射线转换成电信号，由信号处理显示器进行记录，γ射线的强弱可通过计数高低来确定。

肿瘤患者手术前经肿块周围或其他途径注射放射性核素标记的药物，如 ^{99m}Tc-胶体，因淋巴系统具有清除异物的功能，此放射性药物会随着淋巴管分布到邻近的淋巴结。如果淋巴结有癌转移，它就会滞留在转移的淋巴结内持续数小时。手术中用手持式γ探测仪贴近淋巴组织，可直接探测、跟踪和识别转移的淋巴结，可在术中指引寻找转移的前哨淋巴结，并指导术者彻底清除转移的淋巴结。

（三）医用核素活度计

活度计（radioactivity calibrator）是用于测量放射性药物或试剂中放射性活度的一种专用放射性计量仪器。医用核素活度计（dose calibrator）的射线探测器是工作在饱和区的电流电离室。电离室通常为密封的圆柱形，内部充入工作气体（通常为惰性气体）；在圆柱的中央有开口，以放置样品。

医用核素活度计的特点是几何探测效率高，可测量各种核素产生的电离电流。对常用放射性核素，工厂已利用一系列已知活度的放射性核素的标准源进行刻度，获得了不同放射性核素活度的刻度系数或能量响应曲线。使用时只要选择待测核素的按钮或菜单，就能利用相应的刻度系数将电离电流转换成活度的读数。医用核素活度计在原理上设有核素选择功能，使用时应选择正确的核素按键或菜单，利用正确的刻度系数，保证读数的正确性。

（四）液体闪烁计数器

液体闪烁计数器（liquid scintillation counter）采用的闪烁体是液态，也就是将闪烁体溶解在适当的溶液中，配制成为闪烁液，将放射性样品置于闪烁液中进行测量。液体闪烁测量主要用于能量低、射程短、易被空气和其他物质吸收的 α 射线以及低能 β 射线（如 ^{3}H、^{14}C 等）的测量。液体闪烁计数探测的原理是放射性核素发射射线，其能量首先被溶剂分子吸收，使溶剂分子激发。溶剂将激发能量传递给闪烁体，使闪烁体分子激发，激发态的闪烁体分子复基时发射出荧光光子，光子透过闪烁液及闪烁瓶壁，输入光电倍增管完成能量转换。经过后续电子学线路得以放大、分析后记录和显示。配有电子计算机的液体闪烁计数器可以自动进行样品测量及数据记录处理。

（五）辐射防护和剂量监测仪器

核医学工作不可避免地要接触放射性核素，辐射防护工作是日常工作的重要环节之一。辐射防护仪器是核医学仪器的重要组成部分，在日常工作中必不可少。

1. 表面污染和工作环境剂量监测仪　表面污染监测仪是用于监测放射性工作场所的桌台面、地板、墙壁、手、衣服、鞋等表面放射性污染的仪器，可以分别测量 α、β、γ 放射性污染的情况，多为便携式，也有固定式。测量结果以剂量率（mR/h、mGy/h）或每秒计数（counts per second，CPS）表示，剂量值超过预设限值后将触发报警装置。

2. 个人剂量监测仪　个人剂量监测仪是用来测量个人接受外照射剂量的仪器，其射线探测器部分体积较小，可佩戴在人体的适当部位，包括胶片剂量监测计和热释光剂量监测计。

第四节　核医学的诊断与治疗原理

临床核医学主要包括放射性诊断和治疗两部分。放射性诊断由放射性核素显像、脏器功能测定和体外放射免疫分析组成；放射性治疗分为内照射治疗和敷贴治疗。内照射治疗是将放射性核素引入人体靶器官或靶组织内，利用核素发射的射线（主要是 β¯ 射线）抑制或破坏病变组织。敷贴治疗使用发生 β¯ 衰变的放射性核素制作的敷贴器附着于病变表面进行照射，以达到治疗疾病的目的。

一、放射性核素显像

（一）放射性核素显像的基本原理

放射性核素显像是核素示踪技术的具体应用，其基本原理是引入体内的放射性核素或其标记化合物（显像剂），能够选择性聚集在靶器官或靶组织内；不同的显像剂聚集的机制不同，在体内具有特殊的代谢分布规律，形成器官内、外或正常组织与病变组织之间聚集显像剂的差别。由于显像剂不断发出 γ 射线，利用核探测仪器能够在体外探测到 γ 射线，从而在体外显示出脏器、组织或病变部位的形态、位置、大小以及脏器的功能变化，记录显像剂在体内的分布状态及其动态变化过程，获得反映器官或组织代谢功能与结构的影像，建立时间 - 放射性曲线，并通过计算机进行半定量或定量分析，借此获得正常组织或病变组织在血流、代谢、功能、受体密度等方面的信息，为临床诊断与鉴别诊断疾病、评价疗效及判断预后等提供帮助。

与超声显像、CT、MRI 等显像方法不同，显像剂是放射性核素显像的必备条件之一，在影像显示方面起着重要的作用。在不同脏器或组织的核素显像时，需要使用不同的显像剂；同一脏器的不同功能或不同显像目的也需要不同的显像剂。这是因为不同的显像剂在特定的脏器、组织或病变中选择性聚集的机制不同，所获得影像结果也不同。

显像剂聚集机制归纳起来主要有以下几种方式：特异性结合、合成代谢、细胞吞噬、循环通路、选择性浓聚、选择性排泄、通透弥散、离子交换和化学吸附等。依据所获得影像的显示结果，常用显像剂可概括为四大类型。

1. 阴性显像剂　这类显像剂到达靶器官，能被正常组织高度摄取，病变组织摄取较少或不摄取。在体外通过核医学仪器探测正常组织与病变组织的放射性浓度差，可较好地显示器官的形态、位置、大小、放射性分布及功能状态。

2. 阳性显像剂　这类显像剂在靶器官或靶组织中的生物分布状态与阴性显像剂相反，即病变组织高度摄取显像剂，正常组织摄取较少或不摄取。在体外进行放射性核素显像可清晰地显示病变组织的形态、大小、受体密度及分布等。

3. 排泄型显像剂　这类显像剂能够被体内某器官中靶细胞选择性摄取并迅速清除或被靶组织滤过，通过生理性通道排泄至终端。经动态显像可观察体内显像剂自始至终的完整变化过程，以此判断器官的功能及通道有无异常。

4. 通过型显像剂　这类显像剂进入体内的某些正常生理通道（如消化道、血管、蛛网膜下隙等）既不会渗出也不会被吸收，只是通过生理通道，利用动态显像技术可获得显像剂流经该通道、路径上器官及生物区（池）的影像。

（二）放射性核素显像类型和方法

1. 显像类型　通常根据显像剂发出核射线的种类或显像仪器分为：

（1）单光子显像（single photon imaging）：是利用单光子显像仪器（如 SPECT）探测显像剂中放射性核素发射的 γ 光子的成像技术，是临床最常用的显像类型之一。

（2）正电子显像（positron imaging）：是利用正电子显像仪器（如 PET）探测显像剂中放射性核素发射的正电子产生的双光子的成像技术。

（3）复合式显像（multimodality imaging）：是用计算机特殊软件将单光子或正电子显像获得的功能影像与 X-CT 或 MR 等结构影像合成为一帧影像的图像融合技术，也称多模态显像（multimodal imaging）。复合式显像分为异机融合图像和同机融合图像技术。由于异机融合图像准确性和精确性较差，目前临床上主要应用同机融合图像技术。通过复合式显像获得的融合图像使解剖结构更为清晰，定位更加精确，更能准确地反映器官和病变组织的代谢和功能。

（4）韧致辐射显像（bremsstrahlung imaging）：是利用显像剂中放射性核素发射的 β⁻ 射线成像技术，临床较少应用。韧致辐射显像主要用于观察将发生 β⁻ 衰变放射性核素用于治疗疾病时放射性核素在靶组织内的分布状态。

2. 显像方法　根据显像剂特性、显像仪器功能、显像范围、影像采集时间、方式及是否介入等，将显像分为以下几种方法：

（1）平面显像（planar imaging）：是将显像仪器的探头置于体表一定位置，采集器官放射性分布影像的方法。平面显像在探头投影方向上的放射性前后叠加，易掩盖局部放射性的异常改变，漏诊深部较小的病变。利用前位、侧位、斜位和后位等多体位显像，可尽量弥补这种不足。

（2）断层显像（tomography）：是将显像仪器的可旋转或环形探测器围绕受检器官进行间断或连续 360° 旋转以采集信息，经计算机处理并重建横断面、冠状面和矢状面断层影像。断层显像能较准确真实地反映器官内放射性的分布状况，有助于提高对深部较小病变的检出率及定量分析的准确性，是临床重要的显像方法。

（3）静态显像（static imaging）：是指体内显像剂在器官或病变部位处于相对稳定分布时

进行的显像。由于在一定时间内放射性变化不大，静态显像可清晰地显示器官或组织的解剖形态与功能状态，特别有利于观察器官或病变的位置、形态、大小和放射性分布情况。

（4）动态显像（dynamic imaging）：用显像仪器的快速采集功能（如 1 秒 / 帧）连续自动获取器官或组织内显像剂放射性计数及空间位置随时间变化的系列影像，即为动态显像。通过计算机勾画感兴趣区（region of interest，ROI）技术，生成系列影像中同一 ROI 内的时间 - 放射性曲线，利用该曲线可获得多项定量分析参数。

（5）局部显像（regional imaging）：用显像仪器获得某个器官或机体某一部位的影像，即为局部显像。局部显像可用较大的采集矩阵及较长的采集时间来获得，采集的影像分辨率更高、清晰度更好。

（6）全身显像（whole body imaging）：显像仪器的探头沿身体长轴从头至足匀速移动，依次采集全身各部位的放射性并形成一幅完整的全身影像。或用 SPECT/CT 或 PET/CT 行全身断层显像，依探头视野范围逐段采集信息，经图像处理后重建全身断层影像。

（7）延迟显像（delay imaging）：显像剂注入体内 2 h 后进行显像称为延迟显像。有的病变组织细胞摄取显像剂速度相对较慢，早期显像时靶与非靶组织（target and non target tissue，T/NT）的比值较低，图像不易分辨。由于正常组织对显像剂的清除较快，延迟显像可增加 T/NT 的比值，对于良恶性疾病的鉴别诊断有较大意义。

（8）负荷显像（stress imaging）：受检者在生理活动或药物干预状态下达到负荷亚极限状态，将显像剂引入体内后显像，也称为介入显像（interventional imaging）。负荷显像可提高静息状态下不易发现的早期病变诊断率。如药物或运动负荷心肌灌注显像、乙酰唑胺介入脑血流灌注显像，临床上常用于检查心、脑的储备功能，提高心、脑疾病诊断的敏感性和特异性。

（三）放射性核素显像的图像分析要点

核医学显像是以脏器和组织的生理、生化和病理生理变化为基础，以图像方式显示放射性示踪剂在某一器官、组织或病变部位的分布、摄取、代谢和排泄过程，可以观察到细胞、分子甚至基因水平的变化，综合地反映脏器功能和形态的改变。由于组织功能的复杂性决定了核医学影像的多变性，因此对于核医学图像的分析判断，必须掌握科学的思维方法，运用生理、生化和解剖知识，排除各种影响因素的干扰，并密切结合临床表现及其他影像学方法的结果，对所获得图像的有关信息进行正确分析。这样才能得出符合客观实际的结论，避免出现人为的诊断失误。对核医学图像进行分析判断应注意以下几个方面。

1. 图像质量　进行图像分析首先应当对已获得的核医学图像质量有一个正确的评价。按照严格的显像条件和正确的方法进行图像采集和数据处理，是获得高质量图像的基本保证。一个良好的图像应符合被检器官图像清晰、轮廓完整、对比度适当、病变部位显示清楚、解剖标志准确以及图像失真度小等要求。可能影响到图像质量的因素是多方面的，比如放射性示踪剂的放射化学纯度、显像时间、受检者的体位、采集的放大倍数和矩阵大小、计算函数的选择等。对不符合质量标准的图像要及时分析原因并进行复查。若因某种原因不能复查，在进行图像分析时要认真考虑这些机械的或人为的误差对图像的临床评价带来的影响，以免得出错误的结论。

2. 正常图像识别　放射性核素显像的图像分析与其他医学影像的分析既有共性，又有其自身的基本规律和特点。首先应明确显像剂、显像类型和方法；其次认识和掌握正常图像的特点是识别异常、准确诊断的基本前提。核医学图像所表现出的脏器和组织的位置、形态、大小和放射性分布都与脏器和组织的解剖结构和生理功能状态有密切关系。一般来说，实质性器官的位置、形态、大小与其体表投影非常接近，放射性分布大致均匀，较厚的组织显像剂分布相对浓密。比如甲状腺显像时，正常甲状腺呈蝴蝶形，分为左右两叶，其下 1/3 由峡部相连，两叶显像剂分布均匀，峡部及两叶周边因组织较薄，显像剂分布较中间部分略为稀疏。

3．异常图片分析　核医学方法所获得的图像通常可以分为静态平面图像、动态图像和断层图像等类型，不同的图像类型应从不同的角度进行分析判断。

（1）静态图像分析：①位置。通过观察受检器官与体表解剖标志和邻近器官之间的关系，确定器官有无移位和反位，必须在排除了正常变异后方能确定是否有位置的异常。②形态大小。观察受检器官的形状和大小是否正常、轮廓是否清晰、边缘是否完整、有无凸出或凹陷，器官如果失去正常形态时，应判定是受检器官内部疾病所致，还是器官外部邻近组织的病变压迫所致。③放射性分布。仔细观察受检器官内的放射性分布是否均匀，有无放射性浓聚、减低（稀疏）或缺损区。④对称性。对于脑、骨骼等对称性器官的图像进行分析时，还应该注意两侧相对应的部位放射性分布是否一致。

（2）动态图像分析：动态图像分析除静态图像分析内容外，还应注意几点。①显像顺序。注意观察受检器官内的显像剂由于时间的变化，其空间位置的移动是否符合解剖和生理的功能状态，如放射性核素心血管显像正常的顺序是上腔静脉、右心房、右心室、肺动脉、肺、左心房、左心室及主动脉等依次显影。如果右心相时主动脉过早出现放射性填充或左心室过早显影，提示血液有由右至左的分流；当左心室显影后右心室影像重现，两肺持续出现放射性，则提示存在着血液有由左至右的分流。②时相变化。确定受检器官的功能状态时，影像出现或消失的时间超出正常规律时（显像时间延长、显像时间缩短或不显影），可判断受检器官的功能异常。

（3）断层图像分析：正确掌握受检器官、组织的断层方位和各层的正常所见十分重要，阅片时应重点分析各层影像的形态、大小和放射性分布。通常器官的横断面是自下而上获得断层影像；矢状面是自右向左获得断层影像；冠状面是自前向后获得断层影像。心脏的长、短轴与躯干的长、短轴不一致，故心脏断层显像分别以短轴、水平长轴和垂直长轴表示。在分析放射性核素断层影像时，由于受检器官或组织与周围的比邻关系显示得不够明确，不仅要密切联系解剖和生理学知识，还要经过长期临床实践才能正确地分析和评价图像。

（4）密切结合临床分析：核医学影像如同其他影像学方法一样，图像本身一般并不能提供直接的疾病诊断，除了密切联系生理、病理和解剖学知识外，还必须结合临床相关资料进行综合分析，才能得出较为符合客观实际的结论，必要时进行查体，绝不能看图识字，否则会造成某些人为误差。

（四）放射性核素显像的特点

SPECT/CT、PET/CT及PET/MR的发展，使得核医学放射性核素显像跨入了现代的分子影像时代。多模态显像获得的融合图像将器官或病变的生理生化、病理生理和组织学变化等信息汇集一体，为临床提供高清影像及准确可靠的诊疗依据。因此与CT、MRI和超声影像等建立于解剖结构改变基础之上的影像学方法相比，放射性核素显像有以下几个显著特点。

1．提供分子水平的代谢和化学信息　核医学分子影像建立在分子示踪的基础之上，能够从病变细胞基因的异常表达、受体密度的变化及代谢活性的异常等分子水平揭示疾病的发生发展过程，已成为当今医学影像研究热点和发展方向。特别是PET/CT或PET/MR的临床正式投入使用，核医学显像可反映活体内的动态化学或代谢过程，从分子水平上探索疾病早期细微的代谢和功能变化，使核医学显像进入分子影像时代。

2．有助于疾病的早期诊断　核医学影像是集器官结构、形态、血流、代谢及功能等信息为一体的多元化分子功能影像，可观察到靶器官的位置、形态大小、组织结构变化和放射性分布状态，可从基因、代谢、功能、组织结构的变化早期诊断疾病的发生、发展过程。如核素全身骨显像用于恶性肿瘤骨转移的诊断，比常规X射线平片检查提早3～6个月发现病理改变。

3．可用于定量分析　放射性核素显像具有多种动态显像方式，使脏器、组织和病变的血流和功能等情况得以动态显示。根据系列影像的相关数据可计算出多种功能参数并进行定量分析，有利于疾病的随访与疗效观察。

4．具有较高的特异性　放射性核素显像可以根据显像目的，选择某些脏器、组织或病变特异性聚集的显像剂，所获得影像具有较高的特异性，可显示诸如受体、肿瘤、炎症、异位组织及转移性病变组织影像，而这些组织单靠形态学检查常常是难以确定的，甚至根本不可能显示。如神经系统疾病的受体研究中，放射性核素受体显像是唯一可行的影像学方法。

5．安全、无创　放射性核素显像引入体内的显像剂化学量极微，一般无过敏反应和药物毒性反应，不良反应发生率远低于 X 射线造影剂和磁共振造影剂。如肾动态显像中，目前没有文献报道肾动态显像剂 ^{99m}Tc- 二乙三胺五乙酸（^{99m}Tc-DTPA）、^{99m}Tc- 双半胱氨酸（^{99m}Tc-EC）、^{99m}Tc- 硫基乙酰三甘氨酸（^{99m}Tc-MAG3）等对肾功能有损伤，临床上可常规用于慢性肾功能不全的分肾功能检测，受检者辐射吸收剂量也明显低于 X-CT 检查。幼儿对于短半衰期或超短半衰期核素检查已不列为禁忌。因此，放射性核素显像是一种安全、无创的检查方法。

二、体外分析检测法

经典体外检查法是美国科学家 Yalow 和 Berson 创建的放射免疫分析（radioimmunoassay，RIA）。Yalow 荣获 1977 年诺贝尔生理学或医学奖。RIA 是将核技术与免疫诊断技术相结合而建立的微量生物活性物质分析法。由于 RIA 开创了生物医学微量物质分析的新纪元，并具有灵敏度高、特异性强、准确性好、应用范围广等优点，可以检测内分泌激素、蛋白质、多肽、核酸、神经递质、受体、细胞因子、细胞表面抗原、肿瘤标志物等各种生物活性物质。之后相继建立了免疫放射分析、竞争性蛋白结合分析、受体放射分析及放射受体分析等分析方法。20 世纪 90 年代，在放射免疫分析技术的基础之上建立了非放射分析法，如酶标记免疫分析（enzyme immunoassay，EIA）、化学发光免疫分析（chemiluminescence immunoassay，CLIA）、电化学发光免疫分析（electrochemluminescence immunoassay，ECLIA）和时间分辨荧光免疫分析（time-resolved fluoroimmunoassay，TRFIA）等，极大地推动了生物医学微量分析技术的发展，是对核医学放射免疫分析技术的发展。

三、放射性核素治疗

放射性核素治疗始于 20 世纪 40 年代，用口服 ^{131}I 治疗甲状腺功能亢进（甲亢）和分化型甲状腺癌。随着核医学的发展及长期放射性核素治疗临床实践经验的积累，用于治疗的放射性核素种类及治疗方法越来越多。目前临床使用放射性核素治疗的疾病主要包括：^{131}I 治疗功能自主性甲状腺腺瘤和分化型甲状腺癌转移灶，^{32}P 治疗血液系统疾病，^{125}I 粒子间质植入治疗前列腺癌等恶性肿瘤，^{89}SrCl$_2$ 或 ^{188}Re-HEDP 等治疗恶性肿瘤骨转移性骨痛，^{32}P- 胶体腔内治疗恶性胸腹腔积液和关节积液，^{131}I-MIBG 治疗嗜铬细胞瘤，^{131}I 标记单克隆抗体治疗恶性肿瘤及 ^{90}Sr 或 ^{32}P 敷贴器治疗皮肤和眼科疾病等。近年来镥 [^{177}Lu] 标记前列腺特异性膜抗原（^{177}Lu-prostate specific membrane antigen，^{177}Lu-PMSA）治疗前列腺癌骨转移和 ^{177}Lu-Dotatade 治疗神经内分泌肿瘤取得了重大突破，其临床价值已得到肯定。放射性核素治疗的原理是引入器官或病变组织内的放射性核素发出射线（α、β$^-$ 射线）产生辐射损伤，导致细胞变性、分裂增殖能力丧失、代谢紊乱及死亡，从而达到抑制或破坏病变组织的治疗目的。放射性核素治疗具有方法简便、安全、作用持久、疗效好、毒副作用小、并发症少、实用价值高等优点。

第五节 放射性核素示踪技术

一、放射性核素示踪技术的定义及原理

放射性核素示踪技术（radionuclide tracer technique）是以放射性核素及其标记化合物作为示踪剂，应用核射线或核辐射探测仪器，通过检测标记在化学分子上的放射性核素在自发衰变过程中发射出来的射线，来显示被标记的化学分子的踪迹，用于研究示踪剂在生物体系或外界环境中分布及运动规律的一门科学。

1943 年诺贝尔化学奖获得者——匈牙利化学家 Hevesy 于 1923 年首次用天然放射性核素铅 [^{212}Pb] 研究铅盐在豆科植物内的分布和变化，为此创立了同位素示踪方法（isotopic indicator trace method）即放射性核素示踪法。核医学领域的体外放射分析、功能测定、放射性核素显像和核素治疗无一例外地源于放射性核素示踪技术原理。它是核医学基础研究和临床应用最根本和最重要的方法学基础。

放射性核素示踪技术原理主要是基于放射性示踪剂与被测物质具有相同的化学性质（chemical property）和生物学行为（biological behaviour），即同一性（identity），以及在生物体系或外部环境的代谢转化过程中，放射性核素自发衰变放出射线可被探测和记录，即可测性（measurability）。

放射性核素示踪剂在体内的生物学行为主要取决于被标记物，而其标记在化学分子上的放射性核素在整体示踪研究体系中主要起着示踪作用。因此，核医学核素示踪体外分析、功能测定、显像及靶向治疗是无创、安全的，且可提供精确的定性、定量和定位信息。

二、放射性核素示踪技术的特点及类型

（一）放射性核素示踪技术的特点

1. 灵敏度高 放射性核素作为示踪物时，可以精确地探测出极微量的物质，一般可达到 $10^{-18} \sim 10^{-14}$g。这对于研究体内或体外微量生物物质的含量具有重要应用价值。

2. 方法简便、准确 由于测定对象是核射线，而示踪剂中放射性核素放出的射线不受其他物理和化学因素的影响，同时放射性测量不受反应体系中其他非放射性杂质的干扰，减少了许多可能导致误差的分离、提纯等耗时步骤，降低了待测物化学量的损失。

3. 合乎生理条件 鉴于放射性核素示踪技术方法灵敏度高，所需化学量很少，不致干扰和破坏体内生理过程的平衡状态，因此允许在生理条件下或培养细胞体系中完成分析实验。示踪过程反映的是被研究物质在生理剂量和原有生理状态下的代谢变化，所得结果更接近于真实的生理情况。

4. 定性、定量与定位研究相结合 放射性核素示踪技术不仅能定量测定和进行动态研究，而且还可定位观察，是分子核医学的关键核心技术和分子医学的主要研究方法或手段。

5. 专业技术性强 放射性核素示踪技术涉及核物理、核化学与放射化学、数学、核医学、放射生物学、放射医学、生物医学工程和计算机等多学科交叉合作，需要具有一定专业训练的技术人员。核素示踪技术需要特定的环境条件和放射防护要求；同时医疗机构或研究单位需具有《放射性药品使用许可证》《辐射安全许可证》等资质。

（二）放射性核素示踪技术类型

1. 物质代谢与转化、动态平衡、细胞动力学的示踪研究 放射性核素示踪剂引入活体后，在不同时间测定器官组织或体液及分泌物、排泄物的放射性动态分布的变化状态，即可获取该示踪剂在活体的吸收、分布及排泄的数据资料；同时了解正常生理情况下或疾病状态下，生物

体内某种物质运动的量变规律，揭示正常与异常细胞增殖的规律及特点。

2．放射性核素稀释法　根据化学物质稀释前后质量相等的原理，分为核素正稀释法和核素反稀释法。可用于测定血容量、全身水含量及细胞外液量等。

3．放射性自显影　放射性自显影技术（autoradiography，ARG）是利用核射线使感光材料感光而形成潜影，是分子核医学组成部分。根据观察范围和分辨率的不同可分为宏观自显影、微观自显影和电镜自显影。

4．活化分析（activation analysis）　活化分析是利用适当能量的射线照射待测样品，使稳定核素通过核反应活化成放射性核素，经测量和能谱分析获得待测样品中稳定核素种类与含量的超微量分析技术。常用于生物医学样品中多种痕量元素的测定和法医学非破坏性鉴定。

5．放射性核素显像、功能测定、体外放射分析以及放射性核素治疗等，均是利用示踪技术的原理。

三、放射性核素示踪技术的应用研究进展

科学发展日新月异，核医学核素示踪技术不断完善和创新的步伐也在加快。近年来，在活体内以分子或生物大分子作为靶目标的分子成像技术，即分子影像学与分子核医学异军崛起。

分子核医学能从分子水平上揭示人体的生理、生化及代谢变化，实现了在分子水平上对人体内部生理或病理过程进行无创、实时的功能成像，富有广阔的应用前景。放射性核素示踪技术是临床与分子核医学的精髓和核心，其关键科学问题是在分子识别基础上，研发具有我国自主知识产权的各种特定分子特异结合部位的分子探针（molecular probe）或显像剂，及研发高灵敏度和高分辨率的多模态探测仪器等。这无疑对于我国医学适应当前医学模式由原来诊断、治疗转向预防和保健，并借助现代分子功能影像学技术对疾病发生、发展过程进行预警、监测，对疾病真正实现早期诊断和治疗，具有重要的划时代意义。

放射性核素示踪技术的开创和广泛应用，在临床医学应用研究中揭示生命现象的本质，阐明生命活动的物质基础、新陈代谢的变化规律以及疾病发生、发展规律，是生命科学发展史上最重大的成就之一。尤其近些年分子医学的崛起，放射性核素示踪技术以其独特的优势和地位，迄今仍然保持着极强劲的发展势头，显示出强大的生命力。

分子核医学核素示踪技术从分子水平上能在早期准确、科学地提供疾病诊断和治疗决策的科学依据；并且利用聚集于靶点局部的放射性核素发射的射线，达到靶向放射治疗的目的。随着反义显像、受体显像、报告基因显像、细胞凋亡显像等分子核医学研究领域中多个热点问题的深层次探索，以及相应研究成果的不断涌现和应用，我们有理由相信，分子核医学技术在疾病诊治与基础理论研究方面将具有越来越重要的作用。

第六节　分子核医学与分子影像技术应用

在"精准医疗"时代，医学影像尤其是分子医学影像在疾病的精准诊断与个体化治疗方面，显示出日趋重要的科学价值和广阔的应用前景。当代医学影像的发展趋势是：从反映解剖结构向反映脏器功能发展；从单一成像模态向多模态融合（如 PET/MR、PET/CT 等）发展；从单纯影像诊断向"诊疗一体化"发展。

一、分子核医学

（一）基本概念

分子核医学也称为核医学分子影像（molecular imaging of nuclear medicine）。它是一门在

核医学和分子生物学技术进一步发展和相互融合条件下形成的新兴的核医学分支学科。

分子核医学技术是应用核医学的放射性核素示踪技术，利用标记的分子探针与靶分子的高度特异结合能力，从分子水平上认识疾病，阐明病变组织中受体密度与功能变化、基因异常表达、生化代谢变化与细胞信号转导等机制。它为临床疾病诊断、治疗以及基础研究提供分子水平上的相关信息，具有灵敏度高、特异性强、可定量、可快速临床转化等优点，是目前最成熟和最重要的分子影像技术。

（二）主要内容

分子核医学内容宽广，主要包括代谢显像（metabolism imaging）、受体显像（receptor imaging）、放射免疫显像（radioimmunoimaging）、反义显像（antisense imaging）、报告基因显像（reporter gene imaging）、细胞凋亡显像（cell apoptosis imaging）、乏氧显像（hypoxia imaging）、放射性核素分子靶向治疗等。

二、分子影像

（一）基本概念

1999 年，美国哈佛大学学者 Weissleder R. 等最先提出分子影像（molecular imaging）的概念，即应用影像学的方法，在细胞和分子水平上对活体状态下的生物过程进行定性和定量研究。2005 年，美国核医学会（Society of Nuclear Medicine，SNM）和北美放射学会（Radiological Society of North America，RSNA）共同规范了分子影像的定义，即通过直接或间接方法，监测并记录分子或细胞的时空分布，从而显示机体生化、生理以及疾病诊断或治疗过程。

（二）基本要素

分子影像的发展主要依赖三大要素：合适的分子影像探针；生物信号放大系统；敏感、快速和高分辨率的成像技术。其中分子探针是分子影像的核心所在，也是分子影像研究领域的前沿热点。

分子探针是实现信号放大和高灵敏探测的首要前提。选择分子探针应遵循以下原则：①对靶分子具有高度特异性和亲和力；②能反映活体内靶分子含量；③具有较强的通透性，能顺利到达靶分子部位；④具有生物学兼容性，能参与正常的生理过程，无毒副作用；⑤在活体内相对稳定；⑥在血液循环中既能与靶分子充分结合，又有适当的清除期，以避免"高本底"对显像的影响。

另外两个要素，即生物信号放大系统和先进成像技术，亦是分子影像的重要组成部分。例如，核医学分子探针的单位体积浓度一般只有纳摩尔（10^{-9} mol/L）甚至皮摩尔（10^{-12} mol/L）水平，成像信号很微弱，必须通过生物信号放大系统增大这些信号，特别是对探测灵敏度较低的仪器更为需要。此外，还需要高灵敏度、高时间分辨率和高空间分辨率的仪器在体外探测到生物信号。

（三）基本分类

分子影像学融合了基础医学、临床医学、化学、信息科学、物理学等多门学科，是名副其实的、新兴的综合交叉前沿学科。除了前述的分子核医学，分子影像还主要包括磁共振分子成像、光学分子成像和超声分子成像。

1. 磁共振分子成像 磁共振分子成像充分集合磁共振成像（magnetic resonance imaging，MRI）的高分辨率、无限穿透深度和极佳软组织对比度等优势，应用新型分子造影剂，获得某些病变组织精细的解剖结构与复杂的生理生化信息。目前，最具有发展前景的磁共振分子成像包括 MR 灌注显像、扩散加权以及扩散张量显像、波谱分析及显像、血氧水平依赖显像等，其发展的关键科学问题是研发分子造影剂。

2. 光学分子成像 光学分子成像是利用生物自发光或荧光蛋白及荧光染料，在分子和细胞层面上对载体特定生物过程进行定性和定量研究，可以观测到疾病发展进程以及药物治疗反应，进行干细胞示踪与监测、基因治疗监测、细胞凋亡监测等研究。

3. 超声分子成像　超声分子成像是一种将目标分子（如特异性抗体或配体）连接到声学造影剂表面，构建靶向声学造影剂，使其主动结合到靶区进行特异性成像的方法。其主要研究范围包括血管形成与血栓探测、动脉粥样硬化斑块确定以及炎症标志物探测与定量等，可于早期发现疾病在细胞和分子水平上的变化。

综上，每一种分子影像方法都有其优势和劣势，如分子核医学成像敏感性与特异性高，但空间分辨率较低，具有辐射损害；磁共振分子成像无创伤性、无射线辐射、具有良好的空间分辨率和时间分辨率，但是灵敏度较差；光学分子成像敏感性高，但穿透能力较低；超声分子成像方便、无辐射作用，但其灵敏度、空间分辨率及时间分辨率较低。

（四）应用范围

分子影像是运用各种影像学方法显示组织、细胞和亚细胞水平的特定分子，反映活体状态下的分子变化，可为临床提供更加丰富的医学影像与分子生物学信息，从而指导疾病诊断、监测治疗效果、判断疾病预后等，并且实现影像指导下的精准治疗。它主要应用于肿瘤、心血管系统疾病、神经系统疾病等的研究。

（五）发展方向

近年来，随着分子生物学、分子免疫学、信息科学等相关学科的快速发展，疾病基因谱的不断发现，以及"精准医学""转化医学"概念的提出，分子影像在医学科学与生命科学研究领域中的作用也日臻重要，其发展方向主要有：

1. 多模态成像　理想的分子影像技术应能同时提供精细的解剖结构以及复杂的功能代谢、生理病理分子信息。但是，目前尚未有一种成像技术能够同时具备前述功能。因此，发展双模态、三模态甚至多模态成像（multimodality imaging）技术是分子影像研究的必然趋势。目前较为成熟的多模态成像方法包括 PET/CT、PET/MR、MRI/ 荧光成像、光声成像（photoacoustic imaging，PAI）等。相对于多模态成像仪器（PET/CT、PET/MR）的快速发展与成熟的临床应用而言，作为分子影像"灵魂"的多模态分子探针的研制相对滞后，是未来工作的重点。

2. 影像组学与影像基因组学　由于实体肿瘤在基因、蛋白质、细胞、微环境、组织和器官层面上表现出空间与时间异质性，使病理学和分子生物学等有创检测方法结果的准确性及代表性受到限制。2012 年，荷兰学者 Lambin 首次提出"影像组学"（radiomics）概念。他认为影像组学应为"高通量地从放射影像中提取大量特征，采用自动或半自动分析方法将影像学数据转化为具有高分辨率的可挖掘数据空间"。Kumar 等进一步扩展影像组学定义为"高通量地从 CT、MRI 和 PET 中提取并分析大量高级的定量影像学特征"。将影像纹理特征与组织病理学类型及基因组学紧密结合，进行从影像组学到影像基因组学（image genomics）的前沿性探索具有重要意义。

3. 人工智能与健康大数据　人工智能（artificial intelligence，AI）是研发用于模拟、延伸和扩展人的智能的理论、方法、技术及应用系统的一门新的科学技术。近年来健康大数据技术与医学影像辅助诊断的有机融合，产生了新的影像诊断模式方法，其通过从影像中提取海量特征来量化肿瘤、心脑血管疾病及慢性病等重大疾病，可以有效解决疾病在影像学表现难以定量评估的问题，具有重要的临床应用价值。深入探讨人工智能及健康大数据与分子影像的有机融合，必将推动分子影像走向卓越。

第七节　核医学发展与展望

在放射性核素发现、应用和发展方面，1896 年 Becquerel 发现铀盐的放射性，标志着人类初次认识放射性现象。1898 年 Curie 夫妇成功提取放射性钋和镭；1923 年 Hevesy 应用天然的放射性同位素 ^{212}Pb 研究植物不同部位的铅含量，后来又应用 ^{32}P 研究磷在活体的代谢途径等，提出了"示踪技术"的概念；1930 年 Lawrence 发明了回旋加速器，实现了人工生产放射性核素；1934 年 Joliot 和 Curie 应用人工核反应生产出放射性核素；1942 年 Fermi 等建立了第一座核反应堆，使得人工放射性核素的大批量生产成为可能；20 世纪 70 年代，^{99m}Tc 发生器的研制成功和广泛应用，为核医学显像的发展打下了坚实的基础，也为今后核医学显像的普及和提高起到了重要作用。21 世纪初，医用回旋加速器（cyclotron）和正电子药物合成系统应用大大推动正电子药物研发与临床应用。

在显像仪器研制方面，1951 年 Cassen 研制出第一台扫描机，通过逐点打印获得器官的放射性分布图像，促进了显像的发展；1952 年 David Kuhl 设计了扫描机光点打印法，1959 年他又研制了双探头扫描机进行断层扫描，并首先提出了发射式重建断层的技术，为日后 SPECT 和 PET 的研制奠定了基础；1957 年 Anger 研制出第一台 γ 照相机，20 世纪 60 年代广泛应用于临床，使核医学显像由单纯的静态扫描进入动态影像，核医学也走向现代化阶段。20 世纪 80 年代，SPECT 广泛应用于临床，90 年代 PET 应用于临床，直到 21 世纪 PET/CT 的广泛应用和 PET/MR 的逐步应用，核医学显像仪器的发展已从静态影像进入动态影像，由平面成像进入断层成像，从功能影像发展成为当今的分子功能与解剖融合的多功能、多模式影像，成为当代影像学发展的热点。

在放射免疫分析方面，1959 年美国科学家 Berson 和 Yalow 建立了放射免疫分析法，并首先用于测定血浆胰岛素浓度，后来逐步发展到能测定人体各种激素或微量物质，阐明了人体各种激素的分泌、调节及其规律。由于体外放射分析技术存在的某些固有缺点，从 20 世纪 90 年代开始，在放射免疫分析技术基础上建立起来的化学发光、时间分辨荧光等非放射标记免疫分析技术被广泛应用于临床，经过近十多年的发展，方法更稳定、自动化程度更高、使用更方便、结果更准确，目前基本上取代了放射免疫分析。

核素治疗一直是核医学发展的重要领域。在核医学发展的初期，人们就在探索应用放射性核素释放的射线治疗疾病，先后应用 ^{32}P、^{89}Sr、^{131}I 等众多核素治疗疾病。经过数十年的发展，如今 ^{131}I 治疗已经成为临床上治疗甲状腺功能亢进症和分化型甲状腺癌不可缺少的方法，甚至与内科治疗、手术治疗等技术具有同等重要的地位，尤其 ^{131}I 治疗分化型甲状腺癌术后残留、局部淋巴结转移或肺等远处转移的疗效明显优于放射治疗和化学药物治疗。^{89}Sr 也因有效治疗转移性骨肿瘤而被广泛应用。随着生物技术的发展，抗体、受体等介导的放射性核素靶向治疗也得到了迅速发展，并部分应用于临床，将来有可能成为具有发展前景的新疗法。

我国核医学在老、中、青三代核医学工作者几十年的不懈共同努力奋斗下，从规模到水平都得到了可持续性稳定发展，在某些领域已达到或接近国际先进水平。20 世纪 50 年代核素扫描机的问世，形成了核医学影像；60 年代 γ 照相机的使用，加速了核医学影像的现代化发展；70 年代放射免疫分析广泛应用于临床，促进了核医学的普及，丰富了核医学的内涵，使得我国的核医学科室剧增，迄今近 1000 个；70 年代后 SPECT 的广泛使用及近年来 SPECT/CT 应用，达到 800 多台，促进了核医学影像的发展和水平的提高；21 世纪 PET/CT（337 台）、SPECT/CT（350 多台）和 PET/MR（5 台）的应用，则使得处于发展低潮时期的核医学再现生机，在本世纪形成了第一个新的高峰，受到了医学界的广泛关注，也成为医学影像发展的新亮点。核素治疗的发展与普及，使得核医学科由一个医技科室成为一个有门诊、有病房（全国有核素治疗病房 256 个，5000 多张床位）、诊断与治疗并重的真正临床科室。今天的中国核医学已发生了翻天覆地的变化，取得了令人瞩目的成就。

今后的核医学将如何发展？核医学将面临怎样的挑战与机遇？这些已成为核医学界广泛关注的话题。

一、核医学分子影像是发展的方向

进入 21 世纪以来，整个医学影像技术的发展都十分迅速。320 排高速螺旋 CT、双源 CT、4D 成像和 3D 打印技术的使用，使得 CT 不再是过去的单纯平扫与增强的成像模式，CT 功能成像、CT 灌注成像、CT 内窥镜、CT 血管造影等成为当代 CT 成像的亮点，具备成像速度快、图像清晰的优势，在某些方面将有可能取代 SPECT 血流与灌注成像，甚至在某些方面也可取代传统的造影技术。磁共振功能成像也正朝着功能影像甚至分子影像的方向发展，对核医学功能影像富有挑战。近年来医学影像学技术发展如此迅速，临床医学对影像学的依赖越来越强，核医学作为一个独立的学科面临巨大挑战与发展机遇。

分子核医学与核医学分子影像是应用放射性核素示踪技术从分子水平认识疾病，阐明病变组织受体密度与功能的变化、基因的异常表达、生化代谢变化及细胞信息转导等，为临床诊断、治疗和疾病的研究提供分子水平信息。分子核医学的发展尤其是对于肿瘤疾病的早期诊断和治疗发挥了重要作用，使得肿瘤核医学的发展成为继心血管核医学之后又一亮点。这些伴随生物学技术发展而建立起来的显像方法，不仅促进了分子核医学的形成，也为医学影像技术走向"分子影像"时代迈出了第一步。

当今核医学分子影像包含的内容十分丰富，很多新的显像剂和分子探针具有很好的发展前景，但是目前真正能够用于临床的还不多，因此，研发新的显像剂是核医学发展的首要任务。目前具有发展前景的技术主要有以下几个方面：

（一）代谢显像（metabolism imaging）

1. 葡萄糖代谢显像　是核医学显像的一项重要内容，是发明最早且最为成熟的分子影像技术，并已广泛应用于临床诊断。最常用的显像剂为氟 [^{18}F] 标记的氟代脱氧葡萄糖（^{18}F-FDG），由于其具有良好的应用前景，美国著名的核医学专家 Wagner 教授在第 43 届核医学年会上将 FDG 命名为"世纪分子"（molecule of the century）。尽管该显像剂还存在许多不足，但是迄今仍然没有更好的显像剂来取代。^{18}F-FDG 代谢显像在肿瘤的早期诊断与分期、转移与复发监测、疗效评价，神经、精神疾病，脑功能的研究，以及心肌细胞的活性测定中发挥重要作用。可以预料，^{18}F-FDG 在今后数年甚至数十年都将是临床上重要的显像药物。^{18}F-FDG 代谢显像的不足主要表现在特异性欠佳，而且部分肿瘤的诊断阳性率低。因此，发展其他的显像剂也成为分子影像发展的当务之急。

2. 核苷酸代谢显像　可以反映细胞分裂增殖速度，对于肿瘤的诊断与鉴别诊断等具有一定价值。目前已经开发的核酸类代谢显像剂主要包括 ^{11}C- 胸腺嘧啶（^{11}C-TdR）和 ^{18}F- 氟胸腺嘧啶（3′- 脱氧 -3′-^{18}F- 氟代胸腺嘧啶，^{18}F-FLT），这些显像剂能参与核酸的合成过程。其中，^{18}F-FLT 是一种胸腺嘧啶类似物，能够和胸腺嘧啶一样进入细胞内，并被细胞质内的人胸腺激酶 1（thymidine kinase 1，TK-1）磷酸化，但磷酸化后的代谢产物不能进一步参与 DNA 的合成。

3. 氨基酸代谢显像　氨基酸参与蛋白质的合成、转运和调控，体内蛋白质合成的异常与多种肿瘤及神经、精神疾病有关。用于人体氨基酸代谢显像的放射性药物较多，主要包括 L-甲基 -^{11}C- 蛋氨酸（^{11}C-MET）、L-1-^{11}C- 亮氨酸、L-^{11}C- 酪氨酸、L-^{11}C- 苯丙氨酸、L-1-^{11}C- 蛋氨酸、L-2-^{18}F- 酪氨酸、O-（2-^{18}F- 氟代乙基）-L- 酪氨酸（FET）、L-4-^{18}F- 苯丙氨酸、^{11}C- 氨基异丙氨酸及 ^{13}N- 谷氨酸等。

4. ^{11}C- 胆碱代谢显像　细胞中普遍存在磷酸胆碱反应，血液中的胆碱被细胞摄取后可以有不同的代谢途径，如参与氧化反应、参与神经递质的合成、参与磷酸化反应等。在肿瘤细胞内胆碱参与磷脂代谢，由于肿瘤细胞具有短时间倍增、代谢旺盛的特点，因此肿瘤细胞膜的合成同样也比正常细胞快。^{11}C- 胆碱（^{11}C-choline）在肿瘤细胞内的代谢最终产物磷脂胆碱是细胞膜的重要组成成分，故肿瘤细胞摄取 ^{11}C- 胆碱的速率可以直接反映肿瘤细胞膜的合成速率，成为评价肿瘤细胞增殖的指标。

（二）受体显像

利用放射性核素标记的某些配体（ligand）能与靶组织中某些高亲和力的受体产生特异性结合，通过显像仪器显示活体内某些受体的功能与分布的显像技术称为受体显像（receptor imaging）。核医学受体显像为在生理情况下研究人体受体的分布（定位）、数量（密度）和功能（亲和力）提供了唯一的无创伤性手段。受体显像也为某些神经、精神疾病（如帕金森病，Parkinson disease，PD）以及肿瘤的诊断和研究提供了重要信息。随着方法学的不断完善，尤其是多肽类药物受体显像的应用，受体显像必将成为分子影像的重要技术，并为受体介导的靶向治疗带来新的契机，具有重要的发展前景。近年来，某些多肽类药物的受体显像取得了重要进展，尤其是放射性核素标记的奥曲肽显像已经广泛地应用于神经内分泌肿瘤的诊断；反映新生血管生成的放射性核素标记 RGD 受体显像也试用于临床。这些都极大地拓展了核医学分子影像的应用范围。

（三）反义与基因显像

应用放射性核素标记人工合成的反义寡核苷酸，将其引入体内后，通过体内核酸分子杂交而与相应的靶基因结合，应用显像仪器便可观察其与病变组织中过度表达的目标 DNA 或 mRNA 发生特异性结合的过程，从而显示特异性癌基因过度表达的癌组织，定位和定量特异的靶基因，达到在基因水平早期、定性诊断疾病的目的；或者应用放射性核素标记抑癌基因的反义寡核苷酸，以显示抑癌基因的表达。这种以显示癌基因为基础的反义显像（antisense imaging），使肿瘤显像真正进入了基因水平，成为核医学显像中具有一定发展前景的技术，也有可能成为未来"分子影像学"的重要组成部分。同时，利用聚集于靶基因局部的放射性核素发射的射线，可破坏相关的致病基因，引起 DNA 链的断裂和损伤，以达到基因介导的放射治疗目的。

近几年来，基因治疗与干细胞移植治疗发展非常迅速，也为某些重大疾病的治疗带来了新的契机，包括缺血性疾病、神经退行性疾病、造血系统疾病以及恶性肿瘤等。基因重组技术未来可能可以治疗疾病，其机制是将特殊蛋白质制造基因，即治疗基因连接在病毒的 DNA 上，利用携带治疗基因的病毒"感染"患者，从而将治疗基因带到患者细胞的染色体 DNA 上，并转录到 mRNA，进而制造特殊蛋白质用于治疗疾病。如何监测携带治疗基因的病毒是否成功感染患者以及是否会成功转录到 mRNA，对基因治疗技术的评估与完善非常重要。核素显像有机会解决上述基因治疗所面临的问题。人们可以在重组治疗基因的病毒 DNA 上同时插入一段报告基因（report gene），治疗基因与报告基因共表达，这样只要能在患者体内探测到报告基因的出现，就能推断出治疗基因的成功植入与表达。常用报告系统有单纯疱疹胸腺激酶（HSV-TK）、生长抑素受体基因、雌激素受体基因和钠碘转运体基因报告系统等作为报告基因，以 ^{131}I-FIAU、^{18}F-FHBG、^{111}In- 奥曲肽、^{18}F- 雌激素等探针即可进行成像。同样的机制也可应用于干细胞移植治疗的监测。干细胞是一类具有自我复制和多向分化潜能的细胞，在心血管、神经、血液、肿瘤等疾病的治疗中显示了良好的应用前景。对于干细胞存活、迁移、定位和分化的监测是干细胞治疗成败与否的关键；而核素报告基因显像方法，将报告基因转染入移植的干细胞内，当干细胞移植到机体之后，应用核素标记的分子探针即可通过对其表达的产物进行监测，间接提供有关移植细胞存活状态、定位分布、分化增殖等信息。这将是干细胞监测最有前景的方法。如果同时给移植细胞转染多种基因，还可分别进行不同模式的显像。

（四）放射免疫显像与放射免疫治疗

尽管在过去的十多年来进展不大，目前进入临床的药物也比较少，放射免疫显像（radioimmunoimaging，RII）与放射免疫治疗（radioimmunotharepy，RIT）仍然是核医学非常有前途的技术，主要是受限于目前的技术存在某些难点未得到很好解决。但是，近几年国外的研究也显示出某些新的希望，尤其是纳米抗体的制备以及工程抗体或人源化抗体的发展，可以克服传统的 RII 和 RIT 的不足。近年来，^{68}Ga-PSMA PET/CT 筛选出前列腺癌用常规疗法无效和转移性去势抵抗性前列腺癌的 PSMA 高表达的患者使用 ^{177}Lu/^{89}Zr-PSMA617 靶向治疗有效，并富有潜在的临床应用前景。程序性死亡分子 1（programmed death-1，PD-1）和近年来发现的一种负性共刺激分子，即程序性死亡分子 1 配体（programmed death-ligand 1，PD-L1）是检查点抑制剂在肿瘤免疫治疗取得的重大突破，利用放射性核素 ^{131}I、^{177}Lu、^{64}Cu、^{68}Ga、^{89}Zr 等标记 PD-1 和 PD-L1，研发一种能够准确、动态、无创监测该免疫检查点并有望对该免疫抑制剂治疗产生协同治疗疗效的诊疗一体化放射性药物具有重要意义。这将为核医学肿瘤分子影像诊断与抗体介导的靶向治疗带来曙光。

（五）细胞凋亡显像

细胞凋亡又称程序性细胞死亡，是近些年人们关注的话题。在活体组织进行细胞凋亡显像（cell apoptosis imaging）在肿瘤放化疗疗效评估、治疗药物的设计与研究方面具有良好的发展前景。凋亡显像所针对的分子靶点是细胞膜上磷脂酰丝氨酸（phosphatidylserine），而 35 kD 的生理蛋白——磷脂蛋白（Annexin V，又称膜联蛋白）对细胞膜上的磷脂酰丝氨酸分子具有很高的亲和力，在具有完整细胞膜的正常细胞中，注入体内的 ^{99m}Tc-Annexin V 不能进入细胞膜与磷脂酰丝氨酸结合，因此不能显影；而当细胞发生凋亡时，细胞膜受到破坏，^{99m}Tc-Annexin V 则通过与暴露于细胞膜外的磷脂酰丝氨酸结合而显影。在体外实验中，^{99m}Tc-Annexin V 可与凋亡的细胞结合，在肿瘤动物模型经过化疗之后随着肿瘤细胞的凋亡而使其显影，能够灵敏地监测治疗的反应。凋亡显像除了用于肿瘤治疗效果监测外，也用于心脏移植排异反应监测、急性心肌梗死与心肌炎评价等。

（六）乏氧显像

乏氧显像剂 ^{18}F-misonidazole（^{18}F-MISO）、^{99m}Tc-HL91 等对乏氧组织有较高的亲和力，能被大多数恶性肿瘤病灶摄取，并随着对肿瘤进行有效的放疗和化疗而摄取减少，成为肿瘤诊断和治疗监测的重要手段。

二、核医学仪器的发展

核医学的发展在很大程度上依赖于显像仪器的发展。五十多年来，核医学显像仪器从早期的直线扫描机到目前的 PET/CT，仪器的功能和质量都发生了根本改变。目前我国拥有 SPECT 和 SPECT/CT 在 800 台以上，PET/CT 300 多台和 PET/MR 5 台，医用回旋加速器 110 多套。与美国 PET/CT 拥有 5000 台比较，我国的 PET/CT 配置数量还远远不足。目前国家卫健委已将 PET/CT 由甲类降为乙类大型医用设备进行管理，预计今后一段时间内装机量将大幅增长。近年来国产 PET/CT 技术发展迅猛，已有 6 个厂家获得国家药品监督管理局颁发的医疗器械注册证。尤其上海联影与美国加州 Davis 研究所联合研制的 2 米长全景 PET/CT 即将问世；北京大学获国家"十三五"资助项目研发具有我国自主知识产权的全景 PET/CT 正在实施中。这又是核医学历史上一个新的里程碑。

核医学仪器性能也在不断改善。集核医学功能影像与放射学形态影像于一体的多功能成像设备已经成为当今乃至今后医学影像发展的主流。最具代表性的仪器包括 PET/CT、SPECT/CT，正在发展中的还有 PET/MR、SPECT/ 光学成像等。随着仪器研究的迅速进展，探测器也将有根本性改进。除了传统的碘化钠、BGO 晶体外，LSO、LYSO，甚至半导体晶体也已经应用于临床。尤其是半导体晶体，其性能优于传统的晶体，目前已经用于心脏专用的 SPECT。平板探测器也有可能用于某些探测系统之中。

多种成像模式的融合将成为今后影像技术发展的方向，而多功能分子探针的研究也将成为今后显像剂发展的重点。因为任何一种仪器都不可能解决疾病在诊断和治疗中的所有问题，现在不可能做到，估计将来也不可能实现。同样，无论科学技术如何发展，将来也不可能有一种显像剂或者分子探针能够解决临床所有的问题。因此，多种模式的影像、多种功能的成像、不同模式影像的优势互补、解剖影像与功能影像的优势互补，将成为今后影像学发展的方向。可以预料，随着影像学的发展，特别是不同影像设备之间的融合，影像学科各个专业的布局和学科设置也将发生重大改变。

三、靶向治疗是核素治疗的方向

核医学治疗的形成与发展历史甚至比诊断还长。早在 1901 年，Danlos 应用放射性镭治疗结核性皮肤病灶，揭开了核素治疗的序幕。1903 年，Alexander Graham Bell 利用镭进行近距离肿瘤治疗。1905 年，Robert Abbe 利用镭治疗突眼性甲状腺肿。1913 年，Frederic Proescher 经静脉注射镭进行关于各种疾病治疗的研究。进入 20 世纪 30 年代，随着人工放射性核素的研制成功，核素治疗得到了进一步发展，1936 年 ^{32}P 用于白血病的治疗，1942 年 ^{131}I 用于治疗甲状腺功能亢进症，1946 年 ^{131}I 用于治疗甲状腺癌。核素治疗以其安全、简便、靶向性强、毒性相对较低而得到广泛的认同。目前，应用核素治疗的疾病已达数十种，我国每年有数十万人次接受核素治疗。核素治疗与常规化学药物治疗或放射治疗相比，有如下特点：一是核素治疗一般是利用引入体内的放射性核素及其发射的射线治疗疾病；二是核素治疗药物对病变组织具有选择性或靶向性，对正常组织损伤很小；三是核素治疗作用持久；四是方法安全、简便、无创伤。

核素治疗的发展方向主要集中在放射性核素的研究和携带放射性核素的载体的研究两个方面。尤其是靶向性放射性药物载体研究是核医学治疗研究的重点课题。目前具有前景的研究领域主要有：放射免疫靶向治疗、受体介导的靶向治疗、放射性核素基因治疗、放射性核素微粒肿瘤组织间定向植入治疗等。

尽管核素治疗不像核素诊断的发展那样迅速，但随着核医学发展方向的转移、新的治疗药物的研制以及新的治疗方法的建立，核素治疗的应用范围将不断扩大，核医学治疗在整个核医学中的地位将不断提高。可以预料，未来治疗核医学的发展，将会改变过去传统的治疗疾病的思维模式。尤其对于肿瘤，核素治疗将成为化学治疗、手术治疗及外放射治疗等综合治疗中必不可少的手段之一，在某些方面可代替外照射治疗或化疗。具有特异性、靶向性的治疗方法以及介入性局部治疗手段终将取代全身损伤性治疗方法。核医学治疗的发展有可能超过以诊断为目的的应用，并成为现代治疗学的重要分支。

四、分子影像将极大影响到临床实践

随着分子影像的发展以及在临床上越来越广泛的应用，分子影像在临床治疗决策中的作用和对疗效的评估将得到进一步增强，并更直接地影响到临床实践。

1. 分子影像与治疗决策　治疗决策与准确的诊断密不可分，尤其是肿瘤治疗决策的制订在很大程度上取决于肿瘤的早期诊断与分期。随着 PET 分子影像的应用，约有 30% 的恶性肿瘤患者因为 PET 检查而改变了原来的治疗方案。分子影像在放疗计划中的应用，特别是在肿瘤生物适形调强放疗中的应用，提高了外照射治疗的精确性，也改善了治疗效果。心肌细胞活性的测定使得冠状动脉再通治疗适应证对患者的选择更加合理，提高了治疗效果和性价比；也使部分心肌坏死的患者避免了不必要的有创性冠状动脉再通手术，减轻了患者的痛苦和经济负担；也提高了冠心病（冠状动脉粥样硬化性心脏病）的治疗效果。

2. 分子影像与疗效监测　对治疗反应与治疗疗效的早期评估是目前改善治疗质量、提高治疗效果的关键。传统的解剖学影像根据治疗前后肿瘤大小、形态的变化难以准确提供关于治

疗效果的信息。已有资料表明，分子影像能够在肿瘤化疗和放疗的过程中早期监测治疗反应，甚至在实施治疗24 h后就有代谢活性的变化，其病灶代谢活性随着治疗实施而减低。因此，对于治疗无反应者及时调整治疗方案，不必在治疗多个疗程后通过复查肿瘤的大小变化才评价治疗效果，避免了化疗所产生的不必要损害和无效治疗。可见分子影像在将来的治疗监测中将发挥巨大作用。

此外，基因治疗和细胞移植治疗是具有前景的疾病治疗技术。尤其是在神经系统疾病、血液病和心脏疾病的治疗中已取得初步成果。然而，在采用基因或干细胞移植治疗后治疗基因是否成功表达以及表达的量及持续时间，在干细胞移植治疗后移植细胞在活体内的存活、迁移、定位和分化，这些都是关系到治疗成败的决定性因素。对于在活体内灵敏地监测这些过程，分子影像将会发挥重要作用。应用核素报告基因显像、光学成像和磁共振分子影像等方法能够有效地监测治疗基因的表达和移植细胞的活性，为临床治疗提供重要的依据。

3. 分子影像与肿瘤病灶残留和复发监测　恶性肿瘤经过手术、放疗以及化疗之后，是否还残存有活性的肿瘤组织，治疗之后是否有复发，对于提高肿瘤治愈率、提高生存率有着重要作用。传统的影像学手段根据治疗之后的形态学特征难以对肿瘤治疗后瘢痕与肿瘤残存组织进行鉴别。但核医学分子影像在这方面具有显著的优势。一般治疗后的瘢痕组织缺乏代谢活性，而肿瘤复发病灶则大多表现为活性增高，从而为制订进一步的治疗方案提供决策依据。

总之，核医学的发展既有许多新的机遇，也将面临更加严峻的挑战。核医学分子影像要不断发展并走向成熟，还有赖于相关学科的进步和多学科的技术支持。可以预料，多模态分子成像、影像组学到影像基因组学发展、人工智能与健康大数据的深入研究与应用，将是医学影像技术发展的重要方向，也是新时代特色社会主义不断满足人民群众对医疗服务日益增长的需求的追求目标和发展方向。

小 结 ···

　　核医学是一门涉及多学科领域的综合性医学学科，利用示踪技术原理对疾病进行诊断、治疗和研究。既可以从分子水平反映组织或器官血流、受体密度及活性、细胞代谢和功能变化，又对疾病的早期诊断与靶向治疗具有特殊地位和其他学科不可取代的作用。特别是随着放射性药物与核医学分子显像技术的不断发展，核医学从过去单一的诊断或治疗逐步向"诊疗一体化"模式发展。随着4D成像与3D打印技术的运用，多模态分子成像、影像基因组学的发展、人工智能及健康大数据的深入研究与应用将成为未来核医学发展的方向；尤其是它的安全、无创、有效的优点将越来越被广大老百姓所接受，在未来医学领域中扮演重要的作用，不断推动医学事业的发展。

···

（王荣福　王 攀　刘 萌）

思考题

　1. 何谓核医学？其主要内容有哪些？

　2. 简述放射性药物的基本概念及特点。

　3. 简述 SPECT、PET 的基本结构和工作原理。

　4. 放射性核素的显像原理及显像方法是什么？

　5. 通过本章节学习，谈谈你对核医学未来前景的认识？

第2章 核物理与电离辐射生物效应及防护

核物理、核化学的兴起和发展，导致了原子能和放射性核素的应用。放射性核素在医学中的应用，为基础医学的研究、疾病的诊断和治疗开辟了新途径；同时，放射性核素产生的射线也可给人类带来危害。因此，在放射性核素的应用中，必须进行放射防护。本章介绍核物理、辐射生物效应与放射防护的基本知识及核医学的诊治剂量和安全性，为学习核医学奠定基础。

第一节 核 物 理

一、基本概念

（一）核素

物质是由元素组成的，不同元素的原子（atom）具有不同的性质。原子由原子核（nucleus）和电子（electron）组成，原子核（nucleus）由质子（proton）和中子（neutron）组成，并且处于一定的能量状态，能量最低的状态称为基态，能量较高的状态称为激发态。处于激发态的原子核一般不稳定，会通过放出射线释放能量而回到基态。

质子和中子统称核子（nucleon）。质子带一个单位的正电荷，中子为电中性，不带电荷。具有一定的质子数、中子数以及能量状态的原子，称为核素（nuclide）。核素的表示：$^A_ZX_N$。X为元素符号，Z为质子数，A为质量数。质量数等于质子数（Z）与中子数（N）之和，由于A代表了原子序数，即质子数，因此常简写为：^AX，如果核素处于激发态，则在左上角加"m"，如^{99m}Tc。

（二）同位素

具有同样的原子序数（质子数相同，即它们在元素周期表中占据相同的位置），但中子数不同的核素，互为同位素（isotope），例如^1H、^2H和^3H互为同位素。

（三）同质异能素

具有相同的质子数和中子数，处于不同能量状态的核素互称为同质异能素（isomer），如^{99m}Tc和^{99}Tc互为同质异能素。

二、核衰变

原子核的稳定性由核子之间的核力产生的稳定效应和质子之间的静电排斥力等不稳定效应的相对大小决定，与核子数目及质子与中子的比例有关。当原子核稳定存在时，不会自发地发生改变的一类核素称为稳定性核素（stable nuclide）；当原子核不稳定时，它能自发地放射出一种或几种核射线，本身由一种核素衰变为另一种核素者称为放射性核素（radionuclide）。放射性核素自发地释放出一种或一种以上的射线并转化为另一种核素的过程称为核衰变（nuclear decay）。衰变前的不稳定核称为母核（parent nuclide）；衰变产生的核称为子核（daughter nuclide）。常见核衰变方式见表2-1。

表2-1　常见核衰变方式

衰变类型	产生原因	衰变表达式	产生射线类型	核素类型
A	高原子序数	${}_{Z}^{A}X \rightarrow {}_{Z-2}^{A-4}Y + {}_{2}^{4}He + Q$	α、γ	原子序数大于 82 的核素
β^-	中子过剩	${}_{Z}^{A}X \rightarrow {}_{Z+1}^{A}Y + \beta^- + \bar{\nu} + Q$	e^-、γ、ν	核反应堆产生的核素
β^+	质子过剩	${}_{Z}^{A}X \rightarrow {}_{Z-1}^{A}Y + \beta^+ + \nu + Q$	e^-、γ、ν、湮灭光子	回旋加速器产生的低原子序数的核素
EC	质子过剩	${}_{Z}^{A}X + {}_{-1}^{0}e \rightarrow {}_{Z-1}^{A}Y + \nu$	γ、特征 X 射线、ν	回旋加速器产生的高原子序数的核素
γ	能量过剩	${}_{Z}^{Am}X \rightarrow {}_{Z}^{A}X + \gamma$	γ	同质异能素

（一）核衰变方式

1. α 衰变　放射性核素的原子核释放出 α 射线后变成另一个原子核的过程称为 α 衰变（α decay）。经 α 衰变后的核素，质量数减少 4，原子序数减少 2，放出的 α 粒子实质是氦核。

用公式表示为：

$${}_{Z}^{A}X \rightarrow {}_{Z-2}^{A-4}Y + {}_{2}^{4}He + Q$$
公式 2-1

式中，X 表示母核，Y 表示子核，Q 表示衰变能。衰变能常以电子伏特（eV）为单位，1 eV=1.602×10^{-19} J（焦耳）。

例如：

$${}_{88}^{226}Ra \rightarrow {}_{86}^{222}Rn + {}_{2}^{4}He + 4.879\ MeV$$

2. β⁻ 衰变　释放出 β⁻ 射线的衰变方式称为 β⁻ 衰变（β⁻decay）。β⁻ 衰变时放出一个 β⁻ 粒子（电子）和反中微子（antineutrino，$\bar{\nu}$），核内一个中子转变为质子，发生 β⁻ 衰变后质子数增加 1，质量数不变。在元素周期表中向右移动一个位置。以衰变反应式表示为：

$${}_{Z}^{A}X \rightarrow {}_{Z+1}^{A}Y + \beta^- + \bar{\nu} + Q$$
公式 2-2

中微子（neutrino，ν）和反中微子是不带电荷、质量数基本为 0 的粒子，两者自旋方向相反。

例如：

$${}_{15}^{32}P \rightarrow {}_{16}^{32}S + \beta^- + \bar{\nu} + 1.71\ MeV$$

3. β⁺ 衰变　释放出 β⁺ 粒子的衰变方式称为 β⁺ 衰变（β⁺decay）。衰变时发射一个 β⁺ 粒子（正电子，positron）和一个中微子，原子核中一个质子转变为中子。β⁺ 衰变时母核和子核的质量数无变化，但子核的核电荷数减少一个单位，在元素周期表中向左移动一个位置（图 2-1）。以衰变反应式表示为：

$${}_{Z}^{A}X \rightarrow {}_{Z-1}^{A}Y + \beta^+ + \nu + Q$$
公式 2-3

例如：

$${}_{9}^{18}F \rightarrow {}_{8}^{18}O + \beta^+ + \nu + 1.655\ MeV$$

β⁺ 粒子动能耗尽停止，与周围物质的自由电子发生湮没辐射（annihilation radiation），生成两个能量各为 511 keV 的 γ 光子，互呈 180°飞出。

4. 电子俘获　电子俘获（electron capture，EC）是指原子核从核外俘获一个轨道电子，使其一个质子转化为中子。发生电子俘获后质子数减少 1，质量数不变。在元素周期表中向左移动一个位置。轨道电子俘获又被称为反 β⁻ 衰变（图 2-2）。其衰变反应式为：

$${}_{Z}^{A}X + {}_{-1}^{0}e \rightarrow {}_{Z-1}^{A}Y + \nu + Q$$
公式 2-4

发生电子俘获后，核外内层轨道缺少了电子，外层轨道电子填充到内层轨道上，外层电子比内层电子的能量大，多余的能量以 X 射线的形式释放出来，称为特征 X 射线（characteristic X-ray）。该能量也可以传递给更外层的轨道电子，使之脱离轨道而释出，此电子称为俄歇电子（Auger electron）。

5. γ 衰变与内转换　γ 衰变，即 γ 跃迁（γ decay），是核素由激发态（高能态）向基态（低能态）转变，多余的能量以 γ 光子的形式射出的衰变过程。发生 γ 衰变后质子数和质量数都不变，只是能量状态发生改变。γ 跃迁时，其跃迁能量是不连续的，完全由 γ 射线带走。以衰变反应式表示为：

$$_Z^{Am}X \rightarrow _Z^{A}X + \gamma \qquad\qquad 公式\ 2\text{-}5$$

例如：$_{43}^{99m}Tc \xrightarrow{6.02h} _{43}^{99}Tc + \gamma + 0.141\ MeV$

原子核的激发能也可以直接传递到本原子的核外内层电子，使之脱离轨道成为自由电子，这一过程称为内转换（internal conversion，IC），发射的电子叫做内转换电子。发生内转换后该层轨道的空缺随后由外层电子填补，从而引起特征 X 射线的发射或俄歇效应。

（二）核衰变规律

放射性核素自发地发生 α、β、γ 或 EC 衰变时，原来核素的原子核数不断减少，并产生新的核素。这个衰变过程与环境因素无关，且单个核素什么时候衰变是随机的，但大量放射性核素的衰变却遵循一定的规律，即放射性核素单位时间内衰变的原子核数目与现有的原子核数目的总数 N 成正比。也即放射性核素的数目随时间按指数规律衰减。

其表达式为：

$$N = N_0 e^{-\lambda t} \qquad\qquad 公式\ 2\text{-}6$$

式中，N_0 为初始时放射性原子数，N 为经过 t 时间衰变后的放射性原子数，λ 为一常数，称为衰变常数（decay constant）。λ 是反映放射性核素衰变速率的特征参数，每种放射性核素都有其固定的 λ 值。

放射性核素因物理衰变原子核数目减少至原来的一半所需的时间为物理半衰期（physical half life，$T_{1/2}$）。物理半衰期越短，表明放射性核素衰变越快。

物理半衰期与衰变常数的关系为：

$$\lambda = 0.693/T_{1/2} \qquad\qquad 公式\ 2\text{-}7$$

几种常用核素的衰变方式及半衰期见表 2-2。

表2-2　几种常用核素的衰变方式及半衰期

核素	衰变方式	半衰期
^{99m}Tc	γ	6.02 h
^{18}F	β^+	109.8 min
^{32}P	β^-	14.3 d
^{153}Sm	β^-, γ	46.8 h
^{131}I	β^-, γ	8.04 d
^{123}I	γ	13.2 h
^{3}H	β^-	12.3 y
^{188}Re	β^-, γ	16.9 h
^{89}Sr	β^-	50.5 d
^{125}I	EC	60.2 d

放射性核素应用于人体或生物体内时，还会涉及另外两种半衰期：生物半衰期（biological half life，T_b）和有效半衰期（effective half life，T_e）。生物半衰期是生物体内的放射性核素因生物代谢的作用，使其减少至原来的一半所需的时间；有效半衰期指生物体内的放射性核素因物理衰变和生物代谢的共同作用，使其减少至原来的一半所需的时间。放射性核素总的减少速

率等于物理衰变速率与生物排泄速率之和，即 $\lambda_e = \lambda_b + \lambda$，或

$$1/T_e = 1/T_{1/2} + 1/T_b \qquad 公式 2\text{-}8$$

核医学中反映放射性强弱的常用物理量是放射性活度（radioactivity，A）。放射性活度是指单位时间内衰变的原子核数量，即等于原子核的衰变常数与其核数目之乘积，即 $A = \lambda \cdot N$，因此：

$$A = A_0 \cdot e^{-\lambda t} \qquad 公式 2\text{-}9$$

式中，A_0 为初始时间的放射性活度，A 为经过 t 时间衰变后的放射性活度。即放射性活度随时间呈指数规律减少。

放射性活度的国际制单位是贝可勒尔（Becquerel，Bq），定义为 1 Bq = 1 次 / 秒，即 1 Bq = 1/S，表示放射性核素在 1 秒内发生一次衰变。通常采用 kBq（10^3 Bq）、MBq（10^6 Bq）、GBq（10^9 Bq）为单位。

旧单位是居里（Ci），1 Ci = 3.7×10^{10} Bq。通常采用 mCi（10^{-3} Ci）、μCi（10^{-6} Ci）为单位。

Bq 与 Ci 的换算关系是：

1 Ci = 3.7×10^{10} Bq = 3.7×10^7 kBq = 3.7×10^4 MBq

1 mCi=3.7×10^7 Bq = 3.7×10^4 kBq = 37 MBq

1 μCi = 3.7×10^4 Bq = 37 kBq

为了更好地表示放射性核素的含量，通常还采用比活度和放射性浓度这两个参数。

比活度（specific activity）：指单位物质的量或单位质量的物质所含的放射性活度，单位是 Bq/mol，Bq/g。

放射性浓度（radioactivity concentration）：单位体积的溶液内所含的放射性活度，单位是 Bq/ml。

三、射线与物质的相互作用

电离辐射（ionizing radiation）是带电粒子（α、β、电子、质子）或不带电粒子（X、γ、中子等）或两者混合所形成的辐射的统称。

射线的物理效应即射线与物质的相互作用，包括射线对物质的作用和物质对射线的作用这两个相互联系的方面。

射线与物质相互作用的基本规律是人们进行射线探测、防护、分析、诊断和治疗的基础，具有十分重要的意义。

（一）带电粒子与物质的相互作用

1. 电离与激发　带电粒子（α、β 射线）与物质的原子相互作用，使核外轨道电子获得足够的能量而脱离原子，成为自由电子，而失去电子的原子成为离子，该过程称为电离（ionization）。入射带电粒子引起的电离称为一次电离或原电离。原电离产生的自由电子中能量较高者，可引起电离，称为次电离。原电离与次电离之和称为总电离。

在带电粒子与原子的相互作用中，如果传递给轨道电子的能量不足以使原子电离，其结果是轨道电子跃迁到更高的壳层，使原子处于激发态，称为激发（excitation）。激发态的原子不稳定，退激后可释放出光子或热量。

带电粒子对物质的电离、激发作用是放射性核素治疗与放射性探测的基础，放射性核素治疗所用的核素主要是发射 α 射线和 β⁻ 射线的核素，由于 α 射线射程太短，所以 β⁻ 射线在放射性核素治疗中更常用。探测 β⁻ 射线的核仪器——液闪仪也是利用 β⁻ 射线使闪烁液激发，退激后产生荧光进行测量的。

2. 散射作用　带电粒子与物质的原子核碰撞而改变运动方向的过程称为散射（scattering）。其中仅有运动方向改变而能量不变者称为弹性散射。散射作用对测量和防护都有一定影响。α

粒子由于质量大，散射一般不明显，β⁻粒子质量远小于α粒子，散射较为明显。

带电粒子受到物质原子核电场的作用，运动方向和速度都发生变化，能量减低，多余的能量以X射线的形式辐射出来，称为韧致辐射（bremsstrahlung）。α粒子质量大，一般能量较低，韧致辐射作用非常小，可以忽略不计。β⁻粒子的韧致辐射在空气和水中很小，但在原子序数较大介质中不可忽略。因此，在放射防护中，屏蔽β⁻射线应使用原子序数较小的物质，例如塑料、有机玻璃、铝等。

3．湮灭辐射　β⁺衰变产生的正电子具有一定的动能，可在介质中运行一定距离（最大可达几毫米），能量耗尽时和物质中的自由电子结合，两个电子的静止质量（相当于1022 keV的能量）转化为两个方向相反、能量各为511 keV的γ光子而自身消失，即湮灭辐射（annihilation radiation）。探测湮灭辐射产生的两个方向相反的γ光子的设备是PET（正电子断层扫描）。

4．吸收作用　带电粒子通过物质时与物质相互作用，能量不断损失，当能量耗尽后，就停留在物质中，射线则不再存在，称为吸收（absorption）。射线被吸收前在物质中所行经的路程称为射程。射线的射程与射线的种类、射线能量、介质密度有关，β⁻射线比α射线射程长。β⁻射线在空气中的射程可达数米，在生物体内也有数毫米至数十毫米。因此α粒子主要是造成内照射损伤，而β⁻粒子造成的内照射和外照射损伤都应当特别注意。

（二）γ射线与物质的相互作用

γ光子不带电，它与物质的相互作用方式主要有3种：光电效应（photo electric effect）、康普顿效应（Compton effect）和电子对生成（electron pair production）。γ光子与物质的相互作用见表2-3。

表2-3　γ光子与物质的相互作用

作用类型	作用对象	产生的射线类型
光电效应	壳层电子	光电子、特征X射线、俄歇电子
康普顿效应	壳层电子	康普顿散射光子、康普顿电子
电子对生成	原子核	电子、正电子、湮灭光子

1．光电效应　入射光子与原子的壳层电子作用时，把全部能量交给电子，使其脱离原子核束缚而成为光电子，光子消失，该作用过程称为光电效应。γ射线测量仪器的基本原理就是利用光电效应产生的光电子来实现的。

2．康普顿效应　康普顿效应是指γ光子与壳层电子发生弹性碰撞，仅将部分能量交给电子使电子脱离原子而运动，该电子称康普顿电子；而光子本身能量减少，运动方向改变而射出，称为康普顿散射光子。由于康普顿效应使γ射线方向改变，可导致对显示的组织与病灶定位错误，并且使影像模糊。

3．电子对生成　当入射光子能量大于1.02 MeV时，光子在原子核电场作用下转化为一对正负电子对，称为电子对生成。在核医学中，诊断用的γ射线一般能量较低，不发生电子对生成，常用密度大的物质进行防护。

α、β、γ3种射线的特性比较见表2-4。

表2-4　3种射线的特性比较

射线种类	α 射线	β 射线	γ 射线
性质	带电粒子流	电子流	电磁波
电离能力	10 000 ~ 70 000 对 / 厘米	60 ~ 700 对 / 厘米	很小
穿透能力	弱	较强	最强
射程（在空气中）	3 ~ 4 cm	10 ~ 20 m	理论上无限大
内照射危害	最大	较大	最小
外照射危害	几乎无危害	较大	最大

四、辐射剂量学基础

利用射线对疾病进行诊断、治疗和研究时，射线能直接或间接引起人体组织的电离和激发，从而可能导致辐射损伤。这就需要对射线在不同空间部位（即辐射场）的辐射量以及可能导致的生物效应进行度量，以便对辐射损伤的程度进行估计和采取适当的防护措施。用于描述辐射场的性质、辐射与物质相互作用时的能量传递关系，反映与辐射效应相关的量即为辐射剂量。常用辐射剂量及其单位见表 2-5。

表2-5　常用辐射剂量及其单位

辐射剂量名称	定义	SI单位	旧专用单位
照射量 (X)	$X = dE/dm$	库仑 / 千克（C/kg）	伦琴（R）
吸收剂量 (D)	$D = dE/dm$	戈瑞（Gy）	拉德（rad）
当量剂量 $(H_{T,R})$	$H_{T,R} = \omega_R \cdot D_{T,R}$	希沃特（Sv）	雷姆（rem）
有效剂量 (E)	$E = \sum TH_t \cdot W_T$	希沃特（Sv）	雷姆（rem）

（一）照射量

照射量（exposure，X）是指 X 射线或 γ 射线在单位质量的空气中释放出的全部正、负电子完全被空气所阻止，所形成的同种符号离子的总电荷绝对值（dQ）与空气质量（dm）之比。它是直接度量 X 射线或 γ 射线对空气电离能力（辐射场强度）的物理量，即

$$X = dQ/dm \qquad \text{公式 2-10}$$

照射量的国际制单位是 C/kg（库仑 / 千克）。旧的专用单位是 R（伦琴）、mR 或 μR。

$$1 \text{ C/kg} = 3.876 \times 10^3 \text{R}$$

单位时间内的照射量称为照射量率（$X\cdot$）

$$X\cdot = dX/dt \qquad \text{公式 2-11}$$

照射量只适用于 X 射线或 γ 射线，作用物质是空气。

（二）吸收剂量

吸收剂量（absorbed dose，D）是反映被照射物质吸收电离辐射能量的物理量。其含义是：电离辐射授予单位质量的物质的平均能量（dE）与该单位物质的质量（dm）之比，即

$$D = dE/dm \qquad \text{公式 2-12}$$

吸收剂量的国际制单位是 Gy（戈瑞），1 Gy 即 1 kg 被照射物质吸收 1 J（焦耳）的辐射能量，1 Gy = 1 J/kg。

旧的专用单位是 rad（拉德）。

$$1 \text{ Gy} = 100 \text{ rad}$$

单位时间内的吸收剂量称为吸收剂量率（$D\cdot$）。

$$D\cdot = \mathrm{d}D/\mathrm{d}t \qquad\qquad 公式 2\text{-}13$$

（三）当量剂量

当量剂量（equivalent dose，$H_{T,R}$）是反映各种射线或粒子被吸收后引起的生物效应强弱的电离辐射量。不同种类、能量的射线释出的能量在组织中的分布有明显差别，所产生的生物效应在程度上也有明显差异。因此，当量剂量不仅与吸收剂量有关，而且与射线种类、能量有关。如在相同吸收剂量的情况下，α 粒子比 β⁻ 粒子造成的伤害更集中，因此生物效应更强。当量剂量在吸收剂量的基础上，引入与辐射类型及能量有关的权重因子。辐射类型（R）在组织或器官（T）中产生的当量剂量由下式计算：

$$H_{T,R} = \omega_R \cdot D_{T,R} \qquad\qquad 公式 2\text{-}14$$

式中，ω_R 是辐射权重因子，与射线的种类和能量有关，$D_{T,R}$ 即吸收剂量，是辐射 R 在组织或器官 T 中产生的平均吸收剂量。

当量剂量的国际制单位是 Sv（希沃特），1 Sv = 1 J/kg。

旧的专用单位为 rem（雷姆），1 Sv = 100 rem。

单位时间内的当量剂量称为当量剂量率（$H\cdot$）。

$$H\cdot = \mathrm{d}H/\mathrm{d}t \qquad\qquad 公式 2\text{-}15$$

（四）有效剂量

当放射性核素进入体内时，受照射者全身受到的内照射一般是非均匀性的，其生物效应大小与体内的放射性核素分布有关。在当量剂量的基础上，引入与组织或器官对辐射的敏感度相关的权重因子即为有效剂量（effective dose，E），它是用于评价全身受到非均匀性照射情况下，发生随机效应概率的物理量。

有效剂量是指在全身受到非均匀性照射的情况下，受照组织或器官的当量剂量（H_T）与相应的组织权重因子（W_T）乘积的总和，即

$$E = \sum_T H_T \cdot W_T \qquad\qquad 公式 2\text{-}16$$

单位当量剂量（1 Sv）在受照组织或器官中引起随机效应的概率，称为危险度。组织权重因子表示受照组织或器官的相对危险度，是受照组织或器官的危险度与全身受照总危险度之比。例如：W_T 值全身为 1、性腺为 0.20、乳腺为 0.05、甲状腺为 0.05、红骨髓及肺为 0.12。

第二节　电离辐射生物效应及防护

电离辐射诱导生物学效应源于射线与组织细胞的相互作用，在这一过程中能量被 DNA、蛋白质、细胞膜结构和水介质等维系生命的重要分子、组织结构和介质吸收，导致它们的功能和活性发生改变和各种活性、毒性产物的产生，继而出现各种效应。本节将介绍电离辐射的基本知识，射线对人体的影响，核医学科工作场所的要求，辐射防护的基本原则等。

一、辐射生物效应的分类

（一）急性效应和晚期效应

1. 急性效应（acute effects or early effects）　发生在大剂量的 X 射线、γ 射线全身照射（一般 2 Gy 以上全身照射）后，数小时或数天内发生的效应。

2. 晚期效应（late effects or delayed effects）　急性效应恢复后或长期小剂量照射者易发生，一般效应发生在数年或数十年后，例如癌症的发生和遗传效应等。

（二）确定性效应和随机效应

1．确定性效应（deterministic effects） 研究的对象主要是个体，是指辐射损伤的严重程度与所受剂量呈正相关，有明显的剂量阈值，只有剂量达到某一个阈值才能发生，并且剂量越大，后果就越严重。剂量未超过阈值不会发生有害效应。一般是在短期内受较大剂量照射时发生的急性伤害，如放射皮肤损伤、生育障碍。

2．随机效应（stochastic effects） 研究的对象是群体，是辐射效应发生的概率（或发病率）与剂量存在线性无阈的关系。"线性"是指随机效应的发生概率与所受到的剂量之间呈线性关系，剂量越大发生随机效应的可能性越大；"无阈"指放射损伤的严重程度与受照剂量无明显相关，不存在引起放射损伤的具体剂量阈值。主要有致癌效应和遗传效应。随机效应的意义在于低的辐射剂量也可能造成隐匿性损害，由于随机效应的存在，因而在放射防护中不能只满足于达到剂量限值，而应该达到尽可能低的水平。

（三）躯体效应和遗传效应

1．躯体效应（somatic effects） 指出现在受照射者本身的效应，包括全身效应和局部效应。

2．遗传效应（genetic effects） 指影响到受照者后代的效应。

（四）局部效应和全身效应

局部效应是指外照射的射线作用于身体某一部位时，引起局部细胞反应。局部照射人体各部位的辐射敏感性依次为：腹部 > 胸部 > 头部 > 四肢。全身效应是指全身均匀的或非均匀的受到照射而产生的效应。

二、低剂量辐射的生物效应

低剂量辐射是指辐射剂量低于 0.2 Gy，或剂量高于 0.2 Gy 但剂量率低于 0.1 Gy·h^{-1} 的辐射。

（一）低剂量辐射诱导的非靶效应

非靶效应（non-target effects）指在电离辐射直接作用靶细胞导致靶细胞损伤的过程，未受到照射的一些细胞（非靶），也会发生与受照靶细胞一样的生物学效应。

（二）低剂量辐射诱导的适应性反应

适应性反应（adaptive responses）指靶物质（如细胞）先暴露于一个非常低的辐射剂量（启动剂量），在经过一个短暂的时间间隔后，再用较大剂量（效应剂量）进行照射，其诱导的损伤效应小于靶物质直接用效应剂量进行照射诱导的效应。

（三）低剂量辐射诱导的兴奋效应

兴奋效应（hormesis），即物质在小剂量时诱导出刺激或兴奋效应，在较大剂量时则诱导出抑制效应。

三、放射防护原则和措施

（一）放射防护的目的

放射防护的目的就是防止确定性效应的发生，限制随机性效应的发生率，使之达到合理的、可以接受的水平。

（二）放射防护的原则

1．实践的正当化 为了防止不必要的照射，引进伴有辐射照射的任何实践都必须经过正当的判断，确认这种实践具有正当的理由，获得的净利益超过付出的代价（包括健康损害和非健康损害的代价）。

2．实践的最优化 应当避免一切不必要的照射，在考虑到社会和经济等因素的条件下，用最小的代价得到最大的利益，使所有的照射都保持在合理的尽量低的水平。

3.个人剂量限值　在坚持放射实践正当化和放射防护最优化原则的同时，对个人所受到的照射也应加以限制，即个人所受照射的剂量不应超过规定的限值，将随机效应的发生率降到可接受的水平。

在防护体系上遵循正当化、最优化和个人剂量限值的防护综合原则，形成了一套比较完整的剂量限制体系，以保证工作人员的健康。辐射三原则是一个有机的统一体，必须综合实施，不能偏废。

（三）剂量限值

1.职业照射　职业照射的个人剂量限值为连续 5 年内平均有效剂量低于 20 mSv，任何单一年内不超过 50 mSv；一年中晶状体所受当量剂量低于 150 mSv，四肢及皮肤低于 500 mSv；对于年龄在 16～18 岁的实习人员，从事放射性工作的妊娠妇女、哺乳期妇女等不应在一年的有效剂量当量超过 15 mSv 的工作条件下工作，不能接受事先计划的特殊照射（应急照射）。

2.公众照射　公众人员的照射不得超过以下剂量限值：一年中有效剂量为 1 mSv；一年中晶状体所受的当量剂量低于 15 mSv；一年中四肢、皮肤所受剂量低于 50 mSv。

（四）辐射防护措施

开放型放射性物质可通过口、呼吸道、皮肤伤口进入人体。核医学工作中产生外照射的射线主要有 X、γ 射线。β 射线的外照射防护主要是考虑轫致辐射的影响，也要防止 β 射线对皮肤表面和角膜的损伤。

1.外照射防护应遵循以下三原则：

（1）时间防护：放射性操作应熟练、迅速，必要时可先进行空白练习，以熟练技术，尽量缩短与放射源接触的时间。事先应做好周密的计划和充分准备，工作结束后避免在放射性工作场所的不必要停留。

（2）距离防护：对于点源，某一位置的辐射剂量率与该位置与放射源的距离的平方成反比（当距离增大 1 倍，剂量率则减少到原来的 1/4），再加上空气的吸收，因而人离开放射源越远，人体受到的辐射剂量率就越小。在操作放射性物质时，尽量用长柄器具操作，有条件时，用机械手操作。

（3）屏蔽防护：在人体与放射源之间设置屏蔽（shield），根据射线的种类和能量可选用不同防护材料。如利用铅板、钢板或一般的水泥墙可阻挡 X、γ 射线辐射，使射线逐步衰减和被吸收，是一种安全而有效的防护措施。

2.内照射的防护　内照射防护的关键是重在预防，尽一切可能防止放射性物质进入体内，把放射性物质的年摄入量控制在国家规定的限值以内。内照射防护的总原则是放射性物质围封、隔离，防止扩散，除污保洁，防止污染，讲究个人防护，做好放射废物处理。

四、核医学工作场所的要求

（一）分级和分区

1.核医学的开放型工作场所根据操作放射性核素的权重活度分为 3 级（表 2-6）。

表2-6　临床核医学工作场所分级

分级	权重活度，MBq
Ⅰ	> 50 000
Ⅱ	50 ～ 50 000
Ⅲ	< 50

注：①根据国际放射防护委员会（International Commission on Radiological Protection，ICRP）第 57 号出版物。
②权重活度 = 计划的日最大操作活度 × 核素毒性权重系数 / 操作性质修正系数。

2．供计算权重活度用的核医学常用放射性核素毒性权重系数（表2-7）。

表2-7　核医学常用放射性核素的毒性权重系数

类别	放射性核素	权重系数
A	^{75}Se，^{89}Sr，^{125}I，^{131}I	100
B	^{11}C，^{13}N，^{15}O，^{18}F， ^{51}Cr，^{67}Ga ^{99m}Tc，^{111}In，^{113m}In，^{123}I，^{201}Tl	1
C	^{3}H，^{81m}Kr，^{127}Xe，^{133}Xe	0.01

3．依据核医学操作性质而确立的修正系数（表2-8）。

表2-8　不同操作性质的修正系数

方式和地区	修正系数
贮存	100
清洗操作 闪烁法计数和显像 诊断患者床位区	10
配药、分装 给药 简单放射药物制备 治疗剂量患者床位	1
复杂放射性药物制备	0.1

4．核医学工作场所依据管理需要分为三区，即控制区、监督区和非限制区。

（1）控制区：在其中连续工作的人员一年内受到照射剂量可能超过年限值 3/10 的区域，如制备、分装放射性药物的操作室、给药室、治疗患者的床位区等。

（2）监督区：在其中连续工作的人员一年内受到的照射剂量一般不超过年限值 3/10 的区域，如使用放射性核素的标记实验室、显像室、诊断患者的床位区、放射性核素或药物的贮存区、放射性废物贮存区等。

（3）非限制区：在其中连续工作的人员一年内受到的照射剂量，一般不超过年限值 1/10 的区域，如工作人员办公室、电梯、走廊等。

（二）放射性物质贮存的防护要求

1．放射性物质的贮存容器或保险箱应有适当的屏蔽措施。放射性物质的放置应合理有序，易于取放，每次取放的放射性物质应限于需用的部分。

2．放射性物质的贮存室应进行定期剂量监测，无关人员不得入内。

3．贮存和运输放射性物质时均应使用专门容器。取放容器的内容物时，不应污染容器。容器在运输时应有适当防护。

4．贮存的放射性物质应及时登记，登记内容包括生产单位、到货日期、核素种类、理化性质、活度和容器表面擦抹试验结果。

（三）放射性药物操作的防护要求

1．操作放射性药物应有专门场所，如给药不在专门场所进行，则需采取适当防护措施。

药物使用前应有屏蔽措施。

2．给药用的注射器应有屏蔽措施，难以屏蔽时应缩短操作时间。

3．操作放射性药物时应在衬有吸水纸的托盘内进行，工作人员应穿戴个人防护用品。

4．放射性碘化物操作应在通风橱内进行，操作人员应注意甲状腺的保护。

5．为体外放射免疫分析目的而使用含 ^{3}H、^{14}C、^{125}I 等核素的放射免疫分析试剂盒可在一般化学实验室进行。

6．在控制区和监督区内不得进食、饮水、吸烟，也不得进行无关工作及存放无关物件。

7．所有放射性物质不再使用时，要立即送回原地安全储存。

8．操作放射性碘化物等挥发性或放射性气体应在通风柜内进行。通风柜保持良好通风，并按操作情况进行气体或气溶胶放射性浓度的常规监测以及必要的特殊监测；操作放射性碘化物等挥发性或放射性气体的工作人员宜使用过滤式口罩。

9．操作放射性核素的工作人员，在离开放射性工作场所前应洗手和进行表面污染检测。

（四）辐射监测

1．工作人员进入放射性工作场所必须常规佩戴个人剂量计。

2．个人剂量计应佩戴在左胸位置，必要时可在手指、腕部佩戴监测局部剂量的剂量计。剂量监测应有专人组织实施。

3．在使用挥发性或放射性气体的操作区应进行气体、气溶胶活性浓度常规监测。

4．实验室、病房、洗涤室、给药间应经常进行表面污染监测。

5．各项监测结果应记录在案，包括地点、日期、使用仪器型号和监测人员姓名。

五、放射性废物管理

1．供收集废物的污物桶应具有外防护层和电离辐射警示标志。污物桶放置点应避开工作人员工作和经常走动的区域。

2．污物桶内应放置专用塑料袋直接收纳废物，装满后的废物袋应密封，不破漏，及时转送存储室，放入专用容器中存储。

3．对注射器和碎玻璃器皿等含尖刺及棱角的放射性废物，应先装入利器盒中，然后再装入专用塑料袋内。

4．每袋废物的表面剂量率应不超过 0.1 mSv/h，重量不超过 20 kg。

六、放射性事故应急处理

1．应预先制订应急预案，有明确的责任分工，应急措施的实施应由专职或兼职防护人员负责。平时要有应急演练。

2．放射性操作区应有简明的应急措施流程，并指定该区域的防护负责人。

3．工作区应备有急救药品和设备。现场急救应根据污染和危险情况而定。

4．在采取应急措施使场所污染程度降至符合要求后，可宣布结束应急状态。

七、患者出院的管理要求

1．接受 ^{131}I 治疗的患者，应在其体内的放射性活度降至 400 MBq 或距离患者体表 1 米处的周围剂量当量率不大于 25 μSv/h 方可出院，以控制该患者家庭与公众成员可能受到的照射。

2．接受除 ^{131}I 之外其他放射性药物检查的患者，在检查结束并排尿后，其在院内或离开医院的活动可不加以限制。

3．对甲状腺功能亢进症（甲亢）和甲状腺癌患者，出院时应按相关规定给出接触同事和亲属及到公众场所的合理限制和有关防护措施（限制接触时间及距离等）的书面建议。

第三节　核医学的诊治剂量和安全性

随着核医学诊治技术的应用日益广泛，其诊疗使用的放射性药物对患者造成辐射也日益增加。国际辐射防护委员会估算了成年患者行诊断性核医学检查导致的全身有效剂量（表 2-9），目前较为认可的观点是：对于低照射剂量（< 50 mSv）、低照射剂量率的医源性诊疗技术不应行具体的诱癌风险评估。上述各种核医学检查的患者辐射剂量，均远远低于上述评估剂量，核医学检查是非常安全的一项医学检查。根据国家原子能机构相关说明，完成普通核医学 SPECT/CT 检查（包括骨显像、肾 GFR 测定、甲状腺显像、肺通气灌注显像、心肌显像）等，患者体内仅有的放射性，不会对周围的人或者医务人员造成任何伤害，因此无需特别关注和防护。

表2-9　单次核医学诊断所致患者的有效剂量

诊断项目	核素	化学形式	平均给药活度（MBq）	全身有效剂量（mSv）
骨扫描	^{99m}Tc	MDP	925	5.30
心血管检查	$^{99m}Tc/^{13}N$	MIBI/NH$_3$	1100/740	9.40/1.48
肺灌注	^{99m}Tc	MAA	185	2.00
肺通气	^{99m}Tc	DTPA	1300	0.20
甲状腺显像	$^{99m}Tc/^{131}I$	TcO$_4^-$/NaI	185/185	2.40/11.30
甲状旁腺显像	^{99m}Tc	MIBI	740	6.70
肾显像	^{99m}Tc	DTPA/DMSA	370/370	1.80/3.30
肝胆显像	^{99m}Tc	DISIDA	185	3.10
脑显像	^{18}F	FDG	370	7.00
心血池显像	^{99m}Tc	RBC	1110	7.80
胃肠道出血	^{99m}Tc	RBC	1110	7.80
甲状腺吸碘率实验	^{131}I	NaI	0.37	8.88
呼吸实验	^{14}C	Urea	0.2	0.02
肿瘤显像	^{18}F	FDG	370	7.00
	^{18}F	FLT	400	6.40
	^{18}F	FET	400	6.80
	^{11}C	Acetate	740	2.59
	^{11}C	Choline	400	1.90
	^{18}F	NaF	400	9.60

我国现行法规规定，采用 ^{131}I 治疗甲状腺疾病患者，当体内的 ^{131}I 低于 400 MBq 时即可出院。为了防止增加对公众的辐射剂量（剂量限制 < 1 mSv/ 年），该类患者须限制与家属、同事的接触。孕妇不应接受放射性药物的治疗，特别是含 ^{131}I 和 ^{32}P 的放射性药物。放射性药物的治疗，通常应在结束怀孕和哺乳期后进行。为挽救生命而进行放射性药物治疗时，若胎儿接受剂量不超过 100 mGy，可以不终止妊娠。

放射性核素显像采用以发射 γ 射线为主的放射性药物，因其剂量较低而致患者全身有效剂量较低，不足以致癌以及引发生殖遗传毒性，因此，核医学检查是非常安全的一项医学检查。

 小 结

　　本章首先介绍了核医学相关的物理学基础知识和概念，核物理是核医学临床应用的基础，了解放射性核素及其释放射线的物理特性和变化规律，对于深刻理解和掌握核医学技术，为进一步学习显像设备奠定基础。其次介绍了电离辐射生物效应与放射防护的基础知识，电离辐射生物效应是理解核素治疗原理及放射防护的基础，放射防护是核医学日常的工作常规，掌握各项防护规定及措施，对患者、公众及核医学工作人员的安全至关重要。最后，陈列了核医学各项检查的辐射剂量，简述了治疗中的辐射安全问题，为患者的辐射防护与安全提供数据。

（崔亚利）

思考题

　　1. 何为核素、同位素、放射性核素、同质异能素、韧致辐射、湮灭辐射、光电效应和有效剂量？
　　2. 简述放射防护三原则和内外照射的防护措施。
　　3. 简述低剂量辐射生物学效应。
　　4. 简述核医学工作场所分区及其主要功能。

神经系统是人体最精细，结构和功能最复杂的系统，核医学技术能够在人体（活体）生理或病理状态下进行可视化研究。近几年，随着新型显像剂的不断研制成功和SPECT/CT、PET/CT和PET/MR等多模态生物医学成像设备的发展，我们已经可以从分子水平揭示神经精神疾病的发病机制、病理变化以及预后，并开展脑功能的深入研究。神经核医学（nuclear neurology）已经成为神经科学发展中不可缺少的重要部分。目前，应用神经核医学的方法可评价脑代谢、脑血流灌注、脑受体分布、神经递质转运体活性、脑内蛋白质合成以及脑脊液循环动力学等重要功能。神经核医学常用的显像方法包括脑血流灌注显像，脑代谢显像，脑神经递质、转运体和受体显像、放射性核素脑血管显像以及脑脊液显像。临床广泛应用于脑血管疾病、癫痫、痴呆、运动障碍性疾病、脑肿瘤等多种疾病和脑功能研究。

第一节　脑血流灌注显像及局部脑血流测定

脑血流灌注显像（cerebral blood flow perfusion imaging）是目前临床最常用的脑显像方法之一，广泛应用于脑血管疾病、癫痫、痴呆和精神性疾病的诊断、疗效监测和脑功能研究。SPECT脑血流灌注显像较简便、准确，临床应用最为普遍；PET主要用于脑血流和脑代谢定量研究，但其设备昂贵且需要医用回旋加速器生产正电子核素因而临床应用有一定限制。

一、原理和方法

（一）SPECT脑血流灌注断层显像

脑血流灌注显像的显像剂为小分子、不带电荷和脂溶性的化合物，能通过血-脑屏障（blood-brain barrier，BBB）被脑细胞摄取而不反扩散出脑细胞，摄取的量与局部脑血流量（regional cerebral blood flow，rCBF）呈正相关。常用的显像剂为 ^{99m}Tc-双半胱乙酯（^{99m}Tc-ECD）或 ^{99m}Tc-六甲基丙二胺肟（^{99m}Tc-HMPAO）。静脉注射显像剂后，用SPECT进行脑断层显像，图像经过处理，获得横断面、冠状面、矢状面三个断层面显示的大小脑、神经基底核团和脑干影像（图3-1），利用计算机技术和借助一定的生理数学模型，可算出各部位的局部脑血流量（rCBF）和全脑平均血流量（cerebral blood flow，CBF）。

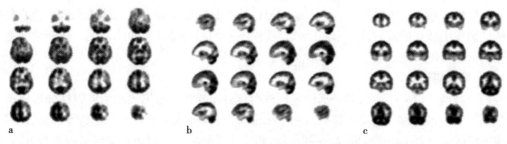

图 3-1　正常 rCBF 断层影像
a. 横断面　b. 矢状面　c. 冠状面

（二）PET 脑血流灌注显像

静脉注射脑灌注显像剂氨水（$^{13}NH_3 \cdot H_2O$）后，它随着血流自由通过血 - 脑屏障（BBB）进入脑组织并被脑细胞摄取，在谷氨酰胺合成酶作用下生成 ^{13}N- 谷氨酰胺，其生成量和局部脑血流灌注及脑细胞功能状态成正相关。PET 脑血流灌注显像通常被用做定量测定 rCBF 的"金标准"。

（三）^{133}Xe 脑血流灌注显像与定量测定

氙（^{133}Xe）是一种脂溶性惰性气体，通过吸入或者静脉注射引入体内。^{133}Xe 能自由通过正常 BBB，通过弥散方式被脑细胞摄取，继而迅速从脑组织中清除，最后经肺排出。其在脑组织的清除率与 rCBF 成正相关，测定各区域脑组织 ^{133}Xe 的清除率，可以对 rCBF 和 CBF 进行定量分析。

（四）负荷试验脑血流灌注显像

脑内供血系统具有一定的储备能力，当脑储备血流轻度下降时，常规的脑血流灌注断层显像往往不能发现异常。通过负荷试验了解脑血流和代谢的反应性变化，可以提高缺血性病变，特别是潜在的缺血性病变的阳性检出率。常用的负荷试验方法有：药物介入试验（如乙酰唑胺试验）、CO_2 吸入试验、运动刺激、Wada 试验（大脑半球不对称试验）、Matas 试验（颈动脉阻塞试验）和中医针刺等。下面以临床常用的乙酰唑胺试验为例阐述其显像原理。

乙酰唑胺能抑制脑内碳酸酐酶的活性，使碳酸脱水过程受到抑制，导致脑内 pH 值急剧下降，正常情况下会反射性地引起脑血管扩张，导致 rCBF 增加 20% ～ 30%；而病变部位血管的这种扩张反应很弱。应用乙酰唑胺后潜在缺血区和缺血区的 rCBF 增高不明显，在影像上出现相对放射性减低或缺损区（彩图 3-2，彩图 3-3）。本检查主要用于评价脑循环的储备功能，对缺血性脑血管病的早期诊断很有价值。检查需行两次显像，首先行常规脑血流灌注显像，随后进行乙酰唑胺负荷试验，方法是静脉推注乙酰唑胺 1 g，10 min 后行第二次显像。将两次显像所得的影像进行对比，并进行数字减影定量分析。

二、影像分析与结果判断

（一）影像分析三个原则

1. 解剖标志　分析断层影像时，注意观察大脑纵裂、外侧裂、顶枕裂和中央沟等重要的解剖标志。

2. 对称性　观察两侧半球各结构的对称性。由于两侧半球功能状态不尽一致，影像上两侧半球的放射性分布也略有差异，但总体来看，两侧半球各结构大致是对称的。

3. 影像上的放射性分布可反映脑血流灌注和脑细胞功能。脑皮质和灰质核团神经元功能活跃，放射性分布高；白质和脑室区神经元少且功能低，放射性分布低。

（二）正常影像

大脑额、顶、颞、枕叶皮质放射性分布高于白质和脑室部位，即周边放射性浓聚影。丘脑、基底核、脑干等灰质核团的放射性分布与皮质相近，高于白质，呈"岛状"团块浓影。小脑皮质放射性分布亦高于髓质。由于入脑的显像剂和脑的血流灌注量及脑细胞摄取功能有相关性，所以影像上所见的放射性分布高或低，反映不同的局部脑血流灌注情况、脑神经细胞功能和代谢的活跃程度（图 3-1）。

（三）异常影像

在两个或两个以上断面的同一部位呈现放射性分布异常；可以表现为放射性分布稀疏、缺损或增高，两侧不对称，白质区扩大，脑中线偏移，失联络征；介入试验后病变区血管不扩张，其相应支配区血流灌注相对减低等。一般以目测法定性分析，也可进行半定量或定量分析。

三、临床应用

（一）脑血管疾病

1. 脑梗死　脑梗死是脑血管阻塞引起脑组织局部缺血性坏死或软化。脑血流灌注显像可用于脑梗死的早期诊断、疗效监测和预后评估。影像表现为梗死部位放射性稀疏、缺损，该放射性减低区包括周围的水肿和缺血区（图 3-4），因此常较 CT 显示的低密度区大。由于受 SPECT 仪器分辨率的限制，小的腔隙性梗死常为阴性。rCBF 可以检出难以被 CT 或 MR 发现的交叉性小脑失联络（crossed cerebellar diaschisis）征象，表现为病变对侧小脑呈放射性减低；少数病例可能出现过度灌注（luxury perfusion）现象等，即发病数日后，在 rCBF 断层影像上可见到病变周围出现异常放射性增高区，常提示侧支循环丰富，治疗效果和预后较好。

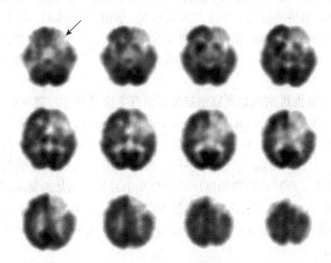

图 3-4　脑梗死患者 rCBF 断层影像于左侧大脑皮质呈放射性稀疏缺损

2. 短暂性脑缺血发作　短暂性脑缺血发作（transient ischemic attack，TIA）是脑动脉一过性或短暂性供血障碍，导致相应供血区局灶性神经功能缺损，症状持续数分钟到数小时，24 小时内完全恢复，可反复发作。TIA 是脑卒中的危险信号，就诊时 CT 或 MR 检查多为阴性，rCBF 断层影像可发现 50% 的患者脑内存在不同程度的放射性减低或缺损区，阳性检出率高于 CT 或 MR（图 3-5，图 3-6）。应用负荷试验，可提高检查的灵敏度。

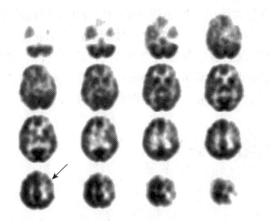

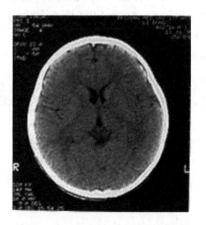

图 3-5　TIA 患者 rCBF 断层影像于左侧额叶呈局限性放射性稀疏缺损

图 3-6　TIA 患者 CT 检查阴性

（二）癫痫灶的定位

癫痫是一种常见的神经系统疾病，由不同病因引起，根据临床表现及脑电图检查大多可以确诊。80% 的癫痫患者可以通过药物治疗完全控制发作，部分药物治疗无效的难治性癫痫可以进行外科手术或 γ 刀治疗。因此，需要在术前进行致痫灶的定位。癫痫发作期局部脑血流增加，病灶放射性浓聚，发作间期局部血流减低，病灶放射性稀疏。神经核医学显像作为一种无创性检查，在癫痫灶定位诊断方面有着明显的优势。近年来，SPECT/CT 的脑血流灌注显像和 PET/CT 脑葡萄糖代谢显像在癫痫定位诊断及疗效评估中发挥出越来越重要的作用。

（三）阿尔茨海默病、痴呆的诊断与鉴别诊断

阿尔茨海默病（Alzheimer's disease, AD）是大脑皮质的变性疾病，通常在 50 岁以后发病。病理变化为弥漫性大脑皮质萎缩，脑室扩大和脑沟增宽。脑灌注显像显示脑内多发性放射性减低区主要位于颞叶及颞顶，多为对称性。病情较轻者在右半球的颞顶叶放射性分布减少，病情中等者波及两侧额叶及枕叶，较重者在两侧额叶及颞叶、顶叶见放射性分布稀疏，中额叶亦见下降。表明 rCBF 和脑细胞功能低下程度与病情有关。脑灌注显像对 AD 和多发性脑梗死性痴呆有鉴别价值。多发性梗死性脑痴呆患者可见多个血流灌注和脑细胞功能低下区，散布于大脑各叶皮质；而 AD 患者则见颞叶、顶叶和枕叶等处皮质局限性血流灌注和脑细胞功能低下，多表现为对称性。

（四）新生儿缺氧缺血性脑病功能损伤定位、治疗方案选择和疗效评价

新生儿缺氧缺血性脑病（hypoxic-ischemic encephalopathy，HIE）是一种常见的新生儿疾病。脑灌注显像是早期诊断 HIE 较灵敏的方法，可较好地反映 HIE 病情的程度，评价疗效和估计预后，并且可作为长期的随访观察的手段。可见 HIE 患儿局灶性放射性分布缺损，血流灌注和脑功能明显低下，经扩灌药物和高压氧治疗 1 个月后，病灶血流灌注和脑功能可明显改善。多数 HIE 患儿经过 1 年的综合治疗后，脑灌注影像显示和正常儿童大致相同。小儿脑性瘫痪患者脑内存在局限性血流灌注和功能低下区，以额叶、颞叶和其他脑区病灶为多见。

（五）脑功能活动

正常生理状况下，脑血流灌注可反映人脑的功能活动，因此应用脑灌注显像联合负荷各种生理刺激试验可研究人脑对各种不同生理刺激的反应和解剖结构关系的变化。运用视觉、听觉、语言等刺激可分别观察到枕叶视觉中枢、颞叶听觉中枢以及额叶语言中枢或精神活动区脑血流量增加。当右上肢和右下肢负重随意运动时，可见对侧中央前回和中央后回的运动与感觉支配中枢的脑血流量增加。

（六）其他

偏头痛的发作期可有局灶性异常放射性增高或减低区。脑灌注显像可显示多种精神疾病的阳性所见，而 CT 和 MRI 检查多为阴性。精神分裂症患者脑血流从前到后发生阶梯性改变，最严重的损害位于额叶，左侧重于右侧，常见左下基底节和左颞叶放射性减低；抑郁症患者可见额叶和顶叶前部放射性减低；抗精神药物中毒者以全脑弥漫性病变为特点，皮质变薄，放射性分布稀疏，但基底节功能亢进。海洛因依赖者可见脑内不同区域局限性血流灌注和脑功能活动异常，以额叶、颞叶、枕叶损害为多见。脑外伤后遗症常显示局灶性血流灌注低下。

第二节　脑代谢断层显像

一、原理与方法

（一）脑葡萄糖代谢显像

大脑是代谢非常旺盛的器官，而葡萄糖几乎是脑组织唯一的能源物质，^{18}F- 氟代脱氧葡萄糖（^{18}F-fluorodeoxyglucose，^{18}F-FDG）是葡萄糖的类似物，经静脉注射后在血液及组织中的转运与葡萄糖相同，并且通过同样的转运载体进入脑细胞。进入脑细胞的 ^{18}F-FDG 也同葡萄

糖一样会被己糖激酶磷酸化，成为 6- 磷酸脱氧葡萄糖（^{18}F-FDG-6-P）。但是由于结构上的差异，与葡萄糖磷酸化后形成的 6- 磷酸葡萄糖（glucose-6-P）不同，^{18}F-FDG-6-P 既不能参与葡萄糖的进一步代谢，也很少返回血液循环，因而滞留在脑细胞内。^{18}F-FDG 在脑细胞内的滞留量（放射性浓度）可以反映脑局部葡萄糖代谢的状态。受检者禁食 4～6 h 以上，静脉"弹丸"式注射 ^{18}F-FDG 185～370 MBq（5～10 mCi）后 40 min，进行 PET 脑显像，可以测定局部脑葡萄糖代谢率（rCMRGLu），计算出全脑和局部脑组织的葡萄糖代谢率。

（二）脑氧代谢显像

正常成年人脑的重量仅占体重的 2%，但其耗氧量占全身耗氧量的 20%，每分钟耗氧量达到 42～53 ml，远高于身体其他组织，因此脑耗氧量是反映脑功能代谢的重要指标之一。受检者持续吸入 ^{15}O$_2$ 后即可用 PET 进行动态显像，可计算出脑氧代谢率（cerebral metabolic rate of oxygen，CMRO$_2$），结合 CBF 测定，可计算氧摄取分数（oxygen extraction fraction，OEF，OEF= CMRO$_2$/CBF）。CMRO$_2$ 和 OEF 是能较好地反映脑氧代谢活动的指标。

（三）脑蛋白质代谢显像

脑蛋白质代谢显像是以放射性核素标记的氨基酸作为显像剂，显示脑组织对氨基酸摄取和蛋白质合成的水平。目前主要的显像剂有：^{11}C-MET（^{11}C- 甲基 -L- 蛋氨酸）、^{11}C-TYR（^{11}C- 酪氨酸）、^{18}F-FET（^{18}F- 氟代乙基酪氨酸）和 ^{123}I-IMT（^{123}I- 碘代甲基酪氨酸）等，其中以 ^{11}C-MET 最为常用。检查前空腹 6 h 以上，患者于安静、暗光条件下休息，视听封闭。静脉注射 ^{11}C-MET 555～740 MBq，20 min 后采用 PET 或 PET/CT 行头部三维扫描，采集的数据经衰减校正和图像重建后，可获得氨基酸在脑内分布的断层影像。根据一定的生理数学模型进行计算，还可获得脑内氨基酸摄取和蛋白质合成的动力学功能代谢参数。

二、影像分析与结果判断

正常人的脑葡萄糖代谢影像的特征与脑血流灌注影像很相近，灰质的放射性分布明显高于白质区，大脑皮质、基底节、丘脑、小脑放射性分布较高，左右两侧基本对称。由于生理状态下葡萄糖几乎是大脑皮质唯一的能量物质，正常脑组织内 ^{18}F-FDG 的蓄积量很高，加上 PET 的分辨率明显高于 SPECT，所以脑 ^{18}F-FDG 代谢显像的图像质量明显好于脑 SPECT 血流灌注显像，其图像特征类似于 CT，但不如 CT 影像清晰（图 3-7）。

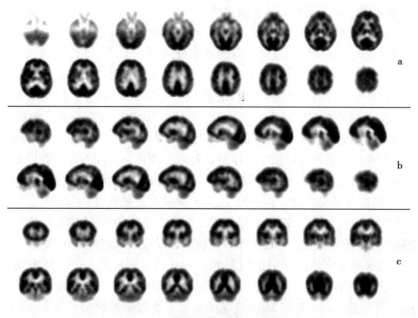

图 3-7　正常 ^{18}F-FDG 脑代谢影像

a. 横断面　b. 矢状面　c. 冠状面

正常情况下，大脑组织没有明显的蛋白质合成代谢，所以进行脑蛋白质代谢显像时通常脑组织内没有明显的放射性聚集。一些氨基酸可能作为神经递质或神经递质的前体被脑细胞摄取，加上部分脑内血管组织在脑内特定部位可以表现出不同的代谢特征，有一定程度的放射性摄取。脑垂体是神经内分泌系统的关键部位，有大量的激素合成与释放，氨基酸代谢相对活跃，因此常可显示出在脑垂体的部位。

^{18}F-FDG 的标准化摄取值（standard uptake value，SUV）是目前最常用的 PET 显像半定量分析指标；T/NT 比值法是利用 ROI 技术计算靶组织（target，T）与非靶组织（non-target，NT）的放射性比值，也是核医学最常用的半定量分析方法；定量分析 LCMRGlu 测定比较复杂，故多用于研究性工作，临床很少使用；统计参数图（statistical parametric mapping，SPM）SPM 则是国际公认的脑 PET 功能分析方法。

三、临床应用

（一）癫痫灶的定位诊断

癫痫（epilepsy）是一组临床综合征，特征为在病程中有反复发作的神经元异常放电，引起短暂性、突发性大脑功能失常。癫痫主要分为两类：一类是继发性，主要见于脑部疾病，如脑外伤后、感染、肿瘤、血管性疾病、脑变性、脑先天性疾病及代谢中毒性疾病引起的脑组织代谢障碍；另一类是原发性或特发性，原因不明。CT 和 MRI 对继发性癫痫可提供有关脑组织结构的信息，但不能给出功能方面的信息，而癫痫病灶中功能组织的存在才是引起癫痫发生的真正原因，因此 CT 和 MRI 对原发性癫痫和因代谢中毒性疾病所引起的继发性癫痫进行诊断有困难。痫性活动时，必然伴随局部脑血流量、代谢等方面的改变，脑血流和脑代谢显像可发现这些改变，对癫痫病灶的诊断和定位有重要的价值，是需要手术治疗的必要依据。

癫痫 PET 葡萄糖代谢显像表现为发作期的病灶局部葡萄糖代谢明显增加，而发作间期的代谢明显低下。^{18}F-FDG 代谢显像优于 SPECT 血流灌注显像。但是与 SPECT 脑血流显像不同，PET 并不适合进行癫痫发作期显像，因为典型的复杂性局部发作的持续时间一般小于 90 s，而 ^{18}F-FDG 在脑的聚集时间超过 40 min，所谓的发作期 PET 显像实际上反映的是发作期和发作后期的代谢变化。必须强调的是，PET 显示的脑区低代谢灶是非特异性的，不能单纯据此诊断癫痫。

（二）阿尔茨海默病的早期诊断和病情评估

阿尔茨海默病（Alzheimer's disease，AD）是一种慢性进行性精神衰退的疾病，这种精神衰退不同于生理性衰老，其病因和发病机制尚不十分清楚。病理改变以大脑弥漫性萎缩和神经细胞变性为主，累及双侧额、顶、枕、颞各叶。临床特点是进行性痴呆，早期尤以记忆障碍突出，伴有情感和性格改变。轻度及中度 AD 的患者中，^{18}F-FDG 脑葡萄糖代谢显像显示局部葡萄糖代谢率明显低于同龄对照组，常见于顶叶、颞后叶和枕叶前部皮质，最典型的表现为双侧颞、顶叶代谢降低（彩图 3-8）。双侧颞、顶叶代谢降低的程度随痴呆严重程度和其病程发展而增加，脑葡萄糖代谢显像还可用于 AD 严重程度的评价，常用的方法有目测法和半定量分析。AD 患者的脑葡萄糖代谢与血流量的变化平行，其 PET 葡萄糖代谢显像的影像学特征改变与其脑 SPECT 血流灌注显像一致，但由于 PET 显像的高灵敏度和高分辨率，^{18}F-FDG PET 图像质量和诊断阳性率均明显优于 SPECT 显像，尤其适合 AD 的早期诊断。

（三）脑肿瘤的良恶性鉴别、分级、疗效评价、复发或残余肿瘤的定位

CT 和 MRI 在脑肿瘤定位诊断中价值明确，为首选方法，但在肿瘤良恶性鉴别、疗效评价、复发或残存病灶的早期定位和患者的预后判断等方面有明显的局限性，而 PET 正是在这些方面体现出独特优势，与 CT 和 MRI 构成优势互补。根据脑肿瘤恶性程度与局部 ^{18}F-FDG 利用率呈密切相关的特点，测定肿瘤 ^{18}F-FDG 代谢能较好地鉴别其恶性程度。Ⅰ～Ⅱ级脑胶质

瘤 ^{18}F-FDG 的摄取率低于正常灰质 ^{18}F-FDG 摄取率；Ⅲ级脑胶质瘤与正常灰质相似或略高；Ⅳ级脑胶质瘤明显高于正常脑灰质的 ^{18}F-FDG 摄取率。脑肿瘤局部 ^{18}F-FDG 摄取量与患者的预后有直接关系；肿瘤治疗前后局部 ^{18}F-FDG 的摄取变化，可用于疗效的及时判断和有效治疗方案的合理制订；在肿瘤治疗后，局部有无残存病灶直接影响到临床疗效及患者预后，PET 显像可及时发现有异常 ^{18}F-FDG 摄取的残存病灶。通过随访观察，能早期定位复发肿瘤，有利于临床及时采取有效的治疗方法，提高患者的生存率。

（四）锥体外系疾病诊断

帕金森病（Parkinson's disease，PD）和亨廷顿病（Huntington's disease，HD）是最常见的锥体外系疾病。脑葡萄糖代谢显像可发现 PD 早期纹状体葡萄糖代谢率降低，单侧 PD 患者患肢对侧豆状核氧代谢和葡萄糖代谢相对增加；病情进展时，可表现为全脑葡萄糖代谢率的逐渐降低，呈弥散性分布。伴有痴呆症状的 PD 患者，其脑葡萄糖代谢可出现与 AD 类似的影像学改变，表现为顶叶、枕叶及尾状核等部位葡萄糖代谢率明显下降，这提示两种疾病之间可能存在某些联系。此外，多巴胺神经递质、多巴胺受体及多巴胺转运蛋白显像有助于 PD 的早期诊断，并可与 PD 综合征相鉴别。HD 为遗传性疾病，可导致进行性痴呆和舞蹈症。PET 对疾病早期的代谢显像即显示出尾状核头部的代谢明显低下。代谢的改变开始于尾状核，然后随病情的发展波及豆状核，双侧基底核区和多处大脑皮质均出现放射性减低区。

（五）脑生理与认知功能的研究

生理静息状态是封闭视听、不受外界刺激、没有运动动作的状态。正常人在生理静息状态下，脑葡萄糖代谢影像与正常的脑血流灌注显像相仿，左右大脑半球的葡萄糖代谢率基本相等。接受外界刺激或肢体运动时，由于感觉或运动中枢的能量需求和代谢活动加强，其所对应的特定区域的葡萄糖代谢率也表现出相应变化，局部脑葡萄糖代谢率可增高 20% ~ 25%。例如，给予单纯语言刺激时左侧颞叶葡萄糖代谢率增高；用灯光给予视觉刺激时丘脑皮质区葡萄糖代谢率增高；单侧手指运动时对侧中央前回及辅助运动皮质区葡萄糖代谢率增高。更为有趣的发现是，在给予音乐刺激时，一般人仅表现为右侧颞叶葡萄糖代谢率增高，而对于音乐家则表现为双侧颞叶和双侧额叶，甚至整个大脑皮质的葡萄糖代谢率增高。这提示对于专业人士音乐语言不仅是一种刺激信号，同时也引起了充分的形象思维。这些研究的结果，首次在人体上用影像诊断无创伤性地证实了解剖学功能区定位的发现，并扩展了对这一领域的认识，也揭示脑代谢影像的研究能反映人脑的生理功能和病理状态。

（六）其他

脑梗死、精神分裂症、抑郁症等疾病，在脑葡萄糖代谢显像中的影像学表现基本上与 rCBF SPECT 显像相类似。由于 PET 的空间分辨率明显好于 SPECT，而且可以得到 LCMRGlu 和 CMRGlu 参数，因此脑代谢显像不仅图像质量明显优于 rCBF SPECT 显像，还可获得真正意义上的定量分析参数，有利于动态观察疾病发展过程和疗效评价。

第三节　神经递质和受体显像

一、原理和方法

中枢神经递质和受体显像是基于受体 - 配体特异性结合特性，用放射性核素标记特定的配体（表 3-1），通过 PET 或 SPECT 对活体人脑特定解剖部位的受体结合位点进行精确定位和获取受体功能代谢影像。并借助生理数学模型进行定量或半定量分析，可获得脑内受体与配体特异性结合的浓度及其相关代谢参数，如受体的分布、密度与亲和力影像等。从而对与受体有关的疾病做出诊断、指导用药、评价疗效和判断预后，同时为神经生物学研究提供一种新方法。

表3-1　神经递质和受体显像的主要放射性配体

受体	单光子配体	正电子配体
多巴胺	^{123}I-ILIS，^{123}I-IBZM，^{123}I-β-CIT，^{99m}Tc-TRODAT-1	^{18}F-dopa，^{11}C-NMSP，^{11}C-raclopride ^{11}C-d-threo-MP，^{11}C-β-CIT
乙酰胆碱	^{123}I-IQNB，^{123}I-IBVM	^{11}C-Nicotine，^{11}C-QNB
苯二氮杂草	^{123}I-Iomazenil	^{11}C-FLumazenil
5-羟色胺	^{123}I-2-Ketanserin，^{123}I-β-CIT	^{76}Br-2-Ketanserin，^{11}C-β-CIT
阿片	^{123}I-Morphine，^{123}I-O-IA-DPN，^{123}I-DPN	^{11}C-DPN，^{11}C-CFN

目前研究和应用比较多的神经递质和受体主要有多巴胺受体显像（dopamine receptor imaging）、乙酰胆碱受体显像（acetylcholine receptor imaging）、5-羟色胺受体显像（5-serotonin receptor imaging）、苯二氮草受体显像 [benzodiazepine（BZ）receptor imaging]、阿片受体显像（opioid receptor imaging）等。

二、影像分析与结果判断

彩图 3-9 为 ^{99m}Tc-TRODAT-1 SPECT 脑多巴胺转运蛋白（dopamine transporter，DAT）断层图像。帕金森病患者大脑神经基底核团受体结合位点的放射性分布清晰，小脑的放射性分布较低。

三、临床应用与研究现状

（一）多巴胺神经递质、受体及转运蛋白显像

多巴胺能系统与多种神经精神疾病的病理相关，这些疾病主要包括精神分裂症和帕金森病及其综合征。垂体肿瘤的阳性显像以及年龄因素对多巴胺显像结果影响的研究也有报道。

帕金森病（PD）等患者由于黑质纹状体多巴胺通路代谢功能紊乱，导致纹状体多巴胺受体数目、密度和功能减低。用 ^{99m}Tc-TRODAT-1 SPECT、^{18}F-多巴 PET 进行多巴胺能神经递质显像可见基底节区放射性摄取分布减少、清除加快，即特异性结合减少，从而可对 PD 等疾病进行早期诊断。动态观察还能判断疗效和预后。^{99m}Tc-TRODAT-1、^{123}I-β-CIT 和 ^{18}F-多巴等是临床广泛应用的多巴胺能神经递质显像剂。

多巴胺 D_2 受体显像目前得到了广泛的临床研究与应用（彩图 3-10）。显像剂包括 ^{18}F-或 ^{11}C-甲基螺环哌啶酮（^{11}C-NMSP）、^{11}C-雷氯必利（^{11}C-RAC）、^{123}I-IBZM 等。PD 综合征患者纹状体受体数目明显减少，放射性摄取明显减低，而由于 PD 早期多巴胺 D_2 受体上调则表现为纹状体受体活性增强，据此可鉴别原发性 PD（纹状体浓聚 IBZM）和 PD 综合征（摄取减少）。前者经 L-多巴治疗后效果明显，后者无效。这对 PD 和 PD 综合征的诊断和鉴别诊断以及制订合理的个体化治疗方案具有重要临床意义。HD 主要表现为基底神经节，特别是尾状核的多巴胺 D_2 受体密度和活性明显减低，其程度与病情严重程度正相关，故本检查对 HD 的诊断及病情评估有较高的临床应用价值。精神分裂症患者脑多巴胺 D_2 受体显像显示基底节 D_2 受体的活力增加，在监测氯丙嗪治疗精神分裂症患者时发现 D_2 受体被阻断，这些发现对于抗精神病药物的作用机制研究、指导临床合理用药和协助疗效评估具有实用价值。

中枢神经系统 DAT 是位于多巴胺能神经元突触前膜上的单胺特异性转运蛋白，其功能是将释放入突触间隙的多巴胺运回神经元，是控制脑内多巴胺水平的关键因素及许多神经精神药物潜在的作用靶点。因此，DAT 的重摄取直接影响突触间隙单胺类递质的浓度，从而引起多巴胺能系统的功能活动改变，这类转运蛋白的变化比受体变化更为敏感、直接。PD 患者

的影像特征为：早期表现为单侧缩小，中晚期多表现为与正常影像相比双侧纹状体不同程度地缩小，放射性分布减低或缺损是由于纹状体多巴胺受体密度、亲和力和活性减低。故可利用多巴胺转运蛋白显像对 PD 进行早期诊断和鉴别诊断。目前研制成功的 DAT 显像剂有 ^{99m}Tc-TRODAT-1、^{123}I-β-CIT、^{11}C-CFT、^{18}F-FECNT 等。

（二）乙酰胆碱受体显像

乙酰胆碱受体包括 M（毒蕈碱）和 N（烟碱）两种受体，常用的放射性配体有 ^{11}C 或 ^{123}I-奎丁环基苯甲酸（^{11}C- 或 ^{123}I-QNB）等 M 受体显像剂和 ^{11}C- 尼古丁（^{11}C-N）等 N 受体显像剂。乙酰胆碱受体显像在研究探讨 AD 的病因、病理变化及与其他类型痴呆的鉴别诊断中具有重要意义。AD 是一种慢性的、渐进性的、退化性的中枢神经系统疾病，最重要的病理改变是胆碱能神经元丧失或破坏，使乙酰胆碱合成障碍。本病的早期诊断有一定困难，CT 和 MRI检查阴性。乙酰胆碱受体显像可见大脑皮质和海马 M_2 受体分布密度明显减低，脑皮质摄取 ^{11}C-N 亦明显降低，并得到尸解结果的印证。

（三）γ 氨基丁酸 / 苯二氮䓬受体显像

γ 氨基丁酸（GABA）- 脑苯二氮䓬（CBZ）受体是一种门控配体离子通道，GABA 是哺乳动物脑内最主要的抑制性神经递质，其受体有 a 和 b 两种类型，即 GABAa 和 GABAb 受体。

苯二氮䓬（benzodiazepine，BZ）受体显像可用于癫痫灶的定位和 AD 诊断以及疗效监测。显像剂有 ^{11}C-Ro-15-17889 和 ^{123}I-Iomazenil（^{123}I-Ro-16-015）等。癫痫发作间期的 BZ 受体显像可见病灶部位受体分布密度减低，联合诸如 MRI 等其他医学影像学检查可进一步提高病灶检出率。AD 患者可见显像剂与 BZ 受体结合减低。

（四）5- 羟色胺受体显像

5- 羟色胺受体与躁狂 / 抑郁精神病有关，用 ^{123}I-2-ketanserin、^{123}I-β-CIT SPECT 显像可见神经精神性疾病患者脑 5- 羟色胺受体密度和活性降低，同时还能判断 Citalopram 抗抑郁症治疗后脑内 5- 羟色胺受体再摄取的变化。

（五）阿片受体显像

目前阿片受体显像主要用于吗啡类药物成瘾性和依赖性的临床研究或药物戒断治疗的研究及癫痫灶的定位诊断。显像剂有 ^{11}C- 特培洛啡（^{11}C-DPN）、^{11}C-4- 碳 - 甲氧基 - 芬太尼（^{11}C-FN）、^{123}I- 特培洛啡（^{123}I-DPN）或 ^{123}I-O- 碘烷 - 特培洛啡（^{123}I-O-IA-DPN）等。阿片受体显像可观察采用美沙酮治疗阿片成瘾患者时美沙酮占据阿片受体位点的程度，从而提供一种监测美沙酮药效和合理用药的有效手段。颞叶癫痫灶阿片受体密度增加，呈明显异常的放射性浓聚灶。

第四节　放射性核素脑血管显像

放射性核素脑血管显像是利用放射性核素进行脑大、中血管显像的方法之一。静脉注入高锝酸盐（^{99m}TcO$_4^-$）、^{99m}Tc- 二乙烯三胺五乙酸（^{99m}Tc-DTPA）或 ^{99m}Tc- 葡庚糖酸盐（^{99m}Tc-GH）等不能进入脑细胞的显像剂后，即刻快动态采集头颈部图像，观察显像剂在脑血管内充盈、灌注和流出的影像，从而了解脑血管的形态及血流动力学变化。该方法显示脑血管影像不如 X射线脑血管造影清晰，但简便、安全仍有一定的实用价值。

一、原理与方法

肘静脉 "弹丸" 式注射 ^{99m}TcO$_4^-$ 或 ^{99m}Tc-DTPA 740 ～ 925 MBq（20 ～ 25 mCi）后立即启用 γ 相机或 SPECT 在头颈部以每 1 ～ 2 s/ 帧的速度连续静态采集 40 ～ 60 s，获得放射性显像剂在颅内经动脉灌注到静脉流出的过程，多采用前位或双探头 SPECT 同时采集后位平面影像。

必要时可在注射显像剂后 30 min 加做各体位的静态影像。

应用计算机技术在颈动脉、大脑半球等处勾画 ROI，可得到两侧的血流灌注和清除速率等半定量信息。

生理条件下人体存在血 - 脑屏障，显像剂并不能进入脑细胞内，但脑部病变时因血 - 脑屏障被破坏而使显像剂入脑，病变部位出现异常放射性浓聚。

二、正常影像分析

放射性核素脑血管显像分为三个时相（图 3-11）。

（一）动脉相

注射显像剂后即刻可见颈内动脉对称性显影，然后两侧大脑前动脉和大脑中动脉及颅底 Willis 环陆续显影，呈两侧对称的五叉影像，经历时间约为 4 s。

（二）脑实质相（亦称毛细血管相）

从五叉影像消失起，放射性显像剂在脑实质呈弥漫性分布，历时约 2 s。

（三）静脉相

自上矢状窦显影起，脑实质放射性分布逐渐减少，至再循环放射性又有所上升，历时约 7 s。

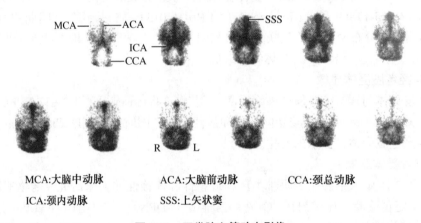

MCA:大脑中动脉   ACA:大脑前动脉   CCA:颈总动脉

ICA:颈内动脉   SSS:上矢状窦

图 3-11 正常脑血管动态影像

应用计算机 ROI 技术可测定不同时间颈动脉、大脑和小脑半球的放射性，绘出时间 - 放射性曲线，通过两侧的血流速度和峰值进行半定量分析，两侧之差小于均值的 15% 为正常。

三、临床应用

（一）颈动脉狭窄

颈内或颈总动脉狭窄表现为两侧动脉显影不对称，病侧显影缓慢，影像变细。狭窄越严重，阳性率越高。当出现两侧对称性病变时，诊断较困难。

（二）动静脉畸形

动静脉畸形的影像特征为动脉相出现一过性放射性增高，较快地消退，伴有静脉相提前出现。动脉瘤征象则表现为动脉相出现局限性放射性增高且持续较长时间。烟雾病的影像特点是颈总动脉和颈内动脉显影良好，但放射性阻断在脑基底部，随后逐渐出现放射性向脑基底部扩散，接着是突然出现大脑前、中动脉影像，之后的毛细血管相和静脉相均正常。

（三）缺血性脑血管病变

主要表现为动脉相放射性充盈和灌注减低或缺如，毛细血管相与静脉相显影不良或清除延缓。脑梗死时主要表现为在动脉相放射性充盈和灌注减低。短暂性脑缺血发作可见颈动脉显像剂通过障碍。半定量分析有助于发现较轻的病变和进行疗效观察。

（四）脑死亡（图 3-12）

当脑死亡时，可表现为全脑的颈内动脉供血区不显影，颈外动脉供血区的颅盖骨及颜面部表现为灌注正常，上矢状窦不显影。这种表现为诊断脑死亡的依据。

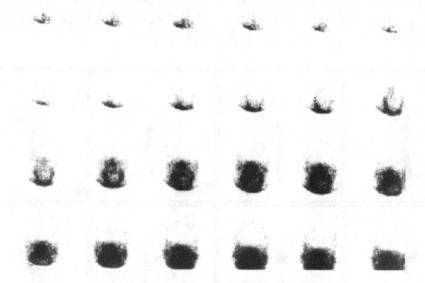

图 3-12　脑死亡患者放射性核素脑血管影像

第五节　脑脊液显像

核素脑脊液显像多年来一直采用动态显像，主要用于诊断脑脊液漏（cerebrospinal fluid leakage，CSFL），并判断漏出位置及漏出的量。虽然现在常常使用高分辨率 CT、MRI 脑池显像来用于诊断，但对于间歇性或静止的 CSFL，特别是硬脑膜裂口小于 2 mm 的 CSFL，CT 的敏感性较差，而放射性核素脑池显像则可以在脑脊液生理学及动力学方面发挥更重要作用。

一、原理和方法

脑脊液显像亦称为脑脊液间隙显像，可分为蛛网膜下腔显像、脑池显像（cisternography）和脑室显像（ventriculography）。它不仅显示脑脊液的间隙，而且更重要的是可反映脑脊液循环的状态和判断脑脊液吸收入血液循环的动力学变化。常规使用 ^{99m}Tc- 二乙烯三胺五乙酸（^{99m}Tc-DTPA）作为显像剂（成人剂量为 37 ～ 111 MBq），体积大约 1 ml，利用腰椎穿刺注入蛛网膜下隙或侧脑室，利用 γ 照相机或 SPECT 追踪脑脊液的循环路径和吸收过程或用来显示脑室影像和引流导管是否通畅等情况。脑池显像通常在注药 1 h、3 h、6 h、24 h 后分别行前、后和侧位头部显像；脑室显像方法与脑池显像相似，只是需要将 ^{99m}Tc-DTPA 经侧脑室穿刺给药，可直接显示脑室系统影像。若想观察脊髓蛛网膜下隙脑脊液是否通畅，应在注药后 10 min 开始自注入部位由下向上行后位显像。怀疑脑脊液漏者需在注药前在鼻道的上、中、下鼻甲处，耳道及可疑部位放置棉拭子，漏道处一旦出现放射性显影可终止显像，取出拭子测量其放射性计数，即可探知漏道的准确位置，为进一步实施治疗提供依据。近年来随着 SPECT/CT 技术发展，部分 SPECT 机型配置了高分辨率的螺旋 CT，可以在完成核医学核素显像的同时使用高分辨率 CT 做定位诊断，SPECT/CT 融合影像大大提高了定位诊断的准确性（彩图 3-13）。

二、影像分析与结果判断

1. 正常脑池影像   注药后 1 h，显像剂达颈段蛛网膜下隙，小脑延髓池显影。3 ～ 6 h 颅底各基底池、四叠体池、胼胝体池和小脑凸面陆续显影，前、后位影像显示呈向上"三叉形"，基底为基底池和四叠体池的重叠影像，中央为胼胝体池，两侧为外侧裂池，其间空白区为左右侧脑室。24 h 后可见大脑凸面有放射性显示，上矢状窦区出现放射性浓聚，呈"伞"状。侧脑室始终不显影（图 3-14）。各时相影像两侧对称。

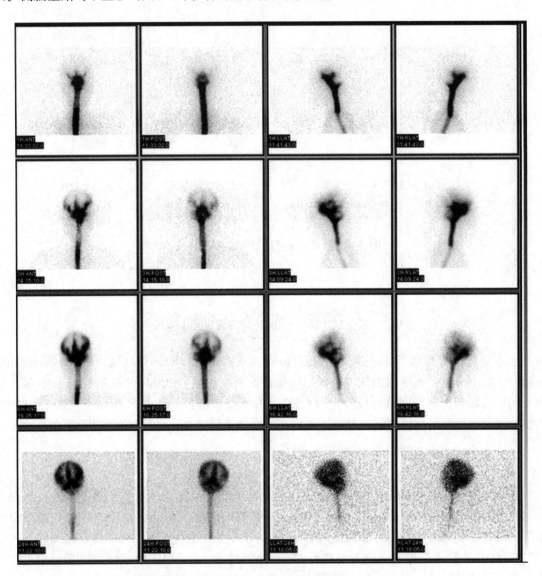

图 3-14   正常脑积液压力脑池 SPECT 显像

横排分别为前后位、后位、左侧位、右侧位脑池显像图

竖排分别为注射 ^{99m}Tc-DTPA 后 1 h、3 h、6 h 和 24 h 脑池影像图

2. 正常脑室影像   一侧侧脑室注入显像剂几分钟后，除对侧侧脑室不显影外，全脑室系统均显影，并迅速到达基底池。

三、临床应用

（一）交通性脑积水的诊断

交通性脑积水亦称为正常颅压性脑积水，主要是蛛网膜下隙因出血、炎症或损伤而粘连，由于外压导致脑脊液循环障碍或吸收不良，侧脑室因积液而扩大从而失去泵功能。脑池影像的典型表现是显像剂可随脑脊液反流进入侧脑室，使侧脑室持续显影，3～6 h时前、后位显像呈"豆芽状"（图3-15）。同时脑脊液循环障碍或清除缓慢，24～48 h时大脑凸面及上矢状窦区的放射性分布极少。非交通性脑积水脑室内无放射性浓集。此检查在交通性脑积水的诊断与鉴别诊断中具有较高的临床价值。

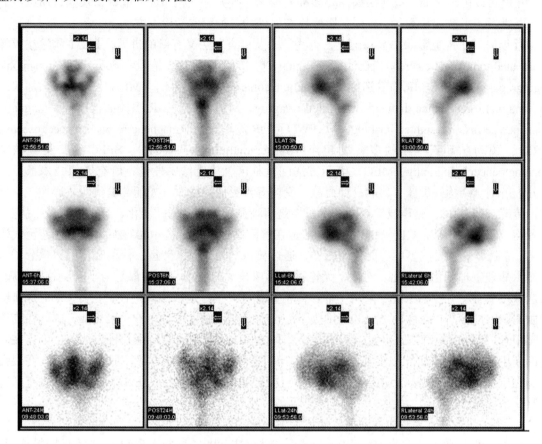

图 3-15 交通性脑积水 ^{99m}Tc-DTPA 脑池影像

横排分别为前、后位、左、右侧位；竖排分别为 3 h、6 h、24 h 交通性脑积水影像。图示：3 h～6 h 前、后位影像显示双侧脑室可见放射性核素聚集，影像呈"豆芽状"，24 h 显示：上矢状窦区放射性核素分布稀少。

（二）脑脊液漏的定位诊断

脑脊液漏口及漏管部位出现异常放射性聚集影像或鼻道或耳道棉拭子可检测到放射性计数，有助于病变部位的定位诊断（彩图3-16）。

（三）梗阻性脑积水的诊断

脑室显像显示脑室系统某部位脑脊液循环受阻，脑室扩大。如中脑导水管阻塞表现为对侧侧脑室立即显影，而第三脑室以下脑脊液间隙持续不显影。室间孔完全阻塞，显像剂在该侧侧脑室持久滞留，第三脑室以下脑脊液间隙和对侧侧脑室完全不显影。第四脑室出口阻塞影像特点为全脑室明显扩大，基底池和小脑延髓池持续不显影。

（四）脑脊液分流术后评价

术后产生的分流通道阻塞，采用脑脊液显像能定性判断梗阻部位以及定量评价术后效果，该法安全可靠、操作简便、合乎生理条件要求，具有其他影像学检查不可比拟的优越性，是评价脑脊液分流术最有临床实用价值的检查方法。

第六节　相关影像学检查比较及进展

中枢神经系统相关影像学检查方法种类很多，各有其优缺点。有些疾病使用一种影像学检查方法就可以确定诊断，有些疾病需要多种影像学检查方法互相印证才能确诊疾病，所以我们有必要学习、了解和掌握除了核医学影像检查以外的各种影像学检查方法。

近年来，在传统影像技术基础上，有些技术及检查方法又有新的进展，如 CT 脑灌注成像（computed tomographic cerebral perfusion imaging，CTPI）、CT 血管造影（computed tomographic angiography，CTA）、MR 血管造影（magnetic resonance angiography，MRA）、MR 弥散加权成像（magnetic resonance diffusion weighted imaging，MRDWI）、MR 灌注加权成像（magnetic resonance perfusion weighted imaging，MRPWI）、MR 波谱分析（magnetic resonance spectroscopy，MRS）、颈动脉超声、经颅多普勒超声（transcranial doppler，TCD）、SPECT/CT 及脑磁图（magnetoencephalography，MEG）等新方法问世临床。从成像属性看，所有影像技术都可以划分为解剖（结构）影像、功能（如血流、受体等）影像和代谢（如葡萄糖代谢）影像三个层次。传统 CT、MRI、超声波检查的基本属性是清晰显示解剖结构的变化，努力发现微小病变，三者均属于解剖影像。CT、MRI 的新技术是在解剖影像基础上显示器官血流、功能甚至代谢变化。核医学影像是典型的功能代谢影像，通过显像剂的摄取、转运、保留和清除，从分子水平显示病理生理和化学变化。然而，无论哪种影像技术的应用，目的都是为了解决临床问题。从这种角度看，有些临床问题采用一种影像检查就可以很好地解决。例如，头颅 CT 对探测脑出血的敏感性很高，对颅内出血和蛛网膜下腔出血诊断灵敏度可达 100% 和 95%，因此在临床上应用 CT 已能满足对于脑出血诊断的需要。有些临床问题则需要应用几种方法，例如：在癫痫诊断中需要明确致痫灶的相关信息，虽然 MRI 分辨率高于其他方法，但由于癫痫具有很强的病理生理学属性，所以必须应用功能影像（核医学的 PET/CT）、MEG 来寻找那些没有形态学改变的致痫灶。

1. 多种影像技术在缺血性脑血管病诊治中的应用体现了影像交叉与融合的新格局。

（1）缺血性脑卒中早期（6 h 内）诊断：常规 CT、MRI 只能发现约 50% 的早期脑梗死，SPECT 脑血流灌注显像的灵敏度可达 80% ~ 90%，但分辨率有限，难以发现微小梗死灶。当采用 CTA 时可在早期发现大血管闭塞，DWI 和 PWI 探测早期脑梗死的敏感性可达 100%，且均具有很高的空间分辨率，检出的最小病灶可达 0.5 ~ 1 mm。

（2）脑缺血半暗带的判断：缺血性脑卒中时，SPECT 所见的放射性缺损区往往大于 CT、MRI 所见的梗死灶，两者存在差异的区域即为梗死灶周边以血流低灌注为特征的脑缺血半暗带。PET 显像发现半暗带表现为 rCBF 减低、$rCMRO_2$ 减低和 rOEF 增高，提示半暗带仍有代谢保留征象。脑梗死发生 24 h 内，在 DWI 影像上表现为梗死灶的区域扩大，在有效的溶栓治疗后，此区域缩小至与最终的梗死区相似；而 PWI 显示的低灌注区通常比 DWI 异常区更大。这种 PWI-DWI 之间的不匹配区域被认为是 MRI 影像所显示的半暗带。

（3）TIA 和慢性脑缺血诊断：虽然在现行的临床指南中，TIA 诊断主要依据发病的临床表现和特点，但是一些影像检查已被用于辅助诊断。①常规 CT、MRI 用于排除与 TIA 表现类似的颅内病变，特别是脑出血、脑梗死。②由于颈动脉超声和 TCD 检查简便易行，已被多数临床医生作为 TIA 的筛选检查手段，可用于发现颈动脉和颅内大血管狭窄、判断侧支的循环情况。与 CTA 和 MRA 比较，超声影像的空间分辨率有限，不能提供三维图像，其结果与操作者的操作技巧关系密切，可能夸大血管狭窄程度，出现假阳性。③CTA、MRA 和 DSA 可被选择性应用，特别是拟行血管内介入治疗者。CTA、MRA 能显示颈动脉、颅底 Willis 环和颅内大动脉及其主干分支。两者与 DSA 对于重度动脉闭塞检出的准确率可达 90% 以上；对于轻度血管狭窄检出的准确率在 60% 左右。在血管狭窄后出现的湍流导致 MRA 信号损失，会造成对狭窄程度的过度评估，甚至将重度狭窄误认为是闭塞。④从 TIA 基本属性看，它是由于脑或视网膜局灶性缺血引起的短暂性、局灶性神经功能障碍。虽然，发现颈部或颅内血管狭窄可以作为确诊 TIA 的基础，但只有找到脑内引起 TIA 的责任病灶才是诊断 TIA 的直接客观证据。由于 TIA 没有明显的脑结构变化，因此结构性影像在发现责任病灶方面的敏感性很低；而功能、代谢影像却具有独特价值。研究表明，SPECT 脑血流灌注显像检出 TIA 低灌注病灶的阳性率在 70% 以上，检出率与 TIA 病程和检查距末次发作的时间关系密切。CTPI 也可发现低灌注区，达峰时间（time to peak，TIP）延迟，CBF、CBV 轻度异常。对于动脉重度狭窄或闭塞者，氙 SPECT 可见全脑或患侧血流灌注减低，并能提供 CBF 定量数据 [ml/(100g·min)]。进行 PWI 检查时，多有灌注异常区，平均通过时间（mean transit time，MTT）和达峰时间延迟。当选择半卵圆中心作为感兴趣区进行 ^{1}H-MRS 脑缺血分析时，可发现 N- 乙酰天门冬氨酸（N-acetyl aspartate，NAA）/ 胆碱（choline，Cho）、NAA/ 肌酸（creatine，Cr）明显减低，并可见乳酸（lactate，Lac）峰，提示脑白质代谢异常。^{18}F-FDG PET 脑葡萄糖代谢显像提示重度血管狭窄或闭塞者可见较明显的局灶性或大面积代谢减低；在轻 - 中度血管狭窄者，可见散在、微小的代谢减低或代谢正常，采用统计参数图可提高较小病灶的检出率。总体来说，在慢性重度狭窄或血管闭塞情况下，虽然尚未发生脑梗死，但相应受损脑区的功能、代谢已受到明显损害，所以多种功能性检查均可发现责任病灶的位置；对于病程较短的轻 - 中度血管狭窄，采用 SPECT 和 PET 探测病灶的灵敏度更高。

（4）缺血性脑血管病治疗评价：如果一种影像检查在治疗前呈阳性表现，那么这种检查均可用于治疗监测和疗效评价。当然，能够提供定量数据并且比较灵敏的方法，对于发现治疗后的轻微变化更为有利。随着新型核素脑显像剂的不断研发，加之新的脑功能软件和后期处理技术投入临床使用，神经核医学将会利用其独特优势，为提高神经精神疾病的诊治水平发挥更大作用。

2．神经功能分子影像是人类脑计划的重要组成部分。在人类脑计划中，神经信息学是神经科学家和信息学家利用现代化信息工具，将脑的结构和功能相关的研究结果联系起来，建立神经信息学数据库和有关神经系统的数据系统，对不同层次脑的研究数据进行检索、比较、分析、整合、建模和仿真，绘制出脑功能、结构和神经网络图谱，达到以"认识脑、保护脑和创造脑"为目标的科学。

神经功能分子影像包括多项现代影像学内容，下面分别述之。

（1）功能磁共振成像（functional magnetic resonance imaging，fMRI）：fMRI 可分 3 类①灌注基础上的 fMRI，是以示踪剂在脑内的时间过程来计算脑血流量；②血流基础上的 fMRI，可探查大血管里的血流变化；③磁敏感对照基础上的 fMRI，如血氧水平依赖性方法。fMRI 除具有非侵袭性、无放射性核素参与、可任意重复检查等优点外，其显著优势在于具有很高的空间和时间分辨力，能将解剖和功能图像融为一体。磁共振分子影像学的优势在于其分辨率达 μm 级，同时还可获得生理信息。其缺点是：①敏感性较低，仅达 μg 分子水平，比核医学成像技术的 ng 分子水平低 1000 倍；②只能间接显示大脑的活动；③血氧浓度变化可使激活区定位产生误差；④fMRI 信号难以定量，信号分析上存在不足、成像时间长，不适用于非功能皮质区的研究。

（2）PET/CT：PET/CT 是在分子水平上显示活体器官代谢、受体和功能活动的影像技术，除可获得图像外，还可借助一定的生理数学模型，求出局部脑葡萄糖的代谢率，以了解脑的功能。PET/CT 的主要优点为：①可动态地较快（秒级）获得动力学资料，对生理和药理过程进行快速显像；②具有很高的灵敏度，能够测定感兴趣组织中 p 摩尔、甚至 f 摩尔数量级的配体浓度；③可绝对定量；④所用示踪剂无药理不良反应。缺点是：无特异性示踪剂不能显示靶分子以外的组织，空间分辨率低，定量分析计算复杂。

（3）SPECT/CT：SPECT/CT 显像主要包括局部脑血流（rCBF）、脑代谢显像和脑神经受体显像。近几年开始应用 In 标记生长抑素受体进行脑功能和受体研究。

（4）光成像：光成像主要包括弥散光学成像、多光子成像、活体显微镜成像、近红外线荧光成像及表面共聚焦成像等。其主要的优点为：非离子低能量辐射，高敏感性，可进行连续、实时监测，无创，价格相对较低等。目前，对近红外线荧光成像技术的研究最多。应用近红外荧光探针检测发现，肿瘤的恶性程度及预后与组织蛋白酶表达水平高度相关，进而实现了从分子水平来预测肿瘤侵袭性高低的设想。以绿色荧光蛋白、虫荧光素酶为标志基因的基因表达显像，可发现微小肿瘤，并可用于新药筛选等。但光学成像技术的穿透力仅为数毫米到数厘米，目前仅用于小动物模型的研究。

（5）超声影像：超声分子影像学是近几年超声医学在分子影像学上的研究热点。利用超声微泡造影剂介导，可发现疾病早期细胞和分子水平的变化，有利于早期、准确地诊断疾病，进而指导治疗。

（6）脑磁图（MEG）：MEG 是一种通过测量脑磁场信号，对脑功能区进行定位及评价的新技术。MEG 对人体无侵袭、无损伤，目前常规用于人脑的功能研究和癫痫定位。MEG 是研究脑磁场信号的脑功能图像技术，记录神经元突触后电位电流所形成的相关脑磁场信号。临床应用主要有：①颅脑手术前脑功能区和手术靶点定位；②癫痫病灶定位；③脑功能损害判定；④神经精神疾病诊断。

（7）PET/MR：PET/MR 是将 PET 与 MR 相结合，既具有 PET 在分子水平显示活体器官代谢、受体和功能活动的特点，又具备 MR 具有的很高的空间和时间分辨率特性。PET/MR 的专长在于软组织对比度，这使得它对于血管及软组织疾病更敏感。混合 PET/MR 成像可提高动脉粥样硬化斑块和血管生成或干细胞疗法的评价表征。目前主要用于肿瘤、心脏疾病及脑部没有结构改变的神经系统疾病的早期诊断。

脑科学与脑神经功能分子影像学的研究是一项综合性学科，涉及神经、精神、行为和心理科学等。其特点为：①由宏观到微观对脑进行研究，并在细胞与分子水平把功能与结构研究结合起来对神经元、突触及神经网络的活动规律进行研究；②已经突破了感觉与运动等一般生理功能的限制，把复杂、高级的精神意识纳入了研究的轨道，探索大脑与行为、大脑与思维的关系。脑功能成像可在无创条件下了解人在思考、行动时脑的功能活动，可显示肿瘤边缘的功能区进而确定手术范围；可准确定位癫痫灶，对阿尔茨海默病和帕金森病等做出早期诊断。在脑损伤与修复、神经退行性病变的病理机制、脑病诊断与疗效监测等方面，尚需进一步研究。脑功能分子成像的优势包括：①可准确、直观地观察到脑功能活动的部位和范围，与 MEG 和脑电图结合后，可更加全面地定位大脑皮质功能区；②可在生理状态下，无创地研究人脑的形态结构和功能活动；③从整体水平上研究脑的功能和形态变化，从而克服了离体组织细胞和分子生物学研究的不足；④使活体分子神经生物学和神经受体研究成为可能，结合尸体解剖可得到更深入的研究结果；⑤可在同一个体进行多次、重复实验；⑥可早期、准确地对功能性病灶进行定位和判断占位性病变对脑功能的影响程度。

功能神经影像学技术主要反映神经系统各种"功能"状态，可对大脑内葡萄糖和氧的摄取、脑血流、神经介质定位、电生理活动，以及神经细胞与突触的适应进行深入研究，以发现脑损伤与康复的关系。在中枢或周围神经损伤后，可显示神经系统重组与新的传导路径，揭示神经系统的康复和代偿机制。在正常状态下和局部损伤后，可利用功能神经影像学技术检查大脑的运动和认知活动。PET 与 MR 结合后，能够提供大脑内功能图像变化的精确位置分布；所得到的图像可说明神经细胞新组合的适应性，从而揭示康复训练成功的机制和失败的原因。功能神经影像学技术可用于检查神经细胞的代谢状态和局部脑血流，有预测损伤和残疾结局的可能。

小结

神经系统核医学常用的显像方法有：脑血流灌注显像，脑代谢显像，脑神经递质、转运体和受体显像，放射性核素脑血管显像以及脑脊液显像等，临床广泛应用于脑血管疾病、癫痫、痴呆、运动障碍性疾病、脑肿瘤等多种疾病的诊断和治疗监测，也用于脑功能及代谢方面的科学研究。

随着新型显像剂的不断研制成功和SPECT/CT、PET/CT、PET/MR等大型影像设备的发展，神经系统核医学显像检查得到了飞速发展，可以从分子水平揭示神经精神疾病的病因、发病机制、病理变化以及预后，并对脑功能及代谢等进行深入科学研究，成为神经精神科学发展中不可缺少的重要部分。

（冯　珏　褚　玉）

思考题

1．人类大脑是复杂的，是医学至今仍在不断探索、研究的重要领域。在核医学领域研究人脑功能及代谢常用的检查方法有哪些？其显像原理是什么？

2．乙酰唑胺负荷脑血流灌注显像有何临床应用价值？

3．在癫痫、AD和PD等疾病诊断中常常应用哪些核医学显像方法？各有何临床意义？

4．哪些影像学检查方法可以在脑部疾病的早期诊断中脑细胞还没有发生结构改变时就可做出准确诊断？如早期脑痴呆诊断、癫痫灶定位诊断等。

病例分析

心血管系统

放射性核素及其标记化合物在心血管系统中的应用始于 20 世纪 20 年代后期，当时 Blumgard 和 Weiss 利用天然的放射性核素氡测定了血液通过心脏的时间。1964 年 Carr 等人用铯 [131Cs] 进行心肌灌注显像，1973 年 Zeret 等人应用钾 [43K] 进行运动负荷心肌灌注显像发现心肌缺血。随后，铊 [201Tl] 作为 43K 的类似物于 1974 年成功地被应用于临床至今。随着 γ 照相机、心脏专用 SPECT、SPECT/CT 和 PET/CT 及其后处理软件的日臻完善，以及 99mTc 标记化合物和正电子核素的广泛应用，心血管核医学（cardiovascular nuclear medicine）作为核医学中的重要分支，不仅用于心血管疾病的诊断，更重要的是用于指导治疗、判断预后和评价疗效，已成为心血管疾病现代化诊疗与研究中的一种灵敏、准确、无创的重要手段。

第一节　心肌血流灌注显像

一、原理

正常或有功能的心肌细胞可选择性摄取某些显像药物（如正一价、阳离子放射性药物），其摄取量与局部冠状动脉血流灌注量成正比，与局部心肌细胞的功能或活性密切相关。静脉注射此类显像剂后，正常心肌显影，而缺血、损伤或坏死心肌摄取显像剂的功能降低甚至丧失，出现局灶性放射性分布稀疏或缺损，从而判断心肌缺血的部位、程度、范围，并提示心肌细胞的活性（viability）。

二、显像剂

心肌血流灌注显像（myocardial perfusion imaging）显像剂按射线种类不同可分为：单光子和正电子核素心肌灌注显像剂（表 4-1）。常用的单光子核素心肌灌注显像剂主要有 99mTc- 甲氧基异丁基异腈（99mTc-MIBI）和氯化亚 201 铊（201TlCl）；正电子核素心肌灌注显像剂主要有 82 铷（82Rb）、13N- 氨水（13N-NH$_3$·H$_2$O）和 15O- 水（15O-H$_2$O）等。

表4-1　心肌灌注显像剂

显像剂	心肌摄取分数	物理半衰期（$T_{1/2}$）	剂量（**MBq**）	来源
SPECT 心肌灌注显像剂				
99mTc- 甲氧基异丁基异腈（99mTc-MIBI）	65% ~ 80%	6.02 h	740 ~ 925	发生器
氯化亚 201 铊（201TlCl）	85%	73 h	74 ~ 148	加速器
99mTc-tetrofosmin	65%	6.02 h	740 ~ 925	发生器
99mTc-teboroxime	80% ~ 90%	6.02 h	740 ~ 925	发生器

续表

显像剂	心肌摄取分数	物理半衰期（$T_{1/2}$）	剂量（MBq）	来源
PET 心肌灌注显像剂				
^{82} 铷（^{82}Rb）	59%	1.26 min	1110 ～ 2220	发生器
^{13}N- 氨水（^{13}N-NH$_3$·H$_2$O）	83%	9.96 min	740	加速器
^{15}O- 水（^{15}O-H$_2$O）	100%	2.07 min	1110 ～ 1480	加速器

1．^{99m}Tc-MIBI　^{99m}Tc-MIBI 是近年来最常用的心肌血流灌注显像剂。它是一种小分子、正一价、脂溶性的化合物，静脉注射后通过被动弥散方式进入心肌细胞，与细胞内小分子蛋白质结合滞留于细胞内，并能稳定存在 5 小时以上。^{99m}Tc-MIBI 首次通过心肌的摄取率约为 66%，无"再分布"（redistribution）现象，所以进行负荷与静息心肌血流灌注显像，需间隔一定时间后分别注射显像剂 ^{99m}Tc-MIBI 并进行两次图像采集，比较负荷 / 静息显像的显像剂差异才能明确有无心肌缺血或心肌梗死。该显像剂在心肌的潴留时间长，适宜进行门控心肌断层显像，既可了解心肌血流灌注情况，同时也可观察心室功能和局部室壁运动等。^{99m}Tc-MIBI 主要从肝胆系统和肾排出，故注射 30 min 后需进食脂餐，加速其排泄，减少肝胆内放射性对心肌影像的干扰。

2．^{201}TlCl　^{201}Tl 的生物学特性近似 K$^+$，静脉注射后能借助心肌细胞膜上的 Na$^+$-K$^+$-ATP 酶以主动转运机制迅速被心肌细胞摄取，首次通过心肌的摄取率约为 85%，因此注射后的早期心肌对 ^{201}Tl 的摄取不仅与局部心肌血流量成正相关，也是存活心肌细胞存在完整细胞膜的标志。

^{201}Tl 注射后早期（5 ～ 10min）正常心肌摄取量即达平衡，缺血心肌则呈摄取减少、分布稀疏或缺损表现。由于正常心肌细胞对 ^{201}Tl 的清除速度明显快于缺血心肌细胞，在 2 ～ 4 h 进行延迟显像时，可见早期显像中的稀疏、缺损区有影像填充表现，这种现象称为"再分布"。据此可诊断为心肌缺血，而心肌梗死则无"再分布"现象。

^{201}Tl 显像的优点是一次静脉注射后能获得负荷（早期 10 min 内）和静息（延迟 2 ～ 4 h）心肌灌注显像，分别反映在负荷状态下局部心肌血流灌注情况和心肌的活性。缺点是 ^{201}Tl 由加速器生产，物理半衰期相对较长（73 h），γ 射线能量较低（主要 60 ～ 80 keV），影响对下后壁心肌病灶的检测。

3．正电子发射的心肌灌注显像剂　此类显像剂有 ^{82}Rb、^{13}NH$_3$·H$_2$O、^{15}O-H$_2$O 等。注射显像剂后需用 PET 进行图像采集，目前主要是与心肌葡萄糖代谢显像配合使用，根据心肌灌注显像与心肌代谢显像（myocardial metabolic imaging）的匹配情况，用以判断心肌梗死区域或室壁运动障碍区域有无存活心肌。

三、检查方法

1．平面显像　^{99m}Tc-MIBI 740 MBq（20 mCi）或 ^{201}TlCl 74 ～ 111 MBq（2 ～ 3 mCi）静脉注射后 60 min 或 10 min，选择 ^{99m}Tc 或 ^{201}Tl 能窗，应用低能通用（或低能高分辨）平行孔准直器的 SPECT 分别行前位、左前斜位（一般取 45°）及左侧位显像，不同体位可显示左心室壁的不同心肌节段（图 4-1）。平面显像对设备要求低，能在床边进行采集，但图像易受组织重叠干扰。随着 SPECT 的应用，单一平面显像已很少应用。

2．单光子发射计算机断层显像（SPECT）　静脉注射 ^{99m}Tc-MIBI 740 ～ 1110 MBq（20 ～ 30 mCi）或 ^{201}TlCl 74 ～ 111 MBq（2 ～ 3 mCi）后 60 min 或 10 min，应用低能通用（或低能高分辨）平行孔准直器的 SPECT 进行断层采集，使探头贴近胸壁，探头从右前斜 45° 开始到

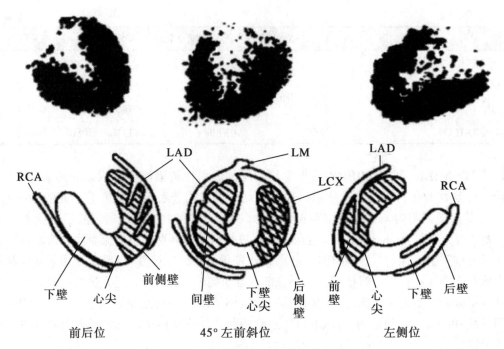

图 4-1　心肌平面显像与心肌节段关系模式图
LAD：左前降支；RCA：右冠脉；LCX：左旋支；LM：左主干

左后斜 45° 顺时针旋转 180°，采集图像。根据计数率高低，以 20 ~ 30 s/ 帧的速度采集。应用心脏断层处理软件进行断层重建，可获得左心室心肌短轴、水平长轴和垂直长轴断层图像。

在进行 SPECT/CT 图像采集时，先采集 SPECT 图像（步骤同上）。在 SPECT 图像采集后，启动 CT 图像采集，管电压 140 kV，管电流 2.5 mA。再使用随机配备软件进行 CT 图像衰减矫正或 SPECT/CT 图像融合。

3. 门控心肌灌注断层显像　多用于 ^{99m}Tc-MIBI 心肌显像。首先获取心电图 R 波作为采集触发信号，每个心动周期（R-R 间期）采集 8 ~ 16 帧图像，再将之叠加，采用生理信号多门电路技术（见心室显像），自动、连续、等时地采集 ^{99m}Tc-MIBI 心肌灌注影像。图像重建后获得心室从舒张末期到收缩末期再到舒张末期的系列心肌断层影像。在显示心肌灌注断层影像的同时，尚可观察室壁运动，获得左心室射血分数（left ventricular ejection fraction，LVEF）、舒张末容积（end-diastolic volume，EDV）、收缩末容积（end-systolic volume，ESV）等多项心功能参数。其中舒张末期心影扩大，室壁较薄，心肌灌注的减低或缺损区较收缩末期明显，病变范围也更大，可提高对病灶检测的灵敏度，显示常规心肌灌注断层显像难以分辨的微细异常灌注。

4. 正电子发射计算机断层显像（PET）　静脉注射正电子心肌灌注显像剂后先进行透射显像，用以进行组织衰减校正，然后在患者体位不变的前提下进行发射显像，有效地减少了组织衰减等对图像所造成的影响。PET 心肌灌注显像由于利用符合线路和电子准直的原理，显像具有较高的计数效率和统计学可靠性，图像分辨率高、均匀性好，通过衰减校正，可消除由于膈肌、乳腺衰减和病变位置深所导致的心肌下后壁、间壁及部分前壁的假阳性，特异性明显高于 SPECT。

5. 负荷心肌灌注显像　进行负荷心肌灌注显像检查时，需做心脏负荷试验，于负荷试验高峰从静脉注射显像剂，然后再进行图像采集与处理。

心脏负荷试验一般分为运动负荷试验和药物负荷试验。常用的药物负荷试验有两类：一类是扩血管药物负荷试验，所用药物包括腺苷和双嘧达莫（潘生丁），作用是扩张冠状动脉；另一类是多巴酚丁胺药物负荷试验，多巴酚丁胺是肾上腺素受体激动剂。目前，运动试验仍然是优先选择的心脏负荷试验方案。

（1）负荷心肌灌注显像原理：心脏具有很强的代偿功能，即使冠状动脉存在明显狭窄（如70% ～ 80%），依靠其自身的调节作用（如侧支循环），仍能使静息状态下心肌血流灌注量维持正常，心肌灌注显像无明显异常。但在负荷状态下，如运动、使用增强心肌收缩力的药物（多巴酚丁胺）致心肌耗氧量增加或使用腺苷、双嘧达莫等强有力地扩张冠状小动脉，均可使正常冠状动脉的血流量明显增加（一般增加 3 ～ 5 倍），而病变的冠状动脉并不相应扩张、血流量不能增加或增加量低于正常的冠状动脉，致使正常与缺血心肌显像剂分布出现明显差异，提高对病变的检出率。对于可疑有冠心病或心肌缺血患者，应常规进行负荷和静息心肌灌注显像。

（2）运动负荷心肌灌注显像：常用的运动装置为活动平板和自行车功量计（踏车）。运动试验通常采用 Bruce 设计的分级式次极量踏车运动方案。运动负荷心肌灌注显像的检查方法如下：①检查前 48 h 患者尽可能地停服 β 受体阻滞剂、硝酸酯类药物，于空腹或餐后 3 h 检查为宜；②运动过程中持续 ECG 监护，每 3 min 记录心率和血压一次；③运动达到次极量心率或出现其他的运动试验终止指征时，经静脉"弹丸"式注射显像剂，患者以同样或较低的运动量继续运动 1 ～ 2 min；④运动试验结束后 15 ～ 30 min 患者进食脂餐［纯牛奶 200 ml 和（或）油煎鸡蛋 1 ～ 2 个］以促进肝胆排泄显像剂；⑤ ^{99m}Tc-MIBI 于运动终止后的 1 ～ 2 h 内进行图像采集，^{201}Tl 于运动终止后的 10 min 内进行图像采集。

运动试验的终止指征有：①心率达到次极量（190−年龄）；②心电图 ST 段明显压低（≥ 1 mV）；③出现典型心绞痛；④收缩压较运动前下降 ≥ 10 mmHg，或上升至 ≥ 210 mmHg；⑤出现严重心律失常（频发室性期前收缩、室性心动过速等）；⑥出现头晕、面色苍白、步态不稳或下肢无力不能继续运动。

（3）药物负荷心肌灌注显像：对于不能或不宜进行运动负荷试验的患者可行药物负荷试验。检查前一天停用双嘧达莫及氨茶碱类药物。试验过程中常规记录血压、心率及心电图等指标。常用的负荷药物有双嘧达莫、腺苷和多巴酚丁胺。双嘧达莫的作用是通过抑制腺苷脱氢酶的活性而减少内源性腺苷的分解，使腺苷在组织或血液中的浓度升高，利用腺苷强有力的扩张冠状动脉的作用，增加正常冠状动脉的血流量。外源性腺苷有着与内源性腺苷同样强的扩张冠状动脉的作用。多巴酚丁胺是一种正性肌力药物，可增强心肌收缩力，达到与运动负荷试验类似的作用。

1）双嘧达莫试验：用微量泵静脉泵入或匀速缓慢静脉注射双嘧达莫 0.142 mg/（kg·min），共 4 min（相当于 0.568 mg/kg），在 3 min 时注射心肌灌注显像剂。

2）腺苷试验：按 0.14 mg/（kg·min）剂量静脉缓慢滴注共 6 min，在第 3 min 时于对侧肘静脉注射心肌灌注显像剂。

3）多巴酚丁胺试验：开始按 5 μg/（kg·min）静脉滴注，以后逐级增加用量至 10 ～ 20 μg/（kg·min），每级维持 3 ～ 5 min，最大可达 40 μg/（kg·min）。当达到预计心率或其他终止指标时（同运动试验），静脉注射心肌灌注显像剂，并继续滴注多巴酚丁胺 1 min。

上述负荷试验后，^{99m}Tc-MIBI 显像者于注入显像剂后 1 ～ 2 h 内进行显像，1 ～ 2 天后进行静息显像；^{201}Tl 显像者于注入显像剂后 10 min 和 3 ～ 4 h 分别进行早期和延迟或再分布显像。

四、图像分析

（一）正常图像

静息状态下，一般仅左心室显影，其中心尖部心肌较薄，分布略稀疏；室间隔膜部因是纤维组织，呈稀疏、缺损区；其余各心肌壁分布均匀。而右心室及心房由于心肌较薄，血流量相对较低，故显影不清，负荷试验后可轻度显影。

心肌灌注显像正常影像分平面影像与断层影像，但由于平面影像受心脏几何位置、组织重叠和射线衰减等诸多因素的影响，使得其应用受到限制，现已很少采用。目前最为常用的是断层影像。

心肌灌注断层影像（图4-2、图4-3）分为：①短轴断层（short axis slices）：形似一种环形图，它是垂直于左心室长轴从心尖向心底的依次断层影像，所以图像排列时（自左向右）是从左心室心尖部开始，逐渐向左心室中部和心底部移行。短轴断层图像能比较完整地显示左心室各壁及心尖的情况。②水平长轴断层（horizontal long axis slices）：是平行于心脏长轴由膈面向上的断层影像，呈倒立马蹄形，可显示间壁、侧壁和心尖。③垂直长轴断层（vertical long axis slices）：是垂直于上述两个层面由室间隔向左侧壁的依次断层影像，呈横向马蹄形，可显示前壁、下壁、后壁和心尖。正常断层显像时，静息状态下与负荷状态下心肌显像剂分布均匀，无显著差别。门控心肌断层显像尚可观察室壁运动，并得到负荷和静息状态下心功能参数（包括室壁增厚率、LVEF、左室收缩末期与舒张末期容量等）（图4-4、图4-5）。

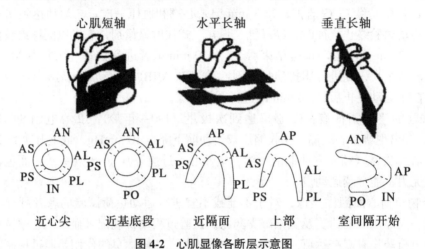

图4-2　心肌显像各断层示意图

AN：前壁；AS：前间壁；AL：前侧壁；PS：后间壁；PL：后侧壁；IN：下壁；PO：后壁；AP：心尖

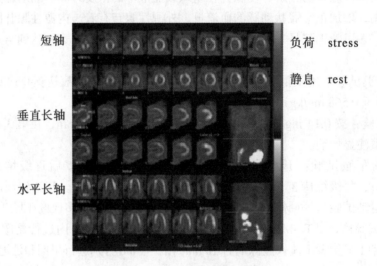

图4-3　正常心肌灌注断层显像

靶心图（bull's eye plot）：应用专用软件将短轴断层影像自心尖部展开所形成的二维同心圆图像，并以不同颜色显示左心室各壁显像剂分布的相对百分计数值即为靶心图，也称原始靶心图（图4-4，图4-6）。影像的中心为心尖部，周边为基底部，上部为前壁，下部为下壁和后壁，左侧为室间隔，右侧为左室侧壁。

靶心图的作用有：①直观了解受累血管及其病变范围（图4-6b，图4-6c）：冠状动脉具有节段性供血的特点，如左心室前壁、前侧壁、前间壁和心尖的供血来自左前降支（left anterior

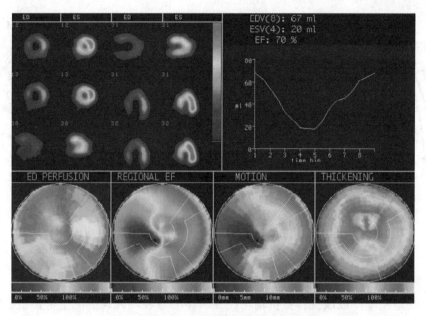

图 4-4 门控静息心肌显像

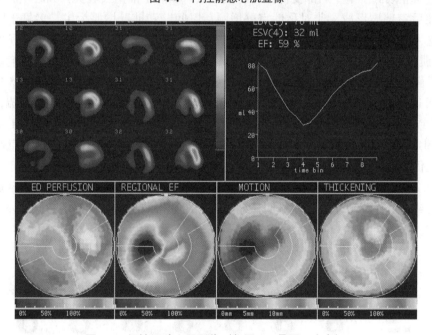

图 4-5 门控运动心肌显像（与图 4-4 是同一患者）

descending，LAD），后侧壁的供血来自左回旋支（left circumflex，LCX），下壁、后壁、后间壁和右心室供血主要来自右冠状动脉（right coronary artery，RCA）等；而靶心图与冠状动脉供血区相匹配，通过分析靶心图上各节段心肌对显像剂的摄取量，可直观地了解受累血管和受累范围。②定量显示心肌缺血的病变：可以将患者靶心图上各部位显像剂计数与预存于计算机内的正常值比较，凡低于正常平均值 2.5 个标准差的部位以黑色显示，称为变黑靶心图（blackout bull's eye plot）（图 4-4）。也可将负荷影像与静息或再分布影像、治疗前后影像同时显示在一个靶心图上，经相减处理，得到相减靶心图。若相减靶心图为空白，则说明无血流改变，由此可定量估计心肌缺血的部位、范围、程度或灌注改善的情况。

（二）异常图像

1. 图像形态异常

（1）左心室腔扩大：多见于冠心病、瓣膜病、扩张型心肌病、肥厚型心肌病终末期和药

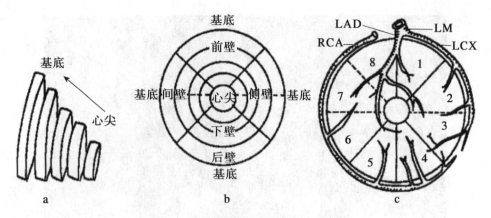

图 4-6　靶心图及冠状动脉分布示意图

LM：左主干；LAD：左前侧支；LCX：左旋支；RCA：右冠脉

物性（如阿霉素）心肌损伤等引起的左心室功能的减低。

（2）左心室室壁厚度改变：室壁均匀性变薄伴心室腔增大，多见于扩张型心肌病和瓣膜病伴左心室功能减低。室壁局部变薄伴放射性减低（多见于前壁及心尖）和心室腔扩大，多见于心肌梗死后室壁瘤形成。非对称性室壁增厚，以间壁和前壁增厚为主，多见于肥厚型心肌病。以前壁为主的室壁增厚并伴有侧壁基底部变薄和心室乳头肌显影，多为高血压所致。

2．心肌放射性分布异常　判断心肌灌注断层显像异常的标准为：同一心肌节段在两个不同方向的断面上连续两个或两个以上层面出现放射性分布异常。主要可分为下列 5 种：

（1）可逆性缺损（reversible defect）：表现为负荷显像出现放射性缺损或稀疏，静息或延迟显像填充或"再分布"（图 4-7）。主要见于可逆性心肌缺血（reversible myocardial ischemia）。

（2）固定性缺损（fixed defect）：表现为负荷显像出现放射性分布缺损，静息或延迟显像该缺损部位仍无放射性分布（图 4-8），多见心肌梗死、心肌瘢痕和冬眠心肌。

（3）部分可逆性缺损（mixed defect）：又称混合性缺损，表现为负荷显像出现放射性分布缺损，静息或再分布显像示缺损区域明显缩小或显像剂摄取有增加。提示心肌梗死伴缺血或侧支循环形成。

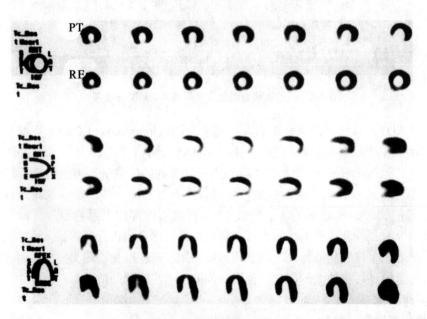

图 4-7　心肌可逆性缺损

患者男性，50 岁。胸闷、心前区疼痛一周。负荷 - 静息心肌显像：下后壁可逆性缺损。冠脉造影 RAD 85% 狭窄。

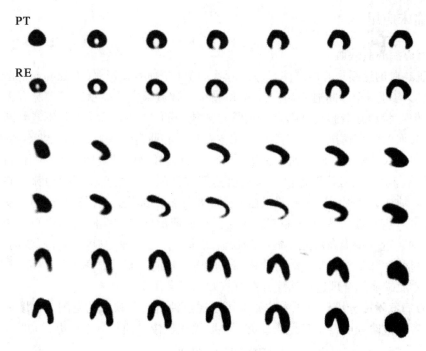

图 4-8　心肌不可逆性缺损

上例患者 1 年后复查负荷 - 静息心肌显像：下后壁不可逆性缺损，较前病情加重。

（4）反向再分布（reverse redistribution）：负荷显像分布正常，静息或延迟显像分布稀疏或缺损；或者负荷显像分布缺损，静息或再分布显像原缺损更严重。这种现象为反向再分布。常见于严重的冠状动脉狭窄、稳定性冠心病及急性心肌梗死接受了溶栓治疗或经皮冠状动脉成形术（percutaneous transluminal coronary angioplasty，PTCA）治疗的患者。也可见于个别正常人，可能是由于在瘢痕组织与存活心肌细胞的混合再灌注区初期过剩的显像剂摄取，随后迅速从瘢痕组织中清除所致。

（5）花斑型改变：表现为节段性分布、多处小范围、严重程度不一致的放射性稀疏或缺损，与冠脉供血分布不一致，可见于心肌炎和心肌病等。

五、适应证

根据目前的相关指南，心肌灌注显像的主要临床应用适应证有：

（1）对有症状的患者诊断冠心病；

（2）对有高危险因素的无症状患者诊断冠心病；

（3）对可疑或确诊的冠心病患者进行危险度分层；

（4）对冠状动脉造影（coronary artery angiography，CAG）所发现的临界病变（直径狭窄在 25% ～ 75%）的功能意义进行判断；

（5）血运重建术后的患者（再狭窄或桥血管再闭塞的诊断）；

（6）评估非心脏大手术前患者突发冠心病的可能性及其危险度；

（7）心功能不全患者的病因诊断；

（8）有严重心律失常或心源性猝死患者的病因诊断；

（9）评价冠心病的疗效；

（10）判断存活心肌；

（11）心肌病的病因诊断。

六、临床应用

（一）冠心病心肌缺血

1. 心肌缺血的诊断　心肌灌注显像、冠状动脉CT血管造影（CT angiography，CTA）及冠状动脉造影均可用于诊断冠心病。CTA和冠状动脉造影主要显示冠状动脉有无斑块、钙化及狭窄，其中冠状动脉造影是判断冠状动脉有无狭窄的"金标准"，但是不能判断心脏的储备功能及心肌微血管病变情况。心肌灌注显像主要显示心肌有无缺血，心肌细胞功能是否正常。其作为一种非侵入性检测心肌缺血的影像学方法，具有较高的准确性和极好的性价比，通过心肌灌注显像结合负荷试验可以评价心肌缺血的部位、范围、程度和冠状动脉的储备功能，检出无症状心肌缺血，并提示影响心肌供血的冠状动脉病变部位，对早期诊断冠心病具有重要价值，其灵敏度和特异性可达90%左右。应用门控心肌灌注显像能同时测定心功能参数、观察局部室壁运动，进一步提高对冠心病心肌缺血的诊断。心肌灌注显像结合冠状动脉CTA融合影像对确定冠状动脉多支病变、动力性狭窄及微血管功能障碍，如高血压、糖尿病、X综合征等是否存在心肌缺血及合理选择治疗方案有重要的指导作用。

2. 冠心病危险度分级　心肌灌注显像可以通过评价心肌缺血的范围和程度来评估冠心病心肌缺血患者的危险程度，尤其是通过负荷心肌灌注显像可预测冠心病患者心脏事件（cardiac events）的危险性，做出危险度分级（risk stratification）。

临床资料证实，心肌灌注显像正常的患者死亡率小于1%，此类患者一般不必进行侵入性检查；轻度可逆性灌注缺损患者，一般仅需内科药物治疗；高危的可逆性缺血患者，无论目前症状如何，均应考虑侵入性检查和再血管化治疗。

3. 冠心病治疗疗效的评价　心肌灌注显像是评价冠心病疗效的首选方法，广泛应用于冠状动脉搭桥手术（coronary artery bypass graft，CABG）、经皮冠状动脉球囊扩张术（percutaneous transluminal coronary angioplasty，PTCA）、体外反搏治疗以及药物治疗前后心肌血流量和缺血心肌的变化情况（图4-9、图4-10）。尤其在血运重建治疗（CABG、PTCA）前后具有重要作用：①协助病例的选择。术前可逆性缺损的节段，术后90%恢复正常，而不可

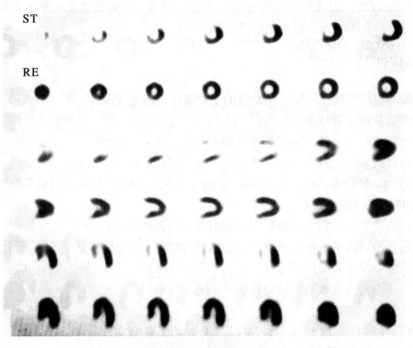

图4-9　运动-静息心肌显像（术前）
前壁、间壁心肌缺血。行PTCA术。

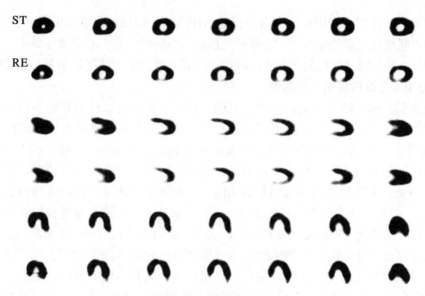

图 4-10　运动 - 静息显像（术后）

上例患者术后 3 月复查，原缺血部位明显改善。

逆性缺损节段中仅有部分改善或无改善。负荷试验检查出现两个以上的心肌节段有可诱导的缺血（inducible ischemia），提示适合血管再通治疗。②监测 CABG 患者有无围手术期心肌梗死。③确定治疗后冠状动脉狭窄及心肌缺血改善程度，是否需要再次手术治疗。④病变冠状动脉术后有无再狭窄。血管再通术后，30% ～ 50% 患者在 6 个月后可能出现再狭窄，心肌灌注显像具有很高的预测再狭窄的准确性，当出现可逆性灌注缺损，则高度提示再狭窄，而显像正常则提示血管通畅。

（二）心肌梗死

1．急性心肌梗死的诊断　心肌灌注显像在心肌梗死后 6 h 几乎均表现为灌注异常，其对急性心肌梗死诊断的灵敏度高达 98% 以上，对心肌梗死定位诊断的灵敏度高于心电图。^{99m}Tc-MIBI 特别适用于对急性心肌梗死患者的濒危心肌情况进行准确评价，因为这类显像剂在心肌中随着时间的延长无再分布，可以在注射后数小时再显像，显示的仍是注射显像剂时的心肌血流灌注情况，反映了濒危心肌的范围和程度。但对心内膜下心肌梗死（非 Q 波型）的诊断准确性有限，不能诊断右心室心肌梗死、鉴别急性和陈旧性心肌梗死。

2．急性胸痛的评估　急性胸痛患者有 10% 可能在 48 h 内发展为急性心肌梗死，而常规心电图敏感性和特异性低。静息心肌灌注显像检测急性心肌梗死、不稳定型心绞痛和冠心病的敏感性和特异性高，在急性胸痛病因的鉴别诊断上有独特价值。

3．指导溶栓治疗　恢复局部心肌血供，及时再通阻塞的冠脉，是急性心肌梗死治疗的关键。临床上根据具体情况一般可先行静脉溶栓治疗（thrombolytic treatment），如无血流再通，就需进行 PTCA 等治疗。动态 ^{99m}Tc-MIBI 心肌灌注显像通过观察心肌缺损的大小变化，能及时有效地判断溶栓效果，指导临床治疗。尤其是 ^{99m}Tc-MIBI 因缺乏明显的再分布，行动态 ^{99m}Tc-MIBI 心肌灌注显像时，允许在溶栓治疗开始之前注射显像剂，然后马上开始溶栓治疗，2 ～ 4 h 后再显像时反映的是溶栓前的血流灌注情况，24 h 后重复进行显像，两次显像比较可观察疗效。

4．预后评估　负荷心肌血流灌注显像可为心肌梗死后患者的预后评估提供重要的信息。心肌显像正常或表现为单支血管病变的小而固定的缺损提示为低危患者，心脏事件的年发生率约为 1%，一般不需做进一步评价；心肌显像显示梗死周围有明显的残留缺血灶（危险心肌）、急性梗死的远处出现缺血（多支血管病变）和心肌显像剂肺摄取增高等均提示为高危患者，需要做进一步评估，并考虑采用适当的血运重建治疗措施。如果左心室壁出现"倒八字"影像，则应怀疑为心肌梗死后室壁瘤形成。心肌梗死后病情稳定的患者，心肌灌注缺损的大小也是反映预后的指标，静息时或溶栓后心肌灌注缺损范围较大者比灌注缺损较小者的预后明显差。

（三）心肌灌注显像评估心肌活性

心肌缺血后，由于缺血发生的速度、范围、程度及其侧支循环建立的不同，心肌损伤可能出现 3 种结局。①心肌坏死：指不可逆性心肌损害，病变冠状动脉的血流即使恢复，坏死的心肌细胞也无法复活；②冬眠心肌（hibernating myocardium）：长期处于冠状动脉低灌注状态的心肌，通过自身调节反应，减低细胞代谢和收缩功能，减少能量消耗，以维持心肌细胞的存活，当血运重建后，该心肌细胞的功能可完全或部分恢复正常；③顿抑心肌（stunned myocardium）：指短时间内血流灌注障碍（2 ~ 20 min）导致功能严重受损的心肌，恢复血流灌注后，受损心肌功能延迟恢复，恢复时间取决于缺血时间的长短和冠脉血流的贮备功能。心肌活性的测定对选择再血管化治疗的适应证、估测疗效和预后判断具有重要价值。

心肌活性的测定主要基于 3 种机制：①心肌血流状况和细胞完整性的估测；②心肌代谢的测定；③心肌储备功能的测定。常规心肌显像方法简便，但研究发现，不可逆性缺损的心肌中，约有一半患者血运重建术后左心室功能明显改善，表明心肌仍然存活，为提高检测灵敏度，目前检测存活心肌的方法有：

1. 硝酸甘油介入　　^{99m}Tc-MIBI 显像静息 ^{99m}Tc-MIBI 影像出现分布缺损者，24 h 后舌下含服硝酸甘油 0.5 ~ 1 mg，监测血压、心率和心电图变化，5 ~ 10 min 后静脉注射 ^{99m}Tc-MIBI，1 h 后再行心肌断层显像，原缺损区出现填充，表明心肌存活（图 4-11）。

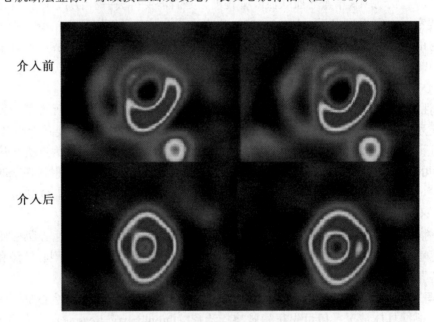

介入前

介入后

图 4-11　硝酸甘油介入前后心肌灌注显像示前壁存活心肌

2. ^{201}Tl 再分布/延迟显像或 ^{201}Tl 再注射显像　　^{201}Tl 再分布显像出现分布缺损者，再行 18 ~ 24 h 的延迟显像，原缺损区有充填，提示心肌存活，但此法由于显像剂的衰变，延迟显像的图像质量欠佳。建议常规负荷 - 延迟显像呈不可逆缺损者，立即再次注射 ^{201}Tl 37 MBq，15 ~ 30 min 后再做静息心肌显像，原缺损区出现填充，表明该处心肌细胞存活。其机制是心肌细胞对 ^{201}Tl 的主动摄取，依赖于存活心肌细胞膜的完整性与对 ^{201}Tl 的再分布特性，再注射显像剂使血液中 ^{201}Tl 浓度增加，有利于其再分布到严重灌注减低的区域。

3. 门控心肌灌注断层显像　　门控心肌灌注断层显像出现不可逆缺损区存在室壁运动和

（或）收缩期室壁增厚，表明该处心肌存活。利用小剂量多巴酚丁胺 ［＜ 10 mg/(kg·min)］介入行心肌灌注显像，也可提高存活心肌检测的灵敏度。其机制是多巴酚丁胺为一种选择性 β$_1$ 受体兴奋剂，小剂量时可使正常心肌、顿抑心肌、冬眠心肌血流量增加，原室壁运动异常节段的心肌收缩运动得到改善，而梗死心肌无此反应。

运动负荷与静息显像的综合应用、硝酸甘油介入试验等，可有效判断心肌的存活性，而心肌代谢显像，特别是心肌葡萄糖代谢显像（^{18}F-FDG PET 显像）目前仍然是临床判断存活心肌的"金标准"（详见心肌代谢显像），对判断心肌的活性、是否应进行冠脉血运重建术及再灌注治疗疗效的评估均具有重要意义。

（四）其他心脏疾病

1. 扩张型心肌病（dilated cardiomyopathy）　心腔扩大、心肌壁变薄，放射性分布常为弥散性稀疏、缺损（图 4-12）。以心力衰竭为主要表现，易与冠状动脉粥样硬化引起的缺血性心肌病（ischemic cardiomyopathy）相混淆。两者心肌灌注显像均可见心腔扩大，心肌壁变薄，但扩张型心肌病显像剂分布异常为普遍性稀疏、缺损，而缺血性心肌病心肌灌注显像的异常与冠脉血管分布的节段相一致。

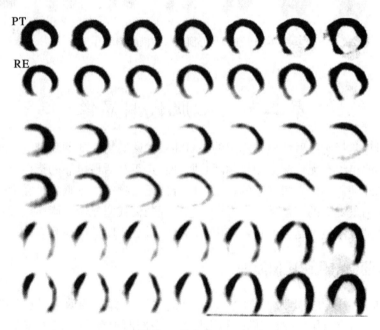

图 4-12　扩张性心肌病

负荷 - 静息心肌显像示心脏扩大，放射性分布不均匀。

2. 肥厚型心肌病　以心肌的非对称性肥厚（室间隔和心尖部多见）、心室腔变小为特征。室间隔与后壁的厚度比值可大于 1.3（图 4-13）。

3. 病毒性心肌炎　表现为心肌壁不规则稀疏，可累及多个室壁，而心室腔一般不扩大。

4. 微血管性心绞痛　X 综合征及原发性高血压伴左心室肥厚的患者，由于冠状小动脉病变所致的心绞痛，常称为微血管性心绞痛。该类患者特点是有典型的心绞痛症状，心肌灌注显像时，约有半数的患者表现为不规则的放射分布异常或反向再分布，提示心肌有缺血改变，但冠状动脉造影未见异常。

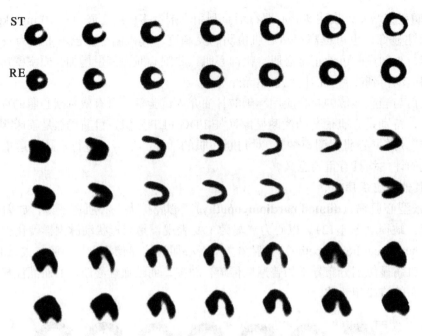

图 4-13　肥厚型心肌病（室间隔增厚）

第二节　心肌代谢显像

心肌代谢显像是指对放射性核素标记的心肌能量代谢底物，如葡萄糖、脂肪酸等物质进行的心肌显像。心肌组织有无代谢活动是判断心肌细胞是否存活最可靠的指标。心肌代谢显像可准确、灵敏地判断缺血部位心肌细胞的状态，区分梗死、顿抑、冬眠 3 种类型的心肌细胞，是目前评价心肌活力最可靠的无创性检查方法。包括葡萄糖代谢显像、脂肪酸代谢显像及氧代谢显像，其中葡萄糖代谢显像是目前普遍应用于临床的最佳心肌活性检测方法。

一、心肌葡萄糖代谢显像原理

心肌活动的能量底物主要为脂肪酸，约占 2/3，另 1/3 为葡萄糖。但心肌细胞是根据血浆中两种底物浓度的不同而改变对它们的利用程度。空腹时血糖和胰岛素浓度都较低，心肌细胞摄取葡萄糖减少，主要利用脂肪酸氧化获得能量。进餐或口服葡萄糖后血糖浓度增高，葡萄糖成为心肌的主要能量来源。当心肌缺血、氧供应低下时，局部心肌细胞脂肪酸氧化代谢受抑，则依赖于葡萄糖无氧糖酵解产生的能量。^{18}F-FDG 是葡萄糖类似物，在血糖浓度适度增高的情况下，可被正常和缺血但仍存活的心肌细胞摄取而显影，已坏死的心肌细胞则不能摄取，因此，可判断放射性减低或缺损区心肌细胞是否存活。这种方法称为心肌葡萄糖代谢显像（myocardial glucose metabolic imaging）。

二、显像方法

患者在空腹状态下口服葡萄糖 50 g，当血糖浓度达 5.55～7.77 mmol/L（100～140 mg/dl）后静脉注射 ^{18}F-FDG，45 min 后行 PET 或 SPECT 符合探测显像。糖尿病患者血糖过高时，需皮下注射适量胰岛素将血糖降至上述理想浓度才能注射 ^{18}F-FDG 进行显像。判断心肌活性检查时，患者必须先进行心肌血流灌注显像以明确有无严重缺血或心肌梗死，然后进行 ^{18}F-FDG 心肌葡萄糖代谢显像或同时进行心肌血流灌注和 ^{18}F-FDG 心肌代谢双核素显像。

^{18}F-FDG 的剂量根据显像设备及患者的年龄而不同，PET/CT 成人剂量一般为 185 ～ 370 MBq（5 ～ 10 mCi），双探头符合显像时剂量为 260 ～ 370 MBq（7 ～ 10 mCi）。

三、影像分析与结果判断

正常时，葡萄糖负荷心肌 ^{18}F-FDG 影像与心肌血流灌注影像基本相同，均呈现显像剂分布均匀。进行存活心肌的判断，应结合心肌 ^{18}F-FDG 显像和心肌血流灌注显像。其血流 - 代谢显像异常图像有两种：

1. 灌注 - 代谢不匹配　心肌灌注显像稀疏、缺损区，葡萄糖代谢显像示 ^{18}F-FDG 摄取正常或相对增加（图 4-14），即灌注 - 代谢不匹配（perfusion-metabolize mismatch）。表明心肌细胞缺血但仍然存活，是 PET 诊断冬眠心肌的标准。

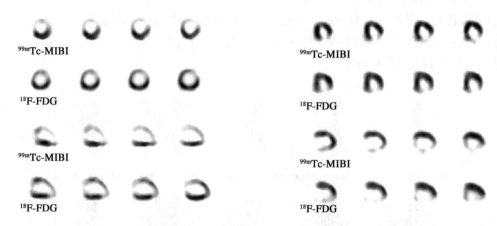

图 4-14　血流灌注影像与心肌代谢影像不匹配　　图 4-15　血流灌注影像与心肌代谢影像匹配

2. 灌注 - 代谢匹配　心肌灌注和 ^{18}F-FDG 摄取均减低或缺损（图 4-15）。表明局部心肌无存活或为瘢痕组织。灌注 - 代谢匹配（perfusion-metabolize match）性的心肌节段可进一步划分为：①心肌灌注和 ^{18}F-FDG 摄取均减低（仍有显像剂摄取）。②心肌灌注和 ^{18}F-FDG 缺损（无显像剂摄取）。前者代表了非透壁性的心肌梗死，后者代表了透壁性心肌梗死。

若有室壁运动的信息（门控心肌显像或其他影像学方法），还能进一步区分正常心肌和顿抑心肌。其影像表现：①心肌灌注和室壁运动都正常，无论 ^{18}F-FDG 显像如何，这类心肌节段应判定为正常心肌。②心肌灌注正常，室壁运动异常，无论 ^{18}F-FDG 显像如何，这类心肌节段应判定为顿抑心肌。

第三节　心室显像及心功能测定

放射性核素心血管显像是无创性的心血管造影方法，常用的是首次通过法和平衡法门控心室显像。后者在临床上使用最为广泛，它具有简便、无创、准确、重复性好等特点，已成为临床上检测心功能的标准方法之一。

一、首次通过法心血管显像

（一）原理和方法

首次通过法心血管显像（first pass cardiovascular imaging）是将高探测效率的 γ 闪烁探头置于患者心前区，经肘静脉以"弹丸"式注射 ^{99m}TcO$_4^-$（高锝酸盐）或其标记的其他显像剂

740 MBq 后，利用 γ 照相机以 1 s/ 帧的速度连续采集 20 s，获得显像剂随血流依次流经上腔静脉、右心房、右心室、肺动脉、肺毛细血管床和肺静脉、左心房、左心室、主动脉的系列影像。根据心脏各腔室、肺部及大血管的动态变化，观察患者心、肺和大血管的位置、形态、大小、血液流向、流量和流速以及血液通过中心循环各部位的时间，利用计算机 ROI 技术，生成肺时间 - 放射性曲线和心脏时间 - 放射性曲线，并计算出肺通过时间、左向右的分流量等一系列功能参数。若"弹丸"式静脉注射显像剂后，立即用 γ 照相机以 20 ~ 50 帧 / 秒的速度连续采集显像剂首次通过左、右心室的一次性影像，历时 20 ~ 30 s，从中还可以观察到心动周期中心室容积的变化，可定量测定左、右心室功能。但该法不能进行多体位显像且对仪器灵敏度要求较高，故单独用该法的较少，可在进行平衡法门控心室显像时先进行首次通过法心血管显像。

（二）影像分析与结果判断

1. 正常影像　显像剂自肘静脉注入后，正常的显像顺序为上腔静脉→右心房→右心室→肺动脉→两肺毛细血管床→肺静脉→左心房→左心室→升、降主动脉→腹主动脉上段。正常人整个过程需 8 ~ 12 s（图 4-16）。

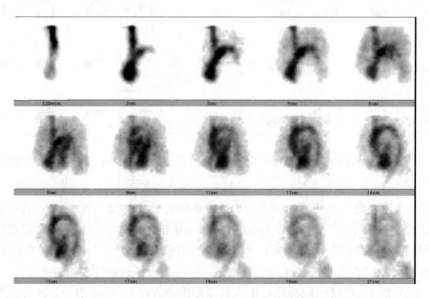

图 4-16　正常首次通过法心血管显像系列影像

一般将上述系列影像分为 4 个时期：I 期为上腔静脉和右心房显影，正常为注射后 1 ~ 3 s；II 期为右心室和肺动脉显影，正常为注射后 2 ~ 5 s，此时可见上腔静脉、右心与肺动脉形成"U"形影像，中间空白带为主动脉区；III 期为肺显影，正常为注射后 4 ~ 7 s，不超过 8 s，此时上腔静脉、右心和肺动脉的影像逐渐消失；IV 期为左心房、左心室及主动脉显影，正常为注射后 8 ~ 12 s，此时肺的影像逐渐消失，腹主动脉开始显影。

2. 异常影像

（1）左向右分流：存在左向右分流时，显像剂通过缺损部位从左心回到右心，因此，影像特点为 I、II、III 期影像均正常，当左心显影时右心和肺再次显影，肺部的放射性持续存在，形成"肺脏污"现象。

（2）右向左分流：当存在右向左分流时，显像剂通过缺损部位从右心直接分流到左心和主动脉，因此，影像特点为在 II 期影像出现的同时 IV 期影像提前出现，III 期影像晚于主动脉显影，且两肺影淡。

如存在双向分流时，先出现右向左分流影像，然后出现左向右分流影像。

（三）临床应用

1. 先天性心脏病的诊断　采用首次通过法心血管显像诊断先天性心脏病主要是观察患者是否存在房间隔缺损或室间隔缺损，以及分流方向是左向右分流还是由右向左分流。房间隔缺损的影像特点主要表现为左向右分流，右房和右室重复或持续显影及"肺脏污"现象。室间隔缺损的影像特点为左向右分流，右房首次显影后不再显影，右室及肺重复或持续显影。动脉导管未闭时，由于血流的异常通道在主动脉与肺动脉之间，所以无右心重复显影，仅有"肺脏污"现象。但如果肺动脉压升高，肺循环阻力高于体循环阻力时，则出现右向左分流。法洛四联症的影像特点是右心室扩大，肺动脉狭窄导致显像剂进入肺的时间延迟，由于右向左分流，左心室与主动脉提前显影，如合并有双向分流，则可出现"肺脏污"现象。

2. 心脏瓣膜病的辅助诊断　在心脏瓣膜病时，由于瓣膜的狭窄或关闭不全，常常会引起血流阻力增大或反流，使得心室或心房负担加重，从而造成心室及心房扩大、增厚等一系列病理生理变化。其影像的特点如下：

（1）二尖瓣狭窄：左房扩大，显影时间延长，左心房和左心室可持久呈现"双层"影。

（2）二尖瓣狭窄合并关闭不全：左房及左室均增大并持续显影，循环时间显著延长。

（3）主动脉瓣狭窄：左室腔缩小，升主动脉可见狭窄后的扩张。

（4）主动脉瓣关闭不全：左室扩大，左室与主动脉持续显影。

3. 其他心肺血管疾病的诊断及评价　首次通过法心血管显像还可用于肺动脉狭窄的诊断，腔静脉阻塞综合征的定位诊断，肺动脉扩张患者血流通过情况的评价，肺心病患者右心功能的评价以及冠心病患者左室功能的评价。

二、平衡法门控心室显像

（一）原理和方法

静脉注射 ^{99m}Tc- 红细胞（^{99m}Tc-RBC）约 15 min 后，其在血循环内达到平衡，此时，心室内血液容积与其放射性计数成正比。用 SPECT 或 γ 照相机记录心室内放射性计数的变化，便可了解心室内血液容积的变化。采用生理信号门电路技术，将受检查者自身的心电图 R 波的 R-R 间期分为 16～32 个相等的时间间隔段作为启动 γ 照相机的触发信号，则 γ 照相机以 R 波为起点，自动、连续、等时地采集并储存心动周期每一时间段的信息，从而获得一个心动周期内的心室系列影像，一般需要连续采集数百个心动周期的信息（一般为 300 个）。由计算机将每一个心动周期内相同时间段的信息叠加起来（图 4-17），最后获得一个清晰的包

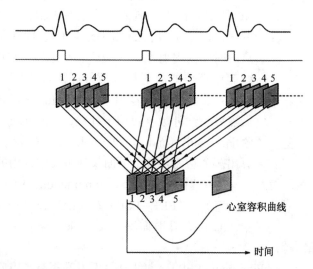

图 4-17　门控心室显像原理示意图

括从舒张末期（end of diastole，ED）到收缩末期（end of systole，ES）再到 ED 的心室心动周期的系列影像（彩图 4-18），即为平衡法门控心室显像（equilibrium method gated ventricular imaging）。勾画左心室 ROI 生成左心室的时间 - 放射性曲线。由于心室内的放射性计数与心室内的血液容积成正比，因此，此曲线实际为心室容积曲线。在此基础上可计算出左、右心室心功能参数，通过负荷试验（具体方法见本章第一节）可以评价心脏的储备功能。采用电影显示还可以观察室壁运动情况。

^{99m}Tc-RBC 标记分为体内法标记和体外法标记两种，目前临床常用的是体内法标记，成人注射剂量一般为 740 ~ 925 MBq。常规采用左前斜 30° ~ 45° 的体位（以左、右心室分开最佳为准），必要时可加做前位、左前斜 70° 体位或左侧位行门电路平面显像，或用 SPECT 进行门控断层显像（gated tomography）。

（二）影像分析与结果判断

1. 局部室壁运动分析　局部室壁运动分析（regional wall motion analysis）是通过不同体位影像的心动电影显示，可以观察左室各壁的运动情况，如通过前位像可以观察到前侧壁、心尖和下壁的运动情况；通过左前斜 30° ~ 45° 像可以观察到下壁心尖、间壁和后侧壁的运动情况；通过左侧位像可以观察到前壁、心尖、下壁和后壁的运动情况。正常情况下，心室各阶段均匀地向心性收缩和向外扩张。临床上一般将室壁运动分为正常（normal）、运动低下（hypokinesis）、无运动（akinesis）和反向运动（dyskinesis）4 种类型（图 4-19）。弥漫性室壁运动减低是各种病因所致心力衰竭或扩张型心肌病的表现；局限性室壁运动减低，尤其在运动负荷时出现，是诊断冠心病的重要依据；而反向运动（或称矛盾运动）则是室壁瘤的特征性表现。

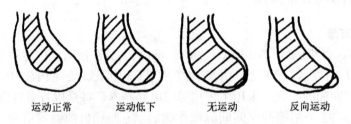

运动正常　　运动低下　　无运动　　反向运动

图 4-19　心脏局部室壁运动各类型示意图

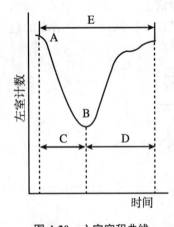

图 4-20　心室容积曲线
A. 舒张末　B. 收缩末　C. 射血期
D. 充盈期　E. 心动周期

2. 心室容积曲线分析　心室容积曲线分析（ventricular volume curve analysis）是利用计算机 ROI 技术在左前斜 30° ~ 45° 像的基础上勾画左、右心室 ROI，生成心室时间 - 放射性曲线，即心室容积曲线（图 4-20）。曲线从最高点下降至最低点的时间为射血期，从最低点升至最高点的时间为充盈期。曲线起始部位的放射性计数（舒张末计数，end diastolic counts，EDC）反映舒张末容积（end diastolic volume，EDV），曲线最低点放射性计数（收缩末计数，end systolic count，ESC）反映收缩末容积（end systolic volume，ESV）。根据此曲线可以计算出多个功能参数。下面仅列举其中常用的几种心功能参数。

（1）射血分数（ejection fraction，EF）：

$$EF（\%）=（EDC-ESC）/（EDC-BG）\times 100\% \qquad 公式 4-1$$

（2）高峰射血率（peak ejection rate，PER）：曲线从最高点下降至最低点间的最大斜率。

（3）高峰充盈率（peak filling rate，PFR）：曲线从最低点升至最高点间的最大斜率。

以上各参数目前还没有公认的参考值，各实验室应该建立自己的参考值。世界卫生组织推荐的参考值为：静息状态下 LVEF（左室射血分数）> 50%，RVFE（右室射血分数）> 40%；运动负荷试验绝对值应比静息状态值升高 5% 以上。

3. 相位分析（phase analysis） 也称时相分析。由于平衡法门控心室显像所得到的心室时间 - 放射性曲线是呈连续性和周期性变化的，因此经傅立叶分析（Fourier analysis）后可得到各像素的振幅和相位。利用这两个参数可以生成两幅功能影像图，即振幅图（amplitude image）和相位图（phase image）。

振幅图反映心脏各部位收缩幅度的大小，收缩幅度越大，振幅越高，色阶或灰度则越高。正常人左心室收缩幅度明显大于右心室及心房，因此左室色阶或灰度最高（图 4-21）。在局部室壁运动障碍时，表现为病变处色阶或灰度减低。

相位图反映心脏各部位运动的先后次序，开始收缩的时间越迟，则色阶或灰度就越高。在正常情况下左、右心室各部位几乎同时收缩，因此左、右心室的色阶或灰度基本均匀一致（图 4-22）。由于心房与心室的运动完全相反——心室收缩时心房舒张，心室舒张时心房收缩，因此其灰度或色阶也就完全不同，据此可以用来判断室壁瘤的反向运动，其相位图表现为室壁瘤颜色与心房颜色基本一致（图 4-23）。

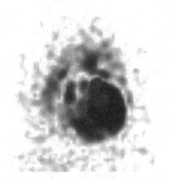

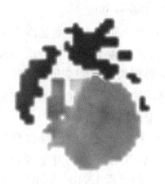

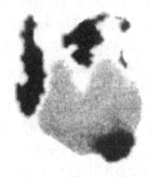

图 4-21　正常振幅图　　　　图 4-22　正常相位图　　　　图 4-23　室壁瘤患者相位图

对相位图进行统计即可绘出相位直方图（phase histogram），为像素在不同时相度数的频率分布图，纵坐标为像素分布的频率，横坐标为时相的度数，以 0° ~ 360° 表示（图 4-24）。在 180° 附近的峰是由心室上的像素构成的，称为心室峰，在 360° 附近的是心房峰，峰的宽度可以用标准差、相角程（phase shift）或半高宽来表示。正常情况下，心室峰高而窄，心房峰低且较宽，两峰相差 180°，正常心室相角程（心室峰底的宽度）≤ 65°。凡是引起室壁运动不协调的疾病均会使心室峰变宽，相角程增大。

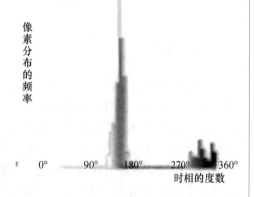

图 4-24　正常相位直方图

将心脏各部位开始收缩的时间和传导过程以电影的方式依次显示即为时相电影（phase cine）。正常心室收缩起于室间隔基底部右侧，沿室间隔下行并迅速传导至整个心室，最后消失于左、右心室的后基底部，右室的收缩略早于左室，如有传导异常或室壁运动障碍，则其收缩的顺序就会发生变化。

（三）临床应用

1. 各类心脏病患者的心室功能评价 平衡法门控心室显像测定心室收缩与舒张功能反映的是心室腔内放射性计数的变化，不受心室位置及几何形状等因素的影响，因此比其他无创性测定心室功能的方法更符合心脏容积的生理变化。心室功能的减低是非特异性的，因此不能以此做出病因诊断。在冠状动脉粥样硬化性心脏病（冠心病）的早期，由于心脏的代偿机制，静息时 LVEF 值往往正常，而运动负荷时患者的 LVEF 值升高不足 5% 或反而下降且局部室壁运动出现异常，相角程增宽，则是诊断冠心病的重要指标。由于心室舒张功能的受损要早于收缩功能，因此左室舒张功能的测定对诊断冠心病更为敏感，在 LVEF 值正常的冠心病患者中，有70% ～ 80% 的患者 PFR 不正常。急性心肌梗死患者 LVEF 值可明显降低。肺心病患者随着病程的发展，最终将导致左心功能受损，此时患者的 RVEF 值和 LVEF 值均降低。对于心肌病和心脏瓣膜病患者，虽然运动负荷可导致整体 EF 值下降和心室相角程增大，但很少出现局部异常。

2. 室壁瘤的诊断　本法对室壁瘤的诊断有极高的价值，它对心尖部及前壁室壁瘤的诊断符合率达 95%。典型影像表现为室壁瘤部位呈局限性囊袋状膨出；心动电影显示局部有反向运动；相位图可见室壁瘤部位时相明显延迟；在相位直方图上的心室峰与心房峰之间出现附加峰，相角程 > 135°。

3. 心脏传导异常的诊断　时相电影可以明确地显示心肌激动的起点和传导路径。当发生束支传导阻滞时，表现为阻滞的心室时相延迟，相角程 > 65°，有时心室峰呈双峰。在预激综合征时，可依靠时相电影及相位图确定预激的起点和旁路部位，其表现为心室相应部位时相提前。本法诊断传导异常的符合率为 80% ～ 90%。

4. 心肌病辅助诊断　对于扩张型心肌病，心室显像表现为整个心室明显扩大，室壁运动普遍降低且缺乏协调性，EF 值和 PFR 显著下降。相位图表现为广泛而散在的不均匀分布，心室相角程明显增宽。肥厚性心肌病表现为心室腔变形、缩窄，室壁运动增强，EF 值明显升高，PFR 却低于正常。由于室间隔增厚，使得左、右心室影像之间的放射性缺损带明显加宽；相位图显示收缩振幅增高，心室相角程中度增宽。

5. 冠状动脉旁路移植（搭桥）手术适应证的选择和疗效评价　平衡法门控心室显像对冠状动脉搭桥手术适应证的选择和术后疗效评价均有重要价值。一般 LVEF 值 < 30% 的患者，手术风险及术后死亡率均显著升高；而术后 LVEF 值的明显改善，则是治疗有效的重要指标。

第四节　心脏神经受体显像

一、原理

心脏神经系统包括以去甲肾上腺素（norepinephrine，NE）为递质的交感神经和以乙酰胆碱（acetylcholine，ACh）为递质的副交感神经。交感神经末梢释放的 NE 作用于心肌细胞中的 β_1 肾上腺素能受体，引起心肌收缩与心率加快；副交感神经末梢释放的 ACh 作用于心肌中的毒蕈碱受体（M- 受体），使心脏收缩减慢。NE 主要通过神经末梢再摄取而失去作用，ACh 则被胆碱酯酶灭活。放射性核素标记的 NE 类似物均可通过与 NE 类似的摄取途径进入交感神经末梢并贮存于囊泡中，从而达到心脏交感神经显像的目的。β 受体和 M 受体的配体，可通过特异的受体 - 配体结合反应，用于心脏受体显像。

二、方法

1. 心脏神经显像中常用的显像剂　主要有突触前和突触后功能显像剂。突触前显像剂包括儿茶酚胺类（如多巴胺、NE、肾上腺素）和儿茶酚胺类似物，如间位碘代苄胍（meta-iodobenzyl guanidine，MIBG）、氟间羟胺（^{18}F-metaraminol，FMR）、羟基麻黄碱（hydroxyephedrine，HED）。突触后显像剂主要是 β 受体和 α 受体显像剂。用于 SPECT 显像的主要是 ^{123}I-MIBG，用于 PET 显像的主要包括 ^{18}F-fluorodopamine，^{11}C-HED 等。

2. 心脏神经受体 SPECT 显像

（1）显像方法：连续口服复方碘溶液 3 天，封闭甲状腺组织，静脉注射 ^{123}I-MIBG 74 ~ 370 MBq 后 20 min 及 3 h 行多体位平面显像或断层显像。

（2）影像分析与结果判断：正常影像与心肌灌注显像类似，即心肌显影清晰，放射性分布均匀；而异常影像则可表现为心肌放射性摄取普遍减低，或局灶性放射性摄取减低。半定量分析方法采用感兴趣区（ROI）技术在 MIBG 心肌显像图上勾画心脏（H）和纵隔（M）两个 ROI，计算 H/M 比值，评价 MIBG 在心肌中的摄取程度，H/M 正常值为 1.9 ~ 2.8，平均值为 2.2（图 4-25）。根据早期及延迟期心肌平面显像的放射性计数计算出 MIBG 的洗脱率（WR），即 W=（H$_1$-H$_2$）/H$_1$×100%（H$_1$ 代表早期局部放射性计数，H$_2$ 代表延迟相同部位放射性计数，W 反映 MIBG 在心脏的滞留），它可以反应交感神经传递中儿茶酚胺的循环，正常对照组的洗脱率为 9.6%±8.5%（图 4-25 ~ 图 4-27）。

3. 心脏神经受体 PET 显像 ^{18}F-fluorodopamine 通常在被注射后 1 h 进行门控心肌显像。^{11}C-HED 注射后即刻进行门控心肌显像。PET 显像均采用 2D 模式。

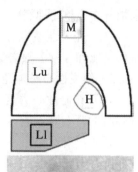
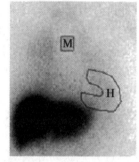

图 4-25 ^{123}I-MIBG 心肌显像勾画心脏和纵隔的感兴趣区得到纵隔放射性比值（H/M）：H 代表心脏，M 代表纵隔，Lu 代表肺，Li 代表肝

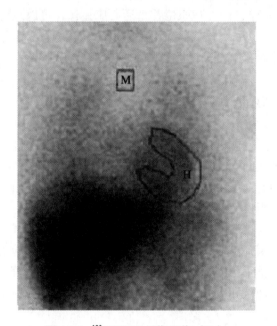

图 4-26 ^{123}I-MIBG 早期显像（H$_1$）

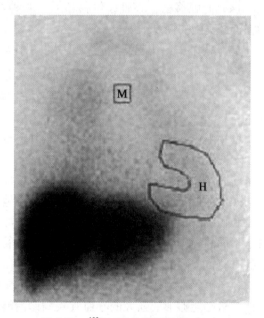

图 4-27 ^{123}I-MIBG 延迟显像（H$_2$）

三、临床应用

1. 原发性心脏神经病变

（1）家族性自主神经异常：心脏神经显像帮助家族性自主神经异常患者进行临床病理生理学分类。单纯自主神经异常、帕金森病以及交感神经循环异常的患者没有心肌 NE 显像剂的摄取，说明心肌交感神经末梢缺失。Shy-Drager 综合征患者心肌 NE 显像正常，说明交感神经

末梢分布完整而神经传导异常。

（2）先天性室性心动过速和心室颤动：先天性右室流出道性心动过速患者心肌的儿茶酚胺再摄取和β肾上腺素受体密度都明显降低。NE 显像放射性分布稀疏或缺损。

2．继发性心脏神经病变

（1）充血性心力衰竭：心力衰竭常表现为明显的自主神经功能受损和失衡情况，同时伴有心肌的肾上腺素能神经活性的降低。心衰患者的心肌 MIBG 摄取降低，表现为 H/M 比值减少，心肌放射性分布不均匀以及 MIBG 从心肌中洗脱速度加快。因此，^{123}I-MIBG 显像可无创性评价心力衰竭患者病情的严重程度、心衰过程中病理生理变化及患者的预后。

（2）心肌病：扩张型心肌病患者发生心衰时，交感神经活性增高，血液循环中儿茶酚胺浓度升高，心肌对β肾上腺素受体激动剂的反应降低，因此 ^{123}I-MIBG 的浓聚明显减少，且清除加快，影像表现为心脏各部位均呈现放射性分布稀疏。在受体影像上，心脏各部位放射性也明显减低。肥厚性心肌病患者其心脏突触前儿茶酚胺再摄取受损和突触后β肾上腺素受体密度降低，^{123}I-MIBG 摄取明显低于正常，且与临床表现的严重程度呈负相关，心肌中 ^{123}I-MIBG 的清除也加快。

（3）冠状动脉疾病：心脏的交感神经比心肌细胞对缺血的反应更加敏感。^{123}I-MIBG 神经显示的缺损区明显大于 ^{201}Tl 血流灌注的缺损区。在心肌缺血后的恢复早期（1～3 月），血流灌注恢复，而神经损伤范围却在进一步扩大，造成心脏神经与血流灌注的不匹配，容易发生心律失常，同时也正是因为神经显像比血流灌注恢复得慢，因而心脏神经显像可以有缺血记忆功能。在缺血恢复的后期（6 个月），交感神经会逐渐恢复。同样在心肌梗死后，神经显像受损的范围大于心肌梗死的范围。缺血和梗死也会造成β肾上腺素受体密度降低。

（4）心脏移植：心脏原位移植后心脏神经显像进行心脏原位移植后心肌显像，可以观察心脏神经支配的恢复情况。

（5）糖尿病：长期的糖尿病可引起心脏自主神经病变，β肾上腺素受体密度降低。

第五节　与相关影像学检查比较

近年来，心血管疾病影像学从设备到检查模式发展迅速，不同影像学都有各自的突破性进展。这些进展在大幅度提高心血管疾病诊断准确性的同时，也给临床工作带来更多选择及由此带来的困惑——临床医师和影像学医师一方面拥有众多可选择的影像学检查项目，另一方面又面临如何选择才能最有效、最准确、最经济地诊断疾病的问题。

和传统的单一检查模式不同，当今诊断心血管疾病的影像学不仅手段众多，而且，这些手段从不同的病理生理角度探索疾病，给心血管病医师更多的信息。不同影像学诊断所提供的信息各有侧重。因此，根据不同的诊断目的，影像学手段的选择和组合也是不同的。横向比较影像学，了解各种影像手段在诊断心血管疾病中的地位和重心，联合各影像学强项和人才强项于一体，势必能够形成强大的心血管疾病诊治能力。

一、不同心脏影像检查特点

随着技术发展、无创影像学革新和临床医师对心血管影像学兴趣的与日俱增，心脏多模式影像学成为高速发展的领域。只有了解不同心脏影像检查的特点，才能取长补短，更好地发展心脏影像学，各影像学检查特点见表 4-2。

表4-2　不同心脏影像检查特点

项目	应用范围	优势	轴向分辨(mm)	可重复性	局限性
UCG	广泛开展	动态显示心肌、瓣膜、大血管的图像质量最高，同时测量心功能；价格低廉；无辐射	1	中等	肥胖、慢性阻塞性肺疾病等声窗差者图像质量差；操作手法对图像影响较大
SPECT	主要在三级甲等医院开展	功能成像，获得心肌灌注和左室功能信息	4	高	年轻女性因心腔小，乳腺衰减影响诊断准确性；患者花费检查时间 2～3 h；有辐射剂量
PET	自费价高，开展受限	功能成像，获得心肌灌注、代谢和左室功能信息；绝对定量分析心肌显像剂摄取	2	高	年轻女性因心腔小，乳腺衰减而影响诊断准确性；价格昂贵；有辐射剂量
MSCT	中等度开展	较好展示心血管解剖和瓣膜、测量左室功能	0.4～0.7	中等	慢性肾病患者、过敏患者不适合；心律失常致图像伪影，影响判断；有辐射剂量
MRI	常规开展的单位较少	很好的心肌、血管和瓣膜分辨力，测量左室功能	0.5～1	高	幽闭恐惧症、金属物植入者不适宜

注：UCG，超声心动图；SPECT，单光子发射计算机断层；PET，正电子发射断层扫描；MRI，磁共振成像；MSCT，多排 CT。

二、不同影像学诊断冠心病的特色

就心脏核医学而论，主要用于冠心病诊断。因此，本节侧重于冠心病诊断影像学之间的比较。负荷 - 静息核素心肌灌注显像（myocardial perfusion imaging，MPI），包括 SPECT 和 PET 的 MPI 的应用在长期的临床工作中形成了非常规范的检查程序和图像诊断程序与标准，对冠心病的诊断具有很高的准确性和可重复性，同时，对患者预后、疗效监测也有很高的价值。尽管其中的 PET 显像因为价格较高而难被推广，但是，PET 有更高的敏感性和定量分析能力，在常规检查无法判断或图像处于临界诊断标准状态时能发挥特殊作用。此外，核素显像的存活心肌检测、心肌神经受体显像、冠状动脉斑块显像等在冠心病的诊断中引入了特异性更好和具有特别指向性的诊断指标，为冠心病病理生理状态的理解、个体化治疗决策提供了很好的依据。

超声心动图（ultrasound cardiogram，UCG）作为常规诊断手段，价格低廉，对冠心病的诊断有较高的灵敏度和特异性，不仅能观察缺血导致的节段性室壁运动，而且能同时测量整体心脏收缩和舒张功能。近年来更发展出微气泡心肌灌注成像手段用来诊断心肌缺血、梗死。UCG 心肌灌注成像在微气泡通过心肌毛细血管短时间内成像，对操作技术要求非常高，在三维 UCG 真正成熟前，很难在临床常规应用。

心脏 MRI 的诊断内容是从整体心室功能到室壁运动、从心肌血流灌注到心肌形态学诊断、从存活心肌到冠状动脉斑块，其技术发展迅速，能非常全面地诊断冠心病，是目前较为完善的冠心病诊断影像。

心脏多排 CT（multisice computed tomography，MSCT）的诊断也从冠脉钙化到冠脉斑块"软硬度"、从冠脉腔是否狭窄到心肌灌注，试图做到一站式评估冠心病。而且，新技术的发展使得其辐射剂量迅速下降，在临床上越来越广泛地得到应用。

虽然如此，到目前为止，仍然没有一个影像学检查能够超越其他所有影像学检查独占冠心病诊断鳌头，各种检查在冠心病的诊断上各有千秋，临床医师将根据患者病情确定将哪种或哪些影像学检查组合用于诊断、监测冠心病。联合不同影像学、不同专业（心脏核医学、心血管放射学、心血管病学）人员组成多学科诊断平台，是未来冠心病诊断的必然要求。

三、不同影像学检查在冠心病诊治中的应用

虽然各种心脏影像学检查各有千秋，但是，到目前为止，它们都能提供较高的冠心病诊断准确性。而且，诊断冠心病的各影像学技术各有侧重、优势互补，为冠心病诊治提供了丰富的影像信息。临床上更多的是根据实际需求选择或联合不同的影像检查来诊断、评价冠心病。例如，心电图、超声心动图主要作为基础、筛查性检查；由于CT冠状动脉造影有很高的阴性预测值，冠心病低度可能性患者宜首选；核素心肌灌注显像能准确评价心肌血流灌注受累情况，冠心病中高度可能性患者宜首选。各影像学诊断冠心病准确性见表4-3。

表4-3 不同影像学诊断冠心病准确性

影像检查	敏感性	特异性
负荷超声心动图	61% ~ 97%	51% ~ 95%
负荷 SPECT MPI	78% ~ 92%	62% ~ 89%
负荷 PET MPI	85% ~ 98%	50% ~ 100%
负荷 MRI 室壁运动	79% ~ 88%	81% ~ 91%
负荷 MRI 心肌灌注	88% ~ 94%	77% ~ 85%
MRCA	82% ~ 92%	43% ~ 68%
CTCA（64 排 CT）	96% ~ 99%	87% ~ 94%

注：MPI，心肌灌注显像；SPECT，单光子发射计算机断层；PET，正电子发射断层扫描；MRCA，磁共振冠脉成像；CTCA，CT冠状动脉造影。

 小 结

心血管系统核医学，以无创、简单、安全地显示心肌血流、代谢和心脏功能为特点，不仅可用于诊断心血管疾病，更重要的是可指导临床治疗、提供疾病危险程度分层和预后信息。是现代心血管疾病诊断与研究的重要手段。

（刘志翔 李贵平）

思考题

1. 心肌灌注断层显像异常类型及临床意义有哪些？
2. 简述核医学显像判断心肌存活的方法。
3. 简述心肌梗死与心肌缺血在心肌血流灌注显像图上的区别。

病例分析

第5章

肿瘤与炎症

肿瘤与炎症均为较常见的疾病，其中恶性肿瘤已成为威胁人类健康的主要疾病。20 世纪 40 年代核医学开始应用于肿瘤研究，随着核医学新技术、新设备的应用以及放射性药物的研发，核医学在评价肿瘤的代谢与转移、肿瘤特异性抗原、酶、受体以及基因表达方面有着其他影像技术不可比拟的优势，使肿瘤核医学成为现代核医学及肿瘤学领域中的一个重要分支。肿瘤核医学包括肿瘤的诊断和治疗，前者分为体外肿瘤标志物检测和肿瘤显像，其中肿瘤显像分为阴性（"冷"区）显像和阳性（"热"区）显像。肿瘤阳性显像根据显像剂在肿瘤中浓聚与肿瘤组织学的关系分为肿瘤特异性显像和肿瘤非特异性显像；根据显像剂在肿瘤中浓聚的原理不同分为肿瘤代谢显像、放射免疫显像、受体显像、基因表达显像等。肿瘤标志物的体外检测、肿瘤阴性显像以及肿瘤的核素治疗将在相关章节论述，本章主要介绍肿瘤阳性显像。

炎症显像则针对炎症病理过程中的不同环节，从功能和代谢角度来显示或监测体内的炎症病灶。

第一节 肿瘤 PET/CT 代谢显像

正电子发射断层显像/计算机断层显像（positron emission tomography/computed tomography，PET/CT）是正电子发射断层扫描与 X 射线、CT 融合的成像技术，是医学影像技术的重大进步。PET/CT 目前主要用于肿瘤显像，85% 以上的检查对象与肿瘤有关。PET/CT 的日益广泛应用对肿瘤的临床诊断和治疗产生了重要影响。

肿瘤细胞的基本生物学特征之一是快速增殖和高代谢率（如葡萄糖、蛋白质、核酸代谢等），PET 成像即利用正电子放射性核素标记这些代谢物质或其类似物作为显像剂，使肿瘤组织放射性出现聚集形成"热区"，从而对病灶的代谢水平进行定性和定量的分析，进而对于病灶性质和分布情况做出判断。目前用于 PET 显像的正电子放射性药物有 ^{18}F- 氟代脱氧葡萄糖（^{18}F-FDG，糖代谢）、^{11}C- 胆碱（^{11}C-choline，磷脂代谢）、^{11}C- 蛋氨酸（^{11}C-MET，氨基酸代谢）、^{18}F- 氟胸腺嘧啶（^{18}F-FLT，核酸代谢）等，部分已经用于临床诊断与疗效监测。不过，^{18}F-FDG 仍是迄今为止应用最广泛、最成熟的肿瘤代谢显像剂，因此本节主要介绍 ^{18}F-FDG PET/CT 肿瘤代谢显像。

一、^{18}F-FDG PET 肿瘤显像原理

^{18}F- 氟代脱氧葡萄糖（^{18}F-fluorodeoxyglucose，^{18}F-FDG）为葡萄糖代谢示踪剂。由于 ^{18}F-FDG 与葡萄糖的分子结构相似（图 5-1），故 ^{18}F-FDG 在体内的生物学行为也与葡萄糖相似。注入体内后，^{18}F-FDG 通过与葡萄糖相同的摄取转运机制，即通过葡萄糖转运体（glucose transporter，Glut）的作用进入细胞内。^{18}F-FDG 进入细胞后与葡萄糖同样在己糖激酶（hexokinase）的作用下被磷酸化形成 6- 磷酸脱氧葡萄糖（^{18}F-FDG-6-P），但不能进入后续的葡萄糖代谢步骤从而滞留在细胞内（图 5-2）。细胞对 ^{18}F-FDG 的摄取量与其葡萄糖代谢率成

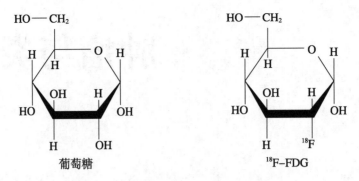

图 5-1   葡萄糖和 ¹⁸F-FDG 的分子结构比较

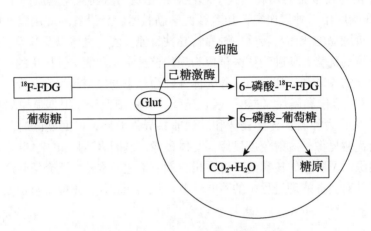

图 5-2   ¹⁸F-FDG 的细胞摄取机制示意图

正比，故体内葡萄糖代谢率越高的器官组织，摄取聚集 ¹⁸F-FDG 越多。恶性肿瘤细胞的代谢特点之一是高葡萄糖代谢，故能聚集 ¹⁸F-FDG。可能机制如下：肿瘤细胞膜上葡萄糖转运蛋白如 Glut-1、Glut-2、Glut-3 等表达增加，肿瘤细胞内己糖激酶活性增高；葡萄糖 -6- 磷酸酶活性低（该酶可使 ¹⁸F-FDG-6-P 去磷酸化而释出细胞外）等。肿瘤细胞缺氧可以增加 ¹⁸F-FDG 的摄取，这可能是由于糖酵解代谢途径激活所致。用 PET 或符合线路 SPECT 探测 ¹⁸F 正电子湮灭辐射发射出的高能（511 keV）γ 射线，便可获得 ¹⁸F-FDG 体内分布的影像，该影像实质上反映了体内各部位和病灶的葡萄糖代谢水平。利用 PET/CT 成像则可通过一次显像检查同时获得反映葡萄糖代谢的 PET 图像、反映形态学改变的 CT 图像和二者的融合图像。

二、¹⁸F-FDG PET/CT 肿瘤代谢显像方法

（一）图像采集

1．患者准备   检查前禁食 4 ~ 6 h，检查前检测血糖。

2．注射显像剂   安静状态下静脉注射 ¹⁸F-FDG，放射性活度 3.7 ~ 7.4 MBq/kg 体重，注药后至检查前患者仍需保持安静状态。显像前排空尿液。

3．图像采集   40 ~ 60 min 后进行全身 CT 透射扫描（扫描条件：120 kV，80 ~ 200 mA），然后进行发射扫描。必要时在发射扫描结束后增加局部诊断 CT 扫描和注射对比剂做增强扫描。

4．断层图像重建   PET 发射采集数据经衰减校正后重建水平面、冠状面和矢状面断层图像，同时重建 CT 断层图像和进行图像融合。

（二）图像分析

1．视觉阅片   结合 PET 图像和 CT 图像进行判读。PET 图像上明显高于周围正常组织的

放射性浓聚视为异常摄取，表示局部葡萄糖代谢增高。恶性肿瘤在葡萄糖代谢显像上的基本特征就是在肿瘤灶部位出现异常增高并且持续存在 ^{18}F-FDG 高摄取，其增高程度与肿瘤病理类型、病灶大小有关。依据恶性肿瘤高度放射性摄取的基本影像特征，结合半定量分析和 CT 影像上病灶形态信息以及放射性的时相变化可以对恶性肿瘤进行诊断与鉴别诊断。

2. 半定量分析指标 标准化摄取值（standardized uptake value，SUV）的含义是病灶处对放射性药物的摄取与全身平均摄取之比。SUV 常被用于辅助病灶良恶性鉴别、肿瘤分级与预后判断、肿瘤疗效的动态监测等方面。计算公式如下：

$$SUV = \frac{局部感兴趣区平均放射性活度（MBq/g）}{注入放射性活度（MBq）/体重（g）}$$ 公式 5-1

三、^{18}F-FDG PET 的正常影像

因 ^{18}F-FDG 的摄取反映的是葡萄糖代谢水平，体内正常组织器官可有不同程度的生理性摄取。正常人在禁食状态下，脑皮质和灰质核团呈放射性高摄取，脑白质放射性低摄取。纵隔呈轻度显影。心肌摄取示踪剂个体变异较大，可表现为不显影、淡而不均匀显影或明显的左室心肌显影。肝摄取轻至中度增高，均匀显影。脾显影，正常情况下低于肝摄取水平。肾及膀胱因显像剂的排泄而显影。肠道常见程度不等的放射性分布，与肠道走行一致或在延迟显像中有形状 / 位置变化。肌肉一般呈低摄取，但肌肉活动后或紧张状态可呈高摄取。此外，棕色脂肪组织、育龄妇女的子宫和卵巢、咽喉部等亦可有放射性摄取增高表现（图 5-3）。

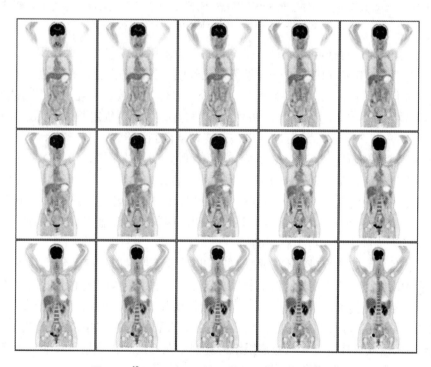

图 5-3 ^{18}F-FDG PET 的正常影像（冠状面断层）

四、临床应用

（一）肿瘤代谢显像在肿瘤临床的应用范围

^{18}F-FDG PET/CT 肿瘤代谢显像在肿瘤临床的应用范围很广，概括起来有以下几个方面：

1. 良、恶性病变的鉴别 一般而言，恶性肿瘤病灶因代谢活跃而呈 ^{18}F-FDG 高摄取状态，表现为放射性浓聚和高 SUV 值，而良性病变往往表现为放射性摄取较低。需要指出的是，^{18}F-

FDG 是通过葡萄糖代谢的差异来鉴别良、恶性病变，但 ^{18}F-FDG 并不是肿瘤特异性显像剂，在许多良性肿瘤和炎性病变中亦可出现 ^{18}F-FDG 摄取增加，如活动期结核、结节病、Wegner's 肉芽肿等；相反，一些特殊肿瘤病灶 ^{18}F-FDG 的摄取并不增高，如低级别肾透明细胞癌、高分化肝细胞癌及肺高分化腺癌等（图 5-4），因此不能将 ^{18}F-FDG 摄取高低作为病变良恶性鉴别的唯一标准。

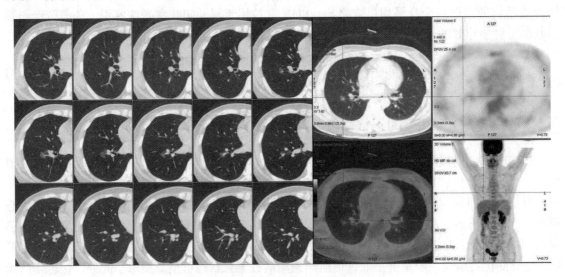

图 5-4　肺高分化腺癌 PET/CT 显像

A. CT 图像可见右肺下叶叶间胸膜下磨玻璃密度结节，分叶状，其内可见实性成分，邻近叶间胸膜牵拉；
B. PET/CT 示结节处放射性分布增高不明显

2. 恶性肿瘤分期与治疗后再分期　评价肿瘤侵犯范围、转移灶、恶性程度等，为治疗决策提供依据。应用 ^{18}F-FDG PET/CT 全身显像对已经明确诊断的恶性肿瘤患者进行分期，其突出优点是一次显像即可包括头、颈、胸、腹、盆腔、肢体等区域，并且具有很高的灵敏度，可以发现结构尚无明显改变但代谢已经增高的早期转移灶，尤其对确定肿瘤有无远处转移具有重要价值，可使 20% ~ 30% 的传统分期结果被改变，从而制订合理、科学的治疗方案。

3. 探查肿瘤原发病灶　对于首发表现为转移性肿瘤病灶的患者，^{18}F-FDG PET/CT 全身扫描对于寻找原发灶具有优势。对于临床怀疑肿瘤的患者，如不明原因肿瘤标志物升高，尤其是肿瘤患者治疗后肿瘤标志物升高而原发部位未查到明显复发灶者。另外，对于不明原因发热、不明原因淋巴结肿大、不明原因浆膜腔积液、不明原因的肠道出血等，^{18}F-FDG PET/CT 对于排查上述症状是否为肿瘤相关也很有帮助。

4. 肿瘤非手术治疗的疗效评价　肿瘤进行非手术治疗（如放疗、化疗、各种介入治疗、靶向药物）后肿瘤组织代谢改变早于肿瘤体积的改变，在恶性肿瘤治疗前后进行显像动态比较，可及时评价治疗响应。当治疗有效时，可见肿瘤代谢明显减低，若肿瘤仍处于高代谢状态，则表明治疗效果不佳，应及时调整或改变治疗计划。治疗后早期的代谢改变与远期预后相关。

5. 肿瘤手术后或放疗后复发与瘢痕组织的鉴别　在 CT、MR 或超声等鉴别困难的情况下，^{18}F-FDG PET/CT 可做出更为准确的判断。

6. 肿瘤放疗靶区的辅助勾画　代谢影像显示的代谢活性区域可辅助在实体肿瘤放疗时对肿瘤靶区的勾画，从而可获得更加精确的靶区范围，更加有效地减少肿瘤病灶的遗漏和避免非瘤组织的过度照射。

7. 肿瘤复发随访　对于治疗后患者，^{18}F-FDG PET/CT 随访有利于及时发现肿瘤的局部复发和其他部位转移灶。当临床出现可疑征象或相关的血液肿瘤标志物升高时，进行 ^{18}F-FDG PET/CT 检查更加必要。

8. 预后判断　根据肿瘤侵犯的范围和转移情况、肿瘤代谢水平以及治疗后代谢变化等参数可为评价肿瘤患者的预后提供依据。

以下列举了在一些常见恶性肿瘤中的应用。

（二）肺癌

1. 原发性肺癌的表现　原发性肺癌在 PET 图像上多表现为病灶部分或全部高放射性浓聚，既往一般以 SUV 平均值 ≥ 2.5 作为半定量判别标准，但还需结合临床资料和 CT 所见形态特征综合分析。当中心型肺癌伴阻塞性肺不张或肺炎时，可清楚显示高代谢的肿瘤病灶范围（彩图 5-5），有效区分肿瘤组织与不张或炎性组织，提供更精准的放疗靶区。多中心研究结果，[18]F-FDG PET 对肺癌诊断的灵敏度为 96%，特异性为 90%，准确率为 92%。

2. 肺孤立结节（solitary pulmonary nodule，SPN）的鉴别诊断　SPN 是指放射学表现为孤立的、小于或等于 3 cm 的球形病灶，临床上常见而且其良、恶性鉴别常感困难。[18]F-FDG PET/CT 可改善对 SPN 的鉴别效能，灵敏度为 88% ~ 100%，特异性为 69% ~ 88%。[18]F-FDG PET 假阳性常见于结核和肉芽肿类病变，结合薄层 CT 有助于鉴别诊断。国内报告 ^{18}F-FDG PET/CT 结合薄层 CT 诊断 SPN 的特异性提高到 91.7%。

3. 肿瘤临床分期　对于非小细胞肺癌患者，及时准确地判断纵隔淋巴结或胸外远处转移情况，进行 TNM 准确分期，对于决策治疗方案非常重要。CT 诊断非小细胞肺癌纵隔淋巴结转移一般以淋巴结肿大来判定，有一定局限性，其灵敏度为 58% ~ 67%，特异性为 70% ~ 80%。PET/CT 则结合淋巴结的代谢活性进行判断，灵敏度为 83% ~ 92%，特异性为 94% ~ 100%，弥补了对于小于 1 cm 淋巴结的漏诊和大于 1 cm 淋巴结的误诊（彩图 5-6）。PET/CT 全身显像还能同时探测胸外、远处软组织和骨骼的肺癌转移灶，其准确性达 96%。PET/CT 的应用，可使 20% ~ 30% 病例的临床分期得到更正，20% 以上的患者因 PET/CT 检查结果改变了治疗策略。

4. 辅助确定放射治疗靶区　在许多临床情况下，依据 CT 图像常常难以准确勾画肿瘤靶区（gross tumor volume，GTV），例如肺癌合并肺不张、肿瘤手术后或放疗后复发等。PET/CT 图像不仅有助于清晰显示肿瘤边界和淋巴结转移情况，还可显示病灶内不同活性分布状态，与 CT 结合使靶区确定更为客观，并可辅助调强放疗计划的制订。较之单纯 CT 定位，PET/CT 使得 30% ~ 40% 的肺癌患者的放疗方案发生改变，从而避免了不必要的正常组织损伤且提高对肿瘤的治疗效果。

（三）淋巴瘤

^{18}F-FDG PET/CT 主要用于淋巴瘤的分期和疗效监测评价。大部分类型的霍奇金淋巴瘤和非霍奇金淋巴瘤可高摄取 ^{18}F-FDG，PET/CT 可进行全身扫描的同时还可全面显示病灶分布情况，有利于准确分期（图 5-7），为临床制订治疗方案提供依据。在评价淋巴瘤的结外器官侵犯时，PET/CT 比其他影像检查技术更具有优势，对于骨髓侵犯，[18]F-FDG PET/CT 可用于指导骨髓活检位置，提高诊断阳性率。准确评估淋巴瘤治疗后局部残余组织是否仍有肿瘤活性残留对临床来说至关重要，但常规 CT 及MR 等检查很难判定。[18]F-FDG PET/CT 在上述情况下比单纯 CT 检查可明显改善鉴别能力，这对于制订进一步的治疗计划至关重要。在评价淋巴瘤疗效方面，PET/CT 扫描可通过病灶代谢活性的变化对化疗 / 放疗反应做出及时评价，是随访评价非常有力的手段（图 5-8）。[18]F-FDG

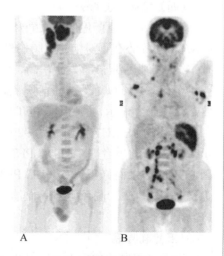

图 5-7　非霍奇金淋巴瘤

A. Ⅱ期；B. Ⅳ期

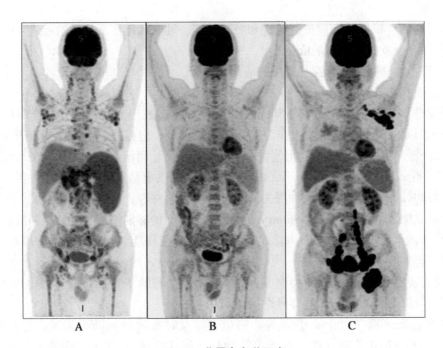

图 5-8　非霍奇金淋巴瘤
A. 初诊 2014-9-10；B. 化疗 6 次后 2015-1-29；C. 复发

PET/CT 还可评价淋巴瘤的恶性程度和预后，研究显示病灶 ^{18}F-FDG 的摄取水平与组织学恶性程度相关，治疗后 ^{18}F-FDG PET/CT 扫描阴性结果患者比阳性结果患者的远期预后好，无进展生存率（progression-free survival，PFS）高、复发率低，预测效能优于传统的临床预测指标。

应注意 ^{18}F-FDG PET/CT 对于不同类型的淋巴瘤应用价值是有差异的，目前在弥漫大 B 细胞淋巴瘤（diffuse large B-cell lymphoma，DLBCL）及霍奇金淋巴瘤的价值获得充分肯定，对于部分惰性淋巴瘤则阳性率不高。

近年正是由于 ^{18}F-FDG PET/CT 的应用，促进了淋巴瘤个体化治疗观念的进展，即根据治疗反应指导治疗（response adapted therapy）。在治疗过程中根据 ^{18}F-FDG PET/CT 复查情况，获知患者的初始治疗反应（例如 1～3 个疗程化疗后），以指导个体化治疗，达到提高疗效和减少毒性反应的目的。

（四）结肠、直肠癌

对于结肠、直肠癌的原发病灶探查，[18]F-FDG PET/CT 的灵敏度高而特异性欠佳。[18]F-FDG PET/CT 的优势在于对结、直肠癌患者合并肝及肝外转移灶的探测以及肿瘤术后局部复发的探查。结、直肠癌肝转移发生率高，而结、直肠癌合并单纯肝转移患者采用手术治疗后有较高的五年生存率，所以对于结、直肠癌患者，了解是否伴有肝和肝外转移对于治疗策略选择非常重要。对比研究显示，[18]F-FDG PET/CT 探测结肠癌肝转移的准确性为 92%，而常规 CT 为 78%。肝外转移的 PET/CT 检出率为 92%，CT 为 71%。一项对 378 例结肠、直肠癌患者的研究显示，有 27% 的患者被 ^{18}F-FDG PET/CT 查出了其他检查未发现的转移灶，37% 患者的治疗方案因 PET 的结果而修正。[18]F-FDG PET/CT 对局部复发的诊断灵敏度为 90.3%～100%，特异性为 90%～100%。临床上对于血清 CEA 升高而常规影像学检查结果为阴性的患者，需要进行 PET/CT 检查。

（五）乳腺癌

对于乳腺肿块的检查，X 射线钼靶乳腺摄片诊断的灵敏度高，但特异性尚不满意，尤其对于致密乳腺组织和乳腺结构异常的乳房易致漏诊或误诊。MRI 对于乳腺癌的诊断亦是灵敏度高，特异性不佳。针吸活检特异性高，但灵敏度不佳。[18]F-FDG PET/CT 对原发乳腺癌具有较好的诊断价值，灵敏度为 82% ~ 100%，特异性为 68% ~ 100%。其诊断效能不受乳腺组织密度的影响，有利于不能触及的小病灶或乳腺致密或结构异常时病变的鉴别。乳腺癌患者腋窝淋巴结转移情况对于制订治疗方案非常重要。现有的无创方法普遍存在不足。^{18}F-FDG PET/CT 对腋窝淋巴结转移探测的准确性较高，灵敏度为 79% ~ 100%，特异性为 66% ~ 100%。^{18}F-FDG PET/CT 用于乳腺癌患者术后或放疗后瘢痕形成与局部复发的鉴别不仅灵敏度高，而且具有特异性较高的优点。

（六）食管癌

^{18}F-FDG PET/CT 对原发性食管癌诊断的灵敏度为 77.8% ~ 91%、特异性为 92.9%、准确率为 84.4%。对于食管癌而言，PET/CT 的优势是探测病灶侵袭范围、区域淋巴结转移和远处转移灶，为更准确地进行 TNM 分期和确定治疗方案提供依据。特别是对颈部、上纵隔、腹部淋巴结诊断的准确性较高。约 22% 的患者的治疗方案因 ^{18}F-FDG PET/CT 检查得以修正。另外在评价放疗和化疗的效果、鉴别放疗和化疗后局部肿瘤复发与纤维化方面也有重要作用。

（七）鼻咽癌

PET/CT 在鼻咽癌的应用优势在于辅助准确分期、确定靶区从而制订精确的立体放疗方案，以及鉴别放疗后瘢痕与复发。PET/CT 融合图像不仅能清楚显示病灶侵犯的范围，尤其是颅底侵犯的范围和边界，还可同时对于颈部淋巴结转移情况作出准确、完整的判断。

（八）胰腺癌

^{18}F-FDG PET/CT 对于胰腺癌的诊断较之传统的影像学手段更为准确，而且能够对胰腺癌和慢性胰腺炎进行鉴别。对比研究显示，采用 ^{18}F-FDG PET/CT 鉴别诊断胰腺肿瘤良、恶性的灵敏度为 94%、特异性为 90%；CT 则分别为 82% 和 75%。PET/CT 对于胰腺癌远处转移灶的检测、手术后复发的监测、化疗疗效的评价也具有优势。

（九）肝癌

低分化的肝细胞癌和胆管细胞癌有很强的摄取能力，表现为高代谢的状态。但分化较好的肝细胞癌的细胞内葡萄糖 -6- 磷酸酶活性较高，可以对 6- 磷酸 -^{18}F-FDG 产生去磷酸化作用从而迅速清除摄入的 ^{18}F-FDG，出现假阴性结果。故单纯 ^{18}F-FDG PET 对原发性肝细胞癌的敏感性不高，假阴性率高达 40% ~ 50%，阳性病灶多属低分化和中分化。^{18}F-FDG PET/CT 结合局部增强 CT 扫描可提高敏感性和鉴别效能。肝海绵状血管瘤、肝囊肿、肝硬化、肝腺瘤、肝脂肪浸润等良性病变一般不会出现高摄取，故 ^{18}F-FDG PET/CT 对原发性肝细胞癌诊断的特异性较高，同时有助于鉴别肝癌患者门脉内癌栓与血栓。据报告联合应用 ^{11}C- 乙酸盐（^{11}C-acetate）和 ^{18}F-FDG PET/CT 可显著提高原发性肝癌的诊断能力，分化好的肝癌往往摄取 ^{11}C- 乙酸盐，分化差的肝癌则往往摄取 ^{18}F-FDG，联合两种示踪剂可大大提高诊断准确性。

　　尽管 ^{18}F-FDG PET/CT 对于肝癌原发灶诊断的灵敏度不高，但对于肝癌的复发、转移的探查显示出很高的灵敏度和特异性（均大于 90%）。无论是对于肝癌术后复发转移，还是肝癌局部治疗（如介入栓塞化疗、射频、放射性粒子植入等）的残留复发，均显示了良好的价值。

（十）卵巢癌

卵巢上皮癌手术及化疗后复发率高，而且复发灶多出现在腹腔内器官的表面，早期常无症状，尽管血清肿瘤标志物，如 CA-125 异常升高，复发灶不达到一定的体积时一般不易被临床常规影像学检查发现，易延误治疗。PET/CT 根据复发病灶呈高代谢的特点能够可靠地检出原位复发和局部或远处的转移病灶，灵敏度和特异性分别为 92% 和 86%。有报告 ^{18}F-FDG PET 可早于常规诊断方法和临床复发症状 6 个月发现复发灶。

（十一）脑肿瘤

鉴别肿瘤复发与纤维瘢痕：对于鉴别脑肿瘤的放射性坏死（radionecrosis）或术后纤维瘢痕和肿瘤复发，在 CT 和 MR 鉴别困难时，^{18}F-FDG PET 有助于其进一步鉴别。复发灶呈 ^{18}F-

FDG 高摄取状态，而瘢痕坏死组织则呈低摄取状态。

（十二）甲状腺癌

^{18}F-FDG PET/CT 对于鉴别甲状腺结节的良、恶性价值不高，目前被认可的适应证为甲状腺癌术后或采用 [131]I 清除甲状腺组织后，血清甲状腺球蛋白升高而全身 [131]I 扫描阴性患者。

五、常用的非 ^{18}F-FDG PET 肿瘤代谢显像剂

目前，[18]F-FDG 临床应用最为广泛，但其为肿瘤非特异性显像剂，部分肿瘤不依赖葡萄糖代谢生长，可造成假阴性；而脑内、胃肠道等的生理性摄取，还有炎性疾病，[18]F-FDG 摄取也会增加，可造成假阳性。由于 ^{18}F-FDG 的上述局限，学者们致力于新型 PET 肿瘤显像剂的研发与临床转化，目前已用临床的 PET 肿瘤代谢显像剂见表 5-1。

表5-1　常用的非[18]F-FDG PET/CT肿瘤代谢显像剂及临床应用

类别	代表药物	特点	临床应用
氨基酸代谢显像	[11]C- 蛋氨酸（[11]C-methionine，[11]C-MET）	肿瘤组织与正常组织的放射性比值高，脑组织本底低	颅内肿瘤、骨髓瘤，甲状腺髓样癌，肿瘤与炎症的鉴别
脂肪酸代谢显像	[11]C- 乙酸盐（[11]C-acetate ^{11}C-ACE）	脑组织本底低，不经泌尿系统排泄	肝癌（高分化）、肾癌与膀胱癌、前列腺癌
核酸代谢显像	[18]F- 氟代胸腺嘧啶（[18]F-fluorothymidin，[18]F-FLT）	反应肿瘤增殖活性高低	颅内肿瘤、喉癌、食管癌、非小细胞肺癌、前泪腺癌、皮肤癌、淋巴癌、肉瘤
磷脂代谢显像	[11]C- 甲基胆碱（[11]C-choline，[11]C-CHO）	血清清除快，脑组织本底低，不经泌尿系统排泄	颅内肿瘤、前列腺癌、泌尿系肿瘤，肺癌、食管癌、结肠癌、甲状腺癌及肝癌

第二节　其他肿瘤显像

一、[68]Ga-DOTA-TATE 肿瘤显像

（一）原理和方法

大多数神经内分泌肿瘤细胞表面存在生长抑素受体（somatostatin receptor，SSTR）高表达。放射性核素标记的生长抑素类似物可与这类肿瘤特异结合进行显像。既往多用单光子核素（[123]I、[111]In、[99m]Tc）标记的生长抑素类似物，如奥曲肽（octreotide）进行显像。近年来，正电子核素 [68]Ga 标记生长抑素类似物，如 ^{68}Ga-DOTA-TATE 逐渐得到应用，这类药物具有良好的药动学性质，PET 显像具有较高的图像分辨率，提高了小病灶的检出率。

检查前无需禁食。需向患者详细告知显像流程，并采集相关病史，包括近期应用生长抑素类似物治疗史。成人常用注射剂量为 100 ~ 200 MBq，注射后 45 ~ 90 min 后采集图像。采集图像前应排空膀胱，采集范围为头至大腿中段。推荐使用 3D 模式进行 PET 采集，应用迭代算法进行重建。

（二）影像分析与结果判断

^{68}Ga-DOTA-TATE 从血中快速清除，注射后 4 小时血清及尿液中已探测不到放射性代谢产物。注射后 70±20 min 肿瘤组织中的摄取达到峰值，主要通过肾排泄。生长抑素受体在体内许多神经内分泌细胞及其他细胞中均有表达。因此，肝、脾、垂体、甲状腺、肾及肾上腺、唾

液腺、消化道均可有一定摄取。胰腺中的局灶生理性摄取（常见于胰头）易被误认为肿瘤。前列腺和乳腺可表现为轻度弥漫摄取。在非生理摄取部位出现的浓聚或高于生理本底的放射性浓聚可诊断为异常。边界清楚、摄取程度高于正常肝的病灶应诊断为阳性，提示 SSTR 的高度表达，即恶性征象。

（三）临床应用

本法主要用于检测 SSTR 高表达的神经内分泌肿瘤，包括胃肠道肿瘤（如类癌、胃泌素瘤、胰岛细胞瘤、胰高血糖素瘤、血管活性肠肽瘤等）、交感神经系统肿瘤（嗜铬细胞瘤、副神经节瘤、神经母细胞瘤、神经节细胞瘤）、甲状腺髓样癌、垂体腺瘤、髓母细胞瘤、小细胞肺癌等。其主要临床应用为原发灶及转移灶的定位、肿瘤分期及再分期等。此外，通过对图像的半定量分析，可评价病变 SSTR 的表达，预测靶向治疗的效果。

二、^{68}Ga-PSMA 配体肿瘤显像

（一）原理和方法

前列腺特异性抗原（prostate specific membrane antigen，PSMA）是前列腺上皮细胞表达的跨膜蛋白。PSMA 在正常前列腺组织中低表达，而在前列腺癌的原发及转移病灶中表达增强。^{68}Ga 标记的 PSMA 配体（^{68}Ga-PSMA-11、^{68}Ga-PSMA-617、^{68}Ga-PSMA-I&T 等）可与 PSMA 特异性结合，通过 PET 显像无创地评估 PSMA 表达情况。

检查前无需禁食，应进行良好的口服水化。^{68}Ga-PSMA 配体通过静脉团注，给药剂量为 1.8 ~ 2.2 MBq/kg，给药后 50 ~ 100 min 显像（推荐 60 min）。采集前应排空膀胱，采集范围为颅底至大腿中段。PET 采集使用 3D 模式，每床位 2 ~ 4 min。

（二）影像分析与结果判断

生理性摄取可见于泪腺、唾液腺、肝脾、小肠、结肠和肾。通常情况下，前列腺癌组织呈明显高摄取。^{68}Ga-PSMA 配体主要通过泌尿系统排泄，少量通过肝胆系统排泄。值得注意的是，约 5% 的前列腺癌可不出现 PSMA 的过表达。此外，^{68}Ga-PSMA 配体摄取增加可反映除前列腺癌外其他肿瘤的血管新生过程，如结肠癌、食管癌、甲状腺癌、肺癌、肾癌等。

（三）临床应用

主要用于复发前列腺癌灶的定位、高危肿瘤术前分期及外照射计划的制订等。

三、^{67}Ga 肿瘤显像

（一）原理和方法

镓 [^{67}Ga] 在元素周期表中属ⅢA 族金属元素，其生物学特性与三价铁离子类似，静脉注射入血后可与转铁蛋白结合，进入肿瘤后由于肿瘤组织内 pH 值偏低，促使 ^{67}Ga 从转铁蛋白解离下来而与肿瘤细胞膜上的乳铁蛋白结合，从而使肿瘤部位的放射性增高。目前，^{67}Ga 能被肿瘤组织摄取的机制尚不确切，而肿瘤部位血供及毛细血管通透性的增加、炎性细胞的浸润、细胞快速增殖等对 ^{67}Ga 在肿瘤组织内的聚集也起到一定的作用。

检查前停用铁剂一周，腹部检查前需清洁肠道。常规静脉注射 ^{67}Ga- 枸橼酸镓 148 ~ 220 MBq，必要时可增加至 370 MBq，于 48 h 或 72 h 后分别进行局部或全身显像，必要时进行断层显像。

（二）影像分析与结果判断

^{67}Ga 在肝的摄取最高，其次是唾液腺、脾、骨髓和泪腺。由于 ^{67}Ga 主要由泌尿系统及消化系统排泄，因此肾、膀胱及肠道内可见放射性分布。^{67}Ga 也可通过乳汁排泄。

炎症、手术瘢痕及放疗后可致局部 ^{67}Ga 摄取增高，应结合临床判断。化疗后会降低 ^{67}Ga

的摄取，因此，应选择在化疗前或化疗结束 3 周后进行 ^{67}Ga 显像。

异常影像表现为肿物 ^{67}Ga 摄取增高，摄取程度与肿瘤代谢能力呈正相关，此外还与肿瘤的组织类型、病变大小、解剖位置有关。

（三）临床应用

1. 淋巴瘤 ^{67}Ga 显像对淋巴瘤诊断的灵敏度与特异性均不够理想，因此对淋巴瘤的诊断与分期意义不大，但对患者的疗效评价及病情随访有着重要意义。^{67}Ga 显像可以反映肿瘤的活性，淋巴瘤治疗过程中病变部位的放射性摄取较治疗前明显减少，无论肿瘤病灶是否缩小，均表明肿瘤细胞活性减低，治疗有效；若为阳性则表明仍有存活瘤组织，需改变治疗方案；完全缓解后已经转阴的病灶在随访过程中再次出现放射性聚集则表明复发。临床完全缓解后局部仍有残留病灶，若 ^{67}Ga 显像为阴性，表明为纤维组织或坏死组织。

^{67}Ga 显像对高度恶性淋巴瘤诊断的灵敏度为 85%，对低度恶性淋巴瘤为 60%。对纵隔病灶的检出率最高（96%），其次是颈部（83%），腹部和盆腔较低（60%）。

2. 肺癌 对原发肺癌的检出率约 85%；对肺门或纵隔淋巴结转移的灵敏度与特异性分别为 90% 和 70% 左右。对鳞癌的灵敏度高于腺癌。假阳性主要见于结核、炎症、结节病等。

3. 肝癌 需与 ^{99m}Tc- 植酸钠肝实质显像进行对照，若肝实质显像为"冷"区，而 ^{67}Ga 显像在相应部位有放射性填充则为阳性。对肝细胞肝癌的灵敏度高于胆管细胞癌及转移性肝癌。假阳性主要见于肝脓肿、肝腺瘤和肝硬化结节等。

4. 其他 ^{67}Ga 显像 对黑色素瘤原发灶和转移灶的灵敏度与特异性均在 80% 左右，有助于患者术后随访和监测，检出率与病灶大小及部位有关，大于 2 cm 病灶的检出率为 75%。此外，^{67}Ga 显像对精原细胞瘤、食管癌转移灶的检出也有一定意义。

四、^{201}Tl 肿瘤显像

（一）原理和方法

铊 [^{201}Tl] 在元素周期表中属 ⅢA 族金属元素，其生物学性能与 K$^+$ 离子类似，主要用于心肌显像，同时具有较高的肿瘤亲和性。^{201}Tl 可经 Na$^+$-K$^+$-ATP 酶主动转运进入肿瘤细胞。此外，肿瘤组织血供丰富也使 ^{201}Tl 聚集增加。

静脉注射 ^{201}TlCl 111 ~ 185 MBq 后 10 ~ 20 min 进行早期显像，必要时行 2 ~ 3 h 延迟显像。

（二）影像分析与结果判断

^{201}Tl 影像表现为颈部甲状腺早期影像浓，晚期减淡；胸部纵隔显影，心脏显影明显；腹部可见肝、脾、肾、肠道显影；其余部位仅轻度显影。

（三）临床应用

1. 甲状腺良恶性肿物的鉴别 ^{99m}TcO$_4^-$ 或 ^{131}I 甲状腺显像为"凉"或"冷"结节的部位，若 ^{201}Tl 显像有明显放射性摄取，多提示为恶性病变；反之，则多为良性病变。对于全身 ^{131}I 显像阴性而血清甲状腺球蛋白水平增高疑似复发的患者，^{201}Tl 显像可以提高甲状腺癌复发或转移灶的检出率。

2. 乳腺癌 乳腺癌对 ^{201}Tl 有较高的摄取，良性病灶很少摄取 ^{201}Tl。病灶大小对检查的灵敏度有重要影响，对直径大于 1.5 cm 的病灶灵敏度为 87%。

3. 肺癌 ^{201}Tl 对原发性肺癌的检测灵敏度约为 85%，对鉴别肺癌与良性结节有较高的准确性，但对小于 1.5 cm 的病灶检出率较低。还可用于疗效观察和评估预后。

4. 脑部肿瘤 神经胶质瘤摄取 ^{201}Tl 与肿瘤分级相关，摄取越多，肿瘤分级越高，可用于观察治疗效果及判断预后。

5. 其他肿瘤 ^{201}Tl 能有效鉴别良、恶性骨疾病，对于骨组织和软组织肿瘤的检测优于 ^{99m}Tc-MDP 和 ^{67}Ga，与 ^{99m}Tc-Tetrofosmin 类似。

五、^{99m}Tc-MIBI 肿瘤显像

（一）原理和方法

^{99m}Tc-MIBI 是一种广泛用于临床的心肌显像剂，由于能被肿瘤组织摄取也应用在肿瘤显像方面。由于肿瘤细胞膜和线粒体膜的负电位，^{99m}Tc-MIBI 聚集在线粒体内，而线粒体膜电位的产生与维持又有赖于细胞的能量代谢，因此推测恶性肿瘤细胞的高代谢促使 ^{99m}Tc-MIBI 在肿瘤聚集。另外，人类癌细胞可特异性地摄取 ^{99m}Tc-MIBI，其摄取高于良性细胞。

静脉注射 ^{99m}Tc-MIBI 740 ~ 1100 MBq，10 ~ 20 min 后进行早期显像，必要时行 2 ~ 3 h 延迟显像。

（二）影像分析与结果判断

^{99m}Tc-MIBI 影像与 ^{201}Tl 相似，只是肝显影明显，肠道内可见大量放射性，其影像质量优于 ^{201}Tl。

（三）临床应用

^{99m}Tc-MIBI 与 ^{201}Tl 的临床应用瘤谱基本相同，但前者物理性能好且价格低廉，因此，目前 ^{99m}Tc-MIBI 肿瘤显像的临床应用更为广泛。由于 ^{99m}Tc-MIBI 的显像质量较好，1997 年美国食品和药品管理局（Food and Drug Administration，FDA）批准 ^{99m}Tc-MIBI 为肿瘤诊断的放射性药物。

1. 乳腺癌 乳腺癌在早期及延迟影像上均表现为病灶部位的放射性浓聚，有腋窝淋巴结转移时亦可见相应部位的放射性浓聚，对原发乳腺癌的灵敏度为 83% ~ 96%，特异性为 72% ~ 100%；对腋窝淋巴结转移的灵敏度仅 50% ~ 60%；对不能触摸到的乳腺肿瘤，^{99m}Tc-MIBI 显像的灵敏度为 64% ~ 67%。^{99m}Tc-MIBI 显像对乳腺癌的诊断有重要价值，肿瘤部位有明显放射性浓集。可单灶或多灶，单侧或双侧乳腺，早期及延迟显像可见放射性滞留；也可在乳腺外出现异常局灶性浓聚，包括患侧腋下等。

2. 甲状腺良、恶性肿物的鉴别 ^{99m}TcO$_4^-$ 甲状腺显像为"凉"或"冷"结节的部位，若 ^{99m}Tc-MIBI 显像上述部位有明显放射性填充，多提示为恶性病变（图 5-9）；反之，则多为良性病变。

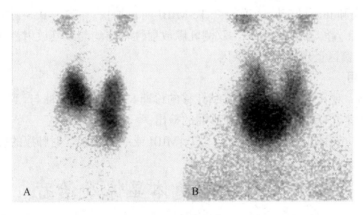

图 5-9 甲状腺癌

A. ^{99m}TcO$_4^-$ 影像；B. ^{99m}Tc-MIBI 影像

3. 骨肿瘤 ^{99m}Tc-MIBI 不仅显示瘤体部位，还可显示周围软组织的受累情况，因此对确定手术及放疗布野的范围更有帮助。此外，^{99m}Tc-MIBI 对肿瘤的特异性要高于 ^{99m}Tc-MDP。

4. 其他肿瘤 ^{99m}Tc-MIBI 或 ^{201}Tl 显像还可用于肺癌、颅内肿瘤、鼻咽癌等的诊断、鉴别诊断以及疗效评价。

六、^{99m}Tc（V）-DMSA 肿瘤显像

（一）原理和方法

^{99m}Tc（V）-DMSA（二巯基丁二酸）在肿瘤中聚集的确切机制尚不清楚，一般认为由两个 DMSA 配体提供的 4 个巯基与一个锝酸根共价结合形成 $[^{99m}TcO(DMSA)_2]^-$，其在血浆中稳定存在，但在进入肿瘤细胞后水解产生类似磷酸根（PO_4^{3-}）的高锝酸盐（$^{99m}TcO_4^{3-}$），参与细胞磷酸代谢而浓聚于肿瘤细胞中。

静脉注射 ^{99m}Tc（V）-DMSA 740 ~ 925 MBq 后 2 h 进行显像，必要时行 24 h 延迟显像。

（二）影像分析与结果判断

肾、膀胱显影明显，鼻咽部、肝区可见较明显放射性分布，骨骼轻度显影，唾液腺、甲状腺、胃肠道内无放射性分布。

（三）临床应用

1. 甲状腺髓样癌　^{99m}Tc（V）-DMSA 显像对甲状腺髓样癌的诊断有着较高的特异性，表现为原发灶或转移灶部位的局灶性高度放射性浓集，而甲状腺未分化癌、淋巴瘤等只有轻度放射性摄取，高分化甲状腺癌及甲状腺良性病变则无放射性摄取。

2. 其他　^{99m}Tc（V）-DMSA 显像对软组织肿瘤、骨肿瘤、肺癌等肿瘤的诊断及转移灶的检出也有一定意义。

七、^{99m}Tc -Tetrofosmin 肿瘤显像

（一）原理和方法

^{99m}Tc-Tetrofosmin（P53）的摄取机制与 MIBI 相似，二者均为亲脂性阳离子复合物，摄取水平与血流量、代谢水平、细胞内线粒体含量相关。

静脉注射 ^{99m}Tc-P53 740 ~ 925 MBq，注药后 10 ~ 15 min、120 min 分别做早期和延迟显像。

（二）影像分析与结果判断

^{99m}Tc-P53 在血中清除快。静脉注射后 5 min 肝放射性较高，10 ~ 15 min 胆囊放射性最高，而后快速下降，在肺和肝的清除速度较 ^{99m}Tc-MIBI 明显加快。^{99m}Tc -P53 还在心肌、甲状腺、乳腺、脾、骨骼肌、肾、膀胱中分布。双侧乳腺放射性分布均匀，其放射性比邻近组织如心、肝明显低。双侧腋窝区呈现放射性减低区。

（三）临床应用

1. ^{99m}Tc-P53　对乳腺癌及腋窝淋巴结转移的诊断灵敏度和特异性与 ^{99m}Tc-MIBI 相似，但肝清除较 MIBI 迅速，有利于右下方乳腺肿瘤的检出。

2. 其他肿瘤　在甲状腺癌诊断方面与 ^{99m}Tc-MIBI 或 ^{201}Tl 类似，对肺癌的诊断有一定价值。

第三节　肿瘤受体显像及治疗

1984 年 Wagner 等报道了 ^{11}C 标记的甲基螺环哌啶酮（^{11}C-N-methylspiperone，^{11}C-NMSP）多巴胺受体显像，开创了放射性受体靶向技术新纪元。受体显像（receptor imaging）及多肽受体靶向放射性核素治疗（peptide receptor radionuclide therapy，PRRT），是利用受体 - 配体特异性结合反应，对原发灶、转移灶进行定性、定位诊断以及靶向治疗。

一、原理

受体（receptor）是细胞膜上或细胞内能识别外源化学信号，并与之结合的生物大分子。

能与受体特异性结合的分子称为配体（ligand）。受体与配体的结合具有高度专一性、高亲和力、可饱和性、可逆性和特定作用模式的特点。

肿瘤受体显像是以放射性核素标记的某种配体或配体类似物为显像剂，引入体内后与肿瘤细胞中相应的受体特异性结合，利用显像仪器探测并显示肿瘤组织的受体分布情况，根据某种受体分布异常高表达的特征，对肿瘤诊断和靶点治疗进行指导。放射性标记配体具有分子质量小、血清除快、穿透能力强、亲和力较高和低免疫原性等优点，所以受体显像具有安全性和灵敏性。目前，受体显像已经被广泛应用于肿瘤诊治及基础研究中。

多肽受体靶向放射性核素治疗指放射性标记多肽类似物与相应肿瘤受体结合，利用治疗性核素发射射线杀死肿瘤细胞，发挥治疗作用。对于手术无法切除或转移性肿瘤患者来说是一种较新的和很有希望的治疗方法。

二、生长抑素受体显像及治疗

（一）原理

生长抑素（somatostatin，SST）是由下丘脑、垂体、脑干、胃肠道和胰腺等器官组织分泌的一种肽类激素，能抑制多种激素的释放。生长抑素受体（somatostatin receptor，SSTR）是一种 G-蛋白偶联穿膜蛋白，分为 SSTR1 ~ 5 五种亚型。研究显示，多种恶性肿瘤细胞（神经内分泌肿瘤、垂体瘤、脑肿瘤、淋巴瘤、乳腺癌、小细胞肺癌等）表面过度表达 SSTR，其中以 SSTR2 过表达最为常见，因此对这些恶性肿瘤可进行 SSTR 显像。

（二）显像剂

生长抑素是 SSTR 的天然配体，人体内主要有 SST14 和 SST28 两种天然形态，能与 SSTR1 ~ 5 型受体结合。内源性 SST 在效应组织产生，但很快被组织和血液中的肽酶灭活，因此不适合作为显像药物。1982 年 Bauer 合成环状 SST 类似物——奥曲肽（Octreotide，以下简称 OC），其具有与 SST 类似的生物学特性。与 SSTR 结合的亲和力顺序为：SSTR2 > SSTR5 > SSTR3，与 SSTR1 和 SSTR4 无亲和力。在 OC 基础上，研究者开发了许多生长抑素类似物，其中包括 SSTR 激动剂及 SSTR 拮抗剂。

目前应用于临床的均为 SSTR 激动剂，包括 [Tyr^3]-octreotide（TOC）、[Tyr^3, Tyr^8]-octreotide（TATE）及 [I-NaI^3] octreotide（NOC）。TOC 是将 OC 第 3 位氨基酸 Phe^3 替代为 Tyr^3，提高 SSTR2 亲和力，但降低 SSTR3 及 SSTR5 亲和力。TATE 是将 TOC 的 C 末端上 Thr（ol）替代为 Thr^8，其亲和力是 OC 的 9 倍，TOC 的 7 倍。NOC 是 OC 第 3 位氨基酸 Phe^3 被 I-NaI^3 所取代所得小肽，与 SSTR2、SSTR3 及 SSTR5 均有较高的亲和力。目前报道的 SSTR 拮抗剂有 SST2-ANT4（BASS）及 JR11，其受体结合位点远远大于受体激动剂 TATE（5 ~ 10 倍），是未来应用方向，目前拮抗剂介导的显像及治疗均处于临床试验阶段。

SST 类似物偶联双功能螯合剂后，能进行放射性核素的标记。常用的显像性核素包括单光子核素（^{111}In 及 ^{99m}Tc）及正电子核素（^{68}Ga 及 ^{64}Cu）。常用治疗性核素有 ^{90}Y 或 ^{77}Lu。

（三）临床应用

1. 神经内分泌瘤　奥曲肽显像（^{111}In-DTPA-OC，OctroScan）能全身评估神经内分泌瘤（neuroendocrine tumor，NET）病灶情况，准确分期，指导临床治疗。它能检测出 58% 及 70% 的原发灶和转移灶，远高于超声、CT 及 MRI 的 9% 及 19%、31% 及 38%、30% 及 45%。^{99m}Tc-HYNIC-TATE 生长抑素受体显像检出 NET 病灶 / 转移灶数目明显多于 OctroScan 显像，图像质量明显优于后者。^{99m}Tc-HYNIC-TOC 显像对胰腺 NET 的检出率为 73%，改变了 22% 阳性患者的分期，准确评价了 26% 阳性患者的治疗疗效。^{99m}Tc-HYNIC-TATE 显像肝及腹腔本底较低。^{68}Ga-DOTA-JR11 比 ^{68}Ga-DOTA TATE 有更高的肿瘤摄取、更高的肿瘤 / 肾比值及肿瘤 / 骨髓比值，能检测出更多的病灶，且图像更清晰。

对于分化好的 NET，[68]Ga-DOTA TATE PET/CT 在病灶检出率和阳性率方面均优于 ^{18}F-FDG PET/CT，尤其对于骨转移灶显像；对于分化差的 NET 患者，不推荐常规行 ^{68}Ga-DOTA TATE PET/CT 检查，[18]F-FDG PET/CT 显像的阳性率高达 100%，淋巴结检出率更高；中级别 G2 级患者（Ki-67 > 10%）和高增殖活性的 NET G3 级患者行 ^{68}Ga-DOTA TATE 及 ^{18}F-FDG PET/CT 双显像检查（图 5-10）。

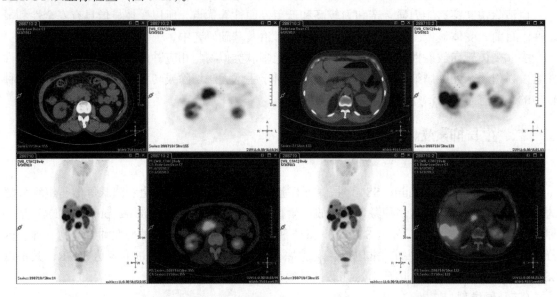

图 5-10　神经内分泌瘤 ^{68}Ga-DOTA TATE PET/CT 显像
A. 胰头软组织肿块伴放射性摄取异常浓聚；B. 肝低密度肿块伴异常浓聚

PRRT 是用于晚期 NET 治疗的有效手段。[90]Y-DOTA-TOC 治疗胃肠胰腺神经内分泌肿瘤患者的客观反应率为 9% ~ 30%。[177]Lu-DOTA TATE 治疗胃肠胰腺神经内分泌肿瘤，结果 28% 患者获得 CR 或 PR，并显著改善了患者的生活质量。随机对照Ⅲ期临床试验 NETTER-1 的结果表明，与大剂量长效奥曲肽相比，PRRT 可显著延长患者的无进展生存时间。目前 PRRT 推荐用于生长抑素类似物或依维莫司等药物治疗失败、生长抑素受体显像阳性的分化良好的进展期神经 G-NET。

2. 非神经内分泌瘤受体显像　90% 以上神经母细胞瘤患者的 OctroScan 显像为阳性，且 SSTR 阳性患者生存期较阴性患者长。90% 以上嗜铬细胞瘤患者 OctroScan 显像为阳性。垂体肿瘤含有 SST 受体，故多数患者 OctroScan 显像呈阳性，甚至临床上无功能的垂体肿瘤以及分泌促甲状腺激素的垂体肿瘤也可呈阳性。OctroScan 显像对类癌的阳性率约为 86%，对肝外类癌的阳性率达 100%，对肝内转移灶检出率约为 50%。甲状腺髓样癌 ^{68}Ga-DOTATATE 及 ^{68}Ga-DOTANOC PET/CT 显像阳性率均为 62%，肿瘤越大，摄取示踪剂越多，显像阳性率越高。几乎所有小细胞癌原发灶及转移灶均有摄取 SSTR 示踪剂的能力，可以检出小于 2 cm 的病灶。

三、$\alpha_\gamma\beta_3$ 整合素靶向多肽

（一）原理

整合素（intergrin）是一个异源二聚体组成的膜受体蛋白家族，由 α 和 β 亚基组成，位于细胞表面。迄今为止已发现有 18 种不同的 α 亚基和 8 种不同的 β 亚基组成的 24 种异源二聚体，其中 $\alpha_\gamma\beta_3$ 研究较为广泛。$\alpha_\gamma\beta_3$ 整合素在增殖的内皮细胞上过度表达，介导肿瘤血管生成和肿瘤细胞转移。研究证实，一些肿瘤细胞，如恶性胶质瘤、黑色素瘤和乳腺癌等肿瘤细胞均有 $\alpha_\gamma\beta_3$ 整合素高表达，因而 $\alpha_\gamma\beta_3$ 整合素可作为受体介导的肿瘤靶向显像和治疗的潜在靶点。

（二）显像剂

每种整合素都有其特异的配体。$\alpha_\gamma\beta_3$ 受体可以与精氨酸 - 甘氨酸 - 天冬氨酸（RGD）结合，

介导多种病理生理过程，其中以含有 5 个氨基酸的环状 RGD 类似物与 $\alpha_\gamma\beta_3$ 受体结合的亲和力最高。该类似物与 DTPA 或 DOTA 偶联后，就能标记单光子核素（^{111}In 及 ^{99m}Tc）及正电子核素（^{68}Ga、^{18}F 及 ^{64}Cu），进行 SPECT 及 PET 显像。常用整合素 $\alpha_\gamma\beta_3$ 显像剂有 ^{99m}Tc-NC100692 及 ^{18}F-Galacto-RGD。

（三）临床应用

^{99m}Tc-NC100692 显示出对整合素 $\alpha_\gamma\beta_3$ 的高亲和性，对乳腺癌患者 5～40 mm 的恶性病变有良好的检出率，对脑转移和肺转移显示出高灵敏度，但对肝转移和骨转移灵敏度不高。这是因为 ^{99m}Tc-NC100692 在肝中高摄取，并经肾排泄。有研究者将 RGD 多肽糖基化，以提高其亲水性，改善药代动力学特征，从而对肾通路的排泄途径进行重新定向。体内研究显示，糖基化的 RGD 比非糖基化多肽类具有更少肝摄取，更多的肿瘤摄取和滞留。^{18}F-Galacto-RGD 能评估转移性黑色素瘤、软骨肉瘤、转移性肾癌和绒毛结节性滑膜炎患者的肿瘤病灶及血管生成情况。

尽管抑制肿瘤生长的血管生成靶向疗法的理想途径尚未建立，但可以肯定的是放射性核素显像方法将是实现个体化抗血管生成疗法的关键。以血管生成为靶点的放射性核素标记探针将在实现治疗前和治疗期间的患者分层以及确定抗血管生成疗法的耐药机制方面发挥核心作用，最终实现更加灵活的个性化治疗。

四、铃蟾肽受体显像

（一）原理

铃蟾肽最早来源于红腹铃蟾的皮肤。在人类中存在 2 种相关肽，即胃泌素释放肽（gastrin releasing peptide，GRP）和神经介素 B。GRP 引起胃泌素释放并调节胃酸分泌和肠道运动功能。铃蟾肽家族受体（gastrin releasing peptide receptor，GRPR）有 3 型：蛙皮素受体 2（bombesin receptor 2，BBR$_2$）、神经介素 B 受体（neuromedin receptor，BBR$_1$）、孤儿受体（BBR$_3$）。GRPR 在侵袭性前列腺癌及前列腺上皮内瘤内过度表达；高分化癌比低分化癌具有更高的受体密度；GRPR 表达水平与 Gleason 高评分、高前列腺特异性抗原水平和肿瘤大小呈明显负相关。GRPR 在 86% 转移淋巴结过表达，但只有 53% 的骨转移有表达。62% 的浸润性乳腺癌原发灶及转移淋巴结过度表达 GRPR。62% 非小细胞肺癌和 53% 小细胞肺癌过度表达 GRPR。因此，铃蟾肽受体显像前列腺癌、乳腺癌及肺癌原发灶及转移灶。

（二）临床应用

1. 激动剂介导肿瘤显像 Van de Wiele 等研究显示 89%（8/9）乳腺癌患者的原发病灶及转移淋巴结能特异性摄取 ^{99m}Tc-N$_3$S-Gly-5-Ava-BN。肿瘤摄取与 GRPR 的免疫组织化学表达相匹配，骨转移他莫昔芬耐药患者未见摄取。

2. 拮抗剂介导肿瘤显像 ^{68}Ga-RM2（BAY 86-7548）在原发癌灶和转移淋巴结及在检测前列腺床和淋巴结局部复发方面有良好的作用，但难以显示激素去势抵抗患者的多发骨转移灶。这与不同肿瘤（激素敏感性与去势抵抗性）组织中的 GRPR 表达水平一致。^{64}Cu-CB-TE2A-AR-06 PET/CT 显像能检测出 75% 前列腺患者（Gleason 评分 6～7）的病灶。另外，由于拮抗剂不活化受体，不产生肿瘤刺激特性或不良生理效应，因此其介导的肿瘤受体显像及治疗具有不可忽视的优势。

五、激素受体显像

（一）原理

类固醇受体属于细胞内结合分子。许多肿瘤细胞（如前列腺癌细胞、乳腺癌细胞）常保留有类固醇受体。应用类固醇受体显像有助于上述肿瘤的定性诊断、分期，并可用以指导肿瘤的治疗决策与估测肿瘤患者的预后。

（二）显像剂及临床应用

1．雌激素受体显像　^{123}I-/^{18}F-16- 雌二醇（^{123}I-/^{18}F-16α-ES）显像已成功应用于乳腺癌患者原发灶与转移灶的检测。据文献报道，约 1/3 治疗复发的乳腺癌患者雌激素受体的表达及分布可能发生调变。根据 FES 显像结果了解治疗前后乳腺癌组织雌激素受体的分布状况，可为抗雌激素内分泌治疗及疗效判定提供依据。

2．雄激素受体显像　无论前列腺癌原发灶能否手术切除，都需要进行抗雄激素治疗，能否取得疗效是以病灶雄激素受体高表达为前提的，^{18}F- 二氢睾酮（^{18}F-dihydrotestosterone，^{18}F-FDHT）显像可显示全身病灶的雄激素受体的分布状况，有助于前列腺癌的定性诊断、分期、预后及激素治疗效果的评价。

六、其他受体显像

1．胰高血糖素受体　高血糖素样肽 -1（glucagon-like peptide-1 receptor，GLP-1）系胰高血糖素受体家族成员之一，在内分泌肿瘤（如胰岛素瘤、胃泌素瘤和嗜铬细胞瘤等）中高度表达，以胰岛素瘤为著，而在正常组织（如胰岛、肺、肠等）中少量表达。这为胰岛素瘤的受体显像和靶向治疗提供了理想靶点。

天然的 GLP-1 受体激动剂在血中降解迅速，而肠促胰岛素（exendin）类似物是较稳定的 GLP-1 类似物，可用于 GLP-1 受体表达肿瘤显像。已报道的显像剂有 ^{111}In-DTPA-Lys^{40}-exendin-4、[Lys^{40}-(Ahx-DTPA-^{111}In-)-NH$_2$]-exendin-4、^{99m}Tc-HYNIC-Lys^{40}-exendin-4 及 ^{68}Ga-DOTA-exendin-4 等。

研究显示，良性胰岛素瘤高表达胰高血糖素样肽受体，恶性胰岛素瘤常缺乏胰高血糖素样肽受体表达，但高表达 SSTR。^{68}Ga-DOTA-TATE 对恶性胰岛素瘤有较好的诊断价值，胰高血糖素相关肽受体靶向显像对良性胰岛素瘤有较好的诊断价值，可用于术前原发病灶的寻找和定位。研究显示，上述 exendin-4 类似物对良性胰岛素瘤显像的敏感度为 100%，阳性预测值为 82%，对恶性胰岛素瘤检出率为 36%。

2．缩胆囊素受体显像　缩胆囊素 2 型受体（cholecystokinin receptor subtype，CCK2）受体在 90% 的甲状腺髓样癌、多数小细胞肺癌、间质性卵巢癌、星形细胞瘤等均可表达。使用特异性针对 CCK2 受体高亲和力的配体，经放射性标记后可靶向于表达 CCK2 受体的肿瘤。^{111}In-(D) Glu^1-minigastrin 介导的 CCK2 显像常用于检测转移性 / 复发性甲状腺髓样癌原发及转移灶。研究显示，该显像较 SSTR 显像、^{18}F-FDG PET/CT 显像及增强 CT 具有更高的病灶检出率。

3．神经肽 Y 受体显像　85% 的乳腺癌的原发灶及转移淋巴结过度表达神经肽 Y（neuropeptide Y，NPY）受体。^{99m}Tc (CO)$_3$-His-Ac-[Phe^7-Pro^{34}] NPY 介导 SPECT/CT 显像能有效检测出乳腺癌患者的 NPY 阳性病灶。

4．去甲肾上腺素能受体显像　碘代苄胍可被交感神经系统和副交感神经系统分泌儿茶酚胺的嗜铬细胞特异性摄取和储存。放射性核素 ^{123}I/^{131}I 标记间位碘代苄胍（^{123}I/^{131}I-MIBG）与去甲肾上腺素结构基本相似，低浓度间位碘代苄胍经去甲肾上腺素转运体或被动扩散通过细胞膜到达胞内。在胞内，儿茶酚胺颗粒中单胺氧化酶囊泡摄取间位碘代苄胍。^{123}I/^{131}I-MIBG 显像常用于嗜铬细胞瘤、副神经瘤及甲状腺髓样癌等病灶的检测，大剂量 ^{131}I-MIBG 还可用于嗜铬细胞瘤靶向治疗。

5．血管活性肠肽受体显像　血管活性肠肽（vasoactive intestinal peptide，VIP）受体显像用于胃肠道神经内分泌肿瘤的检测。VIP 是一个由 28 个氨基酸组成的小肽，其受体在胃肠道、胰腺、肝、肺等多种恶性肿瘤细胞表面过度表达。由于尚未研制出有效的 VIP 类似物，近年来相关报道较少。

第四节　肿瘤放射免疫靶向技术

肿瘤放射免疫显像（radioimmunoimaging，RII）、肿瘤放射免疫治疗（radioimmunotherapy，RIT）与放射免疫导向手术（radioimmunoguided surgery，RIGS）是基于抗原 - 抗体特异性结合反应的核医学靶向技术。RII 可以特异性地对肿瘤及其转移灶进行定性、定位诊断；RIT 对肿瘤病灶进行放射性杀伤；RIGS 可以在手术中客观地指导肿瘤切除及淋巴结清扫范围。

一、肿瘤放射免疫显像

放射性核素免疫显像是最早研发的分子影像技术。20 世纪 50 年代，动物实验中发现 ^{131}I 标记的抗鼠骨肉瘤抗体能在荷瘤小鼠的骨肉瘤组织中浓聚，从而开始了 RII 的研究工作。目前，多种放射性核素标记单克隆抗体（OncoScint、CEA-SCAN、ProstaScint 和 Veluma 等）已获美国 FDA 批准，应用于肿瘤特异性显像诊断中。

（一）原理

肿瘤细胞表面过度表达某些大分子物质，在正常组织细胞中无表达或表达量很少，称为肿瘤特异性或相关抗原。RII 是将放射性核素标记针对肿瘤抗原的特异性抗体采用一定途径引入体内，与肿瘤细胞表面抗原结合，浓聚在肿瘤组织内，经平面或断层显像使肿瘤显影的一种阳性显像。该显像能对肿瘤早期定性与定位诊断，监测转移及复发病灶，实现肿瘤的精准诊断。

（二）显像剂

1. 特异性抗体　特异性抗体包括单克隆抗体（monoclonal antibody，McAb）、单克隆抗体片段及基因工程抗体（如嵌合抗体及重构抗体）等。最早应用于临床的 McAb 包括：抗前列腺特异性膜抗原（prostate specific membrane antigen，PSMA）McAb、抗癌胚抗原（carcinoembryonic antigen，CEA）McAb 及其片段。应用于前列腺癌、结肠癌、黑色素瘤、肝癌、乳腺癌、胃癌及卵巢癌等肿瘤的诊断。由于 McAb 多为鼠源性，人体易产生人抗鼠抗体（human antimouse antibody，HAMA），产生严重过敏反应，限制了 RII 应用。随着分子生物技术发展，基因重组技术制备出人源化嵌合抗体、组合抗体、单链抗体和单区抗体。这些抗体及片段不但能推迟或减弱 HAMA 反应，增强抗体的组织穿透能力，而且能保持其原有的免疫活性，是未来发展方向。应用较好的是针对人类表皮生长因子受体 2（human epidermal growth factor receptor-2，HER2）人源化单抗曲妥珠单抗（trastuzumab，Herceptin®）、抗体片段及亲和体（affibody）。基因工程抗体片段具有组织穿透力强、高免疫活性，以及低 / 无免疫原性，能推迟或减弱 HAMA 反应，为发展方向。

2. 放射性核素　常用的放射性核素有单光子核素（^{131}I、^{111}In、^{99m}Tc 及 ^{177}Lu 等）和正电子核素（^{64}Cu、^{124}I、^{68}Ga 及 ^{89}Zr 等）。^{131}I 由于价格便宜、容易获得最早应用于 RII，但发射 γ 射线能量偏高，影像质量不佳。^{111}In 的标记方法简便、标记率高、标记抗体生物活性高，在欧美国家应用较多；但是 ^{111}In 为加速器生产，成本较高，国内应用较少。^{99m}Tc 物理性能较好，价格低廉，容易获得，是较好的单光子核素。全抗因分子量大、血循环时间长，与 ^{99m}Tc 半衰期不太匹配，^{99m}Tc 最好用于基因工程抗体片段及亲和体的标记。随着正电子发射断层显像（positron emission tomography，PET）的发展，正电子核素标记抗体是未来 RII 方向，如 ^{89}Zr-trastuzumab PET 进行的 HER2 显像。

（三）显像方法

根据所使用放射性核素种类和抗体分子大小不同，显像剂的注射剂量、显像条件及时间均不相同。对于单光子显像剂，一般在最佳时间点先行平面显像，而后对重点观察部位行断层显像和（或）融合显像。CT 不但能进行解剖定位，而且能观察病变形态及毗邻等。若为正电子显像剂，则在最佳时间点进行 PET/CT 扫描。

（四）正常图像

抗体为大分子，通常在肝代谢，部分产物通过胆道系统排入肠道，部分经泌尿系统排泄，因此肝及肾摄取较高。另外，标记抗体在血液中循环，心脏及大血管系统亦能显影，但随着时间延长而逐渐减淡。若显像剂为放射性标记的抗体片段或亲和体，其分子量较小，血循环时间较短，大多数通过肾排泄，集合系统显影。

（五）临床应用

RII 主要用于具有特异性肿瘤抗原的恶性肿瘤中，进行病灶早期定位与定性诊断、分期、肿瘤复发转移与残留病灶的探测。

1. 乳腺癌 部分预后不良乳腺癌细胞表面过度表达 HER2 分子，因此目前研究最多为放射性标记曲妥珠单抗介导的 RII 显像。研究显示，^{111}In/^{89}Zr/^{64}Cu 标记的曲妥珠单抗均能准确定位乳腺癌患者 HER2 阳性病灶，并对曲妥珠单抗的疗效及心脏毒性进行了预测，但 PET 图像最清晰，是近年来研究热点之一。亲和体（affibody）又称"人工抗体"，是一类基于非免疫蛋白亲和配体的新型支架蛋白。目前针对 HER2 的亲和体 ABY-025 已进入临床试验中。研究显示，HER2 阳性病灶摄取 ^{111}In/^{68}Ga-ABY-025 量随时间延长而逐渐上升，而 HER2 阴性则逐渐下降（$P < 0.05$），成功检测出阳性乳腺癌病灶。目前，所有 HER2 阳性乳腺癌显像均处于临床试验阶段。

2. 胃肠道癌 胃癌及结直肠癌 RII 中应用最多的抗体为抗 CEA McAb 及其 Fab' 片段。^{131}I 标记抗胃癌单抗 RII 的灵敏度和特异性可达 80% 和 90%，对结直肠肝外病灶的诊断灵敏度为 70%，特异性达 90%，但对肝内转移灶的灵敏度不及 CT。正电子核素 ^{64}Cu、^{124}I 及 ^{89}Zr 等标记抗 CEA 抗体的结直肠癌显像尚在临床研究中。

3. 妇科肿瘤 最早用于卵巢癌 RII 的抗体为抗 CEA McAb。RII 对盆腔内卵巢癌的诊断准确率在 85% 以上。抗人绒毛膜促性腺激素单抗 RII 显像的灵敏度、特异性、准确率分别为 85.7%、90.0% 和 87.5%。RII 显像对子宫颈癌及其转移灶的诊断也有应用潜力。

4. 前列腺癌 CYT 356 是抗 PSMA 的 McAb。^{111}In-CYT 356 用于前列腺癌 RII 已经获得美国 FDA 批准，诊断盆腔淋巴结转移的灵敏度、特异性、准确率和阳性预测值分别为 75%、86%、81% 和 79%。抗人精浆蛋白抗体 RII 也有报道，其阳性率可达 95.7%，特异性为 94.6%。抗前列腺酸性磷酸酶抗体的 RII 能检测淋巴结转移和骨转移。近年来出现的 ^{68}Ga/^{18}F-PSMA PET/CT 显像具有极高的灵敏度、特异性、阳性预测值及阴性预测值，明显优于 RII，是未来发展方向。

5. 肺癌 RII 使用较多的抗体为 RN-LU-10 及 Fab' 片段。^{99m}Tc-RN-LU-10 的 RII 能很好地诊断小细胞肺癌的广泛转移，它的阳性预测值为 95%～100%。

6. 膀胱癌 采用 ^{131}I、^{99m}Tc 标记的抗膀胱癌单克隆抗体 BDI-1 进行膀胱灌注 RII 显像，对膀胱癌的诊断灵敏度和特异性分别达到 90% 和 80%，特别适于膀胱原位癌和因膀胱黏膜肿胀或尿道狭窄而膀胱镜检查有困难的患者。

二、肿瘤放射免疫治疗

2002 年美国 FDA 批准了第一株用于肿瘤免疫治疗的放射性核素 ^{90}Y 标记的完整鼠抗体 Zevalin 上市，主要用于淋巴瘤放射免疫治疗，取得较好疗效。随着多种 RIT 药物研发，RIT 不再限于淋巴瘤，亦应用于实体瘤中。

（一）原理

放射免疫治疗（RIT）是指治疗型放射性核素标记特异性抗体，与相应抗原特异结合聚集在肿瘤中，核素发射射线杀死肿瘤细胞，发挥治疗作用。RIT 主要用于治疗淋巴瘤、实体瘤术后残留病灶、复发转移亚临床微小病灶、全身广泛转移无法手术切除病灶等。

（二）治疗型核素

发射 β 射线的核素常用的有 ^{131}I、^{153}Sm、^{186}Re、^{90}Y、^{177}Lu 等；发射 α 射线的核素有 ^{211}At、^{212}Bi 等；发射俄歇电子和内转换电子的核素有 ^{125}I 和 ^{123}I 等。β 射线可通过电离辐射作用使细胞损伤，但是周围正常细胞亦可受到照射。α 射线核素有优良电离特性，其在单位组织上传递更高的能量，最大射程更短，适用于体积较小的肿瘤和微小转移灶。研究显示，当肿瘤的 RIT 吸收剂量一旦大于 20 ~ 150 Gy，就能达到较好的疗效。由于 RIT 为低剂量持续性照射，病灶吸收剂量应该比放疗外照射剂量高 20%。

（三）临床应用

目前报道最多的 RIT 仍是 B 细胞淋巴瘤的治疗。B 细胞淋巴瘤细胞过度表达 CD20 抗原，因此放射性标记的抗 CD20 抗体能聚集到淋巴瘤 B 细胞上，产生治疗效果。目前美国 FDA 批准了两种治疗性放射性药物：^{131}I- 托西莫单抗（^{131}I-tositumomab，Bexxar）和 ^{90}Y- 替伊莫单抗（^{90}Y-ibritumomab，Zevalin）。Bexxar 治疗化疗疗效较差 B 细胞淋巴瘤患者的完全缓解率为 30%，有效率达 65%，平均缓解期为 5 年；对于未经任何治疗患者的完全缓解率可达 63%，有效率达 97%。Zevalin 治疗复发难治淋巴瘤的有效率及完全缓解率为 80% 及 30%，对化疗耐受患者的有效率及完全缓解率为 56% 及 16%。

RIT 对实体瘤治疗疗效并不尽如人意。其原因有可能为：①实体瘤的放射敏感性较淋巴瘤低，需要更高的药物靶剂量；②肿瘤对药物的吸收剂量与肿瘤半径呈反比，实体瘤通常较大，故放射性分布不均匀，影响疗效；③全抗的相对分子量大，穿透能力弱，具有免疫原性。因此，基因工程抗体介导的 RIT 将更具研究及应用前景。

三、肿瘤放射免疫导向手术

（一）原理

肿瘤放射免疫导向手术（RIGS）是在肿瘤手术前把放射性核素标记过的特异性抗体引入体内，抗体在肿瘤部位聚集，术中使用手提式 γ 照相机对可疑病灶区进行探测，快速而准确地判断肿瘤浸润及转移范围，进行手术切除病灶的技术。

（二）临床应用

肿瘤根治清扫范围多以临床医生的经验为基础，缺乏客观指征，清扫不足可造成肿瘤的复发转移，清扫范围过大易引起各种并发症，影响患者的生活质量。国外学者比较了 10 例进展期胰腺癌患者的常规剖腹探查术与 RIGS，RIGS 较常规探查多发现 4 处器官病灶和 38 个转移淋巴结。因此，RIGS 能够客观地指示肿瘤浸润及转移的范围，使手术更加合理与个体化，从而有利于延长患者的生存时间并改善生活质量。

（三）应用展望

随着多模态显像及分子探针的发展，近红外荧光（near infrared fluorescent，NIRF）显像/ 核医学靶向手术进入临床试验研究。该技术结合了核医学显像及 NIRF 显像的优势，它应用放射性核素的高穿透力，定位体内病灶，再应用 NIRF 可重复激发及高时间分辨率的特性，实时、可视化地进行肿瘤病灶的切除，是 RIGS 未来发展方向。

第五节　肿瘤前哨淋巴结技术

随着诊疗水平进步，恶性肿瘤（如乳腺癌、宫颈癌、胃癌等）的早期检出率明显上升。研究表明，早期肿瘤 80% 以上未发生转移（尤其是淋巴结转移），故对早期肿瘤进行微创外科治疗（如局部切除、腹腔镜切除等）已成为肿瘤治疗的新理念。为保证肿瘤微创治疗的根治性，前哨淋巴结（sentinel lymph node，SLN）技术应运而生。

SLN 是指接受某一部位淋巴引流的第一个区域淋巴结。当某一特定部位的原发癌发生淋巴结转移时，SLN 将最先收容沿着淋巴引流途径转移的肿瘤细胞，反映了整个局部淋巴引流区域的肿瘤状况。前哨淋巴结活检（sentinel lymph node biopsy，SLNB）指获取前哨淋巴结并进行病理学检查的技术手段。某些肿瘤（如乳腺癌）淋巴道播散基本遵循逐级转移模式，跳跃转移发生率很低，SLN 无肿瘤转移即可排除淋巴引流区域转移，不必进行区域淋巴结清扫，减少并发症，改善患者的生活质量。SLN 显像及活检对肿瘤外科术式和个体化治疗选择越来越重要。

一、原理

前哨淋巴结显像是在手术前将显像剂注射到组织间隙中，显像剂沿局部淋巴管道逐级引流到 SLN 一定时间后利用 SPECT 或 γ 照相机就能检测出显像剂所发射的 γ 光子，从而示踪 SLN。SLN 显像能明确 SLN 的数目、位置、分布及所有引流途径。SLNB 指 γ 探测仪扫描引流区域的淋巴结，将放射活性超过周围背景组织 10 倍以上的淋巴结视为 SLN，手术切除所有 SLN，进行病理检查的技术。

二、显像剂

（一）非特异性显像剂

非特异性显像剂的作用机制主要基于淋巴结内吞噬细胞对异种抗原或大颗粒物质的吞噬作用，而将显像剂滞留在 SLN 内。依据颗粒性质分成两类：一类为无机化合物，如 ^{99m}Tc- 硫胶体（^{99m}Tc-SC）、^{99m}Tc- 右旋糖酐（^{99m}Tc-DX）等；另一类为生物大分子，如 ^{99m}Tc-人血清白蛋白（^{99m}Tc-HSA）及其衍生物等。

非特异性显像剂具有一定的缺陷，如非 SLN 摄取、显像剂颗粒大小不均、显像及活检时间受限、注射位点滞留率较高等，影响了 SLN 显像普遍应用（表 5-2）。造成非 SLN 摄取部分原因为示踪剂的颗粒过小或注射剂量超出吞噬细胞吞噬能力。

表5-2　常用放射性胶体的颗粒大小

显像剂	颗粒大小（nm）
^{99m}Tc-HSA 微米胶体	200 ～ 2 000
^{99m}Tc-HSA 纳米胶体	4 ～ 100
^{99m}Tc- 硫胶体（过滤）	50 ～ 100
^{99m}Tc-DX	2 ～ 4
^{198}Au- 胶体	9 ～ 15
^{99m}Tc- 三硫化锑	3 ～ 12/30
^{99m}Tc- 氟化锑	50 ～ 600

（二）特异性显像剂

1. ^{99m}Tc-rituximab CD20 分子是表达于早期 B 细胞和成熟 B 细胞阶段（尤其是处于生长进化期的 B 细胞）的穿膜蛋白。正常淋巴结内，特别是在发育良好的次级淋巴小结的生发中心内，含有大量的 B 淋巴细胞，其膜表面高度表达 CD20 抗原分子。利妥昔单抗（rituximab）是针对 CD20 分子的人源化单克隆抗体。将显像剂 ^{99m}Tc-rituximab 注射到肿瘤周围，通过区域淋巴引流系统将其引流到 SLN 内，与 B 细胞上的 CD20 抗原结合，而定位于 SLN 内，应用 SPECT 或 γ 照相机就能检测到 SLN。研究显示，^{99m}Tc-rituximab 显像具有 SLN 摄取较高、次级淋巴结基本无摄取、显像及活检时间不受限制等优势；同时由于抗体分子量均一，每次注射分子量恒定，注射点残留也低于非特异性显像剂；最后，利妥昔单抗是临床常规用药，安全无毒，适于临床推广使用（表 5-3）。

表5-3 ^{99m}Tc-rituximab与非特异性显像剂特点比较

	非特异性显像剂		^{99m}Tc-rituximab
类型		非特异性显像剂	特异性显像剂
靶细胞		吞噬细胞	B 淋巴细胞（CD20 分子）
显像机制		吞噬作用	抗原抗体结合
分子量		较宽范围	145 kD
SLN 摄取特点	^{99m}Tc-SC/DX	随时间延长而增加，存在平台期	随时间延长而增加，不存在平台期
	^{99m}Tc-HSA	随时间延长逐渐降低	
NSLN 摄取		有	无
SLN/NSLN 比		随时间延长逐渐降低	随时间延长逐渐增加
注射点残留率	^{99m}Tc-SC/DX	高（30% ～ 50%），变异系数大	较低（22% ～ 25%），变异系数小
	^{99m}Tc-HSA	较低（18% ～ 30%），变异系数大	
显像 / 活检时间		注射后 5 min ～ 2 h	注射后 30 min ～ 24 h

2. ^{99m}Tc- 甘露糖类（mannose） 淋巴结网状内皮系统细胞表面高表达 CD206（甘露糖受体）。^{99m}Tc-DTPA- 甘露糖 - 右旋糖酐（Lymphoseek）能特异性与 CD206 结合，从而示踪 SLN。该示踪剂不仅具有特异性显像剂优势，而且其分子量较小，易向毛细血管和淋巴管扩散，故显像间隔时间较短。Lymphoseek 已获美国 FDA 批准用于乳腺癌、黑色素瘤及口腔鳞癌的淋巴显像及定位，但尚未进入中国市场。

三、显像方法

显像剂注射方式常因肿瘤类型的不同而不同。乳腺癌 SLN 显像剂注射方式包括肿瘤周围注射、肿瘤表面皮下注射及乳晕周围注射等。宫颈癌患者用扩阴器暴露宫颈后在肿瘤周围 3、9 点钟位置注射，深度为 0.5 cm。恶性黑色素瘤患者在肿瘤病灶周围局部皮内注射。喉癌患者内镜引导下在肿瘤周围黏膜下注射。胃癌及结直肠癌患者在胃镜或结肠镜引导下进行。注射体积如下：皮内、皮下、黏膜下及浆膜下注射体积应在 1 ～ 2 ml，肿瘤周围实质内注射体积可放宽至 4 ml 左右。显像剂剂量在 3.7 ～ 370 MBq（0.1 ～ 10 mCi）。

SLN 显像分为平面显像及断层显像。平面显像采用仪器条件为大视野 γ 照相机，低能高分辨平行孔准直器。采集参数：能峰 140 keV、窗宽 20%；动态采集所用矩阵为 64×64，静态采集所用矩阵类型为 256×256。采集时，探头尽量贴近患者体表。SPECT/CT 显像采用的是矩阵 64×64，每 6° 采集 1 帧，每帧 30 秒。图像重建用迭代法，获得横断面、冠状面和矢状面的 SPECT、CT 以及两者的同机融合图像。

四、前哨淋巴结活检

应用 γ 探测仪扫描引流区域的淋巴结，将放射活性超过周围背景组织 10 倍以上的淋巴结视为 SLN，进行活检手术。若活检取出 SLN 内无肿瘤转移，肿瘤发生远端淋巴结转移概率极低，患者只需行局部肿瘤切除；若 SLN 内已有肿瘤转移，发生远端淋巴结转移概率大大增加，需行肿瘤切除及区域淋巴结清扫。前哨淋巴结活检最常采用以下评估指标：

成功率 = 成功完成 SLNB 病例数 / 全部参加 SLNB 病例数；

假阴性率 = 假阴性病例数 /（真阳性病例数 + 假阴性病例数）；

灵敏度 = 真阳性病例数 /（真阳性病例数 + 假阴性病例数）；

特异性 = 真阴性病例数 /（真阴性病例数 + 假阳性病例数）；

准确度 =（真阳性病例数 + 真阴性病例数）/ 成功完成 SLNB 病例数；

阳性预测值 = 真阳性病例数 /（真阳性病例数 + 假阳性病例数）；

阴性预测值 = 真阴性病例数 /（真阴性病例数 + 假阴性病例数）。

五、临床应用

1. 乳腺癌　乳腺癌 SLN 显像的适应证为：临床分期 $T_{1\sim2}N_0$ 患者、乳腺癌患者新辅助化疗后、多中心性乳腺癌。腋窝触及肿大淋巴结、原发肿物较大（T_3 和 T_4）、炎性乳腺癌以及接受过较大乳房手术（如缩乳、隆乳、乳房重建等）不宜行 SLN 显像。预防性乳腺切除、同侧腋窝手术史、导管内癌等患者是否能行 SLN 显像及活检尚存在争议。

^{99m}Tc- 硫胶体 SLN 显像对乳腺癌 SLN 的检出率为 92% ~ 98%，符合率为 98% ~ 100%。其中，腋窝淋巴结显示率约 99%，内乳淋巴结率约 20%，锁骨上淋巴结显示率约 5%。^{99m}Tc-rituximab SLN 显像灵敏度为 96.8%，特异性为 100%，准确率为 98.8%，假阴性率为 3.3%，阴性预测值为 98.1%，阳性预测值为 100%（彩图 5-11）。

2. 黑色素瘤　黑色素瘤 SLN 显像的适应证为：浸润深度 > 1 mm 伴原发灶溃疡。^{99m}Tc- 硫胶体 SLN 显像对黑色素瘤 SLN 检出率为 80% ~ 98%，检出 SLN 为 2 ~ 3 枚。^{99m}Tc-rituximab SLN 显像的灵敏度为 100%，检出率为 100%，平均检出淋巴结为 2.3 枚（彩图 5-12）。

3. 宫颈癌　宫颈癌 SLN 显像的适应证：符合 Ⅰa 期 ~ Ⅱb 期、宫颈局部肿瘤直径 < 4 cm、盆腔无转移淋巴结、无妊娠等患者。^{99m}Tc- 硫胶体 SLN 显像对宫颈癌 SLN 检出率为 76% ~ 93%，检出 SLN 为 2 ~ 3 枚。SLN 分布于宫旁、闭孔旁及髂血管旁。SLNB 灵敏度、阴性预测值及准确度分别为 82%、92% 及 94%。

另外，肿瘤 SLN 显像还可用于外阴喉癌、口腔癌、下咽癌及甲状腺乳头状癌等病变 SLN 活检前的定位。

第六节　肿瘤基因表达显像

肿瘤发生是一个多因素参与的多步骤复杂过程，其中原癌基因激活与抑癌基因失活是肿瘤发生的共同分子生物学基础，如何早期准确检测癌基因，对于肿瘤早期诊治具有重要价值。肿瘤基因表达显像（gene expression imaging）利用体外显像方法探测放射性核素标记探针分布及代谢过程，在 DNA、mRNA 及其表达产物的不同水平上，无创性探测肿瘤特定基因及表达产物的一种显像方法，是基因治疗前预测疗效、治疗中监测基因的表达、治疗后评价疗效的主要手段。包括针对肿瘤癌基因的反义显像、报告基因表达显像和针对基因表达产物的显像（如肿瘤多药耐药基因显像）。

一、肿瘤反义显像

许多癌基因在肿瘤中均有过度表达。肿瘤反义显像（antisense imaging）是将放射性核素标记的人工合成反义寡核苷酸引入受试对象，通过体内核酸杂交而与相应的靶基因结合，应用显像仪器即可显示病变组织中过度表达的目标 DNA 或 mRNA，显示存在特异性癌基因过度表达的癌组织，并对特异的靶基因进行定位和定量分析，达到可在基因水平对疾病进行早期诊断的目的。研究较多的有致癌基因 *c-myc*、抑癌基因 *p53* 等。

二、报告基因显像

报告基因显像（reporter gene imaging）为基因治疗的监测提供了有效的手段，它是利用基因融合、双顺反子、双启动子及双向转录等重组技术，构建表达报告基因的腺病毒载体，然后注射与报告基因（reporter gene）偶合的核素标记的探针，可无创伤地、能重复定量显示报告基因的表达。

目前用于基因治疗的报告基因和报告探针系统主要有：

1. 酶报告基因显像　常用 *HSV1-tk*（单纯疱疹病毒 - 胸腺嘧啶核苷激酶基因）或突变 *HSV1-sr39tk* 报告基因，其报告探针为碘、氟等放射性核素标记的尿嘧啶、鸟嘌呤的衍生物（如 ^{124}I-FIAU 和 ^{18}F-FHBG 等）。放射性核素标记的核苷类似物，经主动运输通过 *HSV1-tk* 转染细胞后，被该基因的编码产物磷酸化后，不能再次穿过细胞膜而"陷入"被转染细胞中进行显像。

2. 受体报告基因显像　基本原理是将某些受体蛋白基因与治疗基因整合在同一启动子下，然后利用放射性核素标记相应的配体从而进行显像，观察受体基因的表达情况继而间接评价治疗基因的导入部位、表达水平和持续时间。常用的有 *SSTR2* 和生长抑素类似物报告系统、多巴胺 2 型受体基因及其突变体（*D2R80A*）、^{18}F- 乙基螺环哌丁苯（^{18}F-FESP）报告系统等。

3. 转运体报告基因显像　报告基因还可以编码一种运转蛋白，它可以特异性地将显像剂转运入细胞内，从而使信号扩增，检测低水平的基因转染。目前成功应用的报告基因为钠碘转运体及去甲肾上腺素转运体。

三、肿瘤多耐药基因显像

肿瘤细胞耐药性是肿瘤化疗失败或疗效不理想的主要原因之一。多药耐药（multi-drug resistant，MDR）是最主要的耐药形式之一，包括先天性和获得性。MDR 产生的机制较复杂，大多是由于 MDR 基因编码的磷酸糖蛋白（phosphoglucoprotein，Pgp）耐药基因和（或）MDR 相关蛋白（multidrug resistance-associated protein，MRP）的过度表达所致。化疗前对肿瘤细胞 MDR 进行评价，在化疗过程中动态监测 MDR 变化，有助于抗肿瘤药物的选择、方案制订、疗效预测，并指导化疗增敏剂的合理应用。

以放射性核素标记的 Pgp 和 MRP 转运底物（如 ^{99m}Tc-MIBI 及 ^{99m}Tc-Tetrofosmin 等亲脂性化合物）为探针，通过动态显像监测探针在肿瘤细胞中的浓聚和洗脱，对 Pgp 和 MRP 功能进行评价，从而判断相应基因的表达水平。如若 Pgp 和 MRP 的底物被清除出细胞外，细胞内化学物质浓度将持续下降，从而失去对细胞的杀伤作用。研究显示，^{99m}Tc-MIBI 肿瘤细胞内滞留量与 Pgp 和（或）MRP 表达呈负相关，因此可用 ^{99m}Tc-MIBI 作为显像剂来评价肿瘤的 MDR 情况。然而，肿瘤对 ^{99m}Tc-MIBI 的摄取受多种因素影响，如肿瘤的血供、瘤体有无坏死等。

因此在某些情况下肿瘤对显像剂的摄取并不与 Pgp 和（或）MRP 的表达呈负相关，临床需加以鉴别。

第七节　炎症显像

炎症（inflammation）是具有血管系统的活体组织对各种损伤因子的防御性反应，包括感染性炎症和非感染性炎症。临床上正确的治疗有赖于对活动性炎症病灶的早期和正确的诊断。常规影像学多以形态学为基础，在许多炎性病变的早期诊断和复杂情况下的鉴别诊断上有其局限性。放射性核素炎症显像基于炎症的病理过程，可以在病变早期提供诊断及鉴别诊断的信息。用于炎症显像的显像剂有多种，各有优、缺点，其中临床应用最多的是放射性核素标记白细胞和 ^{67}Ga，以及近年来广泛用于 PET 显像的 ^{18}F-FDG。

一、显像剂

（一）^{18}F-FDG

^{18}F-FDG 为目前 PET 临床应用最广泛的放射性药物，它不仅在恶性肿瘤病灶中大量聚集，同时也可以因为炎症组织内活化的炎性细胞（以中性粒细胞、巨噬细胞为主）葡萄糖代谢增强而使活动性炎症或感染病灶显影。由于 ^{18}F-FDG PET/CT 显像空间分辨率高、诊断快速（注药后 2 h 内）、操作简便，近年来也逐步被应用于临床炎症显像。

（二）放射性核素标记白细胞

常用 ^{111}In-8-羟基喹啉（^{111}In-Oxine）和 ^{99m}Tc-6-甲基丙二胺肟（^{99m}Tc-HMPAO）标记白细胞。抽取患者静脉血后，于体外完成白细胞的分离与标记。静脉注入体内的放射性核素标记白细胞在炎症介质的趋化作用下，穿出毛细血管壁，迁移并定位于炎症或感染病灶内。

^{99m}Tc-HMPAO-白细胞显像在静脉注射 370 MBq 显像剂 1 ~ 4 h、16 ~ 24 h 后进行。^{111}In-Oxine-白细胞显像在注射 5 ~ 37 MBq 显像剂 1 ~ 4 h、16 ~ 24 h、48 h 后进行。与 ^{111}In 相比，使用 ^{99m}Tc-HMPAO-白细胞具有明显的优点，如 ^{111}In 需加速器生产，图像质量不如 ^{99m}Tc，而且显像时间也较长。但对于一些腹部感染病灶，因白细胞在病灶的聚集可能需要数小时，此时 ^{111}In 则是更好的选择。放射性核素标记白细胞显像探测感染（炎症）病灶的灵敏度和特异性很高，目前仍被认为是炎症显像的"金标准"。但显像剂的制备繁琐，全过程需无菌操作，所以临床应用受到限制。

（三）镓 [^{67}Ga] 枸橼酸

^{67}Ga 是最早用于炎症显像的放射性药物，由回旋加速器生产，物理半衰期 78 h。^{67}Ga 经静脉注射后，与体内转铁蛋白结合形成复合物，通过通透性增加的血管壁进入炎症病灶，部分 ^{67}Ga 与白细胞溶解释放的乳铁蛋白及微生物产生的含铁血黄素颗粒结合，在病灶处浓聚。

一般于静脉注射 ^{67}Ga 74 ~ 185 MBq（2 ~ 5 mCi）后，6 ~ 8 h 及 24 h 进行全身显像，对疑诊部位可加做 48 h 或 72 h 局部或者断层显像。^{67}Ga 在肠道内、恶性肿瘤以及骨创伤内聚集，故对炎症诊断特异性较差。另外，^{67}Ga 半衰期长，辐射剂量大，限制了使用活度，故图像欠清晰。目前较少使用。

（四）放射性核素标记非特异性人免疫球蛋白（IgG）

常用 ^{111}In 和 ^{99m}Tc 标记非特异性人 IgG。炎症局部血管通透性增加，血浆中 IgG 可漏出至细胞外间隙，从而导致 IgG 因聚合而沉淀于病灶。静脉注射 ^{99m}Tc-IgG 370 ~ 740 MBq 4 h 后显像；^{111}In-IgG 则在静脉注射 37 ~ 74 MBq 24 h 后显像，必要时还可行 48 h 及 72 h 延迟显像。

（五）其他

1．放射性核素标记抗人粒细胞单克隆抗体　显像的主要机制是炎症部位血管通透性增加引起标记抗体非特异性渗出；另有部分标记抗体与粒细胞结合，在其趋化作用下迁移至炎症或感染部位。放射性核素标记的完整单克隆抗体，可以产生人抗鼠抗体，引起过敏反应；放射性核素标记单克隆抗体片段，血清除快，免疫源性低，可以更早期诊断病变。

2．放射性核素标记趋化性肽或细胞活素　常用趋化性肽及细胞活素有甲酰三肽（formyl-met-leu-phe，fMLP）、白细胞介素和血小板因子 4 等。该示踪剂分子量小、血清除快，可快速定位病灶，但有一定生物副作用。

3．放射性核素标记广谱抗生素　环丙沙星（Ciprofloxacin）是氟喹诺酮的类似物，可与多种活性细菌（包括革兰氏阳性和阴性菌）内的 DNA 促旋酶结合，是近年来研究最多的用于炎症显像的抗生素，对细菌感染病灶诊断的准确性很高。

此外，还有放射性核素标记的脂质体、淋巴细胞等多种炎症显像剂被用于临床研究中。

二、临床应用

各种炎症显像剂对不同的炎症或感染病变诊断的准确性不同，临床应用也有所不同，可以根据现有设备状况及疾病特征选择合适的显像剂。炎症显像在临床可用于以下疾病：

（一）骨髓炎

常用于儿童骨髓炎、糖尿病或下肢血管病变患者下肢坏疽或溃疡部位并发骨髓炎的诊断。显像剂宜选用放射性核素标记 IgG，因为它在骨髓内无明显生理性摄取。^{67}Ga、放射性核素标记白细胞及抗人粒细胞单克隆抗体都可以浓聚于正常骨髓，因此使用这些显像剂时，需要同时结合胶体骨髓显像或骨三相显像进行分析。病灶表现为骨髓显像呈放射性缺损，而炎症显像有异常放射性浓聚；或炎症显像与骨显像均呈局灶性异常放射性浓聚，且前者浓聚程度高于后者。^{18}F-FDG 对慢性骨髓炎的诊断价值较高。

（二）关节假体感染

感染是人工关节常见的严重并发症，放射性核素炎症显像有助于临床早期诊断和鉴别诊断人工关节假体感染与松动。常用显像剂为放射性核素标记白细胞或 IgG、^{18}F-FDG 和 ^{67}Ga 等。

（三）腹部与盆腔感染

炎症显像用于腹腔脓肿、腹腔和盆腔术后感染灶的诊断，显像剂可选用 ^{111}In-Oxine-白细胞、放射性核素标记 IgG 或抗人粒细胞单克隆抗体以及 ^{18}F-FDG。

（四）不明原因发热

在不明原因发热（fever of unknown origin，FUO）中，约 40% 是由于感染造成。通过炎症显像，可以全身寻找炎症或感染病灶。对于病程在 2 周内的急性炎症或感染性病变，一般选择放射性核素标记白细胞或抗人粒细胞单克隆抗体、IgG 进行显像；而对于病程较长者，则以 ^{67}Ga 为好。^{18}F-FDG 有助于发现因肿瘤而引起的发热，尤其是淋巴瘤。

（五）免疫抑制患者的感染

接受器官移植、抗癌药物治疗或放射治疗、获得性免疫缺陷综合征（acquired immune deficiency symdrome，AIDS）以及粒细胞减少症的患者，免疫力低下，易引起各种微生物感染（机会性感染），如肺孢子虫病、弓形虫病、分枝杆菌以及真菌感染。他们的临床表现常常不典型，诊断较为困难。常用显像剂为 ^{67}Ga 和放射性核素标记 IgG。

（六）炎症性肠道疾病

炎症性肠道疾病包括溃疡性结肠炎和节段性回肠炎（克罗恩病）。炎症显像有助于这两种疾病的早期诊断和鉴别诊断以及疗效观察。显像剂宜选用放射性核素标记 IgG 和抗人粒细胞单克隆抗体。若使用 ^{99m}Tc-HMPAO-白细胞，显像最好在 2 h 内完成，否则诊断有可能出现假阳性。近年来 ^{18}F-FDG PET/CT 显像用于炎症性肠道疾病也见于报道。

此外，炎症显像还可应用于骨和关节炎症、移植血管和瓣膜感染、肺部感染、结节病和肾病等。

第八节　与相关影像学检查比较

一、放射性核素显像探测肿瘤和炎症的优势与不足

由显像原理可知，放射性核素显像是通过生物代谢反应或细胞功能改变探测肿瘤与炎症的发生和发展，可以从分子水平或细胞水平显示病变，因此具有较高的灵敏度。若肿瘤或炎症对于显像剂有中度以上摄取，则完全可以在病灶形态结构未发生明显变化（即形态学检查阴性）时经放射性核素显像而被发现。例如，^{18}F-FDG PET/CT 可以在灵敏地发现肺癌的同时探查到体积小于 1 cm 的纵隔淋巴结转移。即使较大的病灶，当病灶与周围正常组织的 CT 值或 MR 信号相同时，形态学影像也难以显示病灶；而此时，利用病变与正常组织在功能、代谢方面的差异，放射性核素显像很容易将病灶显示出来。放射性核素显像的高度灵敏性还体现在早期探测肿瘤和炎症的治疗反应，明显有效、轻中度有效、无效等不同层次的治疗反应可以通过病灶对显像剂的摄取变化得到及时反映。不仅可以从影像上观察，还可以使用半定量或定量指标进行数据表达。基于同样的原理，采用全身显像可以对恶性肿瘤的播散范围、数目和位置做出准确判断，从而为制订治疗方案和估计预后提供依据。

受显像方法和显像设备的限制，放射性核素显像的分辨率与现代 CT、MR 相比仍有较大不足。它不能清晰显示肿瘤内部及其与周围组织的细微解剖结构，仅仅依靠 SPECT 甚至 PET 影像尚难以满足肿瘤外科手术或放射治疗的要求。此外，核素肿瘤和炎症显像的特异性较高是相对的，这主要与具体使用哪种显像剂有关。^{18}F-FDG PET/CT 对于肺单发结节良恶性鉴别的特异度可达 90%，但它并不能指出恶性肿瘤的组织学类型（鳞癌、腺癌或小细胞癌等）。肿瘤显像出现诊断假阴性的原因，一是肿瘤体积小于显像设备探测病灶的分辨率（如 PET 体部显像的分辨率一般在 7 mm 以上）；二是某些肿瘤（如类癌、黏液癌、支气管肺泡癌）对 ^{18}F-FDG PET/CT 摄取率较低，在显像图上不足以形成异常浓聚灶。假阳性主要见于活动性结核、肉芽肿和一些炎性病变，这类细胞也存在着较旺盛的葡萄糖转运和磷酸化过程。

二、如何利用相关影像学检查

现代医学影像技术由以精密、精确显示组织器官解剖结构和组织密度变化为主的形态影像（如 CT、MR、超声）、以显示组织器官血流和功能变化为主的功能影像（如 SPECT）和以显示病变代谢变化为主的分子影像（molecular imaging）（如 PET）等三部分组成。

进入 21 世纪，融合影像技术及多模态（multiple modality）显像技术，如 SPECT /CT、PET /CT、PET/CT-MR、PET/MR 在核医学临床工作中得到了越来越广泛的应用，有效地克服了放射性核素显像解剖分辨率不足的缺点。CT 对于了解肿瘤及毗邻组织的微细结构具有很大帮助，而 MRI 的引入不但解决了 CT 检查中的部分局限性，还可提供丰富的形态学和功能信息。PET 在分子功能和代谢水平对人体生理及疾病状态方面进行研究的同时，还可在肿瘤、心血管疾病和神经系统疾病的诊断、治疗决策、疗效评价及预后评估中起到重要的作用。

多模态显像融合现代医学影像技术和分子生物学技术，可以从解剖结构到分子功能的整体观察，在分子和细胞水平进行可视化显像，认识疾病，阐明病变组织细胞受体密度与功能变化、基因与报告基因的表达、生化代谢变化及细胞信息传导等，为临床诊断、治疗监测和医学

研究提供分子水平的更加全面的影像信息。

（辛　军　王雪鹃）

．．．

　　^{18}F-FDG PET/CT 肿瘤显像是一种非特异性显像，是肿瘤检出、分期、疗效评价及预后预测的重要影像学方法，是当今肿瘤影像的重要组成部分；其他非特异性肿瘤显像用于无 PET/CT 情况下肿瘤诊断，拓宽肿瘤核医学应用范围。肿瘤受体显像及治疗、肿瘤放射免疫技术、肿瘤基因表达显像等均属于肿瘤特异性显像，是以肿瘤组织特异性信号分子为靶点的一种显像方式，是肿瘤分子影像学的发展方向。肿瘤前哨淋巴结技术体现了核医学、病理及肿瘤外科多学科协作的诊疗模式，实现了恶性肿瘤早诊早治及个体化医疗。炎症显像以炎症组织的病理生理变化为基础显像，SPECT/CT 及 PET/CT 多模态显像是诊断炎症、寻找隐匿感染灶的有效、便捷的临床诊断手段。

．．．

思考题

1．简述肿瘤受体显像原理，举例说明常见肿瘤受体显像（3～4 种）。
2．简述肿瘤放射免疫靶向技术的基础及技术。
3．肿瘤放射免疫显像基本原理及发展方向是什么？
4．简述前哨淋巴结及前哨淋巴结显像的定义。举例说明前哨淋巴结示踪剂的种类。
5．简述肿瘤基因表达显像的定义及种类。
6．列举炎症显像的显像剂并解释其原理。

病例分析

内分泌系统

甲状腺、甲状旁腺、肾上腺等是人体重要的内分泌器官，当疾病导致其功能异常时，会产生各种临床表现。应用核医学功能测定和成像的方法不仅可为内分泌系统疾病的诊断与治疗提供有效帮助，对研究相关疾病的发生、发展以及其病理、生理变化等也具有重要的价值。

第一节　甲状腺功能测定及显像

甲状腺位于颈前正中，甲状软骨前方、气管两侧，呈 "H" 形或蝶形，由左右两叶及峡部构成，是人体较大的内分泌腺体。甲状腺的主要功能是合成、储存和分泌甲状腺激素，调节靶器官的生理活动。由于甲状腺的功能受下丘脑 - 垂体 - 甲状腺轴和甲状腺自身的调节，当甲状腺功能出现异常时，其病因可在其中的任一环节。核医学技术中的体外放射分析、体内功能测定及显像均可用于甲状腺相关疾病的诊断。

一、甲状腺功能体外测定

1960 年 Yalow 和 Berson 创立了放射免疫分析法，开创了医学检验史上的新纪元。20 世纪 80 年代中期，体外放射分析成为甲状腺功能体外测定的首选项目，也是临床核医学的主要工作内容之一。这一体外放射分析技术可直接测量外周血中的甲状腺相关激素和抗体，其优点在于灵敏性和特异性高，放射性核素不引入体内。但随着医学技术的发展，放射性核素标记分析技术逐渐被非放射性物质所取代（如酶标免疫分析、化学发光免疫分析、时间分辨荧光分析等），甲状腺功能的体外分析也被逐渐纳入到检验医学的工作范畴。然而，在核医学诊疗过程中了解甲状腺相关激素或抗体是十分必要的。

（一）甲状腺激素

甲状腺主要合成分泌四碘甲状腺原氨酸即甲状腺素（thyroxine，T_4）和三碘甲状腺原氨酸（triiodothyronine，T_3）。血循环中的 T_4 全部由甲状腺合成和分泌；T_3 则 20% 由甲状腺分泌，80% 由 T_4 在外周组织脱碘转化而来。虽然 T_4 在血中的浓度是 T_3 的 50 ～ 80 倍，但 T_3 的生物活性却是 T_4 的 3 ～ 5 倍。当甲状腺激素释放入血后，绝大部分与血浆蛋白结合，主要是甲状腺结合球蛋白（thyroxine-binding globulin，TBG），仅有 0.04% 的 T_4 和 0.3% ～ 0.5% 的 T_3 呈游离状态，称游离 T_4（free T_4，FT_4）和游离 T_3（FT_3）；T_3 或 T_4 结合形式与游离形式的总和分别称总 T_3（total T_3，TT_3）和总 T_4（total T_4，TT_4）。血清中结合态与游离态甲状腺激素可互相转化，维持动态平衡，但只有游离态激素才能进入细胞发挥其生理作用，且含量不受各种血浆蛋白的影响，因此 FT_3、FT_4 水平与甲状腺功能状态关系更加密切。此外，反 T_3（roverse T_3，rT_3）是 T_4 代谢过程中内环 5 位上脱碘产生（极少量可由甲状腺直接合成），rT_3 本身无生理活性，但对于外周组织中 T_3 水平的调节起着重要的作用。

（二）促甲状腺激素

促甲状腺激素（thyroid stimulating hormone，TSH）是垂体前叶分泌的一种糖蛋白，它受下丘脑分泌的促甲状腺激素释放激素（thyrotropin-releasing hormone，TRH）刺激而释放，并与血中 T_3 和 T_4 存在着负反馈调节关系，是评价下丘脑 - 垂体 - 甲状腺轴功能的重要指标。TSH 是观察甲状腺功能改变最敏感的指标，当甲状腺功能变化时，往往血清 TSH 的变化要先于甲状腺激素，故对亚临床甲亢和甲状腺功能减退（甲减）的诊断有重要意义。

（三）甲状腺自身抗体

自身免疫性甲状腺疾病的发生与机体的免疫功能缺陷有关，临床上常以自身抗体阳性为特征。检测相关抗体对于研究该类疾病的发病机制、辅助临床诊治具有重要意义。

1. TSH 受体抗体　TSH 受体抗体（TSH-receptor antibodies，TRAb）为体液免疫 B 淋巴细胞产生的一类直接作用于甲状腺细胞膜上 TSH 受体的多克隆抗体，包括四种亚型：甲状腺刺激抗体（thyroid-stimulating antibody，TSAb）、甲状腺生长刺激免疫球蛋白（thyroid growth stimulating immunoglobulin，TgSI）、TSH 结合抑制免疫球蛋白（TSH binding inhibitory immunoglobulin，TBII）、甲状腺生长抑制免疫球蛋白（thyroid growth inhibitory immunoglobulin，TgII）。Graves 病患者的血清中常能检出 TSAb，它能不断刺激甲状腺产生过多的甲状腺激素，引起甲亢，且不受 TSH 负反馈调节。临床上除用于甲亢病因诊断外，主要作为停药指标，如治疗后甲状腺功能恢复正常，但 TSAb 仍为阳性者，停服抗甲状腺药物后复发概率较高。

2. 甲状腺球蛋白抗体和甲状腺过氧化物酶抗体　正常情况下，甲状腺球蛋白（thyroglobulin，TG）以胶原形式储存于甲状腺滤泡腔中，尽管有极少量进入外周血中，但一般不会诱导产生抗体。当甲状腺发生自身免疫性疾患导致滤泡破坏时，大量 Tg 释放入血可使机体产生抗甲状腺球蛋白抗体（thyroglobulin antibody，TgAb）。甲状腺微粒体抗原存在于甲状腺上皮细胞质内，在自身免疫性甲状腺疾病时，甲状腺微粒体抗原可进入外周血，诱发机体产生自身抗体，即甲状腺微粒体抗体（thyroid microsome antibody，TMAb）。实际上 TMAb 的免疫核心部分即为甲状腺过氧化物酶抗体（thyroid peroxidase antibody，TPOAb）。近年来研究认为，存在于患者体内的 TPOAb 就是 TMAb，桥本甲状腺炎者血清 TMAb 浓度明显升高。

临床上 TgAb、TMAb、TPOAb 的检测可为桥本甲状腺炎、亚急性甲状腺炎、Graves 病等自身免疫性甲状腺疾病的诊断、鉴别诊断、预后和疗效判断提供重要依据。

二、甲状腺功能体内测定

（一）甲状腺摄 ^{131}I 试验

1. 原理　碘是甲状腺合成甲状腺激素的主要原料之一，其被甲状腺摄取的量和速度与甲状腺功能密切相关。放射性 ^{131}I 与稳定性碘具有相同的生化和生物学性质，引入体内后，可被甲状腺滤泡上皮细胞摄取并参与甲状腺激素的合成。在体外应用甲状腺功能测定仪探测甲状腺内 ^{131}I 发出的 γ 射线，获得不同时间点甲状腺部位的放射性计数率，即可根据甲状腺摄取 ^{131}I 的数量和速率来判断甲状腺功能状态，即甲状腺摄 ^{131}I 试验（^{131}I thyroid uptake test）。

2. 方法

（1）受检者准备：含碘的食物（各类海产品）、含碘药物（复方碘溶液、造影剂等）、抗甲状腺药物、甲状腺激素、肾上腺皮质激素、避孕药、抗结核药等均可对测量结果产生影响，测量前应根据使用或服用量停用一定时间（一般 2 ~ 6 周）后方可进行此项检查。

（2）检查方法：空腹口服 ^{131}I- 碘化钠（^{131}I-NaI，简称 ^{131}I）74 ~ 370 kBq（2 ~ 10 μCi），且继续禁食 1 ~ 2 h。于服药后 2 h、4 h、24 h（或 3 h、6 h、24 h）分别测量本底、标准源及甲状腺部位的放射性计数率；如需计算 ^{131}I 有效半衰期还需进行 48 h 和 72 h 测定），按照下列公式计算出不同时间点上的甲状腺摄 ^{131}I 率，并以摄 ^{131}I 率为纵坐标，时间为横坐标，绘制甲状腺摄 ^{131}I 功能曲线（图 6-1）。

$$甲状腺摄 ^{131}I 率（\%）= \frac{甲状腺部位计数率（cpm）-本底放射性计数率（cpm）}{标准源计数率（cpm）-本底放射性计数率（cpm）}×100\%\quad 公式 6-1$$

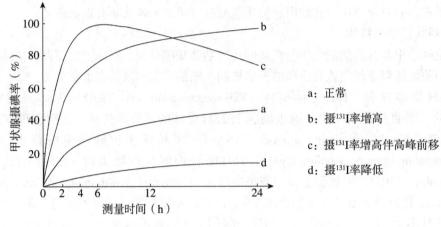

图 6-1　甲状腺摄 ^{131}I 率曲线

　　（3）结果判断：各时相正常值因各地区饮食中含碘量、测量设备和方法不同而有所差异，所以各单位应建立自己的正常值及诊断标准，一般儿童及青少年甲状腺摄 ^{131}I 率高于成人，女性高于男性。正常甲状腺摄 ^{131}I 率随时间的延长而逐渐升高，24 h 达高峰，2～4 h 摄取率为 24 h 的 50% 左右（曲线 a）。单纯性甲状腺肿（缺碘型甲状腺肿或青春期甲状腺肿）表现甲状腺摄 ^{131}I 率增高，2～4 h 与 24 h 摄取率比值正常（曲线 b）；典型未经治疗的甲亢患者表现摄 ^{131}I 率增高，并可伴有高峰前移现象（曲线 c）；甲状腺功能减退症及亚急性甲状腺炎急性期表现为甲状腺摄碘率减低（曲线 d），但应注意诊断甲减时此类型曲线缺乏特异性，应密切结合血清学甲状腺激素测定结果加以判断。

　　（4）临床应用：尽管甲状腺摄 ^{131}I 率可用于判断甲状腺功能，但由于操作过程相对复杂、费时，现在临床上已被体外分析法所取代。目前甲状腺摄 ^{131}I 率测定主要用于甲亢患者 ^{131}I 治疗前观察 ^{131}I 在甲状腺内的有效半衰期，以帮助计算给药剂量。

　　（二）甲状腺激素抑制试验

　　1. 原理　正常情况下甲状腺摄 ^{131}I 能力受垂体分泌的 TSH 调节，当血液中甲状腺激素浓度增高时，通过负反馈调节作用，使垂体 TSH 分泌减少，继而抑制甲状腺激素的合成，故当给予外源性甲状腺激素时，正常人摄 ^{131}I 率下降。然而，甲亢患者由于下丘脑 - 垂体 - 甲状腺轴的调节功能遭到破坏，体内存在非垂体性甲状腺刺激物质，刺激甲状腺摄碘率增高，且不受 TSH 控制，表现在给予外源性甲状腺激素后摄碘能力无抑制或抑制不明显。故甲状腺激素抑制试验可用于观察下丘脑 - 垂体 - 甲状腺轴的调节功能。

　　2. 方法　在患者测定第一次 24 小时甲状腺摄 ^{131}I 率后，口服左旋甲状腺素（优甲乐）50 μg，每日 3 次，连服 7 天，再次测量 24 h 摄 ^{131}I 率，按下列公式计算抑制率：

$$抑制率（\%）= \frac{第 1 次 24 h 摄 ^{131}I 率 - 第 2 次 24 h 摄 ^{131}I 率}{第 1 次 24 h 摄 ^{131}I 率}×100\%\quad 公式 6-2$$

　　3. 结果判断及临床应用　下丘脑 - 垂体 - 甲状腺轴的功能正常时，口服甲状腺激素后抑制率＞50%；若抑制率＜25%，为不受抑制。此试验可用于鉴别 Graves 病与单纯性甲状腺肿，也可作为终止甲状腺药物治疗的参考指标。

　　（三）过氯酸盐释放试验

　　1. 原理　正常情况下，甲状腺在过氧化物酶和碘化酶的作用下将摄入的无机碘离子迅速转化为有机碘，因此腺体内无机碘离子很少。当过氧化物酶缺乏或络氨酸碘化障碍时，摄入的碘离子不能被有机化。过氯酸盐中的 ClO_4^- 对甲状腺的亲和性比碘离子大，可占据甲状腺中无机碘的位置，促使未被有机化的碘离子释放入血并阻断其再聚集。比较口服过氯酸盐前后两次甲状腺摄 ^{131}I 率，计算释放率，可帮助判断是否存在甲状腺碘的有机化障碍。

2. 方法　空腹口服 ^{131}I 74～185 kBq 后 2 h 测定摄 ^{131}I 率，然后口服过氯酸钾 400～800mg，1 h 后再次测定摄 ^{131}I 率，并按下列公式计算释放率：

$$释放率（\%）= \frac{服过氯酸钾前摄 ^{131}I 率 - 服过氯酸钾后摄 ^{131}I 率}{服过氯酸钾前摄 ^{131}I 率} \times 100\% \qquad 公式 6-3$$

3. 结果判断及临床应用　正常人服用过氯酸钾后，释放率应 ≤ 10%。若释放率为 10%～50%，提示碘的有机化部分障碍；> 50% 则提示碘的有机化明显障碍。桥本甲状腺炎、家族性克丁病、耳聋-甲状腺肿综合征等碘有机化障碍患者往往临床表现甲减征象，血清甲状腺激素水平降低，但摄 ^{131}I 率却升高，此时过氯酸盐释放试验可以帮助解释病因。

三、甲状腺显像

（一）显像原理

甲状腺组织具有选择性摄取或浓聚碘的能力。放射性 ^{131}I 或 ^{123}I 引入体内后，也可以被有功能的甲状腺组织摄取，其被甲状腺摄取的量和速度与甲状腺功能有关。利用 SPECT 探测其发出的 γ 射线，不仅能够观察甲状腺的位置、大小及形态，还能够判断甲状腺内各部位的功能情况。锝与碘属同一族元素，也被甲状腺组织摄取，虽然不参与甲状腺激素的合成，但其被甲状腺摄取的量和速度也与甲状腺功能有关，因此 $^{99m}TcO_4^-$（高锝酸盐）也可用来进行甲状腺显像。表 6-1 列出了目前临床常用的甲状腺显像剂。

表6-1　临床常用甲状腺显像剂

显像剂	半衰期	γ射线能量（keV）	显像时间	注射剂量（MBq/mCi）
^{123}I	13 h	159	4 h	7.4～14.8/0.2～0.4
^{131}I	8.04 d	364	24 h	1.85～3.7/0.05～0.1
$^{99m}TcO_4^-$	6.02 h	140	20～30 min	74～185/2～5

^{123}I 或 ^{131}I 作为甲状腺显像剂特异性高，适用于异位甲状腺或分化型甲状腺癌转移灶诊断。^{123}I 为纯 γ 射线发射体，物理半衰期较短，能量适中，对患者辐射剂量小，是理想的显像剂，但目前国内尚无商品用药提供；^{131}I 的物理半衰期较长，又伴随 β 衰变，使甲状腺接受的辐射剂量较高，衰变时产生的 γ 射线能量又较高，图像的分辨率较差；$^{99m}TcO_4^-$ 具有物理半衰期短、射线能量适中、发射单一 γ 射线、甲状腺受辐射剂量小且价格低廉等优势，是目前国内临床上使用最广泛的甲状腺显像剂。

（二）显像方法

1. 颈部甲状腺显像　多以 $^{99m}TcO_4^-$ 为显像剂，检查前无需特殊准备。静脉注射 $^{99m}TcO_4^-$ 74～185 MBq（2～5 mCi），采用低能高分辨型或针孔型准直器，于注射后 20～30 min 常规采集平面像，必要时加行斜位、侧位或局部 SPECT/CT 采集。

2. ^{131}I 异位甲状腺显像　以 ^{123}I 或 ^{131}I 为显像剂时患者检查前准备同甲状腺摄 ^{131}I 率。空腹口服 ^{131}I 1.85～3.70 MBq（0.05～0.1 mCi），24 h 后采用高能通用平行孔型准直器，采集颈、胸部前位平面像。有条件者发现病变后应进一步行局部 SPECT/CT 检查。

3. 分化型甲状腺癌转移灶 ^{131}I 显像　空腹口服 ^{131}I 74 ~ 185 MBq（2 ~ 5 mCi），24 ~ 48 h 后采用高能通用平行孔型准直器常规采集全身前、后位平面像。有条件者发现病变后进一步行相应部位的 SPECT/CT 检查。

（三）影像分析

正常甲状腺位于颈前正中，分为左、右两叶，呈蝴蝶形分布于气管两侧，两叶的下部常相连，称为峡部。两叶内放射性分布基本均匀，周边及峡部由于组织较薄，放射性分布略稀疏（图 6-2）。甲状腺两叶发育可不一致，形成多种形态变异，除表现为两叶大小或形态的不一致外，还可见先天性一叶缺如、锥体叶显影等（图 6-3）。甲状腺异常影像所见包括位置、大小、形态及显像剂分布的异常。

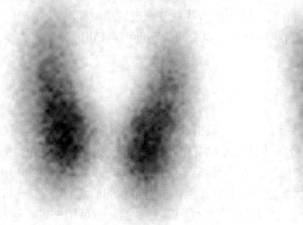
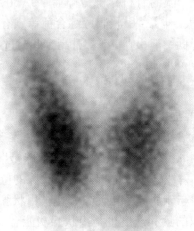

图 6-2　正常甲状腺影像　　　　　　　图 6-3　甲状腺椎体叶显影

（四）临床应用

1. 异位甲状腺的诊断　甲状腺在其发育过程中未下降到颈前正常位置而出现于其他部位时即形成异位甲状腺。正常位置甲状腺缺如时，异位甲状腺被称为迷走甲状腺；正常位置存在甲状腺时，异位甲状腺则被称为副甲状腺。异位甲状腺的人群发生率为 7% ~ 10%，可发生于任何年龄，男女比例为 1：（3 ~ 8），其中 70% ~ 90% 为迷走甲状腺，主要异位于舌根部，亦可发生于身体的任何部位。异位甲状腺的诊断在临床上常涉及纵隔肿物和舌根部肿物的鉴别诊断（图 6-4）。由于放射性碘仅被甲状腺特异性摄取，而 ^{99m}TcO$_4^-$ 则可被唾液腺等摄取，故在异位甲状腺诊断中，应首先考虑选用放射性碘作为显像剂（图 6-5）。然而，近年来随着 SPECT/CT 的普及，通过 SPECT/CT 获得病变组织的形态、密度及定位信息，可提高 ^{99m}TcO$_4^-$ 显像对异位甲状腺检出的准确性（图 6-6）。

2. 甲状腺毒症的病因诊断　甲状腺毒症是指血液循环中甲状腺激素过多，引起的以神经、循环、消化等系统兴奋性增高和代谢亢进为主要表现的一组临床综合征。根据甲状腺的功能状态，甲状腺毒症分为甲状腺功能亢进型和非甲状腺功能亢进型，前者以 Graves 病最常见，后者以亚急性甲状腺炎最常见。这两种不同病因疾病的临床及血清学表现相同，但在甲状腺显像中则表现不同：Graves 病表现为双叶甲状腺外形增大、浓集放射性普遍增强，周围软组织本底放射性明显减低，以放射性计数为基准采集图像时显影时间明显缩短（图 6-7）；而亚急性甲状腺炎的典型表现为双叶甲状腺放射性分布普遍降低，显影不清晰，周围软组织本底放射性分布明显增高，显像时间明显延长（图 6-8），与血中甲状腺激素水平升高呈"分离现象"。

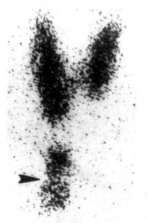 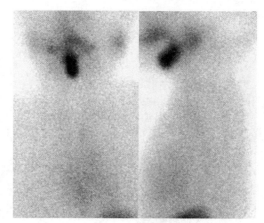

胸骨后甲状腺　　　　　　　　舌骨下甲状腺

图 6-4　胸骨后甲状腺和舌骨下甲状腺

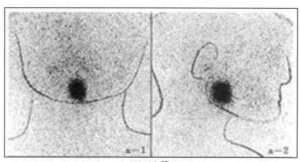

^{123}I 显像

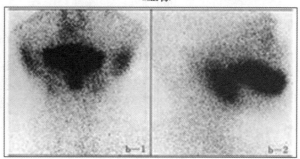

^{99m}TcO$_4^-$显像

图 6-5　舌骨后甲状腺的 ^{123}I 显像和 ^{99m}TcO$_4^-$ 显像

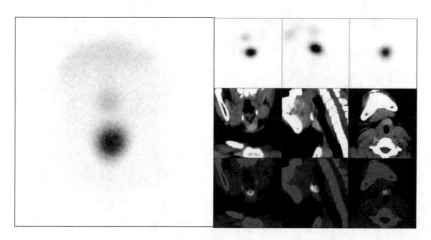

图 6-6　异位甲状腺的 Na^{99m}TcO$_4$ SPECT/CT 图像

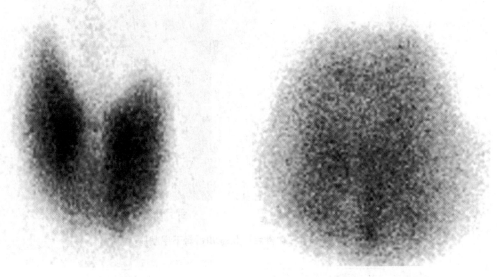

图 6-7　Graves 病甲状腺影像　　　　　　**图 6-8　亚急性甲状腺炎甲状腺影像**

3. 甲状腺结节类型的判断　甲状腺结节是甲状腺最常见的病变，甲状腺显像中根据结节摄取显像剂的能力将其分为 4 种类型："热"结节、"温"结节、"凉"结节和"冷"结节（图6-9）。

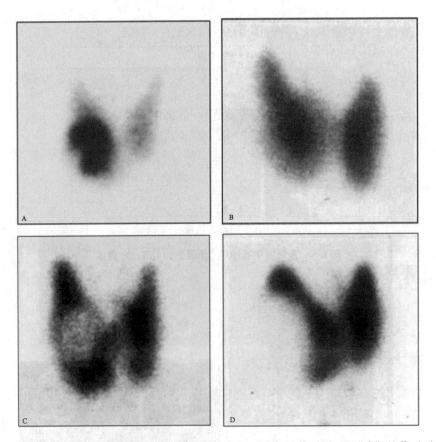

图 6-9　甲状腺"热"结节（A）、"温"结节（B）、"凉"结节（C）和"冷"结节（D）

"热"结节指结节摄取显像剂的能力高于周围正常组织，常见于功能自主性腺瘤。由于腺瘤自主分泌甲状腺激素，且不受 TSH 抑制，但血液中升高的甲状腺激素却可抑制正常甲状腺组织，故正常甲状腺组织显影浅淡，甚至不显影。临床上遇单发"热"结节时需注意与先天性甲状腺—叶缺如相鉴别。鉴别的方法除参考血清甲状腺激素水平外，还可进行甲状腺超声、SPECT/CT 或 ^{99m}Tc-MIBI 显像等检查。

"温"结节是指结节摄取显像剂的能力与周围正常甲状腺组织相近，常见于功能正常的甲状腺腺瘤、结节性甲状腺肿等。在诊断中应注意一些属"凉/冷"性质的小结节由于受正常甲状腺组织遮盖，可能在平面像中显示为"温"结节，SPECT/CT 可帮助证实。

"凉"结节和"冷"结节是指结节摄取显像剂的能力低于周围正常组织或不摄取显像剂。"凉"结节和"冷"结节无本质区别，均可见于结节性甲状腺肿、炎症、腺瘤伴有出血、钙化或囊性变等情况，亦可见于甲状腺癌。一般单发"冷"结节的恶变发生率相对较高，此时可应用甲状腺血流灌注显像、^{201}Tl、^{99m}Tc-MIBI、^{99m}Tc-DMSA 等亲肿瘤显像辅助鉴别（图 6-10）。

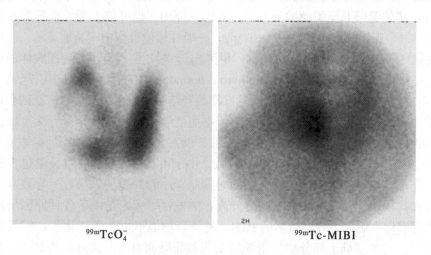

^{99m}TcO$_4^-$ 　　　　　　^{99m}Tc-MIBI

图 6-10　甲状腺癌的 ^{99m}TcO$_4^-$ 显像与 ^{99m}Tc-MIBI 显像

4. 分化型甲状腺癌转移灶的诊断　分化型甲状腺癌包括乳头状癌和滤泡状癌，其转移灶具有摄 ^{131}I 功能，当手术切除或以 ^{131}I 清除残余甲状腺组织后，可以 ^{131}I 全身显像寻找甲状腺癌的转移灶（图 6-11）。由于转移灶摄取 ^{131}I 的能力往往较差，显像前应停用甲状腺激素，还可以通过外源性注射 TSH 增强病灶对 ^{131}I 的摄取能力，以提高对病灶的检出力。

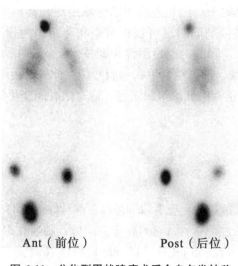

Ant（前位）　　　　　Post（后位）

图 6-11　分化型甲状腺癌术后全身多发转移

5. Graves 病 ^{131}I 治疗前估算甲状腺重量　在 ^{131}I 内照射治疗甲亢过程中，甲状腺重量的估算是决定给药剂量的重要参考指标之一。通过甲状腺显像，可利用计算机勾画 ROI，获得甲状腺影像的轮廓，得到两叶的长度和面积，并通过下列公式计算出甲状腺重量：

$$M = A \times H \times K$$

M 为甲状腺重量（g），A 为甲状腺前位影像的面积（cm²），H 为甲状腺左右两叶的平均长度（cm），K 为相关常数，各单位因检查条件不同会有差异，多采用 0.32。

第二节　甲状旁腺显像

甲状旁腺来源于胚胎发育时期的第三及第四对咽囊，一般为 4 个，分别位于甲状腺两叶上、下极的背侧，但甲状旁腺位置和数目变异较大，可有 2～8 个不等，异位发生率报道为 10%～20%，其位置可上至颈动脉分叉处，下至纵隔内，也可位于咽或食管后、甲状腺腺体内等。正常时每个腺体的平均重量仅为 30 mg，一般在影像检查中不易被显示，当出现甲状旁腺功能亢进症（hyperparathyroidism，简称"甲旁亢"）时，会伴有甲状旁腺腺体的肿大。

甲旁亢是指由于甲状旁腺激素（parathyroid hormone，PTH）分泌过多引起钙、磷代谢紊乱所产生的一组症候群，患者往往表现反复发作的肾结石、消化性溃疡和广泛的骨损害，严重者可发生骨质疏松。甲旁亢的临床诊断主要依据血清学检查，血钙异常为筛检指标，PTH 升高则具有诊断意义。临床上将甲旁亢分为原发性、继发性和三发性 3 种类型：原发性甲旁亢由腺瘤（80%）、增生（19%）和腺癌（1%）所致，由于甲状旁腺病变自身分泌过多的 PTH，促进破骨细胞作用，使骨钙溶解释放入血，同时抑制肾小管对磷的重吸收，导致高血钙、高尿钙、低血磷和高尿磷，碱性磷酸酶也同时升高；继发性甲旁亢是由于各种原因所致的低钙血症刺激甲状旁腺增生肥大，分泌过多的 PTH，见于肾功能不全和骨软化等；三发性甲旁亢则指在继发性甲旁亢的基础上部分增生组织转变为腺瘤继而自主分泌过多的 PTH（此型临床少见）。手术切除病变腺体是治疗原发性甲旁亢唯一有效的手段，也是药物控制不佳的继发性甲旁亢或三发性甲旁亢的有效治疗方法，而术前通过影像手段定位病变腺体对成功的手术具有重要意义。

一、显像剂及显像原理

目前用于甲状旁腺显像的显像剂为 ^{99m}Tc-MIBI、^{99m}Tc-Tetrofosmin 和 ^{201}Tl。这些显像剂除了被心肌细胞摄取外，可聚集于功能亢进的甲状旁腺组织，其机制与病变组织血流增加及细胞代谢活跃有关，但这些显像剂同时也可被正常甲状腺组织所摄取。^{99m}TcO$_4^-$ 只被正常甲状腺摄取而不被甲状旁腺摄取，因此，通过图像相减技术，将 ^{99m}Tc-MIBI、^{99m}Tc-Tetrofosmin 或 ^{201}Tl 影像与 ^{99m}TcO$_4^-$ 影像相减，即可得到甲状旁腺影像。此外，由于 ^{99m}Tc-MIBI 从功能亢进的甲状旁腺的洗出速度较周围正常甲状腺组织缓慢，通过随时间变化的观察，亦可检出病变甲状旁腺。

二、显像方法

1. 减影法

（1）^{201}Tl/^{99m}TcO$_4^-$ 双核素减影法：患者取仰卧位，静脉注射 ^{201}Tl 74 MBq（2 mCi）5～15 min 后，使用 ^{201}Tl 能峰采集包括颈部 - 上纵隔的静态平面像；随后在患者体位保持不动的情况下，注射 ^{99m}TcO$_4^-$ 74～185 MBq（2～5 mCi），15 min 后将能峰调至 ^{99m}Tc，再次采集图像。若设备条件允许，可同时注射 ^{201}Tl 和 ^{99m}TcO$_4^-$，使用双核素显像技术同时获得两种影像。利用计算机软件从 ^{201}Tl 影像中将 ^{99m}TcO$_4^-$ 影像减除，即可得到甲状旁腺影像。

（2）^{99m}Tc-MIBI/^{99m}TcO$_4^-$ 减影法：与 ^{201}Tl/^{99m}TcO$_4^-$ 双核素减影法基本相同，但使用这两种显

像剂时采集条件相同。先静脉注射 ^{99m}Tc-MIBI 370 MBq（10 mCi），15 min 后显像；之后再注射 ^{99m}TcO$_4^-$ 185 MBq（5 mCi），15 min 后显像。注意保持两次显像体位一致。

2．双时相法　静脉注射 ^{99m}Tc-MIBI 740 MBq(20 mCi) 后，分别于 15 min 和 2 h 采集"早期"和"延迟"颈部 - 上纵隔平面静态像，通过观察早期和延迟相中甲状腺与甲状旁腺对显像剂的摄取差异来判断甲状旁腺病变。为提高病灶检出率及定位准确性，有条件者应在平面显像后加做局部 SPECT/CT。

双时相法较为简单，目前临床最为常用，但对于某些特殊情况，如腺瘤位置或形态特殊、对 ^{99m}Tc-MIBI 清除速率较快或多腺体病变，建议在双时相法的基础上联合应用减影法，以提高对病变的检出率。

三、正常影像表现

由于甲状旁腺体积小，功能正常时不显示，减影法相减后仅留下比本底还低的甲状腺空白区，双时相显影法仅见甲状腺影像，颈部 - 上纵隔区无其他异常浓聚灶。

四、临床应用

1．甲状旁腺功能亢进症　甲状旁腺显像是针对那些临床已确诊的甲旁亢患者，证实其异常甲状旁腺的存在，并确认其所在位置，为手术治疗提供依据。无论是腺瘤、增生或腺癌，功能异常旺盛的甲状旁腺组织在上述不同显像法中均表现对显像剂的高摄取，在 ^{99m}Tc-MIBI 早期相中表现为高于甲状腺组织的放射性浓聚灶，且延迟相中随着甲状腺影像的变淡显示更加清晰（图 6-12）。此方法对腺瘤诊断的灵敏度要高于增生。腺瘤在原发性甲旁亢中最多见，病灶多为单发，体积相对较大；增生则多见于继发性甲旁亢，原发性甲旁亢亦可见，常累及多个腺体（有时以一个增大为主），就每个腺体而言体积相对较小，故病变检出率低于腺瘤。甲状旁腺病变的检出不仅与每个腺体的体积有关，还与血清 PTH 水平相关，通常患者血清 PTH 明显升高时，常规平面显像即可显示出病变腺体，若患者的血清 PTH 轻 - 中度升高而显像结果阴性时，应考虑通过改进图像采集技术，如加做 SPECT/CT 或联合应用减影法，以提高对病变腺体的检出能力。对于血清 PTH 正常而显像结果阳性者，要考虑到甲状旁腺以外的病变，避免错误诊断，因为用于甲状旁腺显像的显像剂并非靶向甲状旁腺的特异性显像剂，一些肿瘤及炎性病变亦可摄取，故甲状旁腺显像用于甲旁亢定位诊断时应密切结合临床。若以血清 PTH 升高作为 ^{99m}Tc-MIBI 双时相显像定位病变甲状旁腺的前提，并于延迟相加做 SPECT/CT，其诊断准确性可达 94.3%。

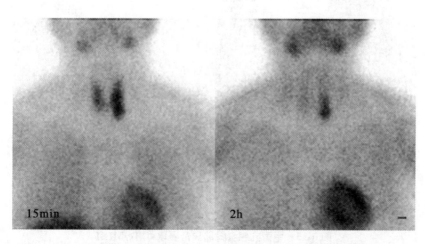

15min　　　　2h

图 6-12　甲旁亢 ^{99m}Tc-MIBI 双时相影像（甲状腺左叶下极甲状旁腺腺瘤）

2. 异位甲状旁腺　由于异位甲状旁腺发生的概率相对较高，甲状旁腺显像时，除了观察甲状腺上、下极外，还应注意观察异位甲状旁腺可能出现的区域。当临床确诊甲旁亢，正常甲状旁腺部位未见病变腺体，而纵隔或其他部位出现异常放射性浓聚灶时，应考虑到异位的甲状旁腺发生了病变（图 6-13 和彩图 6-14）。

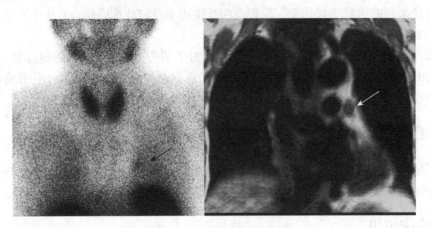

图 6-13　纵隔异位甲状旁腺

99mTc-MIBI 显像见纵隔左侧异常放射性浓聚影，MR 显像相应部位见软组织影。手术病理证实为甲状旁腺腺瘤。

3. 甲旁亢性代谢性骨病　无论是原发性还是继发性甲旁亢，血中 PTH 长期增高会使骨组织广泛脱钙，严重时可形成纤维囊性骨炎。99mTc-MDP 骨显像可用于甲旁亢所致代谢性骨病的诊断，而 99mTc-MIBI 显像中也可能会看到一些甲旁亢患者骨骼对显像剂的异常摄取，发生纤维囊性骨炎时可见异常放射性浓聚灶（图 6-15）。骨骼对显像剂的异常摄取多见于血清 PTH 和碱性磷酸酶明显升高的患者。

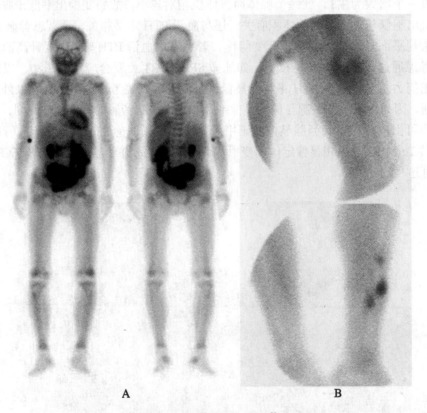

图 6-15　甲旁亢患者骨骼异常摄取 99mTc-MIBI

A. 骨骼弥漫性摄取显像剂；B. 左侧肱骨（上）和胫腓骨（下）纤维囊性骨炎。

五、与相关影像检查的比较

目前许多医疗单位将配有高分辨探头的超声作为首选的检查技术。超声的优势在于简单、易行，并可指导针吸活检，但对于异位甲状旁腺来说，超声的诊断能力受限。造影 CT 和 MR 具有良好的空间分辨率和组织分辨率，对小病灶的检出具有优势，但可能会遇到与颈、纵隔淋巴结鉴别困难的问题。在诸多术前定位的方法中，^{99m}Tc-MIBI 双时相显像法具有较高的特异性，有人甚至将其推荐为首选的定位检查方法。但事实上多种影像技术均可用于甲状旁腺病变的检出，临床上可根据患者的不同情况加以选择，而多种影像技术的联合应用无疑将进一步提高诊断的准确性。

第三节　肾上腺显像

肾上腺分为皮质和髓质两部分，肾上腺显像分为肾上腺皮质显像（adrenocortical imaging）和肾上腺髓质显像（adrenal medullary imaging）两类。

一、肾上腺皮质显像

（一）原理和方法

1．原理　胆固醇是合成类固醇激素的原料，能够被肾上腺皮质细胞摄取，其摄取的量和速度与皮质功能相关。静脉注射放射性核素标记的胆固醇及其衍生物后，在体内其代谢与天然胆固醇相似，可被肾上腺皮质摄取并参与激素合成，应用显像设备即可显示肾上腺皮质的位置、大小、形态及功能状态。

2．方法

（1）显像方法

1）显像前准备：为保证显像质量，显像前两周停用影响显像剂摄取的药物和激素，如 ACTH、地塞米松、抗皮质醇药物、螺内酯和避孕药等。从检查前 3 天开始口服复方碘溶液，每次 10 滴，每日 3 次，直至检查结束，以减少甲状腺摄取游离的 ^{131}I。于显像前一天晚上口服缓泻剂（如番泻叶）清洁肠道，可避免大部分显像剂经肝胆排入肠道的干扰，影响对肾上腺影像的分析。

2）显像方法：常用的显像剂为 ^{131}I- 碘代胆固醇（^{131}I-6-IC）或 ^{131}I-6β- 碘甲基 -19- 去甲胆固醇（^{131}I-6β-INC 或称 NP59），静脉注射 74 ～ 111 MBq（2 ～ 3 mCi）后，分别于第 3、5、7、9 天在肾上腺及其临近的部位进行显像。用 ^{123}I- 碘代胆固醇作为显像剂所获得的影像质量更好，且对患者的辐射剂量低，但价格昂贵。

3）地塞米松抑制试验显像（dexamethasone suppression test scintigraphy）：其原理类似于甲状腺激素抑制试验，给予外源性肾上腺皮质激素后，通过反馈调节，垂体分泌的 ACTH 减少，从而使正常或增生的肾上腺皮质功能减退，显像剂摄取功能降低；腺瘤的功能多为自主性，不受 ACTH 影响，影像上病灶的显像剂摄取无变化，从而鉴别肾上腺腺瘤与增生。本显像适用于常规显像发现异常浓聚灶，但无法鉴别肾上腺皮质增生或腺瘤时。本试验至少在常规显像 1 个月后进行。在注射显像剂前 2 天，开始口服地塞米松，一次 1 ～ 2 mg，每日 4 次，直至检查结束，其他方面的准备与常规显像相同。比较两次显像结果，无变化者为阴性，提示为肾上腺皮质腺瘤；而试验后肾上腺影像明显减淡或不显影者为阳性，则提示肾上腺皮质增生。

（二）影像分析

1．正常影像　正常肾上腺在注入显像剂后的第 3 天肾上腺开始显影，第 5 ～ 9 天显影逐渐清晰，但由于受肝、脾和肠道放射性的干扰，影像多不清晰。一般两侧肾上腺放射性分布较稀疏，两侧影像大致对称，也有影像只有小部分能被清晰地显示或始终不显像。右侧肾上腺放射性多高于左侧，右侧位置也多稍高于左侧。正常肾上腺的影像可多样，一般右侧多呈圆形或锥形，而左侧多呈椭圆形或半月形。地塞米松抑制试验呈阳性。

2. 异常影像及临床意义

（1）双侧提前明显显影：两侧同时提前显影、腺体影像增大、放射性分布呈对称性增高，高度提示两侧皮质增生。如地塞米松抑制试验阳性可进一步支持这一诊断。

（2）两侧影像不对称：指左侧放射性明显高于右侧或右侧放射性明显高于左侧以及两侧肾上腺显影的时间差别较大。在地塞米松抑制试验时，放射性增高的一侧影像不受抑制，而较低的一侧放射性进一步减少甚至不显影，从而使两侧影像的不对称更明显，这高度提示显影明显的一侧为腺瘤。

（3）单侧显影：一侧肾上腺显影，另一侧不显影。临床上常见于3种情况：①显影侧为腺瘤，健侧肾上腺组织因受反馈抑制而不显影，若地塞米松抑制试验结果为阴性，则确诊率极高；②不显影侧为肾上腺先天性缺如、手术切除或外伤，显影一侧的影像为正常或代偿性肥大的肾上腺，其特点为地塞米松抑制试验结果阳性；③不显影一侧为皮质肿瘤（如皮质癌等），显影一侧为正常肾上腺，地塞米松抑制试验阳性。

（4）双侧不显影：主要见于少数正常人、使用过影响显像剂摄取的药物或皮质癌等。

（5）异位显影：在肾上腺以外的部位出现局限性放射性聚集，并能排除肠道、肝胆等因素的干扰，提示为异位肾上腺或皮质转移癌。

（三）临床应用

1. 肾上腺皮质由球状带、束状带和网状带组成，分别合成分泌醛固酮、皮质醇和性激素，不同部位病变可以出现相应不同的临床表现。肾上腺皮质显像主要用于肾上腺皮质功能亢进性病变的定位诊断，有利于在 CT、超声及 MRI 等形态学显像的基础上，提供鉴别诊断的功能影像信息。

（1）Cushing 综合征：一般皮质增生多为双侧对称性腺体增大，显影较早，可被地塞米松抑制。但也有少数病例呈不对称性或单侧肾上腺显影，如腺瘤所致的皮质醇增多症，90% 左右的病例为单侧性，抑制试验常为阴性。

（2）原发性醛固酮增多症（Conn 综合征）：80% 的病因为皮质腺瘤，显像多表现为病侧显影而健侧不显影或两侧不对称性显影增强；10% 左右为双侧增生，显像表现为两侧对称性显影增强。皮质显像的总符合率达 85% ~ 90%，鉴别有困难者可行地塞米松抑制试验。

2. 异位肾上腺的定位诊断。

3. 肾上腺皮质癌的辅助诊断　皮质癌的病理表现差异较大，因而显像表现也多种多样。当 CT 或超声影像显示一侧肾上腺存在肿块，而肾上腺皮质显像提示该侧肾上腺不显影或显影不良时，应考虑有皮质癌的可能。

二、肾上腺髓质显像

（一）原理和方法

1. 原理　肾上腺髓质能合成和分泌肾上腺素和去甲肾上腺素，分泌后的去甲肾上腺素在酶的作用下可以通过再摄取方式进入肾上腺髓质嗜铬细胞的胞囊中储藏。^{131}I 或 ^{123}I 标记的间位碘代苄胍（meta-iodobenzyl guanidine，MIBG）是去甲肾上腺素的类似物，静脉注入体内后通过钠离子和能量依赖性摄取机制被嗜铬细胞摄取而使肿瘤显像。^{123}I-MIBG 图像质量优于 ^{131}I-MIBG，但需要加速器才可产生并且价格昂贵。一些富含交感神经的组织（如肾上腺髓质、心肌、腮腺和脾等）也可摄取 MIBG，确切机制尚未完全明了。

近年来，随着对生长抑素（somatostatin，SST）研究的日趋深入，发现生长抑素受体（somatostatin receptor，SSTR）不仅分布在正常 SST 靶组织内，而且在这些组织的病变（肿瘤组织及其转移灶）中也存在不同程度的表达，甚至高于在正常组织中的表达。因此，可以利用其与 SST 及其类似物奥曲肽（octreotide，OC）的高亲和力，从分子水平上对 SSTR 进行定位和显像。奥曲肽是内源性 SST 的类似物，性质相似，但不易降解，而且容易被放射性核素标记。它与 SSTR 亚型 SSTR2 有较高的亲和力，与 SSTR3 亲和力低，与 SSTR5 中度亲和，对 SSTR1、SSTR4 没有亲和力。因此将放射性示踪剂标记的奥曲肽引入体内，与肿瘤表面的受体特异性结合，使肿瘤显像，称为生长抑素受体显像（somatostatin receptor scintigraphy，SRS），是诊断神经内分泌肿瘤和其他 SSTR 阳性肿瘤敏感而特异的显像技术。20 世纪 90 年代初 ^{111}In、^{123}I、^{99m}Tc 、^{90}Y 等放射性核素标记的 OC 应用于临床进行 SSTR 阳性肿瘤 SPECT 显像。与单光子显像相比，PET/CT 显像具有高灵敏度及高空间分辨率等优点。目前临床上用于标记生长抑素类似物（somatostatin analogue，SSTA）的正电子核素有 ^{18}F、^{68}Ga、^{64}Cu、^{86}Y、^{110m}In 等，其中 ^{68}Ga 标记的 SSTA ^{68}Ga-DOTA-Phe1-Tyr3-octreotide（^{68}Ga-DOTA-TOC）、^{68}Ga-DOTA-Tyr3-octreotate（^{68}Ga-DOTA-TATE）、^{68}Ga-DOTA-Nal3-octreotide（^{68}Ga-DOTA-NOC）已成为 PET/CT 对 SSTR 阳性肿瘤显像的标准。受体显像是分子水平的显像，在早期就可以发现 SSTR 高表达的病灶，尤其对神经内分泌肿瘤等较小病灶的敏感性较高，这对 SSTR 阳性肿瘤的诊断、分期及预后评价具有较为重要的临床价值。

2. 方法

（1）显像前准备：封闭甲状腺、清洁肠道（同肾上腺皮质显像）；检查前两周停用影响显像剂摄取的药物，如奋乃静、可卡因、胰岛素、麻黄碱等。

（2）显像方法：静脉注射 ^{131}I -MIBG 74 ～ 111 MBq（2 ～ 3 mCi）后 24 ～ 72 h 在肾上腺及其邻近的部位显像，注射 ^{123}I-MIBG 185 ～ 370 MBq（5 ～ 10 mCi）后 24 ～ 48 h 进行显像。为了更好地确定病灶的准确位置及其与邻近器官的关系，可进行 SPECT/CT 断层图像融合显像（彩图 6-16）。

（二）影像分析

1. 正常影像　正常人肾上腺髓质多不显影，仅有少数人隐约显影，两侧大致对称。注射显像剂后，可见部分正常人腮腺、脾、肝和心肌显影，这些器官的放射性强度以 24 h 最高，随后则逐渐降低。^{131}I-MIBG 主要经肾排泄，膀胱也可显影。

2. 异常影像及临床意义

（1）双侧肾上腺髓质显影：如果双侧肾上腺髓质显影清晰或注射显影剂后 24 h 即出现较清晰的影像，提示肾上腺髓质功能增强，常见于髓质增生。

（2）单侧肾上腺髓质显影：单侧肾上腺明显显影，特别是在 24 h 后即见较清晰的影像，提示为嗜铬细胞瘤。

（3）异位放射性浓集：在肾上腺髓质显像时，出现肾上腺髓质以外的异常放射性浓集区，并能排除各种干扰因素，同时有相应的临床症状时，应考虑异位嗜铬细胞瘤或恶性嗜铬细胞瘤转移灶。对于小儿患者，如腹壁或骨骼处有异常显影，则应高度怀疑神经母细胞瘤。

（三）临床应用

1. 嗜铬细胞瘤　嗜铬细胞瘤起源于肾上腺髓质、交感神经节或其他部位嗜铬组织的肿瘤，能释放大量的儿茶酚胺，引起持续性或阵发性高血压和多个器官功能及代谢紊乱。嗜铬细胞瘤大约 10% 在肾上腺外，10% 呈恶性，10% 为家族性，10% 出现于儿童，10% 瘤体在双侧，10% 为多发性。肾上腺外嗜铬细胞瘤几乎可见于身体的各个部位，较常见的部位为胸、腹部大动脉旁，其他如膀胱、颈动脉、心脏周边等。嗜铬细胞瘤的准确定性和定位对于有效的治疗至关重要。

^{131}I-MIBG 为肾上腺素能神经元阻滞剂溴苄铵和胍乙啶的类似物，可应用于嗜铬细胞瘤显像。一般注射 ^{131}I-MIBG 后 24 h 肿瘤即可显影，随着本底的降低，影像会更加清晰，其灵敏度为 82.4% ~ 88.9%，特异性为 97.1% ~ 100%，准确性为 89.5% ~ 95.7%。肾上腺髓质显像为肾上腺嗜铬细胞瘤，特别是肾上腺髓质以外的嗜铬细胞瘤定位诊断提供了简便、有效的手段，尤其是全身显像更是核医学检查的独特优点。当病变组织摄取显像剂较强时，心肌可不显影，这一征象可作为诊断嗜铬细胞瘤的间接依据。嗜铬细胞瘤也能表达生长抑素受体，^{111}ln- 奥曲肽显像比 ^{131}I-MIBG 能更好地发现肾上腺外的嗜铬细胞瘤，但对于肾上腺内的肿瘤 ^{131}I-MIBG 显像更有优势。

恶性嗜铬细胞瘤通常在早期可转移至肝、骨、肺、淋巴结等处。^{123}I-MIBG 和 ^{131}I-MIBG 局部和全身显像可确定恶性嗜铬细胞瘤转移范围。在治疗中利用 ^{131}I 发射的 β 射线可以达到有效的内照射治疗的目的。通过显像可判断其摄取 ^{131}I-MIBG 的能力，并观察其疗效。

2．肾上腺髓质增生　一般注射 ^{131}I-MIBG 48 h 后出现双侧或单侧肾上腺髓质显影清晰，72 h 显影进一步增强，提示肾上腺髓质功能增强，常见于髓质增生。

3．神经内分泌肿瘤　神经母细胞瘤是多见于儿童的一种高度恶性肿瘤，与肾上腺髓质同源于外胚层，也含有肾上腺素能受体，可与 ^{131}I-MIBG 结合而显像，^{131}I-MIBG 显像对其有较高的诊断价值。神经母细胞瘤及其转移灶多明显显影，诊断和定位的准确性与嗜铬细胞瘤相似或稍低。此外，神经内分泌肿瘤如副神经节细胞瘤、甲状腺腺髓样癌、类癌等也具有或部分具有摄取 ^{131}I-MIBG 的功能。

第四节　与相关影像学检查比较

内分泌系统常用的影像学诊断方法大体上可以分为有创和无创检查两大类。动静脉血管减影造影、血管内插管取样测定法、腹膜后充气造影以及影像引导下细针穿刺活检（fine needle aspiration biopsy，FNAB）等均为有创检查，操作复杂，有一定危险，一般在无创性检查结果为阴性等特殊情况下应用。无创检查法，如 X 线平片、US、CT、MRI、SPECT/CT、PET/CT 等不但可用于判断病灶大小、形态、位置等解剖结构，还可以判断其功能状态，有助于甲状腺、甲状旁腺、肾上腺病变的诊断与鉴别诊断及疗效评价，为患者个体化治疗决策提供依据。

一、甲状腺

颈部甲状腺 X 线平片可显示因甲状腺肿大引起的气管受压推移情况，显示甲状腺区域内钙化灶，若为细小沙粒样钙化则提示恶性肿瘤的可能，但不具特异性。X 线平片对分化型甲状腺癌（differentiated thyroid cancer，DTC）的肺和骨转移有较大的诊断价值。

超声检查具有灵敏度高、操作方便，安全无创等优点，尤其是高频超声、彩色多普勒血流显像（color doppler flow imaging，CDFI）、超声弹性成像（ultrasonic elastography，UE）超声造影成像（contrast-enhanced ultrasonography，CEU）等超声新技术的应用，已成为甲状腺疾病诊断的首选方法。特别是超声新技术联合甲状腺影像学报告及数据系统（thyroid imaging reporting and data system，TI-RADS）对甲状腺结节良恶性鉴别有较高的诊断价值。TI-RADS 分类：0 类，甲状腺弥漫性病变，无结节，需要实验室等检查进一步诊断，如桥本甲状腺炎和亚急性甲状腺炎等；1 类，正常甲状腺，无结节，或手术全切的甲状腺复查（无异常发现者）；2 类，典型而明确的良性结节，如腺瘤和囊性为主的结节；3 类，不太典型的良性结节，如表现复杂的结节性甲状腺肿，恶性风险小于 5%；4 类，可疑恶性结节，恶性征象为实质性、低回声、极低回声、微钙化、边界模糊、微分叶、纵横比 > 1；4 类再分成 4a、4b、4c 亚型，4a 亚型具有一种恶性征象，恶性风险 5% ~ 10%；4b 亚型具有两种恶性征象，恶性风险 10% ~ 50%；4c 亚型具有 3 或 4 种恶性征象，恶性风险 50% ~ 85%；5 类，典型的甲状腺癌，超过 4 种恶性征象，尤其是有微钙化和微分叶者，或伴颈部淋巴结转移，恶性风险为 85% ~ 100%；6 类，经细胞学和组织学病理证实的甲状腺恶性病变，未经手术和放疗及化疗。TI-RADS 分类能够对甲状腺常规声像图特征进行规范化及标准化，进一步提高了甲状腺结节性疾病超声诊断的准确性。超声造影及超声弹性成像从组织灌注血供及组织生物力学特性的角度提供诊断信息。TI-RADS 分类与超声造影及超声弹性成像的联合应用，能进一步提高甲状腺癌超声诊断灵敏度、特异性和准确率。此外，超声检查在甲状腺癌患者手术前和术后复查，判断颈部淋巴结有无肿大，了解甲状腺叶与邻近组织的关系以及引导细针穿刺活检等方面也有较大的临床意义。

CT 和 MR 显像分辨率高、结构显示清晰，可清晰显示甲状腺和甲状腺与周围组织器官的关系。MRI 灵敏度高、软组织分辨率好，可采用不同的 MRI 采集序列进行甲状腺检查，一般甲状腺组织在 T_1 加权信号上较脂肪低，较肌肉稍高，在 T2 信号上较两者均高，很容易与周围组织鉴别。使用造影剂（Gd-DTPA）增强扫描，以了解病变强化程度，对判断病灶的性质有临床价值。MRI 分辨率及对比度较 CT 好。甲状腺癌 CT 检查呈形态不规则、边界不清的不均匀低密度影，其内可见散在钙化及更低密度坏死区，病变与周围组织分界不清，颈部淋巴结肿大，CT 增强扫描甲状腺癌多呈不均匀明显强化，颈部转移性淋巴结多呈环状强化。MRI 扫描 T_1WI 甲状腺癌呈境界不规则的低 - 中等信号，T_2WI 呈高信号，MRI 增强呈不均匀强化改变。

PET/CT 主要用于甲状腺癌转移灶的检出和术后复发的判别。[18]F-FDG PET/CT 适用于术后 Tg 升高而 [131]I 全身显像阴性的患者。[18]F-FDG PET/CT 对于低分化、高恶性的肿瘤灵敏性高，尤其是对甲状腺未分化癌、髓样癌的检测及其转移的诊断具有较高的临床价值。而 [131]I 全身显像对于高分化、低恶性的肿瘤诊断阳性率高。

二、甲状旁腺

X 线平片检查对功能性甲状旁腺病变的定位诊断并无价值，其主要用于显示原发性或继发性甲旁亢所产生的骨质改变及并发的泌尿系结石。

超声难以显示正常甲状旁腺，甲状旁腺发生增生或腺瘤、癌等病变时腺体体积增大时可显示，但单从声像图上难以区分甲状旁腺腺瘤、增生或癌，需结合临床考虑。另外，约 5% 的甲状旁腺异位分布在颈侧肌肉内、胸骨上窝、胸腔入口、上纵隔或其他部位，超声往往难以发现。

CT 和 MRI 常用来发现甲状旁腺的位置，增强 CT 或 Gd-DTPA 增强 MRI 有助于发现小的甲状旁腺腺瘤和鉴别淋巴结、周围肌肉和血管。甲状旁腺腺瘤多位于甲状腺的下方，气管和食管之间的切迹附近，与甲状腺之间多有分隔。异位的甲状旁腺腺瘤可以位于前上纵隔或胸骨后。

PET/CT 用于甲状旁腺病变的定位以及判断甲旁亢引起的骨质改变和泌尿系结石情况。使用蛋氨酸（[11]C-methionine）示踪剂，可显示代谢活跃的甲状旁腺肿瘤。[99m]Tc-MIBI SPECT/CT 融合显像对甲状旁腺疾病的诊断特异性较高。

三、肾上腺

腹部 X 线平片、静脉肾盂造影（intravenous pyelography，IVP）用于观察肾上腺区软组织有无钙化、有无肾推移、肾有无受累等情况。

高分辨超声可以显示直径 2 ~ 3 cm 或以上的肾上腺病灶，但对于小于 1 cm 的病灶诊断困难。此外，受操作者经验的影响，不能正确辨认肾上腺。所以超声对于肾上腺病变的诊断能力明显不如 CT 和 MRI，超声一般作为初筛手段。但超声是新生儿、婴幼儿肾上腺检查的首选方法。

CT 薄层扫描与 CT 增强对肾上腺疾病具有重要的诊断价值，能够判断绝大多数 0.5～1.0 cm 的病灶，应作为肾上腺影像检查的首选方法。CT 灌注扫描能准确反映不同性质的肾上腺肿瘤内的血流动力学变化，进而在一定程度上反映其生物学特征。不同性质肾上腺肿瘤具有不同的血流灌注特征，借助血流量（blood flow，BF）、血容量（blood volume，BV）、平均通过时间（mean transit time，MTT）和表面渗透性（permeability of surface，PS）四种灌注参数绘制图及进行测量所得到的灌注量化信息，能较为准确地鉴别肾上腺腺瘤与非腺瘤。

MRI 可多序列成像使其越来越多地应用于肾上腺疾病的诊断，MRI 三维成像可用于对肿瘤的准确定位，MRI 血管成像可观察肿瘤周围血管被侵情况，MRI 化学位移成像是近年应用的鉴别腺瘤与非腺瘤的重要方法。选用 T_1WI 或 T_2WI 联合预饱和脂肪抑制技术检查，以确定病变内的脂肪成分，联合梯度回波（gradient echo，GRE）序列的同相位（in phase）和反相位（opposed phase）成像技术，确定病变内是否含有相当比例的脂质，用于肾上腺腺瘤的诊断和鉴别诊断。应用动态增强可以鉴别乏脂性腺瘤和其他非腺瘤，提高诊断腺瘤的敏感性和特异性。MRI 扩散加权成像（diffusion weighted imaging，DWI）选择适当的扩散敏感因子或 b 值，可以形象、直观、详细地显示肾上腺肿瘤内部的微观结构，同时，借助反映肿瘤内水分子运动状态改变的定量指标——表观扩散系数（apparent diffusion coefficient，ADC）值，在一定的分子水平上鉴别不同性质的肾上腺肿瘤，是对其常规 MRI 检查的有效补充。

PET/CT 对肾上腺肿瘤的良恶性判断、分期、疗效评价等有较高的灵敏度和特异性，具有重要的临床价值。[131]I–MIBG SPECT/CT 融合显像检查，可以发现 B 超和 CT、MRI 检查无法发现的病灶，尤其对无症状、肾上腺外、多发性、复发性、转移性或恶性和家族性嗜铬细胞瘤。[131]I–MIBG SPECT/CT 显像还能有效地鉴别嗜铬细胞瘤与肾上腺髓质增生。

在甲状腺、甲状旁腺、肾上腺的影像检查中，X 线平片价值有限；超声是甲状腺疾病检查的首选方法，对甲状腺结节的良恶性的鉴别诊断意义较大；CT、MRI 能较好地鉴别肾上腺腺瘤与非腺瘤；SPECT/CT 融合显像既有精细的解剖结构，又有生理、生化功能信息，为甲状腺肿瘤的诊断，特别是对肿瘤的精确定位定性提供了可靠依据，在 DTC 的诊断和治疗上发挥着重要作用。[99m]Tc-MIBI SPECT/CT 显像诊断原发性甲状旁腺功能亢进症（primary hyperparathyroidism，PHPT）有较大的价值。综合临床价值高于颈部超声及 ^{99m}Tc-MIBI 双时相显像，且能准确定位病灶位置，对手术具有很好的指导意义。[99m]Tc-MIBI SPECT/CT 同机图像融合可特异性定位诊断体内任何部位的嗜铬细胞瘤，尤其是异位嗜铬细胞瘤的定位方面，更具优势。PET/CT 全身显像在甲状腺、甲状旁腺、肾上腺恶性病变的分期与再分期、疗效评价和治疗随访中具有独特的临床价值。

（王　茜　季仲友）

本章重点介绍了核医学的各种检查方法在甲状腺、甲状旁腺及肾上腺疾病诊断与治疗中的应用现状。在甲状腺部分，通过体外放射性分析可获得甲状腺相关激素及自身抗体水平，其中血清 TT_3、TT_4、FT_3、FT_4 及 TSH 是反映甲状腺功能状态的重要指标，而 TGAb、TMAb、TPOAb 的检测可为自身免疫性甲状腺疾病的诊断、鉴别诊断、预后及疗效判断提供依据；通过甲状腺摄 [131]I 试验、甲状腺激素抑制试验及过氯酸盐释放试验，可进行甲状腺功能的体内测定、观察下丘脑 - 垂体 - 甲状腺轴的调节功能、帮助判断是否存在甲状腺碘的有机化障碍；通过甲状腺显像可进行异位甲状腺的诊断、甲状腺毒症的病因诊断、甲状腺结节功能的判断、分化型甲状腺癌转移灶的诊断，同时可用于 [131]I 治疗前甲状腺重量的估算。在甲状旁腺部分，介绍了双时相与双核素两种显像方法，二者互为补充，结合 SPECT/CT 可对甲状旁腺功能亢进症的患者进行准确的术前定位，并发现甲旁亢引起的代谢性骨病。肾上腺髓质显像对嗜铬细胞瘤及神经内分泌肿瘤的诊断具有独特的临床应用价值。

思考题

1．核医学功能测定与显像在甲状腺相关疾病诊断与治疗中所起的作用有哪些？
2．甲状旁腺显像的优势有哪些？
3．试述肾上腺髓质显像的临床价值。

病例分析

骨骼系统

核素骨显像（bone scintigraphy or bone scan）是临床最常用的核医学影像诊断技术，为临床核医学的重要组成部分。

骨显像可反映成骨细胞活性、骨盐代谢和骨血流灌注状况，是多种骨骼疾病（如骨转移瘤、骨代谢疾病、骨髓炎、隐匿性/应力性骨折、关节炎和不明原因骨痛等）的推荐检查项目。其优势在于：①诊断灵敏度高，比常规X线平片或CT更早、更多地发现病变；②一次扫描能显示全身骨骼，多模态断层显像有助于小病灶的发现和疾病的诊断与鉴别诊断；③无绝对禁忌证。

在成像方法上，除了传统的全身平面骨静态显像、骨三相动态显像外，近年来，核医学仪器快速发展，SPECT/CT、PET/CT在临床广泛应用，SPECT与PET的功能影像与CT解剖图像相融合，所提供的信息更加全面，使诊断准确性进一步提高，其临床应用前景更加广阔。

第一节 骨 显 像

一、原理

骨基质主要由有机物、无机物组成。有机物主要为胶原纤维。无机物又称骨盐，以钙、磷离子为主，骨盐的主要存在形式是羟基磷灰石晶体。放射性核素标记的亲骨性化合物注入人体后，通过离子交换和（或）化学吸附方式与羟基磷灰石晶体和骨胶原结合，在体外利用γ照相机、SPECT或PET仪探测其发射的射线，可使骨骼显像。

局部骨骼对显像剂的摄取，与骨形成、血流灌注量、骨盐代谢活跃程度以及交感神经功能状况等因素相关。当局部骨组织血流量增加、骨重构增加和骨盐代谢旺盛时，可较正常骨骼聚积更多的显像剂，显像图上呈现异常放射性浓集区；当骨组织局部血流供应减少、骨质破坏增加时，显像剂聚集会随之减少，图像呈现放射性分布稀疏或缺损区。当交感神经兴奋时，局部血管收缩，显像剂分布减少；若交感神经损伤或破坏时，局部血管扩张，显像剂分布将增加。

二、临床适应证

骨显像的主要临床适应证包括以下方面：① 恶性肿瘤骨转移诊断及转移灶治疗随访；② 原发性骨肿瘤诊断、转移与复发诊断；③ 不明原因骨痛筛查；④ 骨髓炎早期诊断；⑤ 创伤与隐匿性骨折诊断；⑥ 代谢性骨病的诊断；⑦ 退行性骨关节病的诊断；⑧ 移植骨活性评价；⑨ 关节炎的诊断；⑩ 骨坏死、骨梗死的早期诊断；⑪ 人工关节置换后随访；⑫ 反射性交感神经营养不良综合征的诊断；⑬ 骨活组织检查定位。

三、放射性药物和成像方法

SPECT 骨显像使用的放射性药物为 ^{99m}Tc 标记的磷 / 膦酸盐,多用 ^{99m}Tc- 亚甲基二膦酸盐(^{99m}Tc-methylene diphosphonic acid,^{99m}Tc-MDP);PET 骨显像使用的放射性药物为 ^{18}F 标记的 NaF(^{18}F-NaF)。前者根据图像采集方式不同,可分为骨静态显像(static imaging)和骨动态显像(dynamic imaging)。

(一)骨静态显像

一般指全身骨显像(whole-body bone scan,WBS),为前、后位全身骨显像,必要时可做局部或(和)侧位、斜位显像。根据条件和需要还可行断层 SPECT 显像、SPECT/CT 融合显像(fusing imaging)。

1. 全身骨平面显像 成人静脉注射 ^{99m}Tc-MDP 740 ~ 1110 MBq(20 ~ 30 mCi)2 ~ 4 h 后进行骨显像。儿童注射剂量按 9 ~ 11 MBq/kg(250 ~ 300 μCi/kg)计算,最小剂量 20 ~ 40 MBq(0.5 ~ 1.0 mCi),最大剂量不超过成人剂量。注射药物后嘱患者多饮水,排尿时避免污染衣服及皮肤,显像前排小便,尽量排空膀胱,如有特殊原因的排尿困难者,可采用导尿管导尿。受检者仰卧于检查台上,通常进行前、后位全身骨显像,探头从头至足或从足至头一次性连续采集从而获得全身骨骼影像,根据临床需要加做局部或(和)侧位、斜位显像。必要时加做特殊体位局部显像,如双臂上举位以分开正常体位时重叠的肩胛下角和肋骨,截石位以分开膀胱和耻骨。

2. SPECT 及 SPECT/CT 骨显像断层 SPECT 显像和(或)SPECT/CT 融合显像,都是为了更进一步地定位和定性病灶。SPECT/CT 价值较高,同机扫描同时获得功能和解剖信息,有助于病变的定性诊断,也明确了病灶大小、范围及与周围组织的关系,因而在肿瘤的定位、活检部位选择、放疗靶区勾画及疗效评估方面均有重要价值。

(二)骨动态显像

骨动态显像也称三时相显像,是对局部骨骼,于不同时间点分别进行"血流相"(注射时立即采集)、"血池相"(10 min 以内)和"骨骼相"(2 ~ 5 h)显像。

受检者无需做特殊准备,取仰卧或俯卧位。探头对准所要检查的病变部位及其对侧正常部位(起对照作用),静脉"弹丸"式注射 ^{99m}Tc 标记的亚甲基二膦酸盐(MDP)740 ~ 1110 MBq(20 ~ 30 mCi)后立即开始采集,以 1 ~ 5 秒 / 帧的速度连续采集 60s,获取局部动脉血流灌注影像,即血流相;随后以 3 ~ 5 分 / 帧或 300 000 计数 / 帧为标准采集血池相影像,注意在注射后 10 min 内完成此期影像采集;2 ~ 4 h 后采集骨骼相影像。根据病情需要,可加做 24 h 后骨延迟显像。

(三)^{18}F-NaF PET/CT 骨显像

显像剂为 ^{18}F-NaF。静脉注射的成人剂量范围为 185 ~ 370 MBq,肥胖患者剂量酌情增加,小儿剂量应按体质量计算(2.22 MBq/kg,剂量范围为 18.5 ~ 185 MBq)。对于肾功能正常的患者,中轴骨的显像在注射显像剂后 30 ~ 45 min 即可开始采集;如需获得高质量的全身骨或四肢骨图像,可在 90 ~ 120 min 后开始采集,1 ~ 3 min/ 床位进行采集。可采取二维或三维图像采集,全身范围骨扫描时建议三维图像采集,所获图像质量佳。

四、图像判断

(一)正常影像

1. ^{99m}Tc-MDP 全身骨影像 正常全身骨骼影像清晰,左右两侧显像剂对称性分布,由于显像剂经泌尿系统排泄,正常还可见双肾和膀胱显影(图 7-1)。儿童青少年处于生长发育期,全身骨骼代谢旺盛,尤其骨骺尚未愈合,可见骨骺和干骺端有明显的显像剂聚集(图 7-2)。

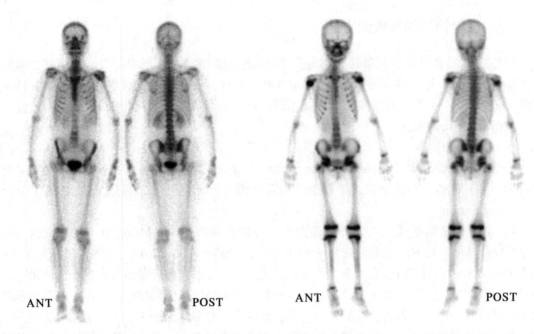

图 7-1　正常成人 ^{99m}Tc-MDP 全身骨骼影像　　图 7-2　正常儿童（9 岁）^{99m}Tc-MDP 全身骨骼影像

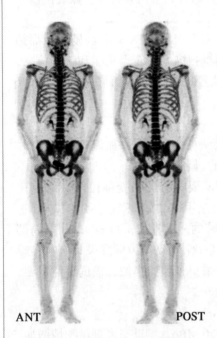

图 7-3　正常成人 ^{18}F-NaF PET/CT
全身骨骼影像

2. ^{18}F-NaF PET/CT 骨影像　正常的 ^{18}F-NaF 骨骼影像与 ^{99m}Tc-MDP 骨骼影像相当，由于其具有更快的血液清除速率和更高的骨骼摄取（相当于 ^{99m}Tc-MDP 的 2 倍），^{18}F-NaF PET/CT 骨显像图像更为清晰（图 7-3）。

3. 骨动态影像　①血流相：静脉注射骨显像药物后，8～12 s 可见局部大动脉和二级动脉显影，随后周围软组织影逐渐显现。两侧大血管和周围软组织轮廓的显影时间基本一致，并呈对称性分布。而骨骼内显像剂分布明显稀疏或缺损。此时相反映的主要是大动脉是否通畅和血流灌注情况。②血池相：大血管影仍然可见，周围软组织影更加清晰，显像剂弥漫性分布增多，两侧影像基本对称。骨骼显像剂分布稀疏，显影不清。此时相反映的主要是软组织的血液分布情况。③延迟相：同上述骨静态显像。

（二）异常影像

1. 骨静态影像　除正常的生理性摄取外，局部骨骼或全身骨骼出现显像剂的异常摄取增高、减低或缺损均被看作异常影像。

（1）放射性分布增高：导致骨骼放射性摄取增高的原因有多种（表 7-1）。病灶的数量、大小、形态、位置和放射性浓聚程度与病变的性质和程度有关，如随机、多发、条形或不规则的高放射性浓聚病灶多为恶性骨转移病变，而多个点状连续排列成串珠样的多肋骨病灶一般为外伤所致的多肋骨骨折等。超级骨显像（super bone scan）：也称为超级影像（superscan），是指全身骨呈广泛显像剂浓聚，软组织放射性分布极低，骨骼影像较正常骨影像更清晰，双肾常不显影，膀胱不显影或仅轻度显影。超级骨显像多见于前列腺癌、乳腺癌和肺癌的全身广泛性骨转移（图 7-4），也可见于代谢性骨病，如甲状旁腺功能亢进症（原发或继发）（图 7-5）。显像剂在这两类疾病中的分布程度略有不同。在恶性骨转移病变中，显像剂多聚集在中轴骨和肢带骨，且分布明显不均匀，可见多发浓聚病灶。在甲状旁腺功能亢进症患者中，显像剂呈均匀性对称分布，全身骨骼均可清晰显影。在恶性骨转移瘤中，还有一种特殊的特征性表现：闪烁现象（flare phenomenon）（图 7-6），当恶性肿瘤患者对化疗药物敏感时，出现较好的治疗反应，行骨显像时骨转移病灶处的显像剂浓聚较治疗前更明显，经过一段时间后，该浓聚现象又会消失，此现象表明显像剂浓聚部位为骨愈合和修复过程，而非转移性病灶病情加重。

表7-1　骨显像摄取增高灶原因

全身性骨病变（超级骨显像）	原发性甲状旁腺功能亢进
	继发性甲状旁腺功能亢进
	肾性骨病
	弥漫性骨转移（一般见于前列腺癌、肺癌及乳腺癌）
	血液病
局灶性病变	骨转移瘤
	原发性骨恶性肿瘤
	关节炎
	骨外伤、应力性骨折
	骨骼术后改变
	假体松动
	退行性病变
	骨样骨瘤
	畸形性骨炎（Paget 病）、骨纤维结构发育不良、烛泪样骨质增生
	关节炎
	代谢性骨病
	局部血流量增加（蜂窝织炎、骨髓炎）
	交感神经支配降低
	骨外组织的摄取

（2）放射性分布减低：局部放疗后、全身化疗后及多种疾病均可导致局部骨骼显像剂分布减低或缺损，如神经母细胞瘤、肾细胞癌、甲状腺癌、间变性肿瘤（如网状细胞肉瘤）所致

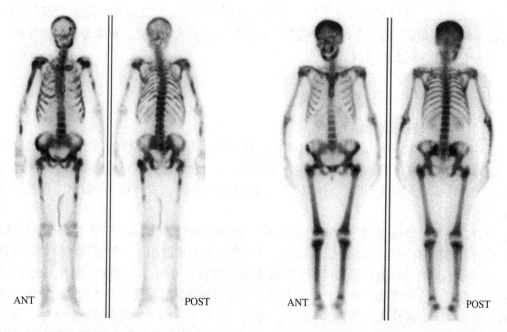

图 7-4　"超级骨"（前列腺癌广泛性骨转移所致）　　图 7-5　"超级骨"（甲状旁腺功能亢进所致）

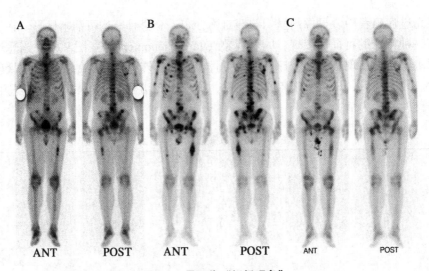

图 7-6 骨显像"闪烁现象"
前列腺癌患者治疗前 A，治疗 2 个月后 B，治疗 6 个月后 C

溶骨性骨转移病灶，骨梗死、骨囊肿，骨缺血性坏死等。

（3）骨以外组织显像剂聚集和常见伪影：许多因素可引起骨骼以外组织的显像剂聚集和伪影，包括患者自身因素和显像仪器、药物因素。自身因素常见的有软组织炎症、钙化和肿瘤所致的放射性聚集，女性患者双乳显像剂分布增高，患者体内和体表的许多金属物品造成的局部显像剂分布缺损以及放疗后局部区域显像剂分布减低等。显像仪器、药物因素常见的有 ^{99m}Tc 标记显像剂中含 ^{99m}Tc 过多、标记率过低或放置时间过长影响骨显像质量，或有较多游离 ^{99m}TcO$_4^-$ 存在，使甲状腺、胃肠道和唾液腺显影等。

2. 骨动态影像

（1）血流相：根据局部病变不同，局部大血管显影的时间、位置和形态将出现不同的改变，骨骼和周围软组织显像剂分布出现异常增高或减低。例如，局部显像剂分布增高伴显影提前提示存在原发性恶性骨肿瘤和急性骨髓炎从而导致局部血流灌注增高；局部显像剂分布减少提示存在骨坏死或动脉性疾病从而导致局部血流灌注减低或中断。

（2）血池相：局部显像剂分布异常增高同时显像剂消退速度减慢，提示骨骼和周围软组织局部有充血性改变；若显像剂分布减低，表明有骨坏死或骨囊肿、骨脓肿等病变存在。

（3）骨骼相：同上述骨静态显像。

五、临床应用

（一）恶性骨转移瘤的诊断

恶性肿瘤常发生转移，而骨骼是好发的转移部位。易发生骨转移的原发肿瘤有乳腺癌、肺癌、前列腺癌、胃癌、甲状腺癌等，其中以肺癌、乳腺癌和前列腺癌最为常见。了解恶性肿瘤患者有无骨转移对于疾病分期、治疗方案的选择和预后判断、骨转移灶治疗效果评价等具有重要的临床价值。

全身骨显像较普通 X 线平片能更早地发现骨转移病灶，又因其能一次性获得全身骨影像，从而成为骨转移瘤诊断的良好手段。目前，骨显像已常规地被用于各种恶性肿瘤的骨转移灶诊断、骨转移治疗后的疗效评价及随访，以及骨痛的筛查等方面。恶性肿瘤患者出现骨转移时，虽有部分患者无临床症状，但多数患者表现为骨痛和由骨折或脊髓压迫所造成的功能障碍。在全身骨影像中，骨转移病灶多表现为随机、多发、非均匀性的不规则分布，其大小、形态、显像剂的聚集程度各不相同，多见于中轴骨（图 7-7）。当这种骨转移范围扩大到全身骨时，可表现为超级影像。由于骨破坏和修复程度的不同，全身骨显像可看到不同的显像剂摄取异常表现：成骨反应为主的病灶表现显像剂异常浓聚；骨破坏为主的病灶表现显像剂分布稀疏或缺损；骨破坏同时伴有骨修复的病灶则表现为稀疏与浓聚并存。

骨显像中的单发病灶也可为骨转移病灶，除了要密切结合病史进行诊断外，局部行 SPECT/CT 扫描有助于病变的定位、定性诊断，可明确病灶大小、范围及与周围组织的关系，为诊断和治疗提供重要信息（图 7-8）。

（二）原发性骨肿瘤的诊断和疗效评价

原发性骨肿瘤（primary bone tumor）分为恶性和良性两大类。通常根据临床表现和 X 线平片、CT、MRI 等结果可诊断和明确骨肿瘤的大小范围、是否侵犯邻近软组织以及侵犯程度等。骨显像对恶性骨肿瘤病灶范围的确定、判断是否有远处转移、放疗区选择、治疗后评价以及复发探测等方面具有一定的优势。

原发性骨恶性肿瘤中骨肉瘤、软骨肉瘤和尤文肉瘤常表现为放射性摄取增高灶（图 7-9）。多发性骨髓瘤是成人常见的原发骨髓恶性肿瘤，常伴有多发性溶骨性损害（椎体、骨盆、肋骨、肩胛骨及颅骨），放射性摄取增高或减低的表现均可能出现。仅有单发性病灶的骨髓瘤称为孤立性浆细胞瘤，骨显像中可表现为病变部位显像剂分布稀疏、缺损区，可伴有周边不规则显像剂浓聚。

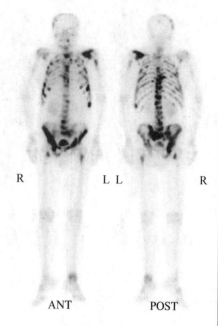

图 7-7　前列腺癌多发骨转移全身骨显像影像

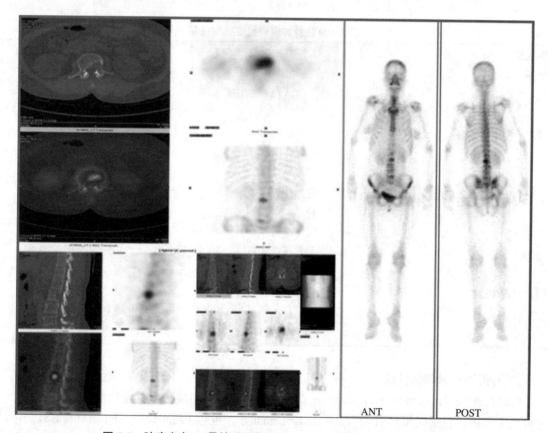

图 7-8　肺癌患者 L_2 骨转移局部 SPECT/CT 显像及全身骨显像影像

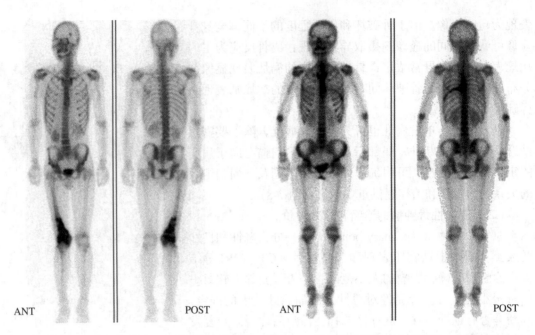

ANT   POST   ANT   POST

图 7-9　患者男性，24 岁。骨显像：右侧股骨下段骨肉　　图 7-10　骨纤维结构不良 - 骨显像：左侧第 8 肋、
瘤病灶呈高代谢　　　　　　　　　　　　　　　　　　　　　　　　　T5-T8 椎体病灶呈高代谢

　　良性骨肿瘤骨显像表现各异，可呈放射性摄取显著增高、中等放射性摄取增高、轻度增高或等程度放射性摄取以及放射性减低 / 缺损（表 7-2）。其中骨纤维结构发育不良病灶多表现为放射性摄取显著增高（图 7-10）。

表7-2　良性骨肿瘤骨显像典型征象

摄取显著增高	骨纤维结构发育不良
	骨巨细胞瘤
	骨母细胞瘤
	骨样骨瘤
摄取中度增高	成釉细胞瘤
	成软骨细胞瘤
	内生软骨瘤
摄取轻度增高或等程度	纤维性骨皮质缺损
	骨岛
	硬纤维瘤
	非骨化性纤维瘤
	骨瘤
摄取减低或缺损	骨囊肿（不合并骨折）
摄取程度多变	骨血管瘤
	遗传性多发性骨软骨瘤

（三）代谢性骨病的诊断

　　代谢性骨病（metabolic bone disease）是一组因骨骼内在缺陷或其他疾病继发引起的骨代谢紊乱性疾病。包括畸形性骨炎（osteitis deformans），也称 Paget 骨病（Paget disease）、甲状旁腺功能亢进症、肾性骨病、骨质疏松症、骨软化症等（表 7-3）。在代谢性骨病早期，骨显像通常表现为骨骼对显像剂的弥漫性摄取增高，鉴别诊断存在一定的困难，但随着疾病的进

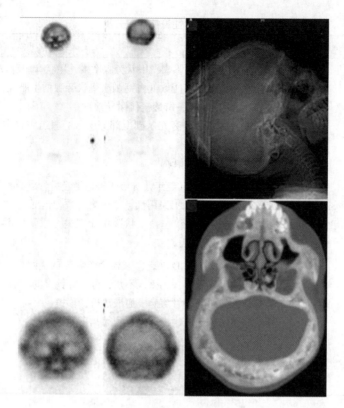

图 7-11　颅骨 Paget 病 - 骨显像

颅骨病灶呈弥漫高代谢，X 线平片及 CT 显示颅骨明显增厚、"棉絮状"骨硬化。

展，骨显像可显现出一些特征性表现，有助于代谢性骨病的诊断、鉴别及疗效评价。

畸形性骨炎是一种慢性进行性、局灶性骨质代谢异常的疾病，一般侵及整块骨，病因尚不明确。其活动期骨显像较 X 线检查灵敏，表现为病灶区显像剂异常浓聚影（图 7-11），根据部位不同，骨质可表现为增厚、增宽和（或）弯曲，静止期时骨显像可正常而 X 线异常。

各种类型的甲状旁腺功能亢进均可由于甲状旁腺素（parathyroid hormone，PTH）分泌过多，使骨吸收增加并伴有成骨活性的增高，在骨显像中均可表现为全身骨骼对显像剂的摄取弥漫增高，尤其是颅骨、下颌骨、胸骨、中轴骨和四肢长骨对称性显像剂摄取增高，软组织及肾影淡或不显影，呈现"superscan"（图 7-5）。其中，颅骨代谢增高时可见"黑颅"征；胸骨代谢增高时可见"领带"征；肋软骨连接处摄取增高可见"串珠"样改变；长骨摄取增高时可见"轨道"征。甲状旁腺功能亢进合并纤维囊性骨炎，又称棕色瘤（brown tumor）或严重骨质疏松导致骨折发生时，可出现局灶性显像剂摄取增高。而发生肺、胃黏膜和软组织异位钙化时，相应部位亦可表现为骨显像剂的异常摄取增高。

骨质疏松症是一种以低骨量和骨组织细微结构被破坏为特征的全身性骨骼疾病，为骨折的常见原因之一，骨显像表现为显像剂分布普遍性减低；当发生骨折时，合并骨折的病灶多呈放射性浓聚，可单发或多发。骨质疏松性骨折可见于耻骨、坐骨、肱骨、肋骨、脊柱、胫骨及股骨颈等部位。骨质疏松性骨折具有几种特征性表现：椎体病灶呈"一"字形浓聚；骶骨应力性骨折病灶表现为"H"征或蝶形浓聚；肋骨或其他部位病灶呈点状或与骨骼走行相垂直的短线状浓聚。在此基础上，结合患者的病史、血清学检查结果及其他影像资料对进一步提高诊断准确性是十分重要的。

表7-3 代谢性骨病病因分类

Paget骨病（Paget Disease）	病因尚不明确
甲状旁腺功能亢进	1．原发性（甲状旁腺腺瘤、甲状旁腺增生、甲状旁腺腺癌） 2．继发性（各种原因所致低血钙刺激甲状旁腺增生肥大，可见于慢性肾功能不全、维生素D缺乏、磷酸盐代谢异常） 3．三发性（继发性甲旁亢基础上部分甲状旁腺组织自主性增生转变为腺瘤，少见） 4．肾性骨病（慢性肾衰竭）
骨质疏松症	1．原发性骨质疏松（老年性骨质疏松，绝经后骨质疏松） 2．继发性骨质疏松　①失用性，②药物所致，包括皮质醇、化疗药和抗惊厥药，③内分泌因素所致包括甲状腺功能亢进、原发性甲状旁腺功能亢进症、库欣病、性腺功能减退）
骨软化症（软骨病）	1．维生素D　维生素D缺乏、家族性维生素D代谢异常 2．低钙　钙吸收障碍、钙摄入不足、分泌降钙素的肿瘤 3．磷酸盐丢失　肾小管疾病、血液透析、移植 4．其他原因　抗乙肝病毒药物（阿德福韦酯）
金属毒性	1．铝相关性骨病 2．氟中毒 3．重金属中毒

（四）骨髓炎的诊断

急性骨髓炎（acute osteomyelitis）的早期诊断和有效治疗极为重要，在很大程度上可减少转为慢性骨髓炎的概率。核素骨显像对急性骨髓炎的早期诊断具有极高的价值。在发病后（12～48 h 内），病变部位血流量增加，骨显像可发现感染部位血运及骨代谢异常。而X线检查在感染后1～2周内通常为阴性。

急性骨髓炎诊断时常采用骨三时相检查。急性骨髓炎的血流相、血池相和骨骼相均可见骨骼内局限性的显像剂分布增高区，并随时间延长而浓度增高。因急性骨髓炎与软组织蜂窝组织炎（cellulitis）的临床症状很相似，二者间的鉴别十分重要。在此方面，三相骨显像可提供很大帮助。蜂窝组织炎的血流相和血池相均表现为软组织内的显像剂分布呈弥漫性增高，而骨骼相可见显像剂分布呈弥漫性而非局灶性增高，且活度明显低于血池相。

（五）骨创伤的诊断

骨显像对骨创伤（trauma of bone）中创伤性骨折的影像表现随着骨折愈合过程演变而变化。急性期（4周内）多表现为骨折部位弥漫显像剂浓聚；亚急性期（4周至3个月内）骨折部位局灶性显像剂高度浓聚；愈合期（3月至1～3年）骨折部位显像剂浓聚度逐渐下降至正常。临床常见的创伤性骨折根据X线平片即可作出准确诊断。放射性核素骨显像在创伤性骨折诊断的优势主要体现在以下几个方面：

1．某些特殊部位和小骨的骨折，如舟状骨、跗骨等，或隐匿性骨折在X线平片上常为阴性，而骨显像则多可显示。

2．了解骨折部位的血流情况、监测其修复和愈合过程。

3．新近骨折和陈旧性骨折的鉴别。新近骨折多为局部较强的显像剂浓聚，陈旧性骨折则为显像剂分布正常或轻度增加。

4．应力性骨折的诊断。应力性骨折又称疲劳性骨折，是一种超负荷运动引起的骨折，最常发生于胫骨，约占全部应力性骨折的50%以上。患者出现疼痛症状的6周内行X线平片多为阴性。骨显像可在病变早期见骨折局部有局灶性的显像剂分布增高影，结合患者病史可依此作出诊断,灵敏度较高。衰竭骨折是应力性骨折的一种,往往为异常骨质在正常重复应力刺激下发生。老年骨质疏松女性患者,以及骨盆放射治疗后的女性患者合并骨质疏松时,可造成骨盆衰竭骨折,表现为"H"征或蝶形浓聚(图7-12)。

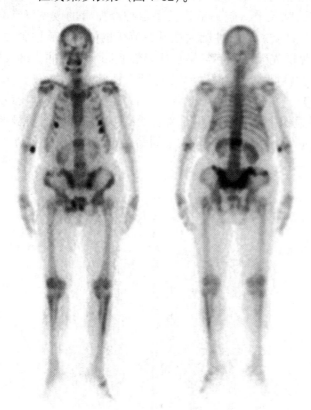

图 7-12　患者女性,71 岁。全身骨显像,骨盆应力性骨折可见"H"征,并肋骨及椎体骨折

(六)骨缺血性坏死的诊断

凡能引起骨骼血供中断的因素均可造成骨缺血性坏死(avascular necrosis),如骨折、长期大剂量应用糖皮质激素、烧伤、血管病等。骨缺血性坏死的好发部位为股骨头,称为股骨头缺血性坏死(avascular necrosis of the femoral head)。局部骨显像较 X 线平片检查能提前数月探查到股骨头缺血性坏死。在股骨头缺血性坏死的不同时期,骨显像表现也不尽相同。在股骨头血供中断早期,显像剂分布明显减低或缺损;当血管再生和骨骼修复时,病变中央的显像剂分布缺损,而其周边显像剂异常浓聚,成"炸面圈"样改变(图7-13)。行局部断层显像和采用针孔准直器显像可进一步提高诊断准确性。

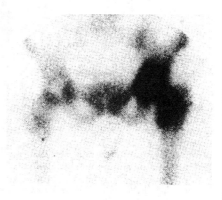

图 7-13　股骨头缺血性坏死骨显像,
"炸面圈"征

(七)骨关节病的诊断

骨显像在早期发现各种骨关节病变方面具有一定的优势,常于临床症状出现或 X 线检查出现异常之前,病变部位便可见到异常的显像剂分布增浓。若关节内存在骨坏死,表现为局限性显像剂分布缺损区。常见的骨关节病变有类风湿性关节炎、骨关节炎、强直性脊柱炎等。当明确了骨关节病的类型时,骨显像可以显示病变累及的部位和范围,评价疾病活动状态以及随访观察治疗效果。

（八）肥大性骨关节病的诊断

肥大性骨关节病是一种由于疾病导致全身骨、关节及软组织异常的临床综合征。其病理改变包括广泛骨膜下新骨生成（主要是远端肢体长骨），关节及周围软组织对称性炎性改变（主要见于膝关节、踝关节、腕关节）及手足神经血管的改变（常合并杵状指/趾）。本病分为原发性和继发性两类。原发性肥大性骨关节病也称为家族性肥大性骨关节病、厚皮骨膜增生症，是一种罕见的先天性家族常染色体显性基因遗传疾病。继发性肥大性骨关节病更常见，约占95%。继发性肥大性骨关节病亦称肥大性肺性骨关节病（hypertrophic pulmonary osteoarthropathy，HPO），发病年龄以中老年为主，常伴发于多种肺内或肺外疾病，多发生于肺癌患者。HPO在骨显像中具有特征性影像表现：四肢长骨骨皮质显像剂对称性摄取增高，呈"双轨"征，且以远端骨为著，四肢骨关节周围（如膝关节、踝关节、腕关节）亦可见对称性显像剂浓聚（图7-14）。

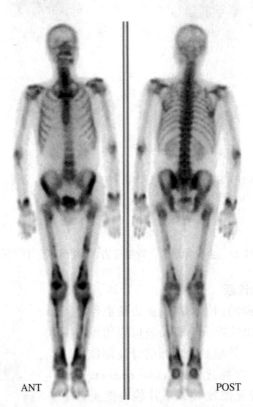

ANT   POST

图 7-14　肥大性肺性骨关节病骨显像

（九）假体松动与感染的鉴别诊断

假体置换术后的常见并发症为假体松动和感染。因二者的治疗方法截然不同，故需进行必要的鉴别诊断。假体感染的骨三时相显像典型征象为早期的血流、血池相可见假体周围软组织出现异常显像剂浓聚，延迟相显像可见假体周围骨骼出现弥漫性的显像剂分布浓聚，其中血流相、血池相更具诊断价值。假体松动时一般不累及周围软组织，延迟相可表现为假体一端或两端邻近骨组织的局限性显像剂分布增浓（彩图7-15）。

（十）移植骨活性监测

骨显像是判断移植骨（grafted bone）是否存活的良好方法，较X线检查早3～6周可确定移植骨存活与否。移植骨存活与否可监测移植骨的血供、成活状况、修复速率以及术后并发症的发生。骨移植术后，三相骨显像的血流相、血池相和延迟相均显示移植骨处显像剂分布正常或浓聚，表明移植骨血运良好、代谢正常，移植骨处于存活状态；若三相骨显像均表现为移植骨处显像剂分布明显减少或缺损，提示移植骨未成活。

（十一）反射性交感神经营养不良综合征的诊断

反射性交感神经营养不良综合征（reflex sympathetic dystrophy syndrome，RSDS）是指富含交感神经纤维的正中神经或胫神经等周围神经受损伤后，受伤肢体出现持续性烧灼样剧痛和明显的自主神经功能障碍的一种疾病。其命名较多，如灼性神经痛、创伤后萎缩、肩 - 手综合征等，目前国际上已逐步将其统称为 RSDS。临床表现为病变区域疼痛、皮肤皱缩、水肿、肌肉萎缩等症状和体征。三时相骨显像可用于本病的诊断和疗效评价。血流相和血池相可分别显示局部血流灌注轻度增加和弥漫性显像剂分布增高，关节部位更加明显；延迟相病变区显像剂分布弥漫性增高，关节处有异常增高的显像剂分布。

第二节　骨矿物质含量及骨密度测定

骨组织由骨细胞、有机质和无机物组成，骨骼中的无机物又称为骨矿物质。临床上所指的骨量是骨矿物质和有机质的总和。人类骨量随年龄的增长而不同，除随年龄变化外，许多局部和全身病变也会导致骨量的改变。准确测量骨量的变化对疾病的早期诊断、确定治疗方案、监测疗效、判断预后和随访均有重要意义。但骨量的测定有一定的困难，一般以骨矿物质含量（bone mineral content，BMC）与骨矿物质密度（bone mineral density，BMD）来评价骨量。骨矿物质含量是指特定区域的骨矿物质的量，单位为克（g）；骨矿物质密度（又叫骨密度）是指单位体积（体积密度）或者是单位面积（面积密度）所含的骨量，单位是克 / 平方厘米（g/cm²）。临床通常用骨密度的测量来代替骨量的测定。

骨密度（BMD）的测定具有较高的精确性和准确性，已广泛应用于临床，尤其在骨质疏松诊断、疗效监测以及骨折危险性评估中发挥重要作用。临床和科研常用的骨密度测量方法有单光子吸收测定法（single photon absorptiometry，SPA）、双光子吸收测定法（dual photon absorptiometry，DPA）、双能 X 线吸收测定法（dual energy X-ray absorptiometry，DEXA）、定量 CT 测定法（quantitative computed tomography，QCT）、外周 QCT（peripheral quantitative computed tomography，pQCT）和定量超声测定法（quantitative ultrasound，QUS）等。每种测定方法的作用有所不同。

一、各种检查方法的原理和测量方法

（一）单光子吸收测定法

单光子吸收测定法（single photon absorptiometry，SPA）是最早应用于骨质疏松诊断的定量分析方法。这种方法利用骨组织对放射性物质的吸收与骨矿含量成正比的原理，以放射性核素 ^{125}I（碘）或 ^{241}Am（镅）发射的 γ 光子（^{125}I：E = 355 keV，$T_{1/2}$ = 60 天；^{241}Am：E = 596 keV，$T_{1/2}$ = 4326 年）为光源穿透前臂，经骨质和软组织吸收后用碘化钠（NaI）晶体平行于光源探测放射性计数，通过计算射入和射出光子能量的密度得出 BMC 和 BMD。测定部位一般选择尺、桡骨远端 1/3 交界处，或跟骨、手部骨等软组织少的部位，用水囊带包裹后置于光源和探测器之间。将测得的骨 γ 光子吸收能量综合，得出 BMC（g/cm），用 BMC 除以骨宽即可得出 BMD（g/cm²），该方法只能测定四肢骨的骨矿含量。若将同位素源改为 X 线源，即单能 X 线吸收仪（SXA），原理及测定方法与 SPA 相同，只是放射源不同。

（二）双光子吸收测定法

双光子吸收测定法（dual photon absorptiometry，DPA）采用具有双光子能量的放射性核素 ^{153}Gd（钆）（E = 44 keV、100 keV，$T_{1/2}$ = 242 天）代替 ^{241}Am（镅）和 ^{137}Cs（铯），其原理与 SPA 基本相同，不同的是由于各种组织对 γ 光子吸收率不同，因此使用双光子能量的 ^{153}Gd

作为放射源，该放射源对软组织和骨质有不同的穿透力。经碘化钠（NaI）晶体探测后，用两个脉冲高度分析器分别计数，由计算机处理得出数据。

DPA 可测定周围软组织较多的深部骨的骨密度，如腰椎、髋骨和股骨上端。相对于 SPA，DPA 法准确度高，结果更为可靠。但 DPA 法扫描时间长，且需定期更换放射源，导致成本提高。

（三）双能 X 线吸收测定法

双能 X 线吸收测定法（dual energy X-ray absorptiometry，DEXA）使用两种不同能量的 X 线源代替了 DPA 法的放射性核素源。这种测定方法是将从 X 线球管释放的 X 线通过 Kedge 吸收过滤，分成高、低两种（40 keV，70 ~ 80 keV）X 线从而测定 BMC 和 BMD。此方法优点是可用于较多部位骨的测定，如腰椎、股骨上端、髋骨等，时间短（只需 5 ~ 10 min 即可完成）；辐射剂量小；精确度、准确率、空间分辨率及敏感性都有明显提高；无需更换放射源。临床上应用该方法进行 BMD 测定已成为诊断骨质疏松、预测骨折的风险性、确定治疗方案、监测自然疗程以及评价药物干预疗效的最佳定量指标。

（四）定量 CT 测定法

定量 CT 测定法是美国 Genant 和 Cann 于 20 世纪 80 年代发明的利用常规 CT 机测定 BMD 的方法。它利用临床常规使用的 CT 机加上一个体模，扫描时将体模放在受检者下面与受检者同时扫描，以校准机器的漂移，继而将 CT 值换算成 BMD 值。它能够分别测定皮质骨和松质骨的三维容积骨密度，但也存在放射剂量大、精密度差等缺点，故而在临床上应用有限。

（五）定量超声测定法

定量超声（quantitative ultrasound，QUS）是近年来新发展起来的骨密度测量技术，具有无辐射、诊断骨折较为敏感、经济、方便等优点。其原理是利用发送器发出的超声波，透过所测骨骼被对侧的接收器转换成数据，通过计算机得出超声波在被测骨的传导速度和振幅衰减情况，以此来反映骨密度值和骨强度的变化。目前主要用于跟骨、胫骨、髌骨、指骨等骨的骨密度测量，缺点是不能测定软组织深部的骨，且其受软组织、年龄、是否骨折等因素影响，结果有一定差异。

在上述骨密度测定方法中，双能 X 线吸收测定法（DEXA）是最准确的方法，也是世界卫生组织（WHO）推荐的测量骨密度的"金标准"。

二、结果判断

（一）影响 BMD 测定的常见因素

1．不同检查方法及不同仪器　由于不同检查方法及不同仪器性能、参数的不同导致所得的结果不同。

2．年龄　人类的骨量随年龄的不同而有不同的变化，不同时期骨量增长或降低的速率不同，BMC 或 BMD 因而随之不同。

3．体重和身高　较大体重和较高身材的人骨矿含量相对较高，反之亦然。

4．性别　女性 BMC 或 BMD 低于男性，特别是绝经后的女性，其 BMC 或 BMD 急剧下降。

5．其他因素　种族、饮食、营养状况、哺乳等差异亦可影响 BMC 或 BMD 值。

由于影响 BMD 的因素较多，因此，每个骨密度测量室应有自己的正常参考值。

（二）结果判读

在临床使用骨密度值时由于不同的骨密度检测仪的绝对值不同，通常使用 T 值（T-Score）、Z 值（Z-Score）判断骨密度是否正常。

T 值 =（实测值 − 同种族同性别正常青年人峰值骨密度）/ 同种族同性别正常青年人峰值骨密度的标准差

对于绝经后女性、50 岁及以上男性，骨密度通常用 T 值表示。T 值是一个相对值，正常参考值在 −1 和 +1 之间。当 T 值低于 −2.5 时为不正常

Z 值 =（骨密度测定值 − 同种族同性别同龄人骨密度均值）/ 同种族同性别同龄人骨密度标准差

对于儿童、绝经前女性和 50 岁以下男性，其骨密度水平的判断建议用同种族的 Z 值表示。将 Z 值 ≤ −2.0 视为"低于同年龄段预期范围"或低骨量。Z 值不能用于 WHO 的骨质疏松症诊断。

三、适应证

1. 与任何可引起骨质疏松的疾病、药物、生理和病理因素等有关者。
2. 女性 ≥ 65 岁；男性 ≥ 70 岁。
3. 已发生脆性骨折的患者。
4. 拟进行骨质疏松治疗者。
5. 监测疗效。

四、禁忌证

1. 无明确绝对禁忌证。
2. 相对禁忌证　在中轴骨测量时，①妊娠（除非必要）；②72 h 内做过钡剂胃肠透视、核医学检查；③外置或植入高密度物质；④过度肥胖。

五、BMD 测定的临床应用

（一）骨质疏松症的诊断

DXA 测量的骨密度是目前通用的骨质疏松症诊断的"金标准"。WHO 基于 DXA 测量结果推荐的骨质疏松诊断标准如下：

1. 骨密度值低于同性别、同种族健康成人的骨峰值 1 个标准差及以内属正常。
2. 降低 1 ~ 2.5 个标准差为骨量低下（或低骨量）。
3. 降低等于和超过 2.5 个标准差为骨质疏松。
4. 骨密度降低程度符合骨质疏松诊断标准，同时伴有一处或多处脆性骨折为严重骨质疏松。
5. 基于 DXA 测量的中轴骨（腰椎 1 ~ 4、股骨颈或全髋）骨密度或桡骨远端 1/3 骨密度对骨质疏松症的诊断标准是 T 值 ≤ − 2.5。

（二）预测骨折的风险性

骨质疏松导致骨折的因素有多方面，其中 BMD 降低是最重要的因素之一。因此，测量骨密度诊断骨质疏松的重要目的之一是预测骨折的危险度，早期采取预防措施，防止骨折发生。一般认为，BMD 每降低 1 个标准差，骨折的相对危险性即可增加 1.5 ~ 3 倍。而且，如果骨量减少患者伴有一个已经存在的骨折部位，该患者再次发生骨折的相对危险性可增加 25 倍。

（三）随访和疗效监测

骨密度测定可以用于确定适宜用雌激素治疗的人群。女性，在绝经期、卵巢切除术后进行雌激素补充治疗，可减少 50% 左右的骨折发生。但长期进行雌激素补充治疗有副作用，现在认为，在骨量已经减少的妇女或有较高的骨折危险性的患者中使用雌激素治疗是最为恰当的。

　　骨密度测量还可以指导临床医师根据治疗反应不断调整治疗方案。通过对服药者 BMD 的连续监测，可以得到一个雌激素治疗的最佳剂量，既最大限度防止骨量丢失，又不至产生严重的不良反应。

第三节　与相关影像学检查比较

　　X 线平片检查是诊断骨骼病变的首选和初筛方法，CT 能够提供骨骼断层解剖影像精细结构，磁共振显像是评估骨髓的最佳影像学检查，全身骨显像是评估骨骼代谢的主要影像方式，PET/CT 则是骨骼检查的重要补充。

　　X 线平片检查是诊断骨骼病变的首选和初筛方法，对骨折尤其是四肢长骨骨折的显示效果最好，但对肋骨、脊柱、骨盆、颅骨等扁骨部位的显示不如 CT 和 MR 清晰。

　　核素全身骨显像在细小骨折、应力性骨折和急性与陈旧性骨折的鉴别诊断方面优于其他影像检查，且一次扫描即可观察全身骨骼情况。它的主要局限是对病变的检出与否取决于病变脱钙或钙质沉积导致骨密度变化的程度，一般当局部骨钙含量的变化大于 30% ~ 50% 时，才开始出现异常。因此，对于骨代谢无明显异常的病变，核素骨显像时灵敏度相对较低。而骨显像显示的是局部骨的血流和骨盐代谢情况，通常比 X 线平片早 3 ~ 6 个月发现病灶，如骨显像可早期诊断股骨头缺血坏死，局部表现为典型的"炸面圈"样改变（图 7-16）；三时相骨动态显像对于急性骨髓炎和蜂窝组织炎早期诊断和鉴别诊断具有重要价值。当病变进入进行期（3 ~ 6 个月），骨显像与 X 线平片的诊断阳性率逐渐接近，在病变的静止期（陈旧性病变），骨显像多转为阴性而 X 线平片仍常呈阳性。

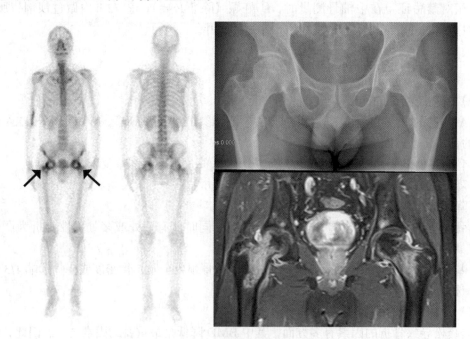

图 7-16　患者男性，60 岁。双侧髋臼区疼痛 2 年

左图为全身骨显像前位及后位图像，箭头所指为股骨头缺血坏死所表现的"炸面圈"样改变。右上图为 X 线平片所示股骨头区密度未见异常。右下图为 MRI（T_2WI 脂肪抑制序列）所示股骨颈不均匀高信号。

　　计算机断层扫描（computed tomography，CT）能提供精细的形态学解剖信息，是骨骼病变检查的重要手段，可明确骨骼病变位置、破坏类型（溶骨性、成骨性、混合性）、有无软组织肿块、骨膜反应、周围侵犯关系。但显示骨转移的存在，需要骨皮质的破坏达到一定程度，所以对于早期骨转移的检出率相对较低，通常比骨显像晚 3 ~ 6 个月发现病灶（图 7-17）。而且在伴有骨质疏松或退行性改变时，判断骨皮质的破坏较为困难。CT 对于评估有无肿瘤细胞骨髓浸润不敏感，其重要价值在于：判断恶性肿瘤骨转移有无并发症，如骨折、脊髓压迫或椎体转移时有无神经孔受压；对骨转移伴随软组织肿块的探测；对椎弓根有无受累（椎弓根受累常提示为恶性病变）的判别；帮助查找原发病灶和骨外转移灶；在 CT 的引导下对这些病灶进行穿刺活检。

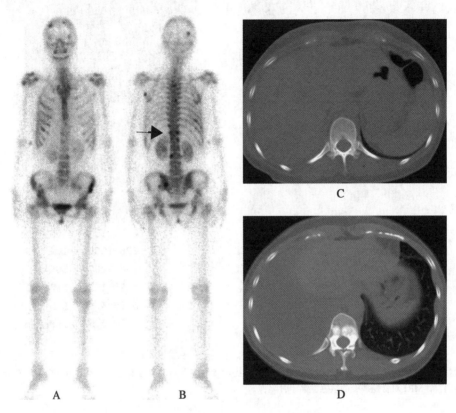

图 7-17 患者女性，57 岁。乳腺癌

A、B 图为全身骨显像前位及后位图像，颅骨、脊椎、肋骨及骨盆多处骨代谢增高，提示多发骨转移（箭头所指为 T11 椎体）。
C 图为同期 T11 椎体断层 CT 未见异常。D 图为 3 月后复查 CT 后 T11 椎体出现成骨性骨质破坏。

磁共振显像（magnetic resonance imaging，MRI）对软组织和脊髓的对比分辨率好，对骨髓腔内早期转移灶有很高灵敏度，可以区分红骨髓和黄骨髓，是评估骨髓的最佳影像学检查。在骨皮质没有任何破坏之前，即可早期探测到髓内病灶，显示骨显像、CT 不能发现的骨髓转移，但对四肢长骨，尤其是皮质骨病变的检出不如 CT 敏感。目前，MRI 主要用于评价骨髓侵犯为主的骨骼病变，如多发性骨髓瘤（图 7-18）、骨淋巴瘤等，其主要优点是无辐射，儿童及孕妇骨骼检查应为首选。

X 线平片、CT 及 MRI 均不能一次检查显示全身骨骼影像（whole-body bone scintigraphy，WBS）。核素骨显像可一次检查显示全身骨骼，且具有高敏感性，是最常用的探测骨转移的影像学方法，缺点是特异性不高，良性病变（骨髓炎、感染、骨折、退行性变、外伤、代谢性骨病、骨质疏松）、骨来源的良性或恶性肿瘤、骨转移（成骨性、溶骨性、混合性）均可摄取 ^{99m}Tc-MDP 增高，表现为局部放射性浓聚。随着 SPECT/CT 融合显像的广泛应用，全身骨显像 + 局部断层 CT、全身骨显像 + 局部 SPECT/CT 融合显像模式应用越来越广泛，通过骨代谢 + 局部断层解剖结合的方式，既能定位亦能定性，明显提高了诊断效能（彩图 7-19）。

^{18}F-FDG PET/CT 全身显像与全身骨显像相比，均可显示全身骨骼病变，但前者可更早显示骨髓微转移灶，并对全身其余组织、脏器进行检查。部分成骨性病变对 ^{18}F-FDG 摄取不如溶

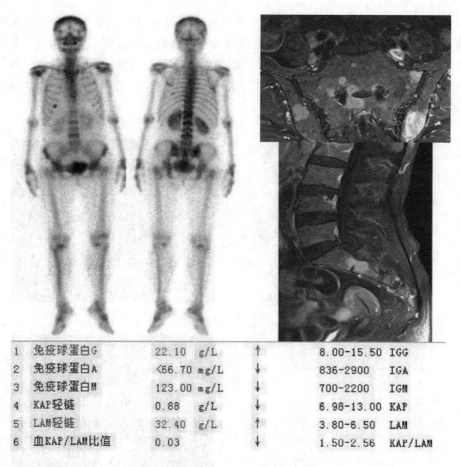

1	免疫球蛋白G	22.10 g/L	↑	8.00-15.50	IGG
2	免疫球蛋白A	<66.70 mg/L	↓	836-2900	IGA
3	免疫球蛋白M	123.00 mg/L	↓	700-2200	IGM
4	KAP轻链	0.88 g/L	↓	6.98-13.00	KAP
5	LAM轻链	32.40 g/L	↑	3.80-6.50	LAM
6	血KAP/LAM比值	0.03	↓	1.50-2.56	KAP/LAM

图 7-18 患者女性，57 岁。多发性骨髓瘤

骨显像示骨盆代谢未见确切异常，MRI（T_1WI 增强序列）提示骨盆多发异常信号增高，血免疫球蛋白及轻链异常。对于多发性骨髓瘤而言，MRI 对骨髓病变的敏感性高于骨显像。

骨性病变高，有的甚至不摄取。正常红骨髓 ^{18}F-FDG 摄取低，PET 有助于探测骨显像和 CT 可能漏掉的早期骨髓病变。PET/CT 对探测溶骨性病变敏感性更高，但对于多数前列腺癌骨转移敏感性相对较低，而全身骨显像灵敏度较高（彩图 7-20）。因 ^{18}F-FDG 半衰期较短，PET/CT 费用较高，因此其不用作骨骼病变的首选检查，但常规检查（X 线平片、CT、MRI、WBS）难以定位或定性时，PET/CT 或 PET/MR 可做重要补充。

^{99m}Tc-MDP 全身骨显像作为肿瘤骨转移筛查、定性、疗效评估、随访的重要检查方法，在临床应用广泛，其主要优势是全身骨骼检查、药物制备方便、费用相对不高。^{18}F-NaF 比 ^{99m}Tc-MDP 血液清除更快、骨骼显示更清晰，^{18}F-NaF PET/CT 比 ^{99m}Tc-MDP SPECT 空间分辨率更高。在一项前瞻性研究中对比了 ^{99m}Tc-MDP SPECT、^{18}F-NaF PET/CT、^{18}F-FDG PET/CT、全身 MRI 多种影像学检查对肿瘤骨转移的诊断效能，结果证实 ^{18}F-NaF PET/CT 的诊断效能最高，但由于其特异性相对不高、药物制备及检查仪器要求高、费用相对较高，其临床应用仍难以广泛开展。

（朱小华 田 蓉）

小　结

　　核素骨显像是一种多功能骨成像工具，因为其对肿瘤、感染、创伤和代谢性疾病都具有极高的灵敏性。并且，全身骨显像成本合理，一次扫描能显示全身骨骼，有助于疾病的诊断与鉴别诊断。因此，核素骨显像的临床应用十分广泛。由于骨显像的特异度偏低，详细了解患者病史、必要时结合其他影像学检查，把握好临床适应证能更好地利用它服务于临床。此外，近年来，SPECT/CT、PET/CT 的迅速发展，使核素骨显像诊断灵敏度和特异性进一步提高，其临床应用前景更加广阔。

　　骨密度（BMD）的测定在骨质疏松诊断、疗效监测以及骨折危险性评估中发挥重要作用。DXA 测量的骨密度是目前通用的骨质疏松症诊断的"金标准"。

　　X 线平片、CT、MR、全身骨显像在骨骼疾病诊断中各有优缺点，多模态生物医学融合成像明显提高了诊断效能。

思考题

　　1. 试述骨显像的原理及临床应用
　　2. 何谓 super bone scan？有几种表现类型？见于哪些疾病？
　　3. 骨显像与 X 线、CT、MR 比较有何特点？

病例分析

泌尿生殖系统

利用放射性核素显像和示踪技术可以对泌尿生殖系统的主要脏器、组织等的功能和各种病理改变进行评估和观察。肾动态显像是泌尿系统最重要的核素显像方法，也是临床上常用的核医学检查项目之一，主要用于评价总肾和分肾功能、判断上尿路引流情况，并能够计算相关的定量参数，为临床提供重要的信息。介入试验有利于提高相关疾病的诊断准确率。本章还介绍了肾静态显像、膀胱输尿管反流显像、阴囊显像及输卵管显像的原理和主要临床应用。

第一节　肾动态显像

肾动态显像（renal dynamic renography，DRG）是泌尿系统疾病的常规示踪剂检查方法，包括肾血流灌注显像和肾功能动态显像两部分，可以提供双肾血流、形态、位置、功能和尿路排泄通畅等信息。

一、原理和方法

（一）原理

静脉注射经肾小球滤过或肾小管分泌但不被重吸收的放射性示踪剂，用显像设备（γ照相机或 SPECT）进行连续的肾动态显像，可依序观察到示踪剂通过腹主动脉、肾动脉后迅速聚集到肾实质内，随之流向肾盏、肾盂及输尿管后到达膀胱的全过程。对获得的动态影像进行处理、分析，能够判断肾的血流灌注、肾功能变化和上尿路梗阻的情况，同时也可观察肾的位置、大小、形态及有无占位性病变和肾周围大血管病变等。

（二）方法

1. 显像剂依据聚集和排泄机制不同，可分为肾小球滤过型和肾小管分泌型两类。①肾小球滤过型：^{99m}Tc- 二乙三胺五乙酸（^{99m}Tc-diethylene triaminepentaacetic acid，^{99m}Tc-DTPA）。②肾小管上皮细胞分泌型：^{99m}Tc- 双半胱氨酸（^{99m}Tc-ethulenedicysteine，^{99m}Tc-EC）和 ^{99m}Tc-巯基乙酰三甘氨酸（^{99m}Tc-mercaptoacetyl triglycine，^{99m}Tc-MAG$_3$）。

2. 患者一般无需特殊准备，受检者可正常进食及饮水。检查前 30～60 min 常规饮水 300～500 ml，检查前需排空膀胱。对近期内做过静脉肾盂造影及增强 CT 和 MRI 的患者，应适当推迟检查时间。

3. 图像采集受检者仰卧位于检查床上，一般采用后位采集方法（特殊情况可取前位，如移植肾术后等），仪器的探头视野应包括：肾以上部分的腹主动脉、双肾及输尿管和部分膀胱。肘静脉"弹丸"式注射显像剂 111～185 MBq，同时启动采集程序，以 1～2 s/ 帧的速度，连续采集 60 s；随后，再以 30～60 s/ 帧的速度，连续采集 20～40 min。显像结束后，用肾动态专用处理程序，获得双肾系列动态影像、双肾时间与放射性曲线（time activity curve，ATC）和定量参数。

二、图像分析

1. 正常图像 ①血流灌注相：自腹主动脉显影开始，2～3 s 后双肾显影，4～6 s 时肾影清晰，10～12 s 后腹主动脉影逐渐消失，双肾对称分布于腹主动脉两侧，大小、形态基本相同，肾区示踪剂分布均匀。②肾功能动态相：初始的 2～4 min 时肾摄取显像剂达到高峰，显影最清晰，肾内示踪剂均匀分布，位置正常。3～4 min 时膀胱开始显影，4～6 min 后肾影开始变淡，肾盂及膀胱内示踪剂逐渐增浓（图 8-1）。

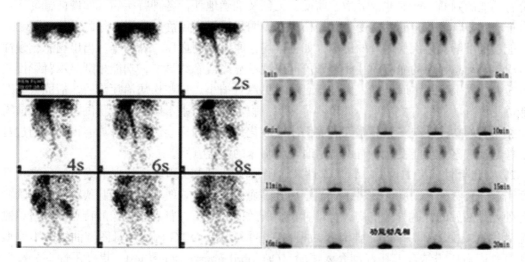

图 8-1 正常肾血流灌注（左图）及功能动态相（右图）

2. 异常图像 异常血流灌注相可分为：①肾外血管异常浓聚影；②肾无血流灌注；③血流灌注影延迟；④肾内示踪剂分布异常，见图 8-2～图 8-4。

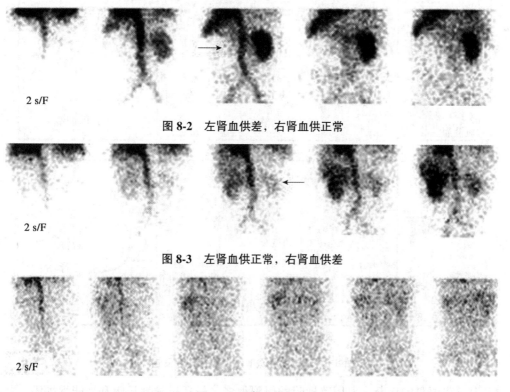

图 8-2 左肾血供差，右肾血供正常

图 8-3 左肾血供正常，右肾血供差

图 8-4 双肾血供极差

异常功能相可见有：①肾不显影；②肾影淡而模糊，且消退缓慢；③肾显影延迟，呈"倒相"影像；④肾内示踪剂分布异常；⑤输尿管异常显影；⑥肾显影增大或缩小；⑦形态及位置异常。

三、临床应用

1. 肾实质功能的评价　肾动态显像可通过系列动态影像方式观察双肾和分肾功能，特别是分肾功能的判断，能够非常灵敏、简便、无创及准确地评价各种肾疾病（如慢性肾炎、肾病综合征和肾盂肾炎等）的功能变化及损伤程度，明显优于肾盂静脉造影。除此之外，肾动态显像还能帮助了解其他疾病对肾的影响，如糖尿病、原发性高血压、外伤等。当出现急、慢性肾衰竭时，肾动态显像的血流灌注相肾影可能出现不显影或隐约显影；功能相则显示肾影模糊且消退缓慢，周围组织本底增高，慢性肾衰竭可见双肾缩小。某些疾病治疗前后，借助肾动态显像能够了解肾功能的有关信息，如单侧肾切除、腹主动脉瘤手术以及移植肾供者等，术前需要评价相关肾的功能情况。某些恶性肿瘤手术或放化疗前后同样会影响到肾功能损伤，通过肾动态显像定期观察肾功能变化，有助于适时调整临床的治疗方案。

2. 肾血管性病变的诊断　肾血管性高血压是由单侧或双侧肾动脉主干或主要分支狭窄或闭塞引起，狭窄的肾动脉经外科手术治疗后其高血压可正常或缓解。肾动脉狭窄、肾血管栓塞和肾梗死是常见的肾血管性疾病。肾动脉狭窄所致的高血压，肾动态显像的特点多半呈单侧肾血流灌注量减少，肾影缩小，伴有肾功损伤时显影延迟，ATC 显示小肾图型曲线。不典型的肾血管性高血压需结合卡托普利介入试验（Captopril interventional test）提高阳性率。肾血管栓塞和肾梗死肾动态显像表现为肾不显影或显影模糊及肾影消退缓慢，显像变化多与所患病变程度有关（图 8-5）。

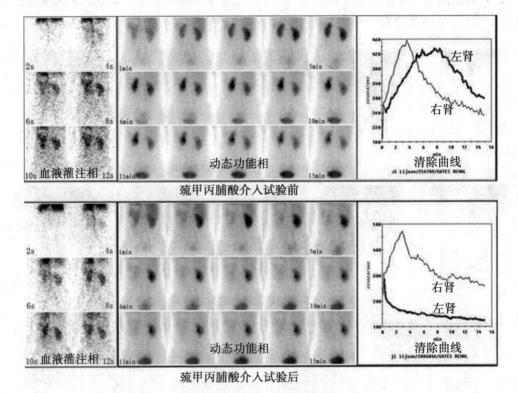

图 8-5　左肾动脉狭窄，伴左肾功能受损

3. 上尿路梗阻的诊断　上尿路梗阻的原因很多，包括机械性梗阻和功能性梗阻。肾动态显像可显示双侧上尿路通畅情况。征象多表现为梗阻以上部位的输尿管、扩张的肾盂、肾盏持

续显影。当合并肾盂积水时，常表现单侧肾血流灌注显影延缓，肾影增大。有时早期功能相可见扩张的肾盂区呈放射性缺损，当健侧肾影逐渐消退时，患侧肾缺损区内则出现持续示踪剂浓聚的征象。尿路梗阻持续时间较长，可发生肾盂积水和肾功能损害并存，出现肾影消退缓慢，ATC 可显示持续上升型曲线或曲线低平（图 8-6）。

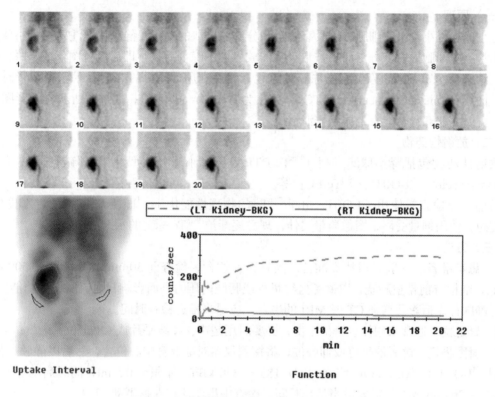

图 8-6　左侧上尿路梗阻，右肾无功能（后位）

4．移植肾的监测　肾动态显像可以评价供体总肾及分肾功能，在活体供肾术前评估中有很重要的意义。肾动态显像在评价移植肾术后是否成活、功能状况判断，及并发症的监测中均有重要的临床意义。移植肾成活，肾动态显像显示肾影清晰，血流灌注和功能相基本正常。急性肾小管坏死、尿路梗阻、尿漏、急性和慢性肾排异反应等是肾移植术后主要的并发症。急性肾小管坏死是由于供肾移植前缺血损伤所致，多在术后短时间内发生；急性肾排异反应多发生于术后 3～4 个月，两者在 DRG 时均可表现肾实质内示踪剂滞留，膀胱区与移植区示踪剂计数比值降低，ATC 呈持续上升型曲线。慢性肾排异反应多出现在术后数月或数年，肾动态显像表现移植肾摄取示踪剂减少，显影延迟。移植后如果存在输尿管扭曲、吻合口狭窄等情况时，肾动态显像可表现尿路梗阻的影像和持续上升型 ATC 曲线特征。发生尿漏时，在肾及输尿管以外的腹内有示踪剂浓聚影。

5．肾外伤及肾占位性病变等的辅助诊断　肾占位性病变，肾动态显像表现为肾影增大，有时形态失常，多数呈示踪剂分布稀疏或缺损影。当影响到肾功能时，血流相、功能相和 ATC 曲线可显示异常。从肾占位性病变诊断的角度，肾动态显像阳性检出率不如 CT、静脉肾盂造影（intravenous pyelography，IVP）、超声和磁共振尿路造影（magnetic resonance urography，MRU）等方法，对病变定性诊断能提供的有效信息更是不足。但肾动态显像的优势在于提供病肾的血流灌注及功能的信息，为治疗的决策、预后判断及治疗后的观察提供较为客观的参考依据。

第二节 肾图检查

一、原理和方法

（一）原理

肾小球和肾小管上皮细胞分别具有滤过和分泌、排泄的功能。静脉快速注射经肾小球滤过或肾小管上皮细胞摄取、分泌而不被重吸收的放射性示踪剂后，立即启动肾图仪或 γ 照相机在体外连续记录示踪剂通过双肾及上尿路的过程，然后利用计算机的 ROI 技术获得双肾时间与放射性曲线（time activity curve，ATC），又称为肾图（renogram）。通过对所获得的肾图进行分析，可以了解双肾功能及上尿路排泄情况。

（二）放射性药物

放射性药物包括肾小球滤过型（^{99m}Tc-DTPA）、肾小球分泌型 [^{131}I- 邻碘马尿酸（^{131}I-o-iodohippuric acid，^{131}I-OIH）、^{99m}Tc-EC] 等。

目前肾图检查常使用 ^{131}I-OIH。由于 ^{99m}Tc 的物理性能优于 ^{131}I，且获取方便，^{131}I 物理性能不理想，使用剂量受限，图像质量欠佳，现已逐渐被 ^{99m}Tc 标记的示踪剂替代。

（三）方法

1. 患者准备　一般无需特殊准备，当日正常饮食，检查前 30 min 饮水 300 ~ 500 ml 或 8 ml/kg，临检查前排空膀胱，以避免血容量少或膀胱内压力高而影响肾血流及排泄功能。3 日内曾行静脉肾盂造影及增强 CT 或 MRI 的患者，应适当推迟检查时间。

2. 肾定位　通常采用体表解剖定位，必要时用超声、X 线平片或 CT 定位。

3. 肾图描记　患者取坐位或仰卧位，将探测仪器对准双肾中心位置，然后以静脉"弹丸"式注射 ^{131}I-OIH（^{99m}Tc-DTPA、^{99m}Tc-EC）185 ~ 370 kBq，体积 ≤ 0.5 ml，同时启动探测仪器描记 15 ~ 20 min 或根据需要适当延长时间。检查中患者体位保持不动。

（四）正常所见

正常肾图可分为 a、b、c 三段，每段代表不同意义（图 8-7），双肾图曲线基本相似。

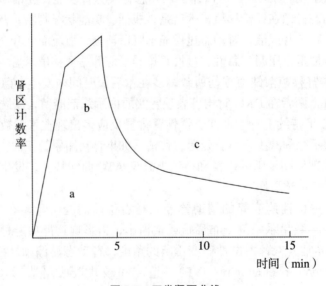

图 8-7　正常肾图曲线

1. a 段（示踪剂出现段）　静脉注射示踪剂后 10s 左右，曲线出现急剧上升，此段主要为肾周围血管床（60%）、肾内血管（10%）及肾实质（30%）的放射性总和，其高度在一定程度上反映肾动脉的血流灌注量。

2. b 段（示踪剂聚集段） a 段之后斜行上升曲线，一般 3 ~ 5 min 到达高峰，其斜率及幅度反映肾小管上皮细胞从血液中摄取示踪剂的速度和数量，主要提示肾血流量及肾皮质功能。

3. c 段（示踪剂排泄段） b 段的高峰后曲线下降段，前部下降较快，斜率与 b 段上升斜率相近，后部下降较缓慢，其斜率主要反映示踪剂随尿液排泄出肾的数量和速度。c 段反映示踪剂经肾集合系统排入膀胱的过程，主要与上尿路通畅程度和尿流量有关。

二、肾图定量指标分析

肾图定量指标是准确、客观评价肾功能情况的重要指标，其计算方法及其正常参考值如下：

表8-1　常用的肾图分析指标及参考值

指标	计算方法	参考值
高峰时间（t_b）	从注射药物到肾内示踪剂计数最高	< 4.5 min
半排时间（$C_{1/2}$）	高峰下降到峰值一半的时间	< 8 min
15min 残留率	$(C_{15}/b) \times 100\%$	< 50%
肾指数（RI）	$[(b-a)^2 + (b-C_{15})^2]/b^2 \times 100\%$	> 45%
分浓缩率	$(b-a)/(a \times t_b) \times 100\%$	> 6%
峰时差	$\mid 左 t_b - 右 t_b \mid$	< 1 min
峰值差	$\mid b_左 - b_右 \mid / \overline{b} \times 100\%$	< 30%
肾指数差	$\mid RI_左 - RI_右 \mid / \overline{RI} \times 100\%$	< 25%

注：① C_{15} 为注射药物后 15 min 时计数率，b 为高峰时计数率，a 为肾血流灌注峰计数率。② 20 min 残留率：^{99m}Tc-DTPA < 60%，^{99m}Tc-EC 等肾小管分泌型药物小于 50%。③表中各参数是在无尿路梗阻时判断肾功能的理想指标，但不适用于尿路梗阻时的肾功能观察。④正常老年人应用这些定量指标时要适当放宽。

三、异常肾图及其意义

异常肾图包括分侧肾图曲线异常和双侧曲线对比异常，肾图异常大致包括以下 7 种类型：①持续上升型；②高水平延长型；③抛物线型；④低水平延长型；⑤低水平递降型；⑥阶梯状下降型；⑦小肾图。（图 8-8）

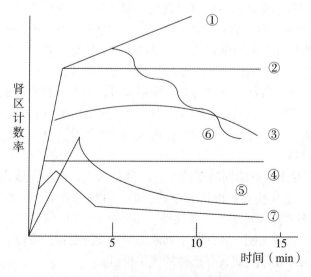

图 8-8　各种肾图异常类型示意图

（1）持续上升型：肾图表现为 a 段基本正常，b 段持续上升，检查结束时也未见下降的 c 段。出现在单侧多为急性上尿路梗阻；双侧同时出现，多见于急性肾性肾衰竭或下尿路梗阻所致的双侧上尿路引流不畅。

（2）高水平延长型：a 段基本正常，b 段上升不明显，之后基本维持在同一水平，不见明显下降的 c 段，b、c 段分界不清。多见于上尿路不全梗阻和梗阻性肾盂积水并肾功能受损。

（3）抛物线型：a 段正常或略低，b 段上升和 c 段下降缓慢，峰时后延，峰顶圆钝，表现为不对称抛物线状。主要见于肾缺血、肾功能受损、脱水、上尿路引流不畅所致的轻、中度肾盂积水。

（4）低水平延长线型：a 段明显降低，b、c 段基本融合为一条直线。常见于肾功能严重受损、急性肾前性肾衰竭、慢性上尿路严重梗阻。偶见急性上尿路梗阻，当梗阻原因解除后肾图则有可能在短期内恢复正常。

（5）低水平递降型：a 段降低明显，无显著 b 段，只见曲线缓慢递降，而且总比健侧相同时间的计数明显低下。可见于肾无功能、肾功能极差、肾缺如或肾切除后患者。

（6）阶梯状递降型：a、b 段基本正常，c 段呈规则或不规则的阶梯状下降。多见于因疼痛、精神紧张、尿路感染、少尿或卧位等导致的输尿管反流和上尿路不稳定性痉挛，该型重复性较差。

（7）小肾图：双侧肾图对比有异常时，不论双侧的肾图曲线及定量参数正常与否，只要双侧肾图曲线的形态差异明显，肾指数、峰时、峰值的差异超过正常范围，即为双侧对比异常，表明双侧肾功能或尿路通畅情况有明显差异。其中最具有临床意义的是一种特殊类型的肾图，称之为小肾图，表现为患侧曲线明显缩小，a、b、c 段图型均正常，但峰时、峰值均低于健侧，且两侧相比峰值下降 20% 以上。多见于单侧肾动脉狭窄，也可见于游走肾坐位采集者和先天性小肾。

四、临床应用

1．尿路梗阻的诊断　尿路梗阻的常见病因是肾和输尿管结石、输尿管狭窄、腹腔和盆腔肿瘤压迫和侵犯输尿管等。肾图检查能敏感的探测尿路梗阻或引起尿流动力学的异常变化，是诊断上尿路梗阻简便、经济且可靠的方法，灵敏度可以达到 80% 以上。

急性上尿路梗阻（如肾或输尿管结石），肾图常表现为持续上升型的曲线；不完全性上尿路梗阻的肾图曲线常显示 c 段下降缓慢，半排时间大于 8 min，15 min 残留率 > 50%。如果尿路梗阻时间较长，出现肾积水并影响到肾功能时，可表现为抛物线型或高水平延长线型肾图。如尿路梗阻持续不能解除，可导致严重肾功能损害，出现低水平延长线型、低水平递降型肾图。利尿试验对鉴别机械性上尿路梗阻和非梗阻性单纯上尿路扩张有一定价值。单纯上尿路扩张时肾图曲线明显改善，而机械性上尿路梗阻时肾图曲线无改善。

值得注意的是，脱水、肾缺血或肾性肾功能损害时，由于肾有效血浆流量和尿量下降，放射性滞留于肾实质内，迟迟不向肾盏、肾盂集中，也可引起 c 段下降缓慢。因此，c 段下降缓慢对上尿路梗阻诊断并没有特异性。各种原因所致的输尿管痉挛，也会出现 c 段异常。故在做出诊断时须密切结合临床。

2．肾功能评价　肾图检查能同时反映左、右分肾功能，而且灵敏度高于 IVP，对单侧肾功能的判断明显优于血生化检查。慢性肾小球肾炎、肾病综合征、高血压肾损害、糖尿病肾病、药物性肾损害等多累及双肾功能。肾结核、单肾结石、部分肾盂肾炎、单侧肾动脉狭窄、肾肿瘤等疾病多累及单侧肾功能。肾图除了判断患侧肾功能受损的程度，还能提供对侧肾功能状态，这对指导临床治疗及疗效观察有重要的实用价值。

3．肾血管性高血压的诊断　肾图是肾动脉狭窄简便而实用的筛查方法。根据肾动脉狭窄的部位、程度、持续时间不同，肾图可以表现为抛物线型、高水平延长型、低水平延长型、低水平递减型、小肾图型。后者对单侧肾动脉狭窄的筛查具有独特诊断价值，但敏感性较低，发生率仅为 10%。病较轻时，双侧肾图曲线可无明显差别，需要进一步采用 Captopril 介入试验加以鉴别。对临床怀疑肾血管性高血压者，两侧肾图无明显差异时，也需要做 Captopril 介入试验以提高诊断率。

4. 移植肾监测 肾移植术后，移植肾功能正常者，肾图曲线正常或基本正常，30 min 时膀胱区与移植肾区示踪剂计数比值（B/K）大于或等于 4。如果高峰出现时间延迟、c 段下降缓慢、B/K 小于 4，提示有可能发生排异反应或急性肾小管坏死。移植肾出现慢性排异反应或肾功能不全时，肾图曲线多为低水平延长线型，B/K 小于 1。c 段呈持续上升，膀胱区无示踪剂出现，应考虑出现尿路梗阻或尿漏。

五、优缺点

肾图仪获取肾图的主要优点是操作简便、价格低廉和安全无创，对身体状况较差、小儿或碘过敏患者也适用。

主要缺点为图形缺乏特异性，要诊断病因比较困难，必须密切结合临床。此外，肾图不能显示肾的位置、形态等情况，并可能会导致探测器对位误差，从而影响结果的准确性。目前临床上多用肾动态显像同时获得肾影像和肾图曲线，克服了肾图仪对位误差的影响。

第三节　肾小球滤过率及肾有效血浆流量的测定

肾小球滤过率（glomerular filtration rate，GFR）和肾有效血浆流量（effective renal plasma flow，ERPF）测定可定量分析总肾和分肾功能，较其他肾功能检查方法灵敏，稳定可靠。

当总肾 GFR 50 ～ 80 ml/min 时为肾功能不全代偿期，20 ～ 50 ml/min 为肾功能不全失代偿期，10 ～ 19 ml/min 为肾衰竭期，近 10 ml/min 时则应进行透析治疗。GFR/ERPF 为肾滤过分数，研究表明，当一侧肾滤过功能受损时，健侧 GFR 明显增高，而 ERPF 却没有增高，提示肾小球滤过功能有一定的代偿能力。因此，当肾小管功能受损时，GFR/ERPF 比值增高，而肾小球功能受损时 GFR/ERPF 比值下降，故可判断肾损害的性质。但如两者功能同时受损，则比值无改变。

一、GFR 测定

（一）原理

GFR 是指单位时间内经肾小球滤过的血浆容量（ml/min）。静脉注射示踪剂（如 ^{99m}Tc-DTPA），肾早期摄取示踪剂的速率与肾小球滤过率成正比。应用 γ 照相机或 SPECT 提供的 GFR 采集及处理程序进行操作，可自动计算出双肾 GFR 与总 GFR。

（二）操作方法

1. 显像剂 显像剂为 ^{99m}Tc-DTPA，使用量为 111 ～ 185 MBq，体积 < 1 ml。

2. 患者准备

（1）一般无特殊禁忌证；

（2）检查前 3 天停服任何利尿药物及禁止做静脉肾盂造影检查；

（3）检查前 30 ～ 60 min 饮水 300 ～ 500 ml；

（4）记录患者的身高（cm）、体重（kg）；

（5）检查前排尿排空膀胱。

（三）计算方法

最常用的计算方法是 Gates 法，目前的 γ 照相机和 SPECT 均配置有专门测定 GFR 的采集和处理程序，按要求输入受检者身高、体重和检查前注射器内示踪剂活度，按照程序提示进行操作，即可自动计算出总肾及分肾 GFR。

（四）参考值范围

正常人群中，GFR 随年龄增长而有所下降，40 岁之后大约平均下降 1%/ 年。GFR 是反映肾功能的重要指标之一，可早期发现肾小球功能损害，是评价总肾和分肾功能较敏感的指标。临床上，肾功能受损者的总 GFR 下降 40 ～ 50 ml/min 时才会出现血浆肌酸酐、尿素氮水平的升高（表 8-2）。

表8-2　正常人群GFR参考值

年龄组	分肾GFR（ml/min）	总肾GFR（ml/min）
20 岁~	57.9±9.0	115.9±16.5
30 岁~	57.3±10.3	113.1±17.7
40 岁~	55.3±8.5	110.5±11.1
> 50 岁	44.1±7.0	88.1±14.4
混合组	52.9±10.6	105.6±18.7

以上数据引自《核医学诊断与治疗规范》（中华人民共和国卫生部医政司主编），1997.

（五）^{99m}Tc-DTPA 双血浆法 GFR 测定

根据 ^{99m}Tc-DTPA 的血浆动力学特征，测定血浆中示踪剂放射性的变化可以反映 GFR，方法是注射示踪剂后多次静脉取血绘制血浆放射性清除曲线，曲线尾部直线部分的斜率代表肾小球滤过水平，此为多血浆法。已证实多血浆法与菊粉清除率（GFR 测定的"金标准"）有良好的相关性。双血浆法是在多血浆法的基础上简化形成，只需在注射示踪剂后采集两次血浆样本。双血浆法与多血浆法相关性好，因采血次数少临床上最为推荐，并且被美国核医学会推荐作为 GFR 的测定标准。推荐采血时间为注射 ^{99m}Tc-DTPA 后 120 min 和 240 min。

二、ERPF 测定

（一）原理

肾在单位时间内完全清除某种物质的血浆毫升数称为该物质的肾清除率（ml/min）。肾动脉血流的 92% ～ 96% 流经肾单位。所以测得的肾最大清除率低于实际每分钟肾的血浆流量，所以称为 ERPF。因此，ERPF 定义为单位时间内流经肾单位的血浆容量。

（二）操作方法

1．显像剂　显像剂为 ^{131}I-OIH 或 ^{99m}Tc-EC，^{131}I-OIH 使用量为 9.25 ～ 11.1 MBq；^{99m}Tc-EC 使用量为 111 ～ 185 MBq，体积< 1 ml。

2．患者准备　同 GFR 测定。

（三）计算方法

最常用的方法是 Schlegel 法。用与测定 GFR 同样的方法。显像法也可通过仪器配置的专门采集和处理程序，按照提示进行操作自动计算出分肾 ERPF。如使用 ^{131}I-OIH 和 ^{99m}Tc-EC 测定，由于 ^{99m}Tc-EC 示踪剂与 ^{131}I-OIH 在血浆蛋白结合率、肾清除率等方面存在差异，所以需要对 ERPF 的计算公式进行相应的修正，并建立各自的参考正常值范围。

（四）临床应用

ERPF 与 GFR 分别反映肾小管与肾小球的功能，临床上常同时测定用于对肾功能的评价。

第四节　肾检查的介入试验

泌尿系统的介入试验方法主要是在肾动态显像或肾图检查的基础上进行的，目前临床上常用的有利尿试验（diuretic test）和卡托普利试验（Captopril test）。

一、利尿试验

上尿路梗阻是临床常见的一种尿液流动异常，造成上尿路梗阻的原因很多，可分为机械性梗阻和非机械性梗阻两大类。前者是由于尿路中存在导致尿液流动受阻的机械性因素（如尿路狭窄、结石、肿瘤等）所致；后者则是由于单纯性尿路局部扩张使得扩张部位张力降低，尿流减慢，或由于输导管痉挛导致尿流不畅，属功能性因素引起。由于这两类尿路梗阻的临床处理原则完全不同，因此需要进行鉴别。利尿试验（diuretic test）通过观察注射利尿剂前后尿路梗阻影像和肾图曲线的变化，可以很好地鉴别机械性梗阻和非机械性梗阻。这一方法能够反映尿路的动力学改变，在判断梗阻性质方面优于超声和 IVP。

1. 原理　利尿剂的作用是使尿液生成增多，尿流速增加，对尿路中的梗阻部位产生较大的压力。进行利尿试验肾动态显像或肾图检查时，静脉注射显像剂后，非机械性梗阻由于没有真正堵塞尿路的因素存在，滞留的放射性药物会明显加速排出；相反，机械性梗阻由于梗阻的病因没有去除，肾内放射性药物滞留不会明显减少，甚至逐渐增多。

2. 方法　检查前三天停用利尿药，前两天不进行静脉肾盂造影检查。利尿剂常用呋塞米，用量为 0.5 mg/kg 或每次 20 mg，静脉注射。

（1）一次法：常规肾动态显像或肾图检查过程中，发现梗阻表现时，于动态采集在 15 ~ 20 min 时静脉注射利尿剂，继续采集 10 min。

（2）二次法：第一次行常规肾动态显像或肾图检查，待放射性药物基本清除后（当日或次日）进行第二次显像，即利尿试验肾动态显像或肾图检查，方法为先注射利尿剂，3 min 后注射放射性药物，采集利尿后肾动态影像或利尿后肾图曲线。

一次法较二次法更为简便、耗时短，临床上最为常用。

3. 结果分析　静脉注射利尿剂后，肾内滞留的显像剂迅速减少至完全消失，肾图曲线由原先的持续上升转为下降或下降速率明显加快，判断为非机械性梗阻（图 8-9）；滞留的显像剂未减少甚至增多，肾图曲线不出现下降甚至反而继续上升，判断为机械性梗阻（图 8-10）。如果滞留的显像剂表现为部分减少且未完全消失，肾图曲线下降速率加快，则为部分机械性梗阻或不完全机械性梗阻。肾功能严重受损者，原尿生成少，利尿剂的作用减弱，会造成利尿试验结果的准确性降低。

4. 临床应用

（1）肾积水的鉴别：　无论是机械性梗阻还是非机械性梗阻，都可出现肾盂、肾盏的扩张，在超声、CT 及 IVP 中呈现积水表现。机械性梗阻所致的肾积水，以输尿管连接部狭窄最为常见，这种梗阻的治疗方法以手术为主。单纯尿路扩张表现出的肾积水，手术治疗效果并不理想，甚至会由于手术损伤形成瘢痕造成输尿管狭窄，因此梗阻的鉴别诊断对确定临床治疗方案有指导意义。在肾功能尚好的情况下，利尿试验鉴别尿路梗阻性质的准确率接近 100%。

（2）尿路梗阻术后的疗效观察：各种机械性尿路梗阻所致肾积水的患者，经手术治疗一段时间后，超声、CT、IVP 等影像中可能仍会有扩张积水的表现，这时就需要通过利尿试验肾动态显像来判断这种梗阻的性质，显像结果如果为非机械性梗阻，说明手术效果良好。

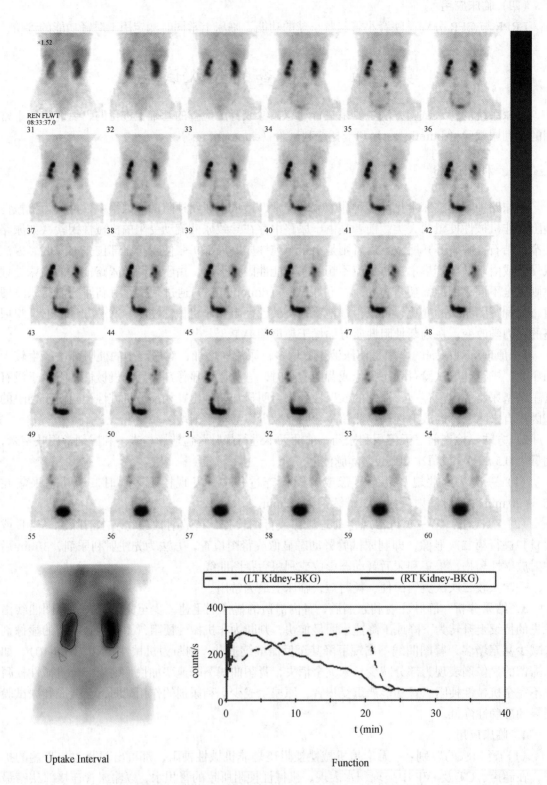

Uptake Interval

Function

图 8-9　左肾积水，注射呋塞米后左肾内滞留显像剂迅速减少至消失，肾图曲线快速下降，为左侧上尿路非机械性梗阻

LT Kidney：左肾；RT Kidney：右肾；BKG：本底；

Function：功能；Uptake Interval：摄取间期；counts/s：计数 / 秒

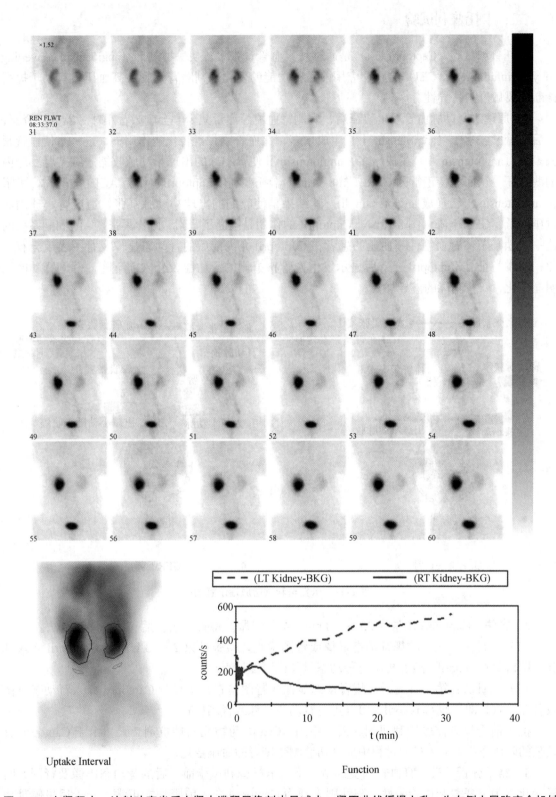

图 8-10　左肾积水，注射呋塞米后左肾内滞留显像剂未见减少，肾图曲线缓慢上升，为左侧上尿路完全机械性梗阻

LT Kidney：左肾；RT Kidney：右肾；BKG：本底；
Uptake Interval：摄取间期；counts/s：计数 / 秒；Function：功能

二、卡托普利试验

卡托普利试验（Captopril test）是通过观察血管紧张素转换酶抑制剂（angiotensin-converting enzyme inhibitors，ACEI）类药物应用前后肾功能的变化来判断肾血管性高血压，有助于提高诊断的灵敏度与特异性。

1. 原理 肾动脉血管发生狭窄后，病侧肾血流灌注量减少，会刺激肾小球旁器分泌肾素，随后血管紧张素Ⅰ（angiotensin Ⅰ）生成增多，在血管紧张素转化酶作用下，进一步使血管紧张素Ⅱ（angiotensin Ⅱ）生成增多，angiotensin Ⅱ使肾小球的出球小动脉收缩来维持肾小球内的滤过压，从而保持正常的 GFR（图 8-11a）。卡托普利（Captopril）作为 ACEI 类药物，可阻止 angiotensin Ⅰ 转换成 angiotensin Ⅱ，其结果是使收缩的出球小动脉舒张，造成肾小球内滤过压降低，GFR 下降（图 8-11b）。Captopril 的作用是阻断了肾素 - 血管紧张素 - 醛固酮系统的这一代偿环节。肾血管性高血压的患者在 Captopril 介入前后的肾动态显像及肾图表现会有变化，基本特征是 Captopril 介入后显示发生血管狭窄侧的肾功能较介入前下降，健侧肾功能无明显变化，双肾功能的差异加大。

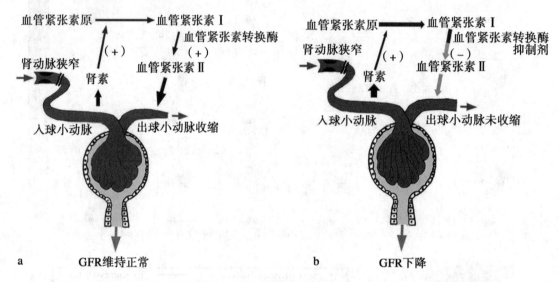

图 8-11 卡托普利试验原理示意图

2. 方法 Captopril 用量为 25 ~ 50 mg，空腹口服。检查方法包括一日法或二日法。

（1）一日法：先行常规肾动态显像或肾图检查，检查结束 2 ~ 3 h 后行 Captopril 介入试验，即口服 Captopril 后 1 h 再次行肾动态显像或肾图检查。

（2）二日法：第一日先行常规肾动态显像或肾图检查；次日行 Captopril 介入肾动态显像或肾图检查，即口服 Captopril 后 1 h 进行肾动态显像或肾图检查。

检查前受检者需停用利尿剂 5 天，停用 ACEI 类药物或钙拮抗剂 2 天。由于 Captopril 有较强的降压作用，介入试验过程中应密切监测受试者的血压变化。

3. 结果分析 没有肾血管病变的情况下，卡托普利试验前、后的肾动态影像及肾图无明显变化，为卡托普利试验阴性。阳性则表现为 Captopril 介入前肾功能正常，介入后患侧肾功能受损；或患侧肾功能受损程度较介入前进一步加重（图 8-12）。功能受损的表现多样，如肾影像减淡、皮质清除延缓、GFR 值下降、肾图曲线 b 段斜率减低、峰时后延、c 段下降减慢等。阳性结果支持肾血管性高血压的诊断。

另外，在肾功能受损严重的情况下，由于肾小管型显像剂的图像质量优于肾小球型显像剂，因此前者更被推荐使用。

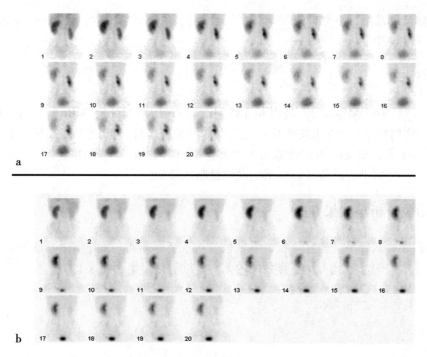

图 8-12　右肾动脉狭窄患者

介入前常规显像示右肾小，功能轻度受损（a）；介入后显像右肾显影不清，功能严重受损（b），为卡托普利试验阳性。

4．临床应用

（1）肾动脉狭窄的诊断：卡托普利试验是一种较好的诊断肾血管性高血压的无创性方法，灵敏度和特异性可达 90%，特别是对单侧肾动脉狭窄引起的肾血管性高血压的筛选应用价值更高。

（2）预测肾动脉狭窄手术治疗的疗效：肾血管性高血压有望通过经皮肾血管成形术及肾血管重建术治愈。研究显示卡托普利试验阳性者手术效果好，在术前预测疗效方面有应用价值。

（3）指导降压药物的选择：ACEI 是目前临床常用的一类降压药，Captopril 是其中之一。通过卡托普利试验可以了解此类药物对服用者肾功能的影响。如果试验阴性，说明使用 ACEI 类药物在降压的同时不会影响肾血流，能起到保护肾功能的作用。相反，如果为阳性，则提示使用 ACEI 药物可能会对肾产生不利影响。因此，卡托普利试验阳性者不推荐使用 ACEI 类降压药物。

第五节　肾静态显像

一、原理

肾静态显像（renal static renography）又称为肾皮质显像（renal cortical scintigraphy）。检查所用的显像剂具有能够被肾小管上皮细胞摄取、聚集并缓慢排出的特点，利用核医学显像设备，可以采集得到肾皮质影像。相较于经肾快速排出的显像剂（^{99m}Tc-DTPA、^{99m}Tc-MAG$_3$ 等），肾静态显像得到的肾皮质影像更为清晰，且被肾摄取的多少与皮质功能有关。

肾静态显像的显像剂有 ^{99m}Tc 标记的二巯基丁二酸（^{99m}Tc-dimercaptosuccinic acid，^{99m}Tc-DMSA）和 ^{99m}Tc 标记的葡庚糖酸盐（^{99m}Tc-glucoheptonate，^{99m}Tc-GH）。^{99m}Tc-DMSA 静脉注射后 40% ~ 50% 聚集在肾皮质内，而 ^{99m}Tc-GH 的肾皮质聚集只有 10% ~ 20%，因此目前临床

以 ^{99m}Tc-DMSA 最常用。本显像方法简便、安全无创，在急性肾盂肾炎及肾瘢痕的检测方面，明显优于超声和 IVP。

二、方法

静脉注射 ^{99m}Tc-DMSA，成人用量 185 MBq，小儿用量 1.85 MBq/kg 体重（最小用量 22.2 MBq），注射后 2 ～ 3 h 采集图像。患者取仰卧位或坐位，SPECT 配高分辨平行孔或针孔准直器，后位采集，采集图像总计数为 500K 或采集时间 5 min，针孔准直器可适当增加计数或采集时间。必要时进行前位及斜位采集或加做断层显像。

三、影像分析与结果判断

正常影像中，双肾呈"蚕豆"状，纵轴呈"八"字形排列，影像清晰，轮廓完整，皮质内放射性分布基本均匀，肾乳头及集合系统内无明显放射性聚集（图 8-13）。

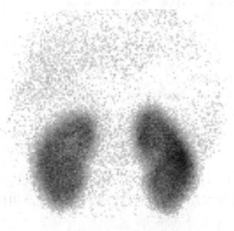

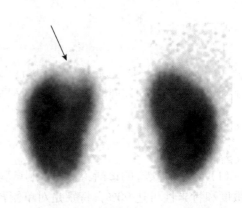

图 8-14　左肾上极"瘢痕征"（后位）

图 8-13　正常肾静态影像（后位）

四、临床应用

（一）炎性肾病的辅助诊断

炎性肾病（急、慢性肾盂肾炎）中，肾皮质的感染造成皮质功能受损，并可出现局部肾瘢痕（renal scarring），影像学检查有助于观察这种病变。在肾静态显像中，主要表现为肾皮质局灶性或弥漫性显像剂摄取减低，局灶性病变可为单发或多发，多见于肾上、下极，典型者呈底部朝向被膜的楔形放射性减低区（图 8-14）。

研究报道超声检查可发现 65% 的肾瘢痕，诊断急性肾盂肾炎的灵敏度为 24% ～ 40%。肾静态显像在此方面明显优于超声，常被认为是肾瘢痕诊断的"金标准"。瘢痕征也是诊断肾盂肾炎的参考指标。由于婴幼儿泌尿系感染性疾病有很高的发病率，且症状不典型，因此对于下尿路感染和肾盂肾炎常用该检查方法鉴别。

急性肾盂肾炎常源于尿路感染或反流，急性期伴有发热、腰痛，长期反复发作可导致高血压及肾功能损害。由于治疗方法和预后的不同，早期发现肾受累，对于减少瘢痕、高血压及严重肾损害等并发症具有重要的意义。肾静态显像对于诊断小儿急性肾盂肾炎具有重要价值，观察肾影像中是否出现瘢痕征或皮质弥漫性摄取减低，有助于急性肾盂肾炎的诊断，还可用于评价疗效及判断预后。

慢性肾盂肾炎由于炎症反复发作可表现为肾影缩小，瘢痕部位放射性摄取减低且分布稀疏不均。若肾功能严重受损，则肾影显示不清晰。

（二）肾位置、形态异常和先天畸形的诊断

由于肾静态显像是肾皮质功能性摄取图像，在发现肾位置、形态异常的情况下是特异性较高的检查方法之一。

1．肾下垂、异位肾及游走肾　坐位检查时的肾门中心部位下降大于 3 cm，而在卧位检查时可恢复正常者为肾下垂；如果卧位时肾位置不能恢复正常，则为异位肾；游走肾的位置可随体位的改变而发生变动。

2．马蹄肾　是最常见的肾融合畸形。影像显示双肾下极内聚并相连，形似马蹄，加做前位像采集可更好地观察位于脊柱前方的双肾下极相连部分（图 8-15）。

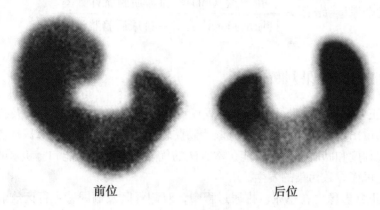

前位　　　　　　　　　　　后位

图 8-15　马蹄肾

3．多囊肾　表现为肾影增大，形态失常，肾影放射性分布不均，囊变区显像剂分布呈缺损或明显稀疏。

4．先天性一侧肾缺如　影像表现为只有一侧肾显影，常伴有代偿性增大，另一侧未见肾影像，肾区部位放射性分布与周围血液本底相似。此影像表现需与单侧肾功能完全丧失相鉴别，可结合病史及超声检查。

第六节　膀胱输尿管反流显像

一、原理和方法

膀胱输尿管反流（vesicoureteral reflux，VUR）系指排尿的同时尿液反流至输尿管及肾区，是引起上尿路反复感染的原因，以儿童多见。尿反流除了影响儿童生长发育外，甚至可造成严重肾损伤。膀胱输尿管反流显像（vesicoureteral reflux imaging）是目前诊断膀胱输尿管反流的常用影像学检查方法。

膀胱输尿管反流显像是将放射性核素显像剂引入膀胱后，通过观察肾、输尿管和膀胱的放射性分布变化来判断是否存在膀胱输尿管反流及其程度，可评价膀胱动力学功能，为某些泌尿系疾患的诊断与鉴别诊断提供辅助信息。显像分为直接法与间接法。

1．直接法　是最常用的膀胱显像方法。显像前先排尿，显像剂可用 $^{99m}TcO_4^-$、^{99m}Tc-DTPA 或 ^{99m}Tc-硫胶体（^{99m}Tc-sulfur colloid，^{99m}Tc-SC），剂量为 34 ~ 74 MBq，混合于生理盐水中经导尿管直接注入膀胱，并继续灌注生理盐水，连续采集膀胱区影像，通过显像观察膀胱充盈时及之后的排尿过程中输尿管或肾内有无放射性显像。直接法应注意无菌操作。

2．间接法　是肾动态显像的一部分。显像剂可用 ^{99m}Tc-DTPA 或 ^{99m}Tc-EC，剂量为 74 ~

185 MBq。肾动态显像后，嘱受检者大量饮水憋尿，待肾区和输尿管放射性明显减低，且大部分显像剂进入膀胱后，嘱受检者用力憋尿，膀胱区加压并在用力排尿过程中进行连续动态显像，以 1～2 s/ 帧速度采集图像，直至排尿结束，或以 5 s/ 帧的速度采集 40 帧。利用 ROI 技术得到膀胱、双肾和双输尿管的各时相计数和时间放射性曲线，计算尿反流量和膀胱残余尿量。公式如下：

$$尿反流量（\%）= \frac{尿反流量影像区的计数率}{膀胱区计数率 + 尿反流量影像区的计数率} \times 100\% \qquad 公式 8\text{-}1$$

$$膀胱残余尿量（ml）= \frac{排尿量（ml）\times 排尿后膀胱计数率}{排尿前膀胱计数率 - 排尿后膀胱计数率} \qquad 公式 8\text{-}2$$

二、图像分析与结果判断

1. 直接法正常影像　在灌注及排尿过程仅可见膀胱影像，双侧输尿管及肾区应无放射性分布。如上述部位出现放射性分布则可判断为膀胱输尿管反流。通过计算尿反流量和膀胱残余尿量可判断反流程度和膀胱动力学功能。本方法的优点是不受肾功能和肾积水的影响，缺点是需留置导尿管，可能导致污染的发生。

2. 间接法正常影像　在憋尿、排尿过程中，双侧肾区及输尿管走行区放射性分布均无增加，时间放射性曲线呈水平直线。如输尿管和肾盂内出现放射性增多，时间放射性曲线出现反流峰（放射性计数一过性增高），提示存在膀胱输尿管反流（图 8-16）。缺点是检查结果的判断易受肾功能不全或肾积水影响，小儿患者难以配合。

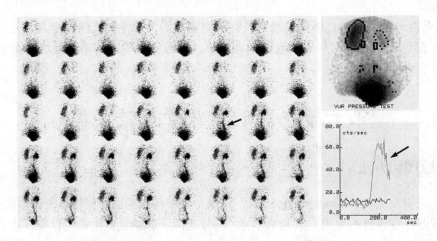

图 8-16　膀胱输尿管反流显像间接法正常影像

患者女性，47 岁。反复泌尿系感染 2 年。膀胱输尿管反流显像示右输尿管及右肾盂内可见显像剂增多，时间放射性曲线出现反流峰（箭头所示），提示为重度尿反流。

根据反流的部位及其形态，可判断反流程度。轻度：在用力憋尿及排尿或膀胱充分充盈的情况下，放射性分布仅限于输尿管下段。中度：放射性分布出现在输尿管上段，反流到达肾盂、肾盏。重度：在肾区出现异常放射性分布，或尚未憋尿及膀胱尚未充盈的情况下，输尿管部位发现异常放射性分布，反流至扩张的肾集合系统并可见增粗、迂曲的输尿管影。

三、临床应用

主要用于膀胱输尿管反流的诊断，判断反流程度，疗效随访观察。幼儿、儿童及妇女反复发生泌尿系感染，尤其常常引起肾盂肾炎时应考虑膀胱输尿管反流的可能。

轻度反流在膀胱尿量不十分充足的情况下可以不出现，或间断出现，因此显像阴性结果不能排除轻度反流的存在。直接法检查时如果插入导尿管不顺利可以引起尿道膀胱激惹，可表现为轻度反流造成假阳性。

膀胱输尿管反流显像的敏感性明显高于膀胱 X 线平片，能准确测定膀胱残余尿量，可作为评价膀胱动力学的客观指标，对患者性腺的辐射剂量低，具有一定的临床应用价值。

第七节　阴囊显像

一、原理和方法

阴囊显像（scrotal imaging）是一种了解阴囊血流供应状况的显像。通过对阴囊动脉血流灌注相及静态血池相的分析，有助于判断急性睾丸疼痛的病因，鉴别急性精索扭转和急性附睾睾丸炎。

检查时双侧睾丸置于探头的视野中心，并确定睾丸疼痛的方位，用布巾托起，使双侧睾丸在同一水平，睾丸旁的大腿用铅皮遮挡，阴茎固定在耻骨联合正中的上方。"弹丸"式静脉注射 $^{99m}TcO_4^-$ 555 ~ 740 MBq 后即刻采集动态血流灌注相，1 ~ 2 s/帧，连续采集 1 min；5 min 后采集静态血池相。

二、影像分析与结果判断

正常阴囊影像：动态血流灌注影像仅见髂动脉和股动脉显影，睾丸动脉不显影，阴囊区无明显放射性；静态血池影像见阴囊区轻度显影，两侧基本对称，没有明显的放射性浓聚或缺损。

三、临床应用

（一）急性睾丸疼痛的鉴别诊断

急性睾丸疼痛主要为急性精索扭转和急性附睾睾丸炎两种情况。前者常常需要急诊手术以保证睾丸的存活，后者则需要保守治疗。

1. 急性精索扭转以睾丸缺血为特征，血池影像表现为患侧睾丸中心呈放射性分布缺损，周边部分放射性分布增强。

2. 急性附睾睾丸炎影像表现为患侧睾丸放射性分布增加或浓聚。

3. 慢性附睾睾丸炎影像可以正常，如出现脓肿坏死也可以出现放射性分布缺损表现，通过病史等可以得到有益的提示。

（二）精索静脉曲张症导致的男性不育症初筛

精索静脉曲张造成局部血液淤积和温度升高而使精子失活，部分男性因此不育。影像特征表现为病变处呈团状异常放射性浓聚影，其表现类似于急性附睾睾丸炎，应密切结合病史、体征和其他检查来分析，对于亚临床型患者，采用相对定量法可提高检出阳性率，此检查可为本病的诊断和治疗决策提供依据。

第八节　输卵管显像

一、概述

输卵管具有复杂而精细的生理功能。输卵管疾病约占女性不孕原因的 1/3，绝大部分由各种炎症引起。炎症可使输卵管因瘢痕形成导致机械性阻塞，有时输卵管的管腔虽然通畅，但因输卵管内膜炎症破坏而影响纤毛运动或输卵管管壁僵硬等原因影响输卵管蠕动，从而导致输卵管功能性梗阻，最终阻碍精子及卵子的通过而造成不孕。

临床常用的子宫输卵管碘油造影是向管腔内加压后使碘油造影剂通过输卵管，根据造影剂在输卵管及盆腔内的显影情况来了解输卵管是否通畅、阻塞部位及宫腔形态的一种十分重要的检查方法。

放射性核素输卵管显像，首先将小剂量显像剂注入宫腔，在子宫腔无压力状态下，动态观察输卵管的功能情况，判断输卵管功能的不同损伤程度，然后与加压注药判断输卵管通畅性有机结合，对输卵管性不孕症患者输卵管功能损伤程度的诊断价值较大。

二、放射性核素输卵管显像原理

由于子宫腔容积约 5 ml，当子宫腔内缓慢注入 $^{99m}TcO_4^-$ 或锝标记人血清大颗粒聚合白蛋白（^{99m}Tc-macroaggregated albumin，^{99m}Tc-MAA）37 MBq/1 ml 并动态采集影像时，子宫腔在保持无压力状态下，显像剂完全依靠子宫的收缩、输卵管的蠕动及纤毛的摆动等通过输卵管。根据卵巢部位放射性药物出现的时间及卵巢部位与子宫腔的放射性比值，结合随后的加压注射显像剂动态显像，可判断输卵管是否通畅及通畅输卵管的功能损伤程度。这种方法称为放射性核素输卵管显像（radionuclide salpingography）。

三、显像剂

常用于放射性核素输卵管显像的药物包括 $^{99m}TcO_4^-$ 和 ^{99m}Tc-MAA。上述两种显像剂的输卵管显像结果无差异。因 $^{99m}TcO_4^-$ 具有试剂来源方便、无 MAA 的异源性过敏、价格低廉等优点，故目前首选 $^{99m}TcO_4^-$。

四、显像方法

采用 SPECT 仪，配低能通用平行孔准直器。患者月经干净后第 3～5 天进行检查。患者取截石位，常规消毒，检查子宫位置，经受检者阴道插入 B 型 12Fr 5 ml 子宫造影通水管至子宫腔，由侧管注入 1～2 ml（平均 1.2 ml）生理盐水充盈球囊，下拉堵塞子宫颈内口后（图8-17），按下述条件显像：

（一）不加压动态显像

1. 患者仰卧，采集矩阵 128×128，放大倍数 2，探头中心对准双侧髂前上嵴连线与腹白线交点下 1 cm，视野包括子宫、输卵管及卵巢。

2. 自 12 号子宫造影通水管内注射 $^{99m}TcO_4^-$ 37 MBq/1 ml，同时启动 SPECT，以 2 s/帧 ×30帧（图 8-18）及 1 min/帧 ×30 帧行前位动态显像。

（二）加压动态显像

1. 不加压动态显像持续动态观察 30 min 后，若双侧卵巢部位任一侧出现显影欠佳或向周围弥散欠佳，则经子宫造影通水管缓慢加压（推注压力可达 8～25 kPa）注射经生理盐水稀释

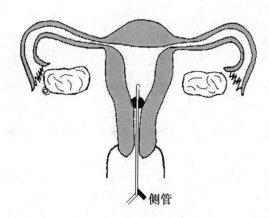

图 8-17　经阴道插入 B 型 12 Fr 5 ml 子宫造影通水管至子宫腔，由侧管注入 1 ～ 2 ml（平均 1.2 ml）生理盐水充盈气囊，下拉堵塞子宫颈内口

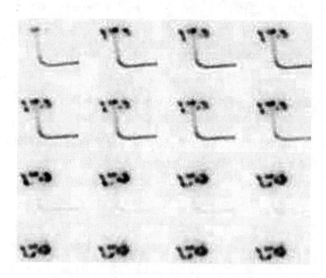

图 8-18　核素输卵管显像正常图像（2s/ 帧）

的 $^{99m}TcO_4^-$ 37 MBq/10 ml 入宫腔，同时以 5 s/ 帧 ×30 帧行前位动态显像，观察卵巢部位及周围放射性聚集和弥散情况。

2．动态显像结束，行前位静态显像，矩阵 256×256，放大倍数 2。显像结束，抽取子宫内潴留液量并记录。拔管后再行前位静态显像。

五、图像分析

（一）正常图像

放射性核素在无压力状态下注入宫腔后 8 s 内卵巢部位清晰显影，且分侧卵巢部位与子宫的最高计数率比值大于 0.38（图 8-18）。

（二）输卵管功能损伤程度的判断标准

1．输卵管功能轻度受损　$^{99m}TcO_4^-$ 18.5 MBq/1 ml 注入宫腔后 8 s 内卵巢部位无明显放射性聚集，60 s 内显影清晰，但分侧卵巢部位与子宫的最高计数率比值小于 0.38（图 8-19）。

2．输卵管功能中度受损　$^{99m}TcO_4^-$ 37 MBq/1 ml 注入宫腔后，60 s 内卵巢部位无明显显影，60 s ～ 5 min 卵巢部位清晰显影（图 8-19）。

3．输卵管功能重度受损　$^{99m}TcO_4^-$ 37 MBq/1 ml 注入宫腔后，5 min 内卵巢部位无明显显影，6 ～ 30 min 卵巢部位显影，且局部放射性聚集明显较少（图 8-20）。

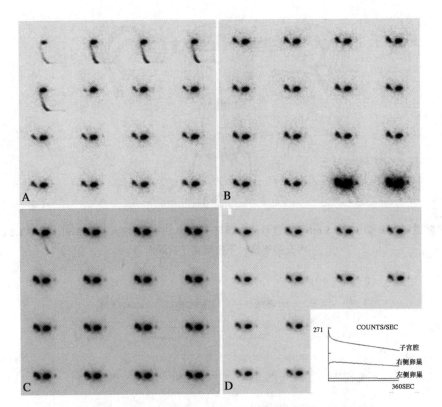

图 8-19　右侧输卵管功能轻度受损，左侧中度受损的核素输卵管显像

A：2s/ 帧 ×16 帧影像；B：续 A 的 2s/ 帧 ×14 帧影像及 15s / 帧 ×2 帧影像；C：1min/ 帧 ×16 帧的影像；D：1min / 帧的动态影像中子宫及分侧卵巢部位时间 - 放射性曲线

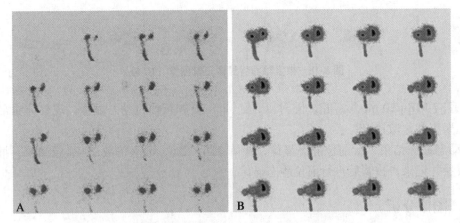

图 8-20　右侧输卵管功能重度受损、左侧正常的核素输卵管显像

A：2s/ 帧 ×16 帧影像；B：1min/ 帧 ×16 帧的影像

　　4．输卵管无功能　$^{99m}TcO_4^-$ 37 MBq/1 ml 注入宫腔后，30 min 内卵巢部位无放射性。缓慢加压推注 $^{99m}TcO_4^-$ 37 MBq/10 ml 入宫腔后，卵巢部位放射性明显增加（图 8-21）。

　　（三）输卵管阻塞的的判断标准

　　$^{99m}TcO_4^-$ 37 MBq/1 ml 在无压力状态下注入宫腔后，30 min 内输卵管远端无或有少量放射性。缓慢加压推注 $^{99m}TcO_4^-$ 37 MBq/10 ml 入宫腔时，病变侧卵巢部位放射性无增加，考虑为输卵管阻塞（图 8-21）。但当合并输卵管积水时，局部放射性可少量增加，但周围无弥散。

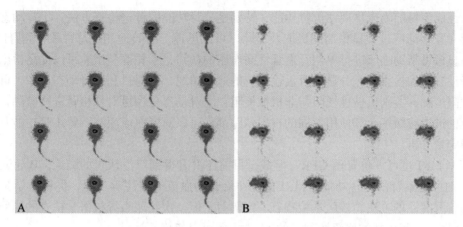

图 8-21 右侧无功能，左侧不通的核素输卵管显像
A：1min/ 帧 ×16 帧的影像；B：5s/ 帧 ×16 帧的加压注药影像

六、临床应用

（一）输卵管阻塞的诊断

不论是否加压注射显像剂，病变侧卵巢部位始终无放射性出现（图 8-20）。

（二）输卵管功能损伤的诊断及临床意义

在无压力状态下行放射性核素输卵管功能检查，可以明确输卵管功能是否有轻度损伤、中度损伤或重度损伤的诊断；结合加压注射显像剂动态显像可鉴别输卵管无功能及输卵管阻塞。临床研究表明，若双侧输卵管功能均出现重度损伤或无功能者，应首先考虑试管婴儿妊娠。

（三）输卵管功能损伤患者治疗效果观察

对输卵管功能损伤引起的不孕症患者，多采用腹部热敷、桂枝茯苓胶囊活血化瘀药物及康妇消炎栓抗炎等内科方法治疗。

部分放射性核素输卵管显像显示输卵管不通或通而不畅的患者通过加压注药后，使输卵管得以通畅。

输卵管功能损伤的患者，经综合治疗后，通过核素输卵管显像，可了解输卵管功能恢复的情况及程度，明确治疗效果，指导临床选择相应的治疗措施和方法。

第九节　与相关影像学检查比较

泌尿生殖系统疾病的诊断除核医学检查方法之外，尚包括超声、X 线及 MRI 检查等，如腹部尿路平片、静脉肾盂造影、逆行肾盂造影、经皮肾盂穿刺造影，膀胱、尿道造影，肾动脉造影或肾血管数字减影（digital subtraction angiography of kidney，DSAK），CT 及 MRI 等等，以上均是肾影像学检查方法之利器，明确各种检查方法优缺点，发挥各自最大优势，做到不同影像学方法优势互补，更好发挥其作用和临床价值。在肾、肾盂和输尿管解剖结构的显示方面，肾动态显像不如超声、CT 和 MRI，它们能直接显示肾、输尿管、膀胱等组织器官解剖结构变化，周围器官毗邻关系，病变组织大小及形态等。超声检查具有简便、经济、无创，并且有可重复性的优点；CT 在显示肾实质、肾盂、肾盏及周围解剖结构的基础上，可以通过增强CT 及后处理软件对肾血流灌注进行半定量分析；MRI 检查的软组织分辨率和对比度优于 CT 检查，且没有辐射，但检查时间长，费用较高，检查同时受到患者体内金属物的限制。

核医学检查在评估肾功能方面有独特的价值。肾动态显像能够无创测定 GFR 已被公认为"金标准"，因操作方便且患者易于接受，方法更为简便，并较 CT、MRI 等测量 GFR 的方法成熟，已经成为目前临床早期评价肾功能、特别是分肾功能的首选检查方法：①肾动态显像通过测定肾对肾小球滤过型显像剂的摄取及清除，可以迅速、有效地测定总肾和分侧肾的 GFR；②肾动态显像可帮助临床进行单侧肾血管性高血压的初筛，卡托普利试验可以提高检出的准确率；③肾动态显像检查可充分显示肾盂输尿管的通畅情况，且通过利尿肾动态显像，可了解分侧肾的梗阻情况，鉴别机械性梗阻与非机械梗阻；④肾动态显像可对移植肾进行监测，可了解排异反应的进展或缓解；⑤使用不同的核素示踪剂，可以对肾血流灌注、肾小管功能及排泄能力进行半定量分析。

近年来 MRI 也可评价肾的 GFR，但截至目前还没有得到广泛认可的结论。B 超通过注射微泡对比剂可观察肾的灌注功能，MRI 也可评价肾的血流、灌注等功能，但核医学是最符合生理的评价肾灌注的方法。核医学检查有一定辐射，但一次泌尿系统核医学检查的辐照剂量是 1 mSv，大概是一年天然本底辐照剂量的 1/3，因此可以忽略不计。

小 结

泌尿生殖系统的放射性核素显像及功能测定方法安全、无创、无禁忌证，适用范围广。肾动态显像以功能性示踪机制为特点，从影像学角度对肾功能、尿路引流状况等进行评价，各种定量化信息（如肾小球滤过率、肾有效血浆流量）更为临床医师提供了客观准确的肾功能指标。在分肾功能的评价方面，肾动态显像较其他肾功能指标和方法更具优势。利尿试验有助于鉴别上尿路梗阻的性质。卡托普利试验在肾动脉狭窄及肾血管性高血压的相关应用中具有独特价值。膀胱输尿管反流显像可更直观地探测到尿液反流的存在。肾静态显像中的"瘢痕征"是急性肾盂肾炎诊断的重要依据。阴囊显像通过观察阴囊和睾丸血运的变化特点对急性睾丸扭转和急性附睾睾丸炎进行鉴别。输卵管显像利用微量示踪剂在生理状态下观察输卵管的通畅情况，有助于判断机械性梗死和功能性损伤。

（范　岩　刘　纯　刘志翔）

思考题

1. 用于放射性核素肾显像的放射性药物有几类？各自的特点是什么？主要用于什么检查？
2. 肾动态显像评价肾功能的优势有哪些？
3. 如何利用核医学方法鉴别上尿路的梗阻性质？
4. 肾静态显像中"瘢痕征"的意义是什么？
5. 输卵管显像的临床应用有哪些？

病例分析

呼吸系统

呼吸系统由呼吸道和肺组成，主要功能是进行气体交换，吸入氧，排出二氧化碳。肺是呼吸系统的重要器官，具有两组血管系统：一组是肺的功能性血管——肺动脉和肺静脉；另一组是肺的营养性血管——支气管动脉和支气管静脉。为保证正常的肺通气和换气功能，肺动脉系统随气管、支气管树状分布，到达肺泡形成毛细血管网，并与肺泡构成正常的通气/血流比值。呼吸系统的核素显像主要包括肺通气显像（pulmonary ventilation imaging）和肺灌注显像（pulmonary perfusion imaging），分别检测肺的通气功能和肺的功能性血管的完整性。

肺通气和肺灌注显像（ventilation/perfusion scintigraphy，V/Q）用于研究包括肺栓塞（pulmonary embolism，PE）、慢性阻塞性肺疾病（chronic obstructive pulmonary diseases，COPD）、肺动脉高压等在内的多种呼吸系统疾病，尤其在肺栓塞的诊断和治疗后随访中具有举足轻重的地位。肺通气和肺灌注显像的非匹配性节段缺损、节段性缺损的数目和大小是诊断PE的重要依据，也是其最重要的临床应用价值。

第一节　肺灌注显像

一、原理和方法

（一）原理

静脉注射大于肺毛细血管直径（7～9 μm）的放射性颗粒进入体内后，随血流进入右心系统，与肺动脉血混合均匀并流经肺毛细血管前动脉和肺泡毛细血管。由于放射性颗粒的直径大于肺毛细血管，因此不能通过肺毛细血管床而一过性地随机嵌顿在肺毛细血管前动脉和毛细血管内。放射性颗粒在肺内的分布与肺动脉血流分布成正比，通过体外测定肺内放射性分布和肺显像即可反映肺内各部位的血流灌注情况。

肺灌注显像常用显像剂包括放射性核素锝标记的大颗粒聚合人血清白蛋白（^{99m}Tc-macroaggregated albumin，^{99m}Tc-MAA）和放射性核素锝标记的人血清白蛋白微球（^{99m}Tc-human albumin microspheres，^{99m}Tc-HAM）。临床以^{99m}Tc-MAA应用居多，其平均直径约为40 μm（10～60 μm）；HAM颗粒直径为10～30 μm，但其重量明显大于MAA。一次常规显像注入的^{99m}Tc-MAA颗粒数为20万～70万个，一过性阻塞的肺毛细血管数量仅占全部肺毛细血管的1/1500，不足肺血管总量的0.1%，因此不会对肺血流动力学产生影响。^{99m}Tc-MAA颗粒在肺内的生物半衰期为2～6 h，分解后被巨噬细胞吞噬清除，大部分解离后经尿排出体外。

（二）方法

常规取仰卧位静脉注射显像剂，以减少重力影响。注射前需将注射器内^{99m}Tc-MAA混悬液摇匀，一次缓慢注射185～370 MBq（5～10 mCi）。对于儿童或有严重肺血管床损伤的患者，注射颗粒的总量应减少一半，甚至减少到1/4。静脉注射时，需要缓慢注射且严禁回抽血液，以避免形成凝集块，注射体积不小于1 ml（通常为3～5 ml）。^{99m}Tc-HAM的静脉注射量为 74 ~ 185 MBq （2 ~ 5 mCi）。

1. 平面显像 视野包括双肺，注射药物后数分钟即可显像。常规需进行六体位平面肺显像，即前位（anterior，ANT）、后位（posterior，POST）、右侧位（right lateral，RL）、左侧位（left lateral，LL）、右后斜位（right posterior oblique，RPO）和左后斜位（left posterior oblique，LPO）。必要时加做右前斜位（right anterior oblique，RAO）和左前斜位（left anterior oblique，LAO）。探头配置为低能通用型或低能高分辨准直器，矩阵 256×256，能峰 140 keV，窗宽 20%，ZOOM 1.5 ~ 2.0，每个体位采集计数 500 K。

2. 断层显像 受检者仰卧位，双臂抱头。探头配置低能通用型准直器，探头旋转 360°，每帧步进 6° ~ 10°，15 ~ 20 秒 / 帧，采集矩阵为 64×64 或 128×128，能峰 140 keV，窗宽 20%，ZOOM 1.5 ~ 2.0。注射药物后即刻开始显像。显像过程中，嘱患者均匀呼吸，避免咳嗽。采集结束后进行图像重建，获横断面、矢状面和冠状面影像，层厚 3 ~ 6 mm。

二、影像分析与结果判断

（一）正常影像

1. 平面影像 肺内显像剂分布与肺动脉小血管和毛细血管分布一致，在肺内的分布高低与各部位肺实质的厚度或体积成正比。双肺内显像剂分布较均匀，肺尖略低于肺底，背部较浓，周边较淡。因肺门处支气管和肺血管等组织不滞留显像剂，使显影剂的分布呈明显稀疏或缺损影。若甲状腺和胃显影，表明显像剂中含有过多游离高锝酸盐；若肝显影，说明显像剂中有胶体杂质。

前位像：双肺影像清晰，轮廓完整，显像剂分布均匀，肺尖和肺周边略稀疏，形态和轮廓与胸部 X 线平片上显示的解剖形态一致（图 9-1a）。右肺影较左肺影大，呈长三角形，肺底呈内凹弧形，与膈肌向上隆起相一致，左肺下野内缘有明显的心脏压迹。两肺中间空白区为纵隔和心影（图 9-1b）。

后位像：双肺影清晰，显像剂分布均匀，两肺影大小相近，左肺下野内缘仍可见轻度心脏压迹，脊柱使左右肺之间呈条状空白区。

侧位像：左右肺影清晰，呈蛤蚌形，底缘略内凹。受心脏影响，左右肺下野前缘放射性分布略稀疏，以左肺明显；受肺门影响，双肺中部放射性分布略稀疏。

斜位像：主要观察肺的基底段改变和获取肺的切线影像，为判断病变和确定病变解剖位置提供了准确的依据。

2. 断层影像 肺断层显像通常以人体纵向为长轴，重建双肺的横断面断层、冠状断层和矢状断层（图 9-2）。通过断层显像，可有效克服肺段间结构的重叠及放射性的干扰。

第 1、2 排为矢状位（sagittal），由右至左（right to left）；第 3、4 排为横断面（transversal），由上至下（top to bottom）；第 5、6 排为冠状面（coronal），由前至后（anterior to posterior）。

横断面：断层方向由上而下排列，形似一对平放的"蚕豆"。各层面解剖结构依次显示：自两肺尖沿纵隔脊柱下行，中央的空白区为脊柱，肺尖显影后肺影逐渐清晰显影，且肺门、心影空白区相继出现，肺门以下心影增大，接近肺底时因膈肌的影响只显露双肺外缘轮廓。

冠状面：断层方向为由前向后依次排列，肺影近似前位平面像。各层面解剖结构依次显示：脊柱前区由两肺、纵隔、心影及肺门各层次组成。肺影起初较窄，然后逐渐变宽；心影则由大变小，直到脊柱影出现。脊柱后区心影消失，两肺影增大。

矢状面：断层方向为由右向左依次排列。各层面解剖结构依次显示：首先为肺右下角影，肺影逐渐增大，近似右侧位肺影，然后肺门、纵隔、心影依次出现，肺影中心出现空白区，且逐渐增大，此时右肺纵隔面影像似勾状。左肺矢状面与右肺相应，并与右肺断面相对应。

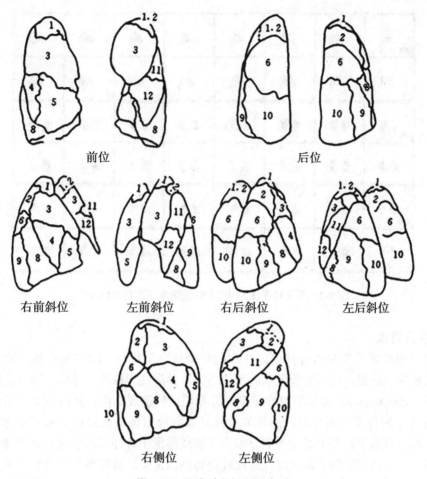

图 9-1a　正常肺段解剖示意图

1．尖段；2．后段；3．前段；4．外侧段；5．内侧段；6．背段；7．内基底段；8．前基底段；9．外基底段；10．后基底段；
11．上舌段；12．下舌段

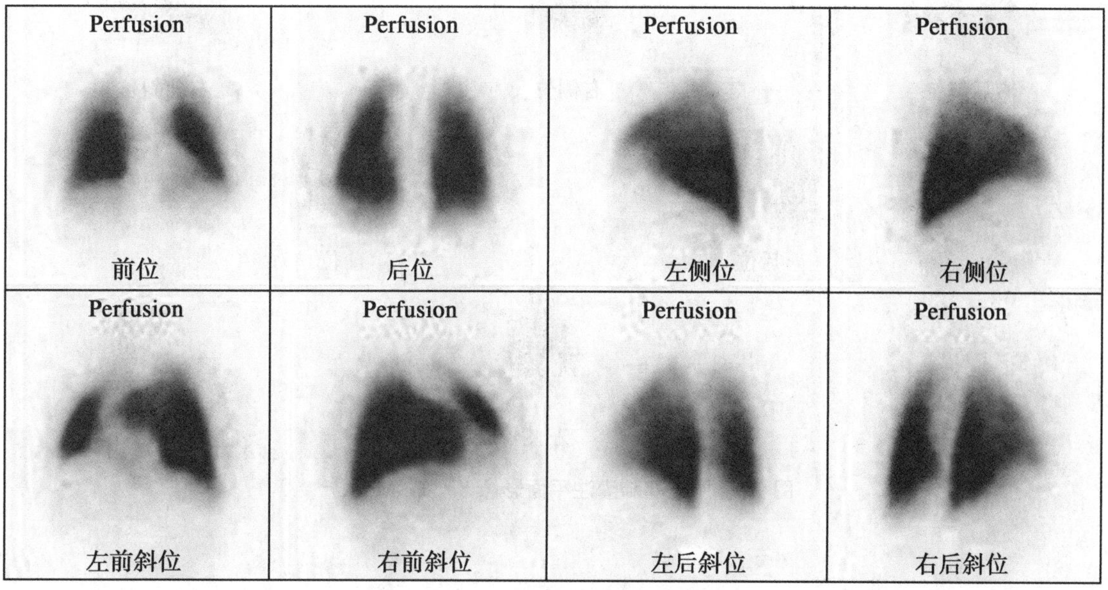

Perfusion	Perfusion	Perfusion	Perfusion
前位	后位	左侧位	右侧位
Perfusion	Perfusion	Perfusion	Perfusion
左前斜位	右前斜位	左后斜位	右后斜位

图 9-1b　正常肺灌注图像（^{99m}Tc-MAA）

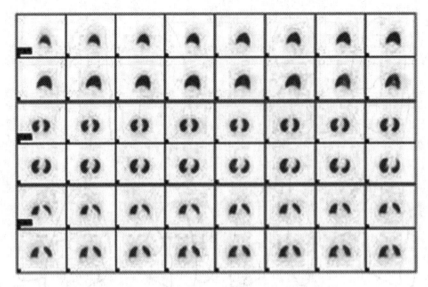

图 9-2　正常肺灌注 SPECT 断层图像（^{99m}Tc-MAA）

（二）异常影像

肺灌注显像异常征象是由各种原因所致的肺动脉血管狭窄、闭塞或栓塞，致其血供区的放射性分布稀疏或缺损。视其血管阻塞的部位不同，肺灌注影像可呈单肺、肺叶、肺段、亚肺段、楔形（wedge shaped）或非节段性显像剂分布明显稀疏或缺损。肺段、亚肺段或楔形血流灌注缺损常见于肺栓塞（图 9-3）；而非节段性显像剂分布稀疏或缺损多见于 COPD、肺部肿瘤、炎症、心力衰竭等；肺上部显像剂分布高于肺底部见于各种原因引起的肺动脉高压，如肺源性心脏病、二尖瓣狭窄等，而原发性重度肺动脉高压常呈两肺散布斑片状稀疏缺损，在黑白片中呈"卵石路"征象；因肺动脉与支气管动脉间有侧支循环形成，肺动脉血液流入支气管动脉，使肺动脉灌注区域出现显像剂分布稀疏或缺损。

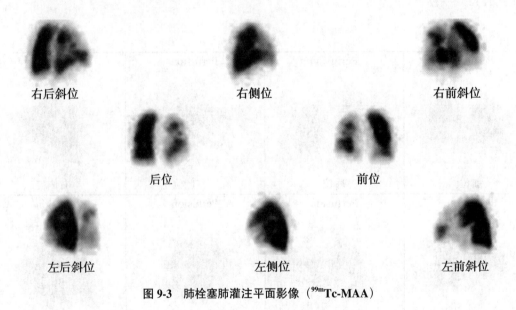

右后斜位　　　　　　　右侧位　　　　　　　右前斜位

后位　　　　　　　前位

左后斜位　　　　　　　左侧位　　　　　　　左前斜位

图 9-3　肺栓塞肺灌注平面影像（^{99m}Tc-MAA）

第二节　肺通气显像

一、显像原理

使用放射性气体（radioactive gas）、放射性气溶胶（radioaerosol）或放射性惰性气体作为显像剂，经呼吸道吸入并沉积在终末细支气管和肺泡内，利用 γ 相机、SPECT、SPECT/CT 在体外可获得肺内各肺段、亚肺段的图像。由于该显像剂在肺内的分布与呼吸道通畅情况及局部肺通气量成正比，因此当各种原因导致通气功能障碍或通气量减少时，即可在图像上表现为相应部位的放射性分布稀疏、减低或缺损影。

与其他两类显像剂相比，放射性气溶胶一旦吸入，沉积在肺内的部分就不能呼出体外，因此不能判断气道清除该显像剂的能力。

二、显像方法

（一）显像剂

1. 放射性气溶胶　常用的气溶胶微粒直径为 1 ~ 30 μm，由气溶胶雾化器将 ^{99m}Tc-DTPA（二乙三胺五乙酸）溶液雾化而成。当气溶胶颗粒直径 > 10 μm 时，主要沉积于细支气管以上部位，颗粒越大越靠近大气管；直径为 5 ~ 10 μm 的微粒主要沉积于细支气管；直径为 3 ~ 5 μm 的颗粒沉积于肺泡中，直径 < 3 μm 的微粒易经过气道呼出体外。

2. 锝气体（Technegas）　锝气体在我国和欧美国家已广泛应用于临床。它是利用锝气体发生器将高比活度的高锝酸钠洗脱液吸附于石墨碳棒上，在充满氩气的密闭装置内通电加温至 2500 ℃ 的条件下而获得，微粒直径为 2 ~ 20 nm。在吸入后 60 min 内锝气体稳定分布于双肺，这为获得多体位平面显像和断层显像提供了充分的时间。在可疑肺栓塞患者的研究中，锝气体与氙 [^{133}Xe] 惰性气体肺通气显像的准确性相近，临床上锝气体已逐渐取代了 ^{133}Xe 惰性气体。由于锝气体微粒直径更小，可广泛沉积于肺泡内，因此可探测到更小的病变，提高了 V/Q 显像对肺栓塞的检测率。

3. ^{133}Xe 惰性气体　^{133}Xe 由医用回旋加速器生产，受设备和经济成本的限制，临床应用有一定局限性，已逐步被锝气体所取代。

（二）检查方法

1. 显像前准备　检查前无特殊准备，需向患者说明检查的流程，以取得患者的配合，必要时可事先让患者做呼吸训练。患者取坐位，接通雾化器各管口，使之处于工作状态。让患者用嘴咬住口管，用鼻夹夹住鼻子，通过雾化器回路进行正常呼吸。

2. 吸入微粒

（1）气溶胶雾粒吸入：将 ^{99m}Tc-DTPA 1480 MBq/2 ml 溶液注入雾化器，再注入 2 ml 生理盐水，将氧气流速调至 8 ~ 10 L/min，使之充分雾化。经过分离过滤，产生雾粒大小合适的气溶胶。使患者尽可能多地吸入气溶胶雾粒，可反复吸入，吸入时间为 5 ~ 8 min。

（2）锝气体吸入：将高比活度（> 370 MBq/0.1 ml）的新鲜 ^{99m}TcO$_4^-$ 淋洗液注入锝气体发生器的石墨坩埚内，在充满氩气的密闭装置内通电加温，在 2500 ℃ 条件下 ^{99m}TcO$_4^-$ 蒸发得到锝气体，患者通过连接管及口罩吸入 3 ~ 5 次锝气体。

（3）^{133}Xe 气体吸入：需呼吸机辅助配合，深吸气至肺最大容量，后深呼气至残气量，再次开始深吸气时，从呼吸机注入口快速注入 ^{133}Xe 555 ~ 740 MBq，浓度为 74 ~ 111 MBq/L；深吸气至肺最大容量时，屏气 10 ~ 15 s，同时启动开关采集"单次吸入"显像。完成后，患者转为潮式呼吸,待肺内和呼吸机内 ^{133}Xe 平衡后,深吸气至最大容量后屏气,启动开关采集"平衡期"显像。而后改变呼吸机控制阀,患者吸入新鲜空气,呼出的 ^{133}Xe 气体经回收装置吸附,动态采集"洗脱延迟期"显像。

3. 图像采集

(1) 多体位平面采集:患者仰卧于检查床,双手交叉抱于头顶,探头尽量贴近胸部。常规采集 ANT、POST、LLAT、RLAT、LAO、RAO、LPO 和 RPO 8 个体位图像。SPECT 配低能高灵敏度或低能通用型准直器,能峰 140 keV,窗宽 20%,矩阵 128×128,放大 1.5 ~ 2.0倍,采集计数为 400 ~ 500 K。

(2) SPECT 断层采集:患者体位与平面采集相同。探头配低能通用型准直器,旋转 360°,每 6° 采集一帧,每帧采集 20 ~ 30 s,共采集 60 帧,矩阵为 128×128,放大 1.6 倍。原始数据经断层图像处理,得到肺横断面、冠状面及矢状面断层图像,层厚 3 ~ 6 mm。

(3) SPECT/CT 断层融合图像采集:借助 CT 可清晰显示肺组织解剖结构,患者体位、SPECT 断层采集与上相同;SPECT 断层采集结束后,启动同机 CT 扫描。经图像重建处理,可配准为 SPECT/CT 融合图像。

三、影像分析

(一) 正常影像

^{99m}Tc-DTPA 放射性气溶胶显像所示双肺内放射性分布基本均匀,因吸入颗粒不够均匀及受气道内气流影响较大,喉头、大气道可见放射性沉积,肺野周边部影像较淡。锝气体显像所示双肺内放射性分布更均匀,段以上大气道内无放射性分布,肺野周边部和肺门部略低,图像质量优于 ^{99m}Tc-DTPA 放射性气溶胶显像。正常肺通气显像与肺灌注显像所见基本一致,无不匹配改变(彩图 9-4、彩图 9-5)。

(二) 异常影像

1. 气道狭窄不畅　狭窄部位两侧气流形成涡流,气溶胶雾粒部分沉积,影像呈现放射性浓聚的"热点",而狭窄部远端的气溶胶雾粒分布正常;锝气体少量通过狭窄部位,远端可见放射性稀疏减低(彩图 9-6)。

2. 气道完全性阻塞　因气溶胶雾粒或锝气体不能通过,因而呈放射性缺损区。

3. 气道和肺泡内如有炎性物或液体充盈,或肺泡萎陷、气流减低,可致使气溶胶雾粒或锝气体难以进入,呈现放射性减低区(彩图 9-7)。

第三节　临床应用

一、肺栓塞

肺栓塞(pulmonary embolism, PE)是以各种栓子阻塞肺动脉系统为其发病原因的一组疾病或临床综合征的总称,包括肺血栓栓塞症(pulmonary thromboembolism, PTE)、脂肪栓塞综合征、羊水栓塞、空气栓塞、肿瘤栓塞等等。其中,肺血栓栓塞症是最常见的肺栓塞类型,占肺栓塞中的绝大多数,通常所称的肺栓塞即指肺血栓栓塞症。引起肺动脉栓塞的血栓主要来源于下肢静脉及盆腔静脉。肺栓塞发病率和病死率较高,其症状和体征不典型,临床上漏诊和误诊情况严重。未经治疗的患者死亡率高达 25% ~ 30%,在临床死因中仅次于肿瘤、心肌梗死而位居第三,患者如果得到及时诊治后死亡率可降至 2% ~ 8%。因此,早期正确诊断肺栓塞极为重要。

肺血管造影是目前公认的诊断肺栓塞的"金标准"，但因其为有创性检查，存在 6% 的并发症及 0.5% 的死亡率，所以临床应用受到限制，并不作为诊断肺栓塞的首选方法。放射性核素肺通气 / 灌注（V/Q）显像作为无创性检查方法是目前诊断 PE 较为常用的检查方法之一。

1. 诊断标准　正常肺组织有肺动脉血运系统和支气管动脉供血系统，当肺动脉的一支血管被栓塞后，局部肺组织因有支气管动脉供血而依然存活，保持正常的呼吸功能。此时，肺灌注显像表现为栓塞血管供血区域放射性分布稀疏或缺损，而通气显像则显示该部位放射性分布正常，即肺通气 / 灌注显像的"不匹配"征象，是诊断肺栓塞的重要依据。肺栓塞典型的肺灌注显像表现为多发的肺叶、肺段性放射性分布稀疏或缺损区，而同期的肺通气显像和 X 线检查正常（彩图 9-8）。目前多采用重新修订的肺栓塞诊断的前瞻性研究（prospective investigation of pulmonary embolism diagnosis，PIOPED）诊断标准对图像进行分析：

（1）高度可能性：① 2 个以上较大的灌注稀疏、缺损区，同一部位的肺通气显像和 X 线胸片检查正常；② 1 个较大的和 2 个以上中等的灌注稀疏、缺损区，同一部位的肺通气显像和 X 线胸片检查正常；③ 4 个以上中等灌注稀疏、缺损区，同一部位的肺通气显像和 X 线胸片检查正常。

（2）中度可能性：① 1 个中等的、2 个以下较大的灌注稀疏、缺损区，同一部位的肺通气显像和 X 线胸片检查正常；② 出现在肺下野的灌注、通气显像均为放射性分布稀疏、缺损区，同一部位 X 线胸片检查异常；③ 1 个中等大小的灌注、通气缺损区，同一部位的 X 线胸片检查正常；④ 灌注、通气显像均为放射性分布稀疏、缺损区，伴少量胸水。

（3）低度可能性：① 多发的"匹配性"稀疏、缺损区，相同部位 X 线胸片检查正常；② 出现在肺上、中野，灌注、通气显像均为放射性分布稀疏、缺损区，同一部位 X 线胸片检查异常；③ 灌注、通气显像均为放射性分布稀疏、缺损区，伴多量胸水（占胸廓的 1/3 以上）；④ 面积小于 X 线胸片阴影的灌注稀疏、缺损，通气显像正常或异常；⑤ 条索状灌注稀疏、缺损，通气显像正常或异常；⑥ 4 个以上较小的灌注稀疏、缺损，通气显像正常或异常，同部位 X 线胸片检查正常；⑦ 非节段性缺损。

（4）更低可能性：3 个以下较小的灌注稀疏、缺损，通气显像正常或异常，同部位 X 线胸片检查正常。

（5）正常：肺形态与 X 线胸片检查一致，无灌注稀疏缺损。

（注："较大"指大于肺段的 75% 以上；"中等大小"指相当于肺段的 25% ～ 75%；"较小"指小于肺段的 25%。）

高度可能性诊断的准确率大于 80%，中度可能性诊断的准确率为 20% ～ 80%，低度可能性诊断的准确率为 10% ～ 20%，更低可能性诊断的准确率小于 10%。如肺灌注显像正常，则不管反映通气状况的检查结果如何，均可排除肺栓塞。肺灌注显像虽然不能发现直径小于 1 mm 的肺动脉栓塞，但这样小的栓塞常常既无临床症状，也无临床意义。肺灌注显像正常，基本上可以排除肺栓塞，但异常的肺灌注显像并不一定是肺栓塞，只有与肺通气显像不匹配的灌注异常才是肺栓塞显像的特征。

V/Q 显像具有安全、简便、无创、灵敏度、准确度高等特点，诊断 PE 的阳性预测值为 91%，与肺动脉造影的符合率达 91% ～ 95%。

2. 单纯肺灌注显像诊断肺栓塞的价值　如果肺栓塞发病较急，或没有条件进行肺通气显像时，仅行肺灌注显像也具有一定的临床参考价值。肺灌注显像显示单个亚肺段灌注缺损，肺栓塞的可能性为 33%；多个亚肺段肺灌注缺损，肺栓塞的可能性达 88%；而多个肺段性灌注缺损时，肺栓塞的可能性可达 100%。

3. 疗效评价　V/Q 显像不仅用于肺栓塞的诊断，还可用于溶栓和（或）抗凝治疗及近年来开展的肺动脉内膜剥脱取栓术后的疗效评价（彩图 9-9）。治疗后如果肺灌注影像显示原放射性稀疏缺损区范围缩小或消失，则证明治疗有效，若治疗前后无变化，甚至治疗后原病变范围扩大或出现其他部位新的放射性稀疏缺损区，提示疗效欠佳或伴有新的血栓形成。

二、慢性阻塞性肺疾病

慢性阻塞性肺疾病（chronic obstructive pulmonary diseases，COPD）是具有气流受限特征的慢性支气管炎和肺气肿，气流受限不完全可逆，呈进行性进展，多与肺部对有害气体和有害颗粒的异常炎症反应有关。COPD 诊断要根据病史、体征、实验室检查等多方面综合进行。肺功能检查可明确诊断、评价病情轻重；X 线胸片有助于排除其他原因所致肺部疾病并可发现肺大疱；胸部 CT 对于辨别小叶中央型或全小叶型肺气肿及确定肺大疱的大小和数量有较高的灵敏度和特异性。放射性核素肺通气 / 灌注显像由于能够较客观的反映肺局部通气和血流状况，因此可用于 COPD 的诊断、病程分期、疗效观察及预后判断，同时还可指导肺减容术（lung volume reduction surgery，LVRS）的病例选择和手术靶区的确定。

COPD 患者由于肺血管损伤，其灌注显像可出现明显异常，表现为非肺段分布的多发斑片状放射性稀疏缺损区（彩图 9-10）。病情严重的 COPD 患者可形成肺大疱，其肺灌注显像呈肺叶或肺段分布的放射性稀疏缺损区（彩图 9-11）。肺通气显像时，由于气道狭窄、阻塞，黏膜表面不光滑，使气体通过不畅，形成涡流，吸入的放射性气溶胶沉积在狭窄阻塞的气道内，形成不规则分布的"热点"，而末梢肺实质内放射性分布减少，表现为弥漫性散在分布的放射性稀疏缺损区。COPD 患者 V/Q 显像异常部位基本一致，呈"匹配"特征，但通常通气显像异常比灌注显像异常更显著，这反映了 COPD 气道病变在先，肺血管病变在后的病理生理过程。

V/Q 显像能准确显示 COPD 病变部位、范围和程度，根据 V/Q 显像可选择适合肺减容术治疗的患者，同时还能明确手术切除的部位。研究显示，V/Q 显像与肺功能测定值有很好的一致性，肺减容术后 V/Q 显像改善与第 1 秒用力呼气量（forced expiratory volume in the first second，FEV1）% 改善相一致，可用于 COPD 患者的肺功能评价及肺减容术后的疗效评价。

三、肺切除术前评价和术后肺功能预测

手术切除病变肺叶或病变侧肺是肺癌的首选治疗方法，但对于病变范围较广或肺功能已降低的患者，手术治疗存在一定的危险性。因此，术前正确评价病变的受累范围，判断病灶的可切除性和肺功能耐受手术的可能性，对其治疗方案的选择和预后有重要意义。单独应用常规肺功能试验对肺切除范围偏大，尤其是肺癌合并慢性阻塞性肺疾病者进行评价，已经不能满足临床要求。放射性核素肺显像结合常规肺功能 FEV1 可以简便准确地预测肺切除术后残余肺功能。

FEV1 术后预测值（PFEV1）计算方法如下：

肺叶切除术后 PFEV1 = 术前 FEV1 ×［1−（切除肺叶段数 / 患侧肺叶总段数）× 患侧肺 Q% 或 V%］；一侧肺切除术后 PFEV1 = 术前 FEV1 ×（1−患侧肺 Q% 或 V%）。

其中 V% 和 Q% 的计算方法如下：先行肺通气和灌注显像。在前位和后位肺通气显像图上勾画感兴趣区（ROI），测得一侧肺的放射性计数，求其几何均数 LC（左肺）和 RC（右肺）。左肺 V% = LC/（LC + RC）；右肺 V% = RC/（LC + RC）；相同方法计算出左肺、右肺 Q%。

一般认为 PFEV1 的临界值为 0.8 ~ 1.0 L。当患者 PFEV1 > 2 L 时，可行一侧肺全切术；PFEV1 > 1.5 L 时行肺叶切除术是安全的。如果 PFEV1 < 0.8 L，通常视为肺切除术的禁忌证，因为 PFEV1 < 0.8 L 者，易发生 CO_2 潴留，运动耐量下降，死亡率明显增加。

四、肺动脉高压的评价

肺动脉高压（pulmonary hypertension，PH）是由包括先天性心脏病、左心瓣膜病、COPD、间质性肺病、肺栓塞、类肉瘤样病等多种已知或未知原因引起肺动脉内压力异常升高的疾病或病理生理综合征，最终可导致右心衰竭甚至死亡。PH 是一种潜在的致命性疾病，若未及时诊断、积极干预，大多数患者预后极差。

正常人由于受重力的影响肺尖部血流偏少，肺灌注显像表现为肺尖部放射性分布稀疏。肺动脉压升高时，肺血流将重新分布，肺尖部血流增多，肺底部血流减少，肺内放射性分布随之逆转，双肺上部放射性分布等于甚至超过双肺下部。PH 行肺灌注显像时，其典型征象为肺尖部放射性浓聚和双肺放射性分布不均匀，呈斑片状，早期肺动脉压力轻度升高时肺灌注显像可无明显异常。当先天性心脏病出现右向左分流时，肺灌注显像剂可直接进入体循环，使脑、肾等脏器显影。

慢性血栓栓塞性肺动脉高压（chronic thromboembolic pulmonary hypertension，CTEPH）是继急性肺栓塞发生后，血栓未能完全溶解或血栓扩展，进而机化，造成受累血管狭窄或闭塞而引起的肺动脉高压。据统计，临床确诊为急性肺栓塞的患者中有 0.1% ～ 3.8% 患者可能发生 CTEPH。其临床表现缺乏特异性，从症状、体征上很难与其他原因引起的肺动脉高压相鉴别。未经治疗的 CTEPH 患者预后很差，死亡率高，平均肺动脉压大于 50 mmHg 者，2 年生存率仅为 10%。通过肺动脉血栓内膜剥脱术治疗，CTEPH 患者可获得较好预后。V/Q 显像在 PH 鉴别诊断中具有独特价值。CTEPH 和原发性 PH 在 V/Q 影像上具有各自的特征性表现：CTEPH 患者灌注显像呈肺叶、肺段分布的稀疏缺损区（彩图 9-13），而通气基本正常；原发性 PH 灌注显像则表现为不呈肺段分布的多发、散在的"斑片状"稀疏缺损区（彩图 9-14）或血流灌注基本正常。

五、肺动脉畸形及肺动脉病变的诊断

1．肺动脉闭锁　患侧肺因无血流灌注而不显影。

2．肺动脉狭窄　由狭窄动脉供血的肺区无血流灌注或稀疏，呈肺段分布。

3．肺动脉发育不全或缺如　患侧肺血流灌注缺损或稀疏，通气功能正常。应结合临床及其他相关检查与肺栓塞相鉴别。

六、肺血管病或全身性疾病累及肺动脉

大动脉炎、胶原病等全身性疾病，往往累及肺动脉。其 V/Q 显像特征与 PE 相似，肺灌注显像的缺损区呈肺段分布，通气功能大多正常，在判断结果时一定要密切结合临床。肺灌注显像可用来判断此类患者肺动脉是否受累、受累的程度与范围。

第四节　下肢静脉显像

一、原理和方法

（一）原理

肺栓塞的栓子 80% 来自双下肢深静脉，从足背静脉注入的放射性核素显像剂，会随着静脉血向回心方向流动，依次充盈小、中、大静脉血管，使用 SPECT 可在体外动态采集图像，获得该显像剂随静脉血管向心汇聚的连续过程，用于判断双下肢有无静脉血液回流障碍，常用于肺栓塞的病因诊断。

（二）方法

1．显像剂　临床常用 ^{99m}Tc-MAA 作为显像剂，它可附着于血栓栓子上，用于双下肢静脉血栓的检测，亦可同时进行肺灌注显像。

2．显像方法

（1）深静脉一步显像法：本法为目前最常用的显像方法。在双足背静脉建立静脉通路后，于双踝关节上方 3 cm 处扎止血带，阻断浅静脉的回流，SPECT 配置低能高分辨或通用型准直器，视野包括足踝在内，于双足背静脉同时等速注入 ^{99m}Tc-MAA 111 ~ 185 MBq 总量的 1/2，同时启动 SPECT 由足向头进行显像，显像至耻骨时，再次自足背静脉同时等速注入 ^{99m}Tc-MAA 111 ~ 185 MBq 剩余的 1/2，继续完成显像，视野上界应包括双肺。显像完成后，去除止血带并协助患者活动双下肢 2 ~ 3 min，再次采集自足至双肺的延迟显像。

（2）深、浅静脉两步显像法：在双足背静脉建立静脉通路后，于双踝关节上方不扎止血带，双足背静脉同时等速注入 ^{99m}Tc-MAA 185 MBq 的 1/4，同时启动 SPECT 由足向头进行双下肢浅静脉显像，显像至耻骨时，再次自足背静脉同时等速注入 ^{99m}Tc-MAA 185 MBq 量的 1/4，然后在双踝关节上方紧扎止血带以阻断浅静脉，再由双足背静脉先后两次各注入显像剂 ^{99m}Tc-MAA 1 ml，进行双下肢深静脉显像。该方法可以清晰地显示显像剂流经下肢深、浅静脉的解剖关系。

二、影像分析

（一）正常影像

显像剂注入后，随着扫描视野上移，双侧静脉呈现出连续而清晰的血管影像，依次显示胫后静脉→胫前静脉→腓静脉→腘静脉→股静脉→髂静脉→下腔静脉影，走行自然，连贯且完整，管壁光滑，显像剂分布均匀，无显影剂浓聚、缺损或侧支形成征象，入腹后向内上汇合成下腔静脉，无浅静脉和侧支血管充盈。松开止血带并活动双下肢后，延迟显像应仍无显像剂滞留（图 9-15）。

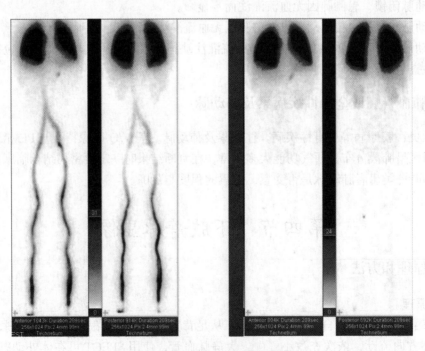

图 9-15　正常双下肢深静脉图像

第一、二列为双下肢深静脉显像，第三、四列为延迟显像。双侧深静脉走行自然、光整，未见异常放射性减低、缺损、侧支循环或异常浓聚影。Anterior，前位；Posterior，后位。

（二）异常影像

当下肢深静脉血栓形成时，可见相应部位显像剂充盈缺损，新鲜栓子可表现为"热点"，陈旧性栓塞可见侧支循环建立，且在延迟显像见远端静脉仍有放射性滞留。异常影像还可见于深、浅静脉显像时间异常、不显影等。

三、临床应用

（一）肺栓塞的诊断

肺栓塞的栓子 80% 来自双下肢深静脉，因此当肺 V/Q 显像出现固定节段灌注异常、通气正常的不匹配现象时，下肢深静脉血栓形成的诊断将进一步支持肺栓塞的诊断。图 9-16 为下肢深静脉血栓形成，该患者的肺通气 / 肺灌注显像不匹配，确诊为肺栓塞（彩图 9-17）。

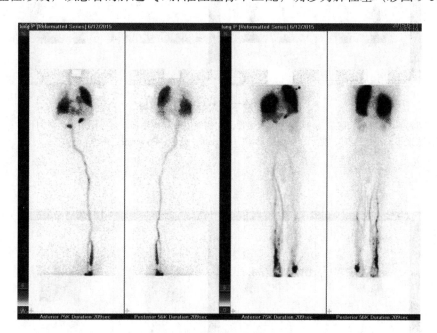

图 9-16　下肢深静脉血栓形成

第一、二列为双下肢深静脉显像，第三、四列为延迟显像。右侧深静脉早期未见显示，延迟显像见深浅静脉影像，提示右侧深静脉血栓形成，深静脉不全梗阻。Anterior，前位；Posterior，后位。

（二）下肢深静脉狭窄或闭塞的诊断

深静脉影像突然变细或中断，远端影像正常或浓聚，有侧支循环影像。若双下肢活动后静脉局部见点状或索条状的异常放射性浓聚影，多提示新鲜血栓形成（图 9-18）。

（三）下肢静脉瓣功能不全的诊断

常表现为深、浅静脉同时显影（图 9-19）。

（四）下腔静脉或双髂总静脉阻塞的诊断

特点是双侧下肢深静脉不显影，见扩张的浅静脉和腹壁侧支循环影像。

（五）下肢静脉曲张的诊断

图像可见曲张的静脉影像（图 9-20）。

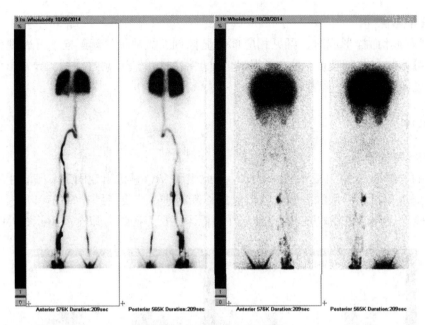

图9-18　左下肢深静脉新鲜血栓

第一、二列为双下肢深静脉显像，第三、四列为延迟显像。左侧深浅静脉均显影，血栓梗阻下段放射性浓聚，延迟显像见点状异常放射性浓聚影，即"热点"，提示新鲜血栓形成。Anterior：前位；Posterior：后位。

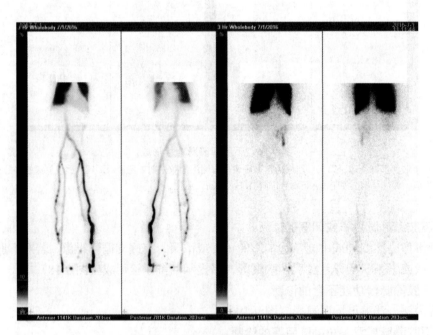

图9-19　双下肢静脉瓣功能不全

第一、二列为双下肢深静脉显像，第三、四列为延迟显像。双侧深、浅静脉同时显影，延迟显像未见异常放射性滞留，点状放射性增高影为静脉瓣功能不全引起放射性灶性滞留。Anterior：前位；Posterior：后位。

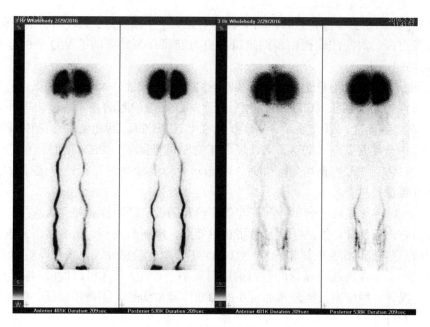

图 9-20　双下肢静脉曲张

第一、二列为双下肢深静脉显像，第三、四列为延迟显像。双侧深静脉显影正常，延迟显像见静脉曲张影，多发侧支循环建立。
Anterior：前位；Posterior：后位。

第五节　与相关影像学检查比较

　　肺通气 / 灌注显像是较早用于 PE 诊断的无创性影像学检查方法。早在 20 世纪 60 年代，该检查就已用于肺栓塞的临床诊断，曾经一度作为 PE 诊断的首选方法被广泛应用。随着医学影像技术的不断发展，X 线胸片、肺动脉造影（pulmonary arteriography，PA）、多层螺旋 CT 肺动脉造影（computed tomographic pulmonary angiography，CTPA）、超声检查和磁共振肺血管造影（magnetic resonance pulmonary angiography，MRPA）等多种影像技术在肺栓塞的应用也越来越广泛，并各有其特点。

一、肺通气 / 灌注显像

　　肺通气 / 灌注显像（V/Q 显像）作为肺栓塞诊断的经典检查手段，目前仍然是肺栓塞临床诊断、疗效观察和预后判断的重要影像学方法之一。V/Q 显像与核医学其他显像一样，属于功能显像，V/Q 显像反映的是肺通气功能与肺血流灌注情况。发生 PE 时，肺动脉血管被栓塞，局部肺组织因有支气管动脉供血而依然存活，保持正常的呼吸功能，此时通气显像表现为放射性分布正常，而肺灌注显像则表现为栓塞血管供血的相应区域出现放射性分布稀疏缺损区，V/Q 显像表现为典型的"不匹配"征象，这是诊断肺栓塞的重要依据。与 CTPA 相比，V/Q 显像尤其对诊断亚肺段以远 PE 具有特殊意义。V/Q 显像几乎没有禁忌证，辐射剂量明显低于 CTPA。

　　传统的 V/Q 显像多采用平面显像，由于受周围射线散射的影响，深部病灶和小病灶不易被检出。随着 SPECT 的广泛使用和断层采集及处理技术的日趋成熟，有学者提出采用断层显像代替平面显像进行 PE 诊断。应用断层显像技术，理论上会具有比平面显像更高的诊断灵敏度，因为 SPECT 断层显像能从横断位、冠状位、矢状位三维显示，可有效避免由于结构重叠造成的周围射线散射对深部病灶和小病灶的掩盖，从而更好地显示肺段和亚肺段病变。大量研究证实,SPECT 探测栓塞肺段和亚肺段的灵敏度明显高于平面显像;通过断层采集得到的影像,其图像对比度更高,对灌注缺损的解剖定位也更为准确;明显降低了 V/Q 平面显像非诊断性结果的比例。

CTPA 现已逐步取代 V/Q 显像成为无创性诊断急性 PE 的一线检查手段。然而,在诊断慢性血栓栓塞性肺动脉高压(CTEPH)时,由于 V/Q 显像诊断的高灵敏度,国外多数学者认为 V/Q 显像依然是首选。研究显示,V/Q 显像在 CTEPH 的诊断和鉴别诊断中具有独特的优势,其诊断灵敏度明显高于 CTPA,V/Q 显像正常时可排除 CTEPH。同时,在临床高度怀疑 CTEPH,而 CTPA 与 PA 检查均为阴性时,考虑到亚肺段栓塞的可能性,选择 V/Q 显像进行诊断就具有重要意义。

此外,单纯肺灌注显像适合肺栓塞的疗效评价和随访。肺灌注显像作为直接反映肺血流灌注的影像学检查,不仅针对性强,而且费用相对低廉,辐射剂量小,适合多次复查。对于肺栓塞患者的随访,单纯肺灌注显像明显优于 CTPA:①很少有禁忌证,几乎可以应用于所有患者;②射线剂量较小,单纯肺灌注显像的辐射剂量明显小于 CTPA;③可以提供两肺动脉血流灌注分布的总体情况,灵敏度高,能发现非常小的肺灌注异常病灶;④费用较低,单纯肺灌注显像费用明显低于 CTPA。

二、与其他影像学检查的比较

(一)CT 肺动脉造影

随着多排螺旋 CT 的快速发展,CT 已经具有亚秒级的扫描速度、超宽的扫描范围和更高的空间分辨率等诸多优势,在肺栓塞的诊断中占有越来越重要的地位。CTPA 作为一种无创的造影技术已经逐渐成为急性肺栓塞诊断的首选检查手段,可直观判断肺动脉栓塞的程度和形态,以及累及的部位和范围。PE 的直接征象是肺动脉内低密度充盈缺损,部分或完全包围在不透光的血流之间(轨道征),或者完全充盈缺损,远端血管不显影;间接征象包括肺野楔形条带状的高密度区或盘状肺不张,中心肺动脉扩张及远端血管分布减少或消失等。CTPA 诊断肺栓塞的灵敏度为 83%,特异性为 78% ~ 100%。其主要局限性包括:辐射剂量大;对亚肺段肺栓塞的诊断不可靠;需要注射对比剂,因此对比剂过敏者禁用、肾功能不全者慎用。

V/Q 显像属功能性检查,反映肺血流灌注;而 CTPA 检查属解剖显像,以血栓造成管腔内充盈缺损或闭塞为诊断依据。栓子栓塞的部位及程度不同会造成 CTPA 与核素诊断结果的不一致。CTPA 对亚肺段及以下血管栓塞的诊断不敏感;而 V/Q 显像可以诊断亚肺段 PE。因此,CTPA 与 V/Q 显像联合应用,可以优势互补、相辅相成,起到决定性的诊断作用,并能更好地全面判断病情和评价疗效。

(二)肺动脉造影

肺动脉造影(pulmonary arteriography,PA)仍是确诊肺栓塞的“金标准”,对肺动脉主干及大分支栓塞的诊断准确率高,同时可以直接进行血流动力学监测,也是介入治疗的手段,但对于肺段以下的肺动脉栓塞的确诊仍然有一定的限制,主要是由于解剖上分支变异及前后结构重叠所致。因此,肺动脉造影检查对肺栓塞的诊断存在一定的发生假阳性和假阴性的概率。此外,肺动脉造影即使由熟练的医生进行操作仍有一定危险性,其并发症发生率为 3% ~ 5%,死亡率约 0.5%。同时其技术条件要求高、费用昂贵,因此在临床上并未得到广泛应用。肺动脉造影目前主要在无创检查结果不明确时使用。

(三)X 线胸片

80% 肺栓塞患者的胸片可以出现异常表现。胸片检查能够提示肺栓塞。胸片对肺栓塞的诊断无特异性,因为它不能直观地显示腔内的栓子,也不能直接观察到肺动脉管壁所发生的病理生理改变,因此,在临床应用中,其主要价值在于排除其他的心肺疾病。虽然 X 线胸片无创、方便、经济，但是胸片诊断 PE 灵敏度、特异性均较低，即使平片正常，也不能排除 PE 可能，因此在诊断中仅有一定的筛选价值。

（四）超声检查

1. 超声心动图　床旁超声心动图（bedside echocardiography）对高危疑诊肺栓塞患者的紧急处置决策有特别重要的价值，它具有无创性、可重复性及操作简便的优点，是高危疑诊肺栓塞最为有效的首选检查，可以鉴别诊断由其他原因引起的血流动力学不稳定（休克或低血压），如急性心肌梗死、主动脉夹层、心脏压塞等心脏危急症。经胸超声心动图（transthoracic echocardiography，TTE）或经食管超声心动图（transesophageal echocardiography，TEE）显示肺动脉血栓或右心血栓是肺栓塞的直接征象，右心室负荷过重或功能障碍及急性肺动脉高压是其间接征象。此外，超声心动图是高危肺栓塞患者最快捷的床旁评价治疗效果的手段。

2. 加压静脉超声成像　加压静脉超声成像（compression venous ultrasonography，CUS）主要用于发现下肢 DVT，CUS 结合 V/Q 显像和临床可能性评估对肺栓塞的诊断具有非常重要的价值，99% 的患者可以得到安全的处理。CUS 诊断急性 DVT 的依据和特定征象是静脉腔内强弱不等的实心回声、静脉不能被压陷或静脉腔内无血流信号。CUS 的诊断灵敏度超过 90% 而特异性约为 95%，并且具有无创、廉价和可重复性的优点，已成为 DVT 的首选诊断方法。对于疑诊肺栓塞患者出现 CUS 阳性可以确诊为 PE 并进行抗凝治疗。

（五）磁共振肺血管造影

磁共振肺血管造影（magnetic resonance pulmonary angiography，MRPA）对肺段以上 PE 诊断的灵敏度和特异性均较高，无碘造影剂的缺点和射线损害，是目前具有发展前景的无创检查方法之一。MRPA 诊断 PE 的直接征象是肺动脉管腔内充盈缺损、肺动脉的完全或不完全截断、栓塞肺动脉远端肺实质灌注减低。其主要局限性包括：对亚肺段 PE 的诊断能力较差；不适用于安装起搏器和幽闭症的患者。

（张　春　赵　倩）

小　结

　　呼吸系统核素显像主要包括肺灌注显像和肺通气显像。本章主要介绍了肺灌注显像和肺通气显像的原理、显像方法、影像分析和临床应用。在临床应用中，重点介绍了肺通气/灌注显像（V/Q 显像）对 PE 的诊断价值和疗效评价；同时介绍了肺 V/Q 显像对慢性阻塞性肺疾病的评价；肺切除术前评价和术后肺功能预测；肺动脉高压的评价；肺动脉畸形及肺动脉病变的诊断；肺血管病或全身性疾病累及肺动脉的诊断。最后，还与其他相关影像学，包括 CTPA、肺动脉造影、X 线胸片、超声检查和磁共振肺血管造影等在肺栓塞中的应用价值进行了比较。

思考题

1. 肺灌注显像和肺通气显像的原理是什么？
2. 肺 V/Q 显像的临床应用？
3. 试述肺栓塞患者行肺 V/Q 显像的影像学表现，如何与 COPD 相鉴别？

消化系统

消化系统包括了消化道和消化腺等多个脏器。核医学检查可以全面涵盖肝、胆、唾液腺、胃肠道等进行脏器的显像及功能测定，为临床提供具有独特价值的诊断方法。在 20 世纪七八十年代消化系统显像在消化系统疾病的诊断方面发挥了巨大的作用。但是随着超声、CT和 MRI 等影像学检查技术的日臻完善和设备的广泛普及，在临床上成为肝等实质脏器检查的主要手段，核素显像的重要性明显下降，核素显像成为在一些特殊情况下、针对某些特殊疾病检查的一种辅助手段，如肝血管瘤、肝局灶性结节增生（focal nodular hyperplasia，FNH）、梅克尔憩室、Warthin's 瘤等。尽管如此，核素显像以其在代谢、功能成像方面的优势，目前仍在脏器功能成像，尤其是空腔脏器功能测定及动力学研究方面发挥着重要的作用，有着其他影像不可比拟的优势。

第一节 肝胆显像

一、原理和方法

经静脉注射的肝胆显像剂被肝细胞选择性地快速摄取，然后通过近似于排泌胆红素的过程，将显像剂与胆汁一起沿肝内胆道系统排出，经胆总管流入十二指肠，使胆道系统显影，称之为肝胆显像（hepatobiliary imaging）。

常用显像剂有 ^{99m}Tc 标记 N-2,6- 二乙苯氨甲酰甲基亚氨二乙酸（^{99m}Tc-EHIDA）或 ^{99m}Tc 标记吡哆醛 5 甲基色氨酸（^{99m}Tc-pyridoxal-5-methyl tryptophan，^{99m}Tc-PMT）等，注射剂量为 185 ~ 370 MBq。其他显像剂有 ^{99m}Tc-PIDIDA、^{99m}Tc-DISIDA 或 ^{99m}Tc-IDA。

检查前禁食 6 ~ 12 h。患者取仰卧位，探头对准受检者的右上腹部，视野包括全部肝及部分心脏和肠道。禁食超过 24 h 或采用完全性静脉营养者，在检查前 30 min 应静脉注射胆囊收缩素（cholecystokinin，CCK），以使胆囊收缩排出胆汁。检查前 6 ~ 12 h 应停用对 Oddi 括约肌有影响的麻醉药物。注射显像剂后进行动态显像（2 min/ 帧）或从 5 min 开始显像（即 5 min、15 min 和 30 min 各进行平面显像一次）。若 1 h 后胆囊或肠道仍未显影，应进行延迟显像，必要时行 24 h 显像和增加其他体位的显像。有时为了鉴别诊断需要进行介入试验，常用方法有：

1. 脂肪餐和胆囊收缩素试验 当胆囊显影最浓时，口服脂肪餐促进胆囊的收缩和胆汁排泌或静脉注射胆囊收缩素 200 mg/kg，导致胆囊壁收缩，用以鉴别功能性或机械性胆道梗阻，同时也能够测定胆囊收缩功能参数。

2. 吗啡试验 若注射显像剂后 45 min 时胆囊未显影，静脉注射吗啡 0.04 mg/kg，使 Oddi 括约肌痉挛，促进显像剂进入胆囊中。若胆道通畅，在注射吗啡后 20 ~ 30 min 胆囊显影，因此能够缩短确诊急性胆囊炎所需要的时间。

3. 苯巴比妥试验 在肝外胆管通畅的情况下，口服苯巴比妥钠 2.5 mg/kg，每日 2 次，连续 5 天后进行常规胆道系统显像，胆红素和 ^{99m}Tc-IDA 经肝胆摄取排出得到增强，对鉴别有无胆道梗阻有一定的价值，特别有利于新生儿黄疸的鉴别诊断。

二、影像分析与结果判断

（一）正常影像

5 ～ 10 min 时肝影清晰显示；10 ～ 15 min 时肝总管、胆总管和胆囊等部位依次显影；在 15 ～ 30 min 时胆总管和胆囊显影清晰，肝内放射性明显减低，近端肠道可见放射性出现；30 ～ 60 min 时，肠道中有大量的放射性存在，肝影已经基本消失。正常情况下，胆囊和肠道的显影均不超过 60 min（图 10-1）。口服脂肪餐 30 min 后胆囊应收缩 1/2 以上。通过胆囊充盈状态和在食用脂肪餐后至排空状态分别勾画胆囊轮廓，计算其放射性计数，可以定量分析、评价胆囊的功能。

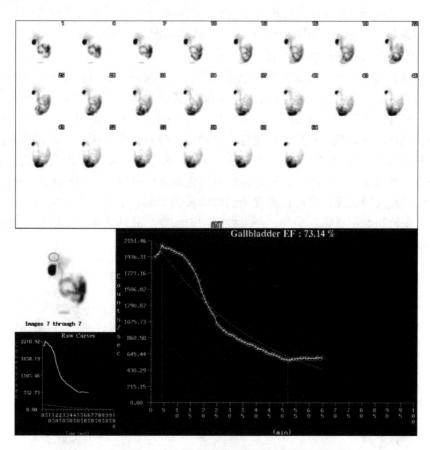

图 10-1　正常胆道（动态）影像（A）和胆囊排空指数（B）

1. 血流灌注相（blood flow phase）　自静脉注射后 0 ～ 45 s 左右，心、肺、肾、大血管、肝依次显影。

2. 肝实质相（liver parenchyma phase）　注射后 3 ～ 5 min 肝已清晰显影，且放射性浓聚继续增强，15 ～ 20 min 左右达高峰。以后肝影逐渐变淡。

3. 胆管排泄相（bile duct excretion phase）　随着肝细胞将显像剂分泌入胆道，注射后 5 min 胆管内即可出现放射性。逐次显现左右肝管、总肝管、胆总管和胆囊管、胆囊影像。胆囊一般 45 min 内已显影。肝影变淡，胆系影像随肝影变淡而更清晰，有时可见"胆道树"结构。

4. 肠道排进相（intestine excretion phase）　显像剂被排至肠道，一般不迟于 45 ～ 60 min。

心影的消退速度和过程，胆囊、肠道显影与否，肝胆系和肠道以外异常放射性的出现等是放射性核素肝胆动态显像观察的要素。异常影像往往表现为显影时间、显影顺序和显影部位异常，如心影持续存在或消退缓慢、肝影模糊或持续显影不消退、胆囊不显影或显影时间延迟、肠道不显影或显影时间延迟以及放射性漏入腹腔或反流入胃等。

（二）异常影像

可以分别表现为下列不同的影像特点：胆囊不显影、肠道不显影、心影持续存在而肝胆显像淡以及放射性反流入胃。

三、临床应用

1. 急性胆囊炎的诊断　急性胆囊炎可出现持续性绞痛、发热、白细胞计数升高等典型的临床症状，但单纯依靠临床症状会有约 20% 的误诊率。在临床上，当腹痛病因无法确定时，超声检查可以发现胆道有无扩张，确定是否为胆道病变；如果胃肠道症状较为突出或者胆道症状较为明显时，可进行 CT 检查以发现病变所在；如果临床高度怀疑急性胆囊炎时，应当进行放射性核素胆囊显像，通过肝胆功能和显像剂的排泄情况来诊断疾病，肝胆显像具有方法简便、安全、无创以及辐射剂量低等特点。

对于急性胆囊炎患者，肝对放射性药物摄取正常，同时肝胆管排泄正常，而胆囊 4 h 持续不显影，可证实急性胆囊炎的临床诊断。相反，如果胆囊显影，则可排除急性胆囊炎。该方法诊断的灵敏度和特异性均在 90% 以上（图 10-2）。胆囊持续不显影是因为胆囊管机械性（局部炎症、水肿、胆石以及黏液阻塞）或功能性（运动功能障碍）梗阻所致。该方法诊断急性胆囊炎的敏感性和特异性均在 90% 以上。导致假阳性的因素主要为慢性胆囊炎造成的干扰，该病多表现为胆囊显影延缓（1～4 h），同时常常表现为肠道放射性先于胆囊出现，若伴随壶腹部的炎症则可出现相反的情况，还可以表现为胆囊体积的增大，给予脂肪餐或胆囊收缩素后胆囊仍然不缩小，少数胆囊不显影。另外，严重的肝细胞病变、肝功能不全、酒精中毒或禁食时间过短（小于 4 h）或过长（大于 24 h）等也可导致假阳性的出现。

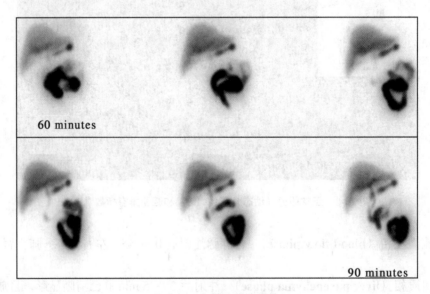

图 10-2　急性胆囊炎影像

静脉注射 370 MBq ^{99m}Tc-EHIDA 后肝放射性分布均匀，放射性依次排入左右肝管、肝总管和胆总管。胆囊没有放射性充盈。在 60 min 时，静脉注射吗啡 2 mg，直至 90 min 时胆囊始终无填充。诊断为急性胆囊炎，手术证实。

2. 黄疸的鉴别　肝细胞黄疸患者的影像由于受损害的肝细胞摄取能力减低，肝显影不清晰，而心肾放射性分布增浓，炎症和水肿使排泄显像剂的能力减低，导致胆道系统显影也不清晰，同时肝持续显影。梗阻性黄疸患者的影像多呈现为肠道放射性出现延缓或根本不出现，若 24 h 显像肠道仍无放射性分布出现，则考虑是完全性梗阻。若胆道系统各部位显影延缓、梗阻上段的胆管扩张和肠道出现放射性延迟，则考虑为不完全性梗阻。

3. 新生儿胆道疾病的鉴别诊断　新生儿黄疸多见于胆道闭锁和肝炎。胆道闭锁患儿出生后 60 天内是手术治疗的最佳时机。因新生儿胆管极细，超声检查并不理想。能否得到及时诊治，关键在于与新生儿肝炎等疾病的鉴别诊断。先天性胆管闭锁影像表现为肝影清晰，注射显像剂 24 h 后肝仍显影，而胆道系统和肠道均不显影（图 10-3），进行苯巴比妥试验后肠道仍然无放射性出现。如果肠道内出现放射性，则可排除本病而考虑为新生儿肝炎。胆管先天性囊状扩张症的影像表现为胆总管扩张部位的放射性滞留，构成形态近似于椭圆或梭形的放射性浓集影像，可以在肝、胆囊影像消退后甚至进餐后仍然残存。

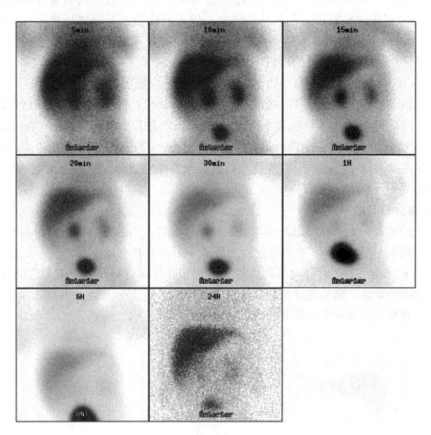

图 10-3　胆道闭锁的胆道影像

13 天龄婴儿。静脉注射 ^{99m}Tc-EHIDA 135 MBq 后 5 min，10 min，15 min，20 min，30 min，1 h、6 h 和 24 h 分别显像，肝放射性分布均匀，肠道内未见有放射性分布。

4. 胆道术后随访和肝胆外伤后的检查　主要是观察胆道是否通畅，包括吻合口有无狭窄和胆汁漏。动态显像期间若放射性分布浓集影出现在胆管、胆囊及肠道正常位置以外的地方则提示存在胆汁漏。但若出现在 Treitz 韧带左上方区域，则应排除十二指肠胃反流的可能。本法无创伤，显像剂对腹膜无刺激且简便易行。

5. 肝移植的监测　肝胆显像能全面了解移植肝的血管吻合、肝实质功能、胆道吻合以及有无胆汁外漏等情况，有助于全面监测移植肝的状况。本法无创，因此有利于定期重复监测，是监测移植肝的最佳方法。

6. 十二指肠胃反流的诊断详见本章第五节。

第二节 肝 显 像

一、肝实质显像

（一）原理和方法

静脉注射颗粒大小适当的放射性胶体显像剂（radiocolloid imaging agent）后能被肝内具有吞噬功能的库普弗细胞吞噬，且能在其间存留较长时间而不被迅速排出，通过核医学显像仪器可获得肝影像。大多数局灶性或弥漫性肝病变（如肝癌、肝囊肿、肝脓肿、肝血管瘤、肝硬化等）库普弗细胞缺如或吞噬能力降低，病变部位显示为放射性稀疏或缺损区。

除了肝中的库普弗细胞外，单核 - 巨噬细胞系统在脾、骨髓以及其他脏器也有分布。故胶体颗粒也将分布在这些器官，尤其是在脾中，故放射性核素肝胶体显像又称肝脾胶体显像（colloid liver spleen imaging）。胶体在这些器官的分布特点取决于胶体颗粒直径大小。一般说来，颗粒直径偏小，骨髓甚至肾的聚集增加；颗粒直径偏大，脾的聚集增加。正常情况下，注入量的 80% ～ 85% 被肝清除，5% ～ 10% 存在于脾，其余放射性存在于骨髓中。

常用的显像剂有两种：① ^{99m}Tc- 植酸盐（^{99m}Tc-phytate），静脉注入后与血液中的钙离子螯合形成 ^{99m}Tc- 植酸钙胶体，其颗粒大小为 20 ～ 40 nm；② ^{99m}Tc- 硫胶体（^{99m}Tc-sulfur colloid，^{99m}Tc-SC），颗粒大小为 300 ～ 1000 nm。静脉注射 185 ～ 370 MBq 显像剂，注射 5 ～ 10 min 后取仰卧位显像，常规进行前位、右侧位和后位显像或断层显像。断层图像经过图像重建获得横断、冠状断及矢状断层影像。

（二）影像分析与结果判断

影像中肝的位置、大小和形态基本与肝的解剖学类似。内部的放射性分布基本均匀，由于左叶薄，影像稍淡（图 10-4）。脾的放射性明显低于肝。脊柱基本不显影。断层显像时，可以显示平面显像未能显示的正常肝内部的血管、胆管和肝外邻近器官的压迫所致的放射性稀疏、缺损或外形轮廓的异常。常见的异常包括：肝实质影像位置、形态、大小或肝内外放射性分布的异常，这些异常可以为肝本身病变所致，或者为毗邻器官病变所致。

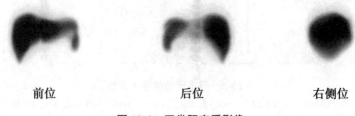

前位　　　　　　　后位　　　　　　　右侧位

图 10-4　正常肝实质影像

二、肝动脉灌注和血池显像

（一）原理和方法

正常时的肝供血是双重的，即 75% 来自门静脉，25% 来自肝动脉。当以静脉"弹丸"式注射显像剂后，因肝动脉期的血流较少，故放射性分布也很少，因此在腹主动脉、脾和肾血管床显影时，肝几乎不显影，待 6 ～ 8 s 后，大量显像剂经门静脉进入肝后，在门静脉期才见肝区放射性分布明显增高，称为肝动脉灌注显像（hepatic artery perfusion imaging）。注射的显像剂不透过毛细血管，待其在血循环中分布平衡后，肝血池内放射性分布明显高于邻近组织而清晰显影，称为肝血池显像（hepatic blood pool imaging）。

受检者显像前 1 h 口服高氯酸钾（$KClO_4$）400 mg，取仰卧位自肘静脉"弹丸"式注入 ^{99m}Tc-RBC（红细胞）后，立即以 2 秒 / 帧的速度采集 30 帧，为肝动脉灌注影像；注射显像剂 30 min 或 2 h 后进行肝区前、后、右侧位平面或断层显像，为肝血池影像。

^{99m}Tc-RBC 标记方法分为体内法、半体内法和体外法。体内标记红细胞的方法较简便，因而最常用。其方法为首先静脉注射"冷"（无放射性）的焦磷酸盐（pyrophosphote，PYP）溶液（内含氯化亚锡 1 mg），10 ～ 30 min 后从对侧肘静脉"弹丸"式注入高 ^{99m} 锝酸盐（^{99m}TcO$_4^-$）。注射高 ^{99m} 锝酸盐同时即可进行肝血流灌注显像。但体内标记法的标记率容易受氯化亚锡含量及其理化特性的影响。使用经过改良的半体内方法可提高标记率。方法是在静脉注射"冷"PYP 溶液后 15 ～ 30 min，用三通管抽取 3 ml 全血进入经肝素处理的注射器内，然后注射器内抽取的血液与高得酸盐（^{99m}TcO$_4^-$）混合，室温下放置 10 min 并摇匀，即完成红细胞的 ^{99m}Tc 标记过程，最后将 ^{99m}Tc 标记的红细胞复注入静脉。此法标记率可达 95%。

（二）影像分析与结果判断

左心显影后 2 ～ 4 s，腹主动脉开始显影，脾、双肾也显影，此阶段称肝血流灌注动脉期，肝区放射性相对较少而不显影。至 12 s 后称为门静脉期，肝影像逐渐显示清晰。正常肝血池影像中肝的位置、大小和形态基本与解剖学相似。由于肝门处各种血管的叠加，其形态比较复杂。肝左上方有明显的心血池影像，左叶下可见腹主动脉和下腔静脉影像（图 10-5）。

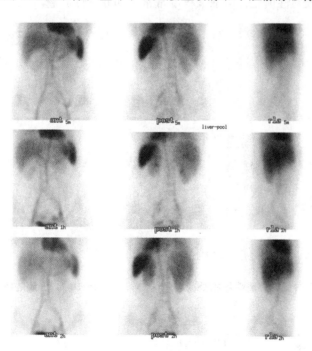

图 10-5　正常肝血池影像

ant：前位，post：后位，rla：右侧位，liver pool：肝血池

1．肝血流灌注相动脉期（artery section）　"弹丸"式注射放射性药物后，依次可见放射性通过心脏各房室。肺及左心显影后 2 ～ 4 s 腹主动脉开始显影，继续 2 ～ 4 s 双肾及脾显影，而肝区不出现明显放射性。

2．肝血流灌注相静脉期（vein section）　双肾显影后约 12 ～ 18 s，肝区放射性持续增加，并逐渐超过肾，此为门静脉灌注所致。

3．肝血池相平衡期（balance section）　30 min 或更长时间后，^{99m}Tc-RBC 在循环血液中充分混合，达到平衡状态。通过静态影像可观察到心、脾、肝等血池影像。正常情况下肝区放射性分布均匀，强度一般低于心血池影和脾影。

由于肝恶性肿瘤主要由肝动脉供血，因此在肝血流灌注动脉期出现肝区域局灶性放射性浓聚。

肝血池显像异常表现有三种类型：一般填充，即放射性分布与周围正常肝组织相仿，提示有肝癌可能性；不填充，即没有放射性填充，提示良性病变可能性较大；过度填充，即放射性较正常肝组织高，为肝血管瘤的特异性表现。

三、临床应用

肝动脉灌注显像和肝血池显像主要用于诊断肝血管瘤和鉴别肝内占位性病变的性质，灵敏度高于肝实质显像。目前，超声、CT、MRI 等影像学诊断技术非常成熟，不仅方法简便、患者易于接受，而且诊断灵敏度和准确性均明显高于核医学检查技术，因此，肝动脉灌注和血池显像在临床上已经是一种非常规诊断技术，只有在特殊病例中，作为一种辅助检查技术来应用。

（一）肝占位性病变诊断

1. 肝癌 原发性肝癌肝实质显像多呈现为单发放射性分布缺损（图 10-6），血池显像为"一般填充"。由于其具有丰富的肝动脉血供，因此在动脉灌注影像的动脉期病灶区域放射性分布明显浓聚（即动脉灌注阳性）（图 10-7）。肝转移癌常为多发性病变（图 10-8），血流灌注显像的动脉期也见到放射性填充，但浓聚程度常常不如原发性肝癌。

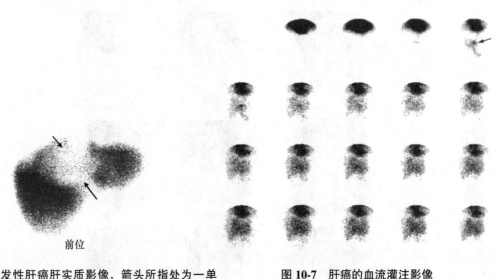

前位

图 10-6 原发性肝癌肝实质影像，箭头所指处为一单发性放射性缺损

图 10-7 肝癌的血流灌注影像

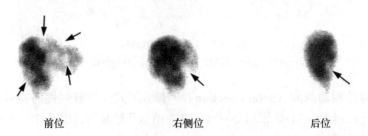

前位　　　　　　右侧位　　　　　　后位

图 10-8 肝转移癌（来自胃癌）的肝实质影像，箭头所指处为多发性放射性缺损

2. 肝海绵状血管瘤 它是肝最常见的良性肿瘤，主要由血窦构成。肝实质显像多数呈现为单发放射性分布稀疏或缺损区，肝血池显像时，病灶区域放射性分布明显高于周围肝组织，这种"过度填充"的影像特点是血管瘤的特征性表现（图 10-9）。

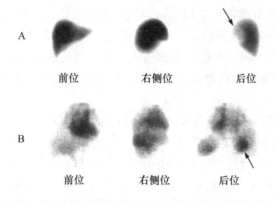

A		
前位	右侧位	后位
B		
前位	右侧位	后位

图 10-9 肝血管瘤的实质（A）和血池（B）影像

3. 肝其他占位性病变 肝囊肿多数为单发病灶，表现为单一的放射性缺损区，多囊肝时可为多发，约 50% 伴有多囊肾。肝包囊虫病的单发囊腔常常表现为边缘清晰的球形放射性明显稀疏或缺损区。细菌性肝脓肿常常呈现为单发或多发的放射性缺损，多位于右叶顶部，形态不规则。阿米巴肝脓肿影像呈现为巨大的单发放射性缺损区，几乎全在右叶膈顶部。上述病变区无血供，故动脉期、静脉期和平衡期以及血池显像时病灶区均无填充现象，病灶区放射性低于周围正常肝组织，呈放射性缺损区。

（二）肝硬化

不同病理生理阶段，肝实质影像表现不一。代偿期肝大时，放射性分布弥漫性稀疏，肝实质影像增大；失代偿期或晚期则表现为右叶下角萎缩，左叶代偿性增大，放射性分布不均匀，且可见脾大和脾、骨髓放射性摄取增高，有些患者还可以出现肺摄取。当较大的局灶型瘢痕或肝再生形成"假瘤"时，则表现为局灶性放射性减低区。

第三节　消化道显像

核医学作为功能成像的重要手段，利用其特有的示踪性特点，可以在生理状态下进行消化道成像，与其他影像学检查相比具有更大的优势。除可以定性判断外，通过核医学检查还可以对部分胃肠道疾病进行定量或半定量分析，给临床医师提供有价值的参考信息。用于评价胃肠道病变的核医学检查项目种类较多，包括异位胃黏膜显像、肠道活动性炎症显像及消化道出血显像等。近年来，随着多模态融合影像 SPECT/CT 以及 PET/CT 的广泛应用，这些核医学影像检查方法的敏感性、特异性以及病灶定位的准确性进一步提高。

一、消化道出血显像

消化道出血是临床上常见的疾病表现，除定性诊断外，定位诊断是临床进一步治疗的重要前提。核医学消化道出血显像（gastrointestinal bleeding imaging）是临床内镜检查重要的补充，尤其在小肠出血的诊断方面发挥着较大的作用。

（一）原理和方法

1. 原理 消化道出血显像常用的显像剂目前主要有胶体和血池显像剂两种，如 ^{99m}Tc 标记硫胶体（^{99m}Tc-SC）和 ^{99m}Tc 标记红细胞（^{99m}Tc-RBC）。正常情况下，静脉注射显像剂后，腹部大血管及血供丰富的器官，如肝、脾、肾等明显显影。而胃肠道作为相对乏血器官，具有较低的放射性本底。而当肠壁破损出血，显像剂随血液外溢进入肠道，出血速率大于 0.1 ml/min 时，可形成局部异常的放射性浓聚，通过显像对出血的部位和出血量进行判断。

^{99m}Tc-RBC 是目前较常用的出血显像剂。^{99m}Tc-SC 静脉注射后很快被肝、脾及骨髓等单核

巨噬细胞摄取，血液中半衰期很短，15 min 后腹部大血管影基本消失，有利于胃肠道急性出血部位的观察。但是其快速的血液清除，不利于小量、慢性、间歇性出血的观察。同时肝、脾较高的放射性摄取，会对周围出血灶的观察造成干扰。因此更适合于急性活动性出血的探查。^{99m}Tc-RBC 可以较长时间地停留在血液循环当中，因此更适合临床工作中最为常见的胃肠道小量、间歇性出血的观察。

2．方法　根据两种显像剂的特点采用不同的显像方法。

目前通常采用体内标记法进行 ^{99m}Tc-RBC 消化道出血显像。静脉注射焦磷酸盐 2 支后15 min，患者平卧于检查床，按照 7.4 MBq/kg（0.2 mCi/kg）静脉注射 ^{99m}TcO$_4^-$ 后，SPECT 探头对准腹部以 5 min/ 帧速度动态采集 1 小时。若为阴性则适当地采用延迟显像。当怀疑有慢性和间歇性出血时，则应在 24 h 内多次显像，以捕捉出血时机，提高阳性检出率，并有利于动态分析出血灶的部位。

急性活动性出血也可采用 ^{99m}Tc-SC 进行显像，一般在注射 ^{99m}Tc-SC 后即刻以 1 min/ 帧的速度连续采集至 30 min。

（二）影像分析与结果判断

1．正常影像　^{99m}Tc-RBC 显像时，腹部可见肝、脾、肾、膀胱及腹部大血管显影外，腹部其他部分仅有少量放射性本底，胃肠道基本不显影。^{99m}Tc-SC 显像时，除肝脾显影外，大血管及肾不显影，腹部本底低。

2．异常影像　在胃肠道任何部位有活动性出血即可见到该部位出现异常放射性浓聚（彩图 10-10），其特点是根据出血量及出血速度的不同出现点状、片状或团块状放射性浓聚，随时间浓聚灶形态或位置出现变化或时隐时现，有时可见肠型。诊断要点在于连续动态观察采集的系列图像，发现随时间变化的异常放射性浓聚灶。固定不变的出血点一般不能诊断为活动性出血。

出血部位的判断，一般为最早出现异常放射性聚集的部位。需首先紧密结合临床资料，如呕血或便血的情况判断上消化道还是下消化道出血。然后按照体部脏器相对的解剖部位、肠道分区法（图 10-11）来判断出血部位。结肠出血通常位于腹部周围，漏出血管的血液易积存于

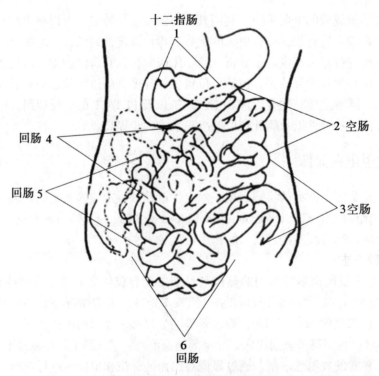

图 10-11　小肠分区示意图

结肠袋；小肠的出血通常位于腹部中央区域，由于血液激惹肠道，放射性快速通过小肠肠袢。利用 SPECT/CT 断层显像融合显像可进一步对出血点进行定位，但是异常放射性在肠腔中的快速通过，甚至逆向运动，导致在较长的 SPECT 采集时间中其位置发生变化，影响对出血点的精确定位。

（三）临床应用

消化道出血是临床常见的症状。出血部位的精确定位对于消化道出血的治疗意义重大。一般情况下，根据病史和体征，大致可以区分出上消化道出血与下消化道出血。目前上消化道出血内镜基本可以精确定位。但下消化道出血部位，尤其是小肠出血，精确定位比较困难，主要依靠血管造影。目前核素消化道出血显像主要应用于重症、体弱或不能耐受有创性检查的消化道出血患者；或是内镜检查后仍不能明确诊断，在血管造影之前，医生希望能了解出血的大致部位的患者。

需要注意的是核素显像只能检出仍在活动性的出血病灶，因此对于慢性小量出血的检出敏感性明显下降。另外，由于消化道出血随时间快速变化的特点，核素显像在精确定位方面仍存在一定的困难。但随着设备的进步，快速动态断层的 SPECT/CT 设备的出现，将进一步提高诊断的准确性和特异性。

二、异位胃黏膜显像

（一）原理和方法

1. 原理　正常情况下胃黏膜可以摄取 $^{99m}TcO_4^-$ 而显影。而以下几种疾病可以有先天异位胃黏膜（ectopic gastric mucosa）存在。最常见的为回肠梅克尔憩室，约 30% 患者存在异位胃黏膜。少数发生在食管下端的 Barrett 食管以及小肠重复畸形。正常的胃黏膜也能够从血液中摄取 $^{99m}TcO_4^-$ 而显影，利用这个特点使用锝液可以对异位胃黏膜进行显像。

2. 方法　显像前 3 天内禁做灌肠及钡餐检查。当日禁食 4 h，疑诊为 Barrett 食管显像前需禁食 12 h。检查前禁用过氯酸钾、水合氯醛等影响胃黏膜摄取 $^{99m}TcO_4^-$ 的药物，以避免假阴性；可提前注射胰高血糖素以减少胃液的分泌和胃蠕动，减少假阳性；检查前静脉注射五肽胃泌素以增加胃黏膜血流量和对 $^{99m}TcO_4^-$ 的摄取量，可提高阳性检出率。

按照 3.7 MBq/kg（0.1 mCi/kg）的剂量静脉注射新鲜锝液，最大剂量不超过 370 MBq（10 mCi）。患者仰卧。探头尽量包括剑突至耻骨联合范围，食管观察，探头需包括整个食管。可采用连续动态显像（1 ～ 2 min/ 帧），或动态加静态采集的方式采集至 60 min，必要时延迟显像至 120 min。与肾影难于鉴别时可加做断层或侧位影像。

（二）影像分析

1. 正常影像　显像剂注射后大约 25% 被正常胃黏膜所摄取。20% 肾排泄。10 min 内，腹部大器官（如肝、脾、肾等）血池显影，随时间仅见胃区及膀胱内放射性明显聚集，食管不显影，腹部其他部位无放射性浓集。随正常胃黏膜分泌，十二指肠和小肠逐渐显影，影像不固定。且明显淡于胃影。

2. 异常影像　当显示与胃影像同步出现的异常局灶性放射性浓集灶，提示异常。腹部右下象限较为固定的异常放射性聚集灶，多为梅克尔憩室（图 10-12）。侧位图像上梅克尔憩室位于前腹部，可与位于腹膜后的肾影鉴别。

食管部位固定的放射性浓聚灶，多为 Barrett 食管。腹部条状或团块状放射性浓聚影，形态位置多变，多为肠重复畸形，有时难于与梅克尔憩室鉴别。

（三）临床应用

梅克尔憩室是小儿消化道出血的重要原因。由于憩室颈口狭窄，钡剂不易充填；其出血为间断性，钡餐及血管造影都难以做出准确诊断。异位胃黏膜显像的诊断准确率可达 85%，特

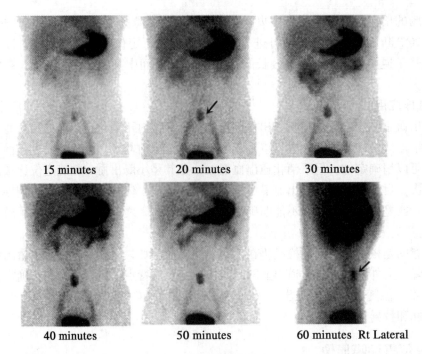

15 minutes　　　20 minutes　　　30 minutes

40 minutes　　　50 minutes　　　60 minutes　Rt Lateral

图 10-12　异位胃黏膜显像

连续动态图像，下腹部可见与胃黏膜同时出现的放射性浓聚影（箭头所示），位置固定。60min 侧位图像上浓聚位于前腹部。提示梅克尔憩室。

异性达 95%，为目前术前诊断梅克尔憩室的最好检查方法。

三、炎性肠病显像

炎性肠病（inflammatory bowel disease，IBD）主要包括溃疡性结肠炎（ulcerative colitis，UC）以及克罗恩病（Crohn disease，CD）慢性炎症病变，病因及发病机制尚未十分明确。二者临床特点有较大差异，但治疗方案大致相同。在这两种疾病的病理生理过程中，均有大量炎性细胞浸润。因此，可以利用核素炎症显像进行诊断。其中利用放射性标记的自体白细胞显像是最常用的方法，可以显示病灶的部位及范围，具有很好的特异性，是肠镜检查的很好补充。

^{111}In- 羟基喹啉白细胞（^{111}In-WBC）以及 ^{99m}Tc- 六甲基丙二基胺肟（^{99m}Tc-HMPAO）是较常用的显像剂，能够显示炎性肠病的病灶部位（图 10-13）。但是药物标记要求较高，同时受药物使用限制，目前国内尚不能常规使用。

^{18}F-FDG 作为一种反映细胞葡萄糖代谢水平的显像剂，除用于肿瘤显像外，由于炎性细胞对于它的高摄取，也被用于全身炎性病变的诊断当中。^{18}F-FDG PET 显像具有无创、敏感性高等优势，为 IBD 的诊断提供了更多的诊断方式（图 10-14）。研究发现 ^{18}F-FDG PET 诊断 IBD 的灵敏度为 80% ~ 100%，特异性为 85% 左右。PET/CT 融合显像能够更好地对病灶进行定位，从而提高检查的特异性。在其他方法应用受限时，^{18}F-FDG PET 可为 IBD 提供有价值的诊断和随访方法。但是肠道存在 ^{18}F-FDG 肠道生理摄取；部分肠道恶性肿瘤可有相似影像表现，这些都会影响 IBD 的准确诊断，因此需紧密结合临床及其他影像资料从而获得正确的判断。

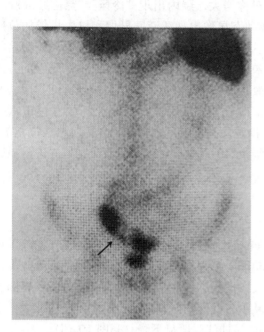

图 10-13 ^{99m}Tc-HMPAO 显像示克罗恩病回肠显影

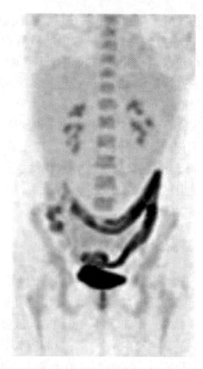

图 10-14 ^{18}F-FDG PET 炎性肠病显像

可见结肠明显摄取 ^{18}F-FDG，结肠镜提示炎性改变。

第四节 唾液腺显像

核素显像作为目前功能成像的重要手段，有着其他影像学不可比拟的优势。唾液腺显像（salivary gland imaging）是显示唾液腺摄取、分泌、排泄功能的重要方法。

一、原理和方法

1. 原理 唾液腺间叶内导管上皮细胞具有摄取和分泌高锝酸盐（^{99m}TcO$_4^-$）的功能。静脉注射的高锝酸盐随血流到达唾液腺。唾液腺小叶内的导管上皮从血液中摄取 ^{99m}TcO$_4^-$ 并积聚于腺体内，在受到一定的刺激时分泌出来，通过唾液腺导管逐渐分泌到口腔。唾液腺显像通过显示这一过程，了解唾液腺摄取、分泌、排泄功能及有无占位性病变。

2. 方法 患者检查前无需特殊准备，禁服过氯酸钾。在腮腺 X 线平片造影之前或在造影后数日再行唾液腺显像检查，以免影响唾液腺摄取 ^{99m}TcO$_4^-$ 的能力。

静脉注射 ^{99m}TcO$_4^-$ 洗脱液 185 ～ 370 MBq（5 ～ 10 mCi）后随时间行序列静态或动态显像。为获得唾液腺放射性药物摄取、分泌、排出的时间放射性活度曲线（time activity curve, TAC），目前多采用动态显像。30 ～ 60 s/ 帧，采集 40 ～ 60 min。采集至 20 ～ 30 min，嘱患者舌下含服维生素 C 片 300 mg，继续采集 20 ～ 30 min。

二、影像分析

1. 正常影像 正常情况下注射显像剂后随时间延长唾液腺显像逐渐清晰，20 ～ 30 min 时摄取达到高峰，以腮腺显像最为清晰，颌下腺和舌下腺的影像相对较淡。双侧唾液腺分布对称，双侧腮腺呈卵圆形，轮廓完整，显像剂分布均匀。酸性物质刺激后腮腺的放射性明显下降，口腔内出现大量放射性。40 min 后口腔内放射性明显高于腮腺。TAC 示双侧腮腺 20 ～

30 min 达峰值，口服维生素 C 后，曲线迅速下降（彩图 10-15）。

2. 异常显像　静态显像中的唾液腺出现不对称增大，腺内出现"冷区""热区"或肿块放射性与正常组织相同的区域（即"温区"），或动态显像出现唾液腺显像和口腔显像的放射性明显延迟，甚至 120 min 或更长的时间唾液腺不显像，也不见口腔显像。酸性物质刺激后的唾液腺放射性下降不明显甚至反有上升，口腔内未见显像剂聚集的明显增加，提示腮腺的分泌功能受损或导管阻塞。当唾液腺功能受损时，唾液腺显像程度及分泌功能会呈现不同程度的改变，采用肉眼定性分析可分为轻度受损和重度受损。①轻度受损：指唾液腺显像较正常减淡，两侧基本对称，酸性物质刺激后唾液腺影减淡速度减慢，口腔内的显影剂聚集缓慢增加。②重度受损：指唾液腺显像显著减淡，酸性物质刺激后的唾液腺影无明显变化，口腔内的显影剂聚集不增加。

三、临床应用

1. 干燥综合征的诊断　口眼干燥是干燥综合征的重要表现之一。通过唾液腺显像除了可以对干燥综合征进行辅助诊断外，也可对唾液腺功能受损程度进行评估。作为慢性唾液腺炎的一种特殊类型，干燥综合征患者的唾液腺腺体肿大，但无肿块。多表现为所有唾液腺积聚的放射性减少，甚至完全不显影，口腔内放射性分布减少，酸性物质刺激后也不见口腔内放射性明显增高。TAC 示双侧腮腺峰值下降，口服维生素 C 后曲线无明显下降（彩图 10-16）。

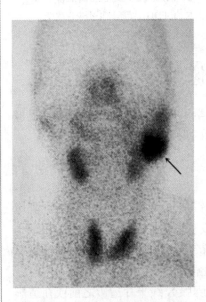

图 10-17　Warthin 瘤唾液腺显像
左侧腮腺部位（箭头）可见明显异常放射性浓聚，提示 Warthin 瘤

2. 唾液腺占位性病变　通过唾液腺显像，可对唾液腺内肿块的功能进行判断，从而辅助临床对肿块的定性诊断。为了更好地显示唾液腺的形态，必要时显像前 30 min 皮下注射阿托品 0.5 mg，减少唾液腺的分泌。与唾液腺内其他多数占位病变不同，淋巴瘤性乳头状囊腺瘤（Warthin 瘤）可特征性表现为异常放射性浓聚灶，呈"热区"表现，有利于此类肿瘤的特异性诊断（图 10-17）。当肿块显示为放射性缺损减低区（"冷区"）时，若边缘光滑清晰，多属良性病变（如混合瘤、唾液腺囊肿、脓肿等）；若边缘模糊不整齐，多为恶性肿瘤病变；若肿块显示为"温区"，多为混合瘤和单纯腺瘤。本方法还有助于对腮腺导管阻塞、异位唾液腺等疾病的诊断和疗效观察。

作为功能成像，核素唾液腺显像诊断唾液腺肿块的特异性较差，对显示肿块内部结构和了解周围组织关系不如 CT、MRI 及超声显像，因此临床此类应用较少。随着分子核医学手段和肿瘤阳性显像技术的不断进步和广泛使用，对这类疾病诊断的灵敏度和特异性已有了明显的提高。

第五节　上消化道功能测定和显像

核医学作为功能成像的重要手段，用于胃肠道功能测定和显像是在不干扰患者胃肠道生理功能的状态下，通过观察放射性标记的食物由食管到胃、肠的动态显像，分析其排空的时间和量，为临床提供有关食管、胃及肠道功能的生理信息，与其他影像学检查相比具有很大的优势。因此，核医学显像广泛应用于胃肠道动力障碍性疾病（disorders of gastrointestinal motility, DGIMs）的诊断和评估当中。

　　胃肠动力障碍是多种功能性和器质性胃肠道疾病的常见表现，在胃肠疾病中的意义越来越受到重视。以胃肠动力障碍为主要病因的一些疾病，如胃食管反流病（gastroesophageal reflux disease，GERD）、贲门失弛缓症、弥漫性食管痉挛、Barrett 食管、功能性消化不良、肠易激综合征等称胃肠动力障碍性疾病。无器质性疾病或生化异常的消化道功能性疾病称功能性胃肠病。这些疾病的发生除胃肠动力障碍外，可能与胃肠分泌功能、内脏感知、精神心理与应激、感染与炎症、神经与激素及免疫功能等有关。及早发现和明确这类患者的胃肠道动力障碍，有助于疾病的早期治疗和提高预后。

　　胃肠道功能测定和显像主要包括食管通过显像（esophageal transit imaging）、胃食管反流显像（gastroesophageal reflux imaging）、胃排空显像（gastric emptying imaging）及十二指肠胃反流显像（duodenogastric reflux imaging）等。

一、食管通过显像

　　临床多种病因可以造成食管动力障碍，产生临床症状。病因可分为原发性运动障碍，包括贲门失弛缓症、弥漫性食管痉挛、Nutcracker 食管等；继发性运动障碍主要是全身性疾病累及食管造成的食管运动减低，如硬皮病、糖尿病等。

　　各种疾病造成的食管动力障碍，既有食管上、下括约肌的改变，也可同时出现食管体部运动功能紊乱。食管通过显像无创、简便易行，并且可以获得其他方法难以定量检出的食管穿过时间和通过率，对食管运动障碍性疾病的诊断和疗效评价具有重要意义。

　　1．原理和方法　食管通过显像是将放射性显像剂混入水中制成试验餐。对显像剂从吞咽到入胃的过程进行动态连续采集，从而获得试验餐由食管到胃的一系列影像，通过 ROI 技术计算出全食管及食管各段（上、中、下）通过时间和 5 min 内食管通过率，以此来评价食管运动功能的显像方法。

　　患者检查前禁食 4 ～ 12 h，坐位（或卧位），面向探头。采集视野包括食管全长。嘱患者将含有 ^{99m}Tc-SC 18.5 ～ 37 MBq（0.5 ～ 1 mCi）的 15 ml 溶液含入口中，做一次"弹丸式"吞咽的动作，同时启动 SPECT，0.5 ～ 1 s/ 帧，采集 60 s，然后每 30 s 吞咽一次，SPECT 同步采集，30 s/ 帧。共采集 8 帧，采集总时间 5 min。

　　应用 ROI 技术，勾画出全段食管及分段食管轮廓，计算出全食管及各段食管通过时间和 5 min 内食管通过率。

　　食管通过率（%）＝（食管最大计数 － T 时食管计数）/ 食管最大计数 ×100%

　　2．影像分析　正常人第一次吞咽自咽部起可见一条垂直向下的食管影像，5 ～ 10 s 后食管内就基本没有放射性而不显影（图 10-18）。食管通过时间：全食管 5.17 ～ 7.79 s，上段 2.75 ～ 3.99 s，中段 4.12 ～ 4.80 s，下段 4.90 ～ 5.98 s。总食管通过率 ≥ 90%。正常食管功能曲线表现为单峰后迅速通过型。

　　异常影像可以表现为食管穿通时间延长，食管内放射性滞留等表现。食管瘘存在时，可观察到溢出食管外的异常放射性浓聚。

　　3．临床应用　食管通过显像是研究食管运动功能的简便易行的检查方法。可用于各类食管运动障碍疾病的诊断和鉴别诊断。除了可以早期发现各种原因所致的食管通过障碍外，同时也可以作为评估手段进行治疗后疗效观察。贲门失弛缓症是较为常见的食管动力障碍性疾病。食管神经肌肉运动障碍及食管体部蠕动不良，导致食管极度扩张，放射性滞留在食管下段，胃内无放射性，食管通过时间明显延缓，食管通过率明显降低（图 10-19）。

　　食管通过显像的特点是简单、易行、可定量。但是此方法不能作为有食管症状患者的初筛检查，应首选内镜，造影等方法排除解剖结构异常及器质性病变。

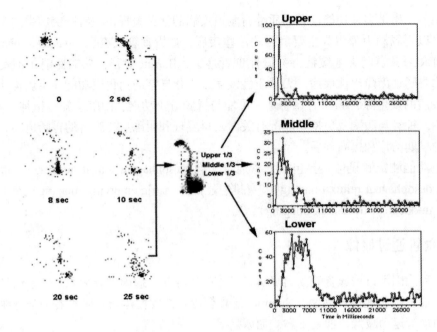

图 10-18   正常食管功能曲线

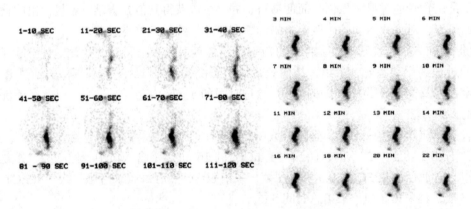

图 10-19   贲门失弛缓症食道通过显像
放射性性在食道内滞留，穿通时间明显延长

二、胃食管反流显像

胃食管反流（gastroesophageal reflux，GER）是指胃内容物反流至食管，人群中发病率很高，可分为生理性和病理性两种。病理性反流是由于食管下括约肌的功能障碍和（或）与其功能有关的组织结构异常，以致食管下括约肌压力低下而出现的反流，引起一系列临床症状和并发症。生理性反流常见于婴儿期少量的胃食管反流。目前临床诊断 GER 常用的检查方法有 X 线、内镜、食管测压、2 h 食管 pH 值监测、食管胆汁动态检测等。胃食管反流显像作为一种无创、直观、简便、易行的方法是对上述手段良好的补充。

1．原理和方法   胃食管反流显像是将不被食管和胃黏膜吸收的酸性显像剂引入胃后，在上腹部加压，根据食管下段是否出现放射性及放射性与压力的关系，判断有无胃食管反流及反流程度的显像方法。

常用显像剂是在 300 ml 酸性饮料中加入 37 ～ 74 MBq（1 ～ 2 mCi）的 ^{99m}Tc-SC 或 ^{99m}Tc-DTPA。成人需空腹 8 h 以上，48 h 内禁服影响胃肠道功能的药物，在 3 min 内饮入备好的酸性显像剂，再服 15 ～ 30 ml 的清水去除食管残留放射性。然后对食管下段和胃进行动态连续显像。如食管不出现放射性,可用腹带逐级加压,观察食管内有无放射性出现。2 min/ 帧,动态显像至 2 h。婴幼儿需将含显像剂牛奶鼻饲入胃,总活度 7.4 ~ 11.1 MBq (1 ~ 2 mCi),腹部不加压连续动态采集。必要时延迟显像,观察肺部有无异常放射性出现,除外肺吸入。

用 ROI 技术勾出不同压力时胃贲门上方轮廓,获得时间 - 放射性曲线(TAC),并计算胃食管反流指数(gastroesophageal reflux index,GERI)。

$$GERI\,(\%) = [\,(E_t - E_B)/G_0\,] \times 100\%$$

G_0 为开始显像时胃内放射性计数;E_t 为不同 t 时食管内放射性计数;E_B 为食管本底计数。

2.图像分析　正常人食管内无放射性浓聚影,腹部加压 0 ~ 13.3 kPa(0 ~ 100 mmHg)的影像上,贲门上方无放射性。腹压为 13.3 kPa 时,可测出微量放射性,GERI 为 2.7%±0.3%。TAC 上表现为显像 5 min 内,无放射性尖峰出现(0 级)或仅 2 ~ 3 个(Ⅰ级)尖峰出现。当患者有胃食管反流时,适当加压,食管下段即出现放射性,并随压力增大而增多(图 10-20)。GERI > 4%。TAC 出现异常尖峰。

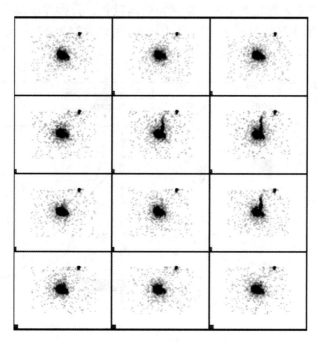

图 10-20　胃食管反流显像。
腹部加压后可见食管出现放射性,提示胃食管反流。

3.临床应用

(1)诊断小儿胃食管反流及吸入性肺炎。

(2)诊断和鉴别诊断胃灼热和反酸症状的原因。

(3)行胃大部切除术后有无胃食管反流现象。

GER 主要表现为胃灼热和反流,目前已经发展成为一个综合疾病谱。部分胃食管反流病患者发生了反流性食管炎,其前期并发症包括食管狭窄,出现癌前病变,以致食管腺癌发病的概率增加。胃食管反流显像可从影像表现、GERI、TAC 尖峰多方面无创、直观地观察胃食管反流情况,灵敏度高于其他方法。尤其对婴幼儿及儿童患者有较大的优势。

三、胃排空显像

胃排空延缓指胃内容物滞留而未及时排空,造成临床一系列腹胀、腹痛、恶心、呕吐等胃排空不良症状。快速明确的判断是否存在胃排空延迟是临床明确诊断以及进一步治疗的重要依据。胃排空显像（gastric emptying imaging）作为一种便捷、无创和准确的方法，目前被广泛应用于胃动力的评价当中。

1. 原理和方法 胃排空显像是将不被胃黏膜吸收的放射性显像剂引入胃内，在胃蠕动作用下排入肠道中，通过连续动态显像的方法将这一过程显示出来。

显像剂可以分为液态和固态两种。将 ^{99m}Tc-DTPA 或 ^{99m}Tc-SC 37 ~ 74 MBq（1 ~ 2 mCi）与食物或饮料混合制成液态或固态试验餐。患者空腹 8 h 后，5 min 内吃完全部试验餐，并饮水至总量 500 ml。食用后患者坐位或卧位，采用 SPECT 在胃部进行连续动态显像，以每帧 1 ~ 2 min 的速度采集 1 ~ 2 h，并利用 ROI 技术勾画获得 TAC 曲线，计算胃内放射性排出 50% 所需的时间（半排时间）。

由于固体食物、液体食物及固液混合食物在胃内的排空速度不同，根据患者的不同情况，应选用不同的试验餐。由于胃排空受食物颗粒大小、物理性状以及蛋白质、脂肪、热量等多种因素的影响，各实验室应该建立自己的标准餐并获得正常的胃半排参数。

2. 图像分析 正常人胃轮廓清晰，随显像时间延长，胃影逐渐减淡、变小（图 10-21）。卧位固体食物在胃内的半排空时间为 45 ~ 110 min，液体食物为 12 ~ 65 min。多种原因导致的胃动力功能障碍常表现为胃排空迟缓（图 10-22）。

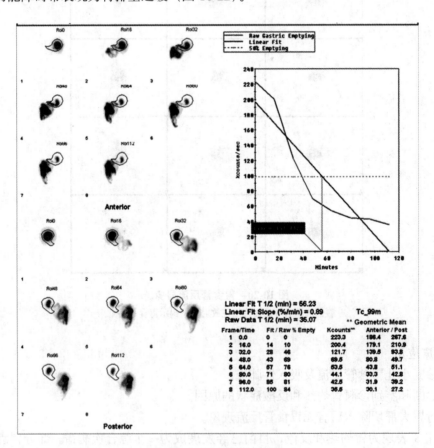

图 10-21 正常胃排空显像

3. 临床应用 目前胃排空显像主要应用于对胃排空功能的评价。

多种原因均可导致胃排空功能异常。除少数几种情况，如胃手术后、十二指肠溃疡、胃泌素瘤、甲亢及激素药物等，造成胃排空加快外，临床很多的疾病会导致胃排空延缓。可分为器质性梗阻和功能性胃动力不足两种。器质性梗阻常见于各类原因所致的幽门狭窄或梗阻。患者需通过初筛检查，包括 X 线平片、超声、上消化道造影或内镜检查等，除外由肿瘤或其他解

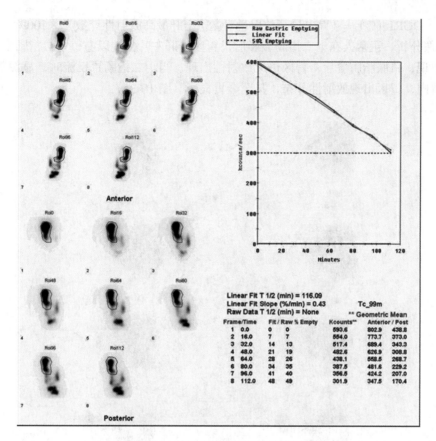

图 10-22　胃排空显像提示胃排空迟缓

剖病理改变引起的机械性梗阻。如果仍不能解释患者的症状，应考虑功能性胃动力不足。临床上可见于特发性胃动力功能障碍、消化道疾病、胃食管术后、代谢性疾病、肌源性或神经源性疾病、结缔组织疾病、甲状腺功能减退、尿毒症、低钾血症、低钙血症及服用抗精神病和抗胆碱药物等。

尽管近年来各种胃排空检查技术不断出现，但由于核素的胃排空显像无创、简便易行，并且是在接近生理状态下进行，因此胃排空显像仍被认为是评价胃排空功能的首选方法。

四、十二指肠胃反流显像

十二指肠胃反流（duodenogastric reflux，DGR）是消化系统的常见疾病，是指十二指肠内容物胆汁、胰酶及碱性肠内容物反流入胃内。它在消化道疾病手术后患者发病率较高。应用放射性核素肝胆显像剂，可以在生理条件下无创地测定有无反流及确定反流量。

1．原理和方法　正常情况下肝胆显像剂静脉注射后，迅速被肝多角细胞摄取和分泌，很快经胆道系统排至十二指肠。由于幽门括约肌的限制，已排入肠腔的显像剂不会进入胃内。当存在十二指肠胃反流时，显像剂随十二指肠内容物反流至胃内，胃区出现放射性。通过十二指肠胃反流显像可以动态、定量地观察这一过程。

使用的显像剂是肝胆显像剂 ^{99m}Tc-EHIDA 111 ～ 185 MBq（3 ～ 5 mCi）。受试者禁食 8 h 以上，坐位或卧位于 SPECT 探头前，视野包括肝区及上腹部。静脉注射 ^{99m}Tc-EHIDA 后，即刻启动 SPECT 连续动态显像，2 min/ 帧，采集至 30 min，胆总管及十二指肠开始显影时，口服牛奶 300 ml 或煎鸡蛋 2 个后继续显像至 60 min。根据情况可适当延长显像时间。利用计算机勾画 ROI，可做出肠胃反流的时间 - 放射性曲线，并计算十二指肠胃反流指数（duodenogastric reflux index，DGRI）。

DGRI（%）=（胃内最高放射性计数 / 全肝最高放射性计数）×100%

2. 图像分析　正常人在十二指肠显影后，胃区（肝左叶尖端以左，十二指肠空肠曲以上）无放射性出现，口服脂肪餐后，胃区仍无放射性出现。当十二指肠胃反流时，显像剂随十二指肠液进入胃内，胃区出现放射性分布，甚至全胃显影（图 10-23）

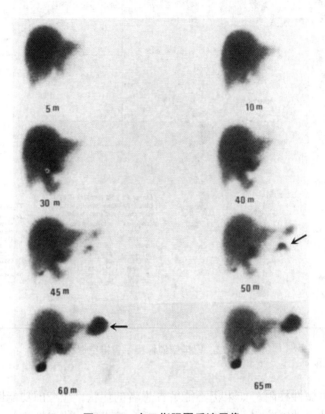

图 10-23　十二指肠胃反流显像

注入显像剂后 10 min 肝显影清晰，随后肠道逐渐出现放射性。45 min 胆囊显影，同时胃内逐渐出现放射性浓集。提示十二指肠胃反流。

对于未做胃切除的患者可做 DGRI 分度：DGRI（%）< 5% 为 I 度反流，一般脂肪餐后 40 ~ 50 min 出现少许放射性，临床意义不大；DGRI（%）5% ~ 10% 为 II 度反流，常在脂肪餐后 30 ~ 40 min 出现，胃区明显放射性，可持续至 60 min；DGRI（%）> 10% 为 III 度反流，胃影可完整显示，有时可见液平，滞留 60 min 以上。

3. 临床应用　多种胃肠疾病可导致十二指肠胃反流的出现。继发于胃大部切除术后的胆汁反流性胃炎最为常见。其他如原发性胆汁反流性胃炎，胃溃疡、胃癌、反流性食管炎及功能性消化不良等都与 DGR 有关。本法无创、简单、灵敏度高，是 DGR 患者定性诊断和疗效观察的可靠手段。

第六节　呼气试验

呼气试验（breath test，BT）是应用核素对各种疾病和物质代谢进行检测的方法，具有简单、方便、准确、无创等优点，在临床应用中深受欢迎。呼气试验包括多种核素试验，其中碳呼气试验（carbon breath test，CBT）是目前临床应用和临床研究较多的试验。其主要应用的同位素为 ^{13}C 和 ^{14}C，其基本原理是将 ^{13}C 或 ^{14}C 标记在某化合物的易氧化部位，当标记物进入体内，碳（C）氧化成为 $^{13}CO_2$ 或 $^{14}CO_2$。代谢异常的患者，某一特定底物被氧化的速度发生改变。根据 $^{13}CO_2$ 或 $^{14}CO_2$ 排出的量，就可以判断该化合物在体内氧化的速度。由于呼出气中 $^{13}CO_2$ 或 $^{14}CO_2$ 被大量的 $^{12}CO_2$ 所稀释，所以需要高灵敏度的测试手段。目前，^{13}C 测定主要采用质谱分析和红外线能谱分析两种方法，^{14}C 测定主要应用卡式法和液闪法。本节就临床主要应用的几个常用试验进行介绍。

一、$^{13}C/^{14}C$ 尿素呼气试验

幽门螺杆菌（helicobacter pylori，HP）可引起多种胃病，包括胃炎、胃溃疡、十二指肠溃疡、非溃疡性消化不良、胃癌等。因此，根除幽门螺杆菌已经成为消化道疾病治疗的重要措施。目前，临床上最常用的是胃镜下黏膜活检的快速尿素酶试验和 $^{13}C/^{14}C$ 尿素呼气试验。幽门螺杆菌尿素呼气试验（urea breath test，UBT）是目前主要应用的无创性 HP 检测方法，用来定性诊断 HP 感染，以帮助临床制订治疗方案和观察疗效。国内大部分医疗单位都有此项目开展。

1. 原理和方法 HP 可产生高活性的尿素酶。当患者口服用 $^{13}C/^{14}C$ 标记的尿素后，如患者的胃内存在 HP 感染，胃中的尿素酶可将尿素分解为氨和 $^{13}C/^{14}C$ 标记的 $^{13}CO_2$ 或 $^{14}CO_2$，$^{13}CO_2$ 或 $^{14}CO_2$ 通过血液经呼气排出。利用专用的仪器装置采集并分析其 $^{13}CO_2$ 或 $^{14}CO_2$ 含量，从而确定胃内有无 HP 感染。此方法为无创性检查，已经成为 HP 感染诊断的"金标准"。

2. 临床应用 目前认为十二指肠溃疡、胃溃疡、慢性胃炎、胃食管反流、胃黏膜相关淋巴组织淋巴瘤、功能性消化不良等多种疾病均与 HP 感染密切相关。尿素呼气试验的灵敏度和特异性较高，并与其他方法有较高的可比性。主要用于判断是否存在 HP 的感染、疗效观察和预后判断。它可反映整个胃黏膜的 HP 感染情况，避免活检时的取样误差。近期内使用过抗生素或含铋的药物可引起假阴性，因此检查前需停用此类药物 30 天以上。胃酸缺乏、口腔中杂菌（能分解尿素）或其他螺杆菌可引起假阳性。检测方法方面，由于 ^{14}C 用量小，其放射性的危害接近天然辐射的本底水平，几乎忽略不计。^{13}C 为稳定性核素，更适合于孕妇及儿童。

二、$^{13}C/^{14}C$ 氨基比林呼气试验

氨基比林进入机体后在肝微粒体内的细胞色素 P450 的氧化作用下，去甲基生成甲醛和氨基替林，甲醛将进一步氧化生成甲酸，最后以 $^{13}CO_2$ 或 $^{14}CO_2$ 的形式呼出体外。收集呼出气体，计算二氧化碳的排出率。氨基比林代谢与 P450 酶的数量和活性有关，主要取决于肝细胞的数量，从而能反映肝的代谢功能。氨基比林呼气试验是使用最多的肝功能呼气试验，可作为一种重要的肝活检替代试验，应用于肝病诊断、肝硬化预后评估、手术干预危险性预测以及移植肝功能监测等方面。

三、$^{13}C/^{14}C$ 葡萄糖呼气试验

葡萄糖呼气试验是进行糖代谢研究与诊断糖代谢障碍性疾病的一种有效方法。口服 $^{13}C/^{14}C$ 标记的葡萄糖后，经过消化道吸收进入血液循环，再经过细胞的氧化，最后形成 $^{13}C/^{14}C$ 标记的 $^{13}CO_2$ 或 $^{14}CO_2$。糖代谢过程中任何环节的障碍，都会使 $^{13}CO_2$ 或 $^{14}CO_2$ 排出迟缓。试验的基本步骤是先让受试者口服经 $^{13}C/^{14}C$ 均匀标记的葡萄糖，在 6～10 h 内，分次测定 $^{13}CO_2$ 或 $^{14}CO_2$ 的 δ 值，再绘制出 $^{13}CO_2$ 或 $^{14}CO_2$ 的 δ 值 - 时间曲线。

$^{13}C/^{14}C$ 葡萄糖呼气试验是一种可以代替糖耐量试验用来诊断糖尿病的方法，无创、简便。反映糖代谢状况同时，也可以监测糖尿病的治疗效果。

四、¹³C/¹⁴C 脂肪酸呼气试验

胃肠功能障碍可导致脂肪吸收不良。正常情况下，羧基上标记 ¹³C/¹⁴C 的三酰甘油被口服后在肠道内经胰脂肪酶催化水解、吸收、氧化生成 $^{13}CO_2$ 或 $^{14}CO_2$ 呼出。用气体质谱仪，即可检测呼出气体中排出的 $^{13}CO_2$ 或 $^{14}CO_2$ 量和排出速度。对于脂肪吸收不良者，呼气中 $^{13}CO_2$ 或 $^{14}CO_2$ 量及排除速度明显降低，因此此法可用于判断是否存在脂肪吸收不良。游离脂肪酸在肠道内不需要经过胰酶的酯解，即可吸收；而三酰甘油必须在肠道内经过胰酶的酯解，形成游离脂肪酸后方可吸收。为判断是否为胰源性脂肪吸收不良，可加做 ¹³C 或 ¹⁴C 游离脂肪酸呼气试验。如果两试验均表现为 $^{13}CO_2$ 或 $^{14}CO_2$ 排出迟缓，即可判断为肠源性脂肪吸收不良；如果只表现为 ¹³C/¹⁴C 三酰甘油呼气试验的 $^{13}CO_2$ 或 $^{14}CO_2$ 排出迟缓，则可认定为胰源性脂肪吸收不良。这种方法更适用于儿科检查，要比粪便检查的方法方便，误诊率也小。

第七节　与相关影像学检查比较

一、肝肿瘤显像

(一) 肝癌

早期肝癌的动态 CT 和螺旋 CT 多期对比增强检查及 MR 扫描可见典型的影像表现，但需与其他疾病进行鉴别。CT 有较高的空间分辨率和密度分辨率，能有效地检出消化系统实质性器官的病变，大多数病变在 CT 平扫中表现为低密度，如肝癌、肝血管瘤等，少数表现为高密度，如钙化等。通过静脉注入对比剂（增强）后动态扫描还能反映出病变的血流灌注情况，如原发性肝细胞癌的早期强化、延迟期对比剂退出等特征性表现。MRI 由于具有较强的软组织分辨能力，通过多参数和多序列成像的方法反映出更多病灶的成分信息，对肝硬化再生结节及再生结节癌变的诊断具有独特的优势，优于 B 超和 CT。

超声检查因为方便、廉价在消化系统实质性器官的检查中被广泛应用，发现病变的灵敏度较高，但区分病变性质的能力较差。虽然彩色多普勒技术的出现提供了部分病灶的血流灌注情况，但是超声检查对肝内占位病变的定性能力仍不及 CT 和 MRI，当前超声检查是应用于较多的初诊或筛检中的影像工具。

核素肝显像方法无创性地反映了病灶部位的血流和功能代谢状况。如肝癌在血流灌注显像的动脉期为放射性异常浓聚灶，肝血池影像显示出病变区的放射性与周围正常肝组织相近，而肝实质影像则表现为病灶部位放射性减淡缺损区。但是，核素肝显像受仪器空间分辨率的限制，难以检出直径小于 2 cm 的病灶，因此检出灵敏度较低。目前，PET/CT 或 PET/MR 将功能与解剖结构影像进行多模态图像融合，使肝癌影像诊断的特异性、敏感性和准确性得到显著提高。

肝细胞肝癌是消化系统常见的恶性肿瘤。目前手术切除仍是大部分肝癌患者的首选治疗方法。然而，许多肝癌患者往往同时合并有肝硬化等不同程度的肝功能受损，肿瘤体积通常也较大，因此在术前对患者的肝功能储备进行准确的评估对预后尤为重要。过去曾用 CT 显像评价肝功能储备，通过 CT 三维成像计算剩余肝的体积，但通过单纯的形态学评估，其影响因素较多且准确率有限。去唾液酸糖蛋白受体（asialoglycoprotein receptor，ASGPR）显像是近几年提出来的一种核医学受体显像技术。ASGPR 只是广泛存在于哺乳动物肝细胞表面的一种受体蛋白质，在肝炎、肝硬化等病理状态下其分布明显减少。利用放射性核素标记 ASGPR 的特异性配体，静脉注入体内后可以特异性的与 ASGPR 结合，通过 SPECT 显像能定量地显示其分布和功能状态，从而准确的评价肝功能储备。目前研究较多的 ASGPR 配体显像剂主要有

^{99m}Tc-NGA、^{99m}Tc-GSA 和 ^{99m}Tc -LSA，其中 ^{99m}Tc -GSA 是比较理想的一种，并已在临床上应用于评价肝功能储备。术前根据 ^{99m}Tc-GSA 显像计算获得的肝功能参数估计肝的剩余功能，从而预测手术切除范围，以保证术后有足够的肝功能，降低术后死亡率。^{99m}Tc -GSA 功能参数的计算方法主要包括简单的计算比值的半定量法和通过较复杂的药动学模型及其曲线拟合获得受体结合容量的精确定量法。北京协和医院建立了比较简单的二室药动学模型的摄取指数（uptake index，UI）法，具有稳定、简单、可靠的优点，是目前较好的术前肝功能储备的评估参数。

（二）肝血管瘤

典型病例在动态 CT 扫描显像中有早期边缘强化的特点，增强 MR 动态扫描也可见此征象。采用 T2 加权 MR 使瘤灶信号更强，此为血管瘤的可靠证据。但是对于较大的血管瘤，因纤维化增多，瘤内间隔不规则增厚或有血栓形成、血流减少，与恶性肿瘤鉴别困难。而肝血池显像可见原肝实质影像放射性减淡缺损区呈明显放射性填充或过度灌注，其诊断的特异性高达 90% ~ 100%，明显高于 CT 和 B 超。

二、胆道系统疾病的诊断

（一）急性胆囊炎

一般 X 线平片显示多为阴性；在 B 超检查中，大部分典型病例可以确诊，而个别病例由于腹内气体过多造成干扰，仍需依靠 CT 进行诊断；CT 对胆囊窝液体潴留、胆囊穿孔或合并肝囊肿、气肿型胆囊炎等有较高的诊断价值，但 CT 不是常规的检查方法；MR 成像显示的信息并不比 CT 多，故临床不常用。绝大多数急性胆囊炎患者的胆道核素影像呈现为胆囊持续不显影，若 4 h 延迟显像时胆囊仍不显影，则可确诊。

（二）胆道闭锁

超声和 CT 对胆道梗阻有较高的诊断价值，但因新生儿胆管极细，上述两种检查结果并不理想。内镜逆行性胰胆管造影术（endoscopic retrograde colangiopancreatography，ERCP）和经皮肝穿刺胆管造影（percutaneous transhepatic cholangiography，PTC）亦有较大的诊断价值，可显示胆管扩张的部位、程度以及梗阻末端胆管的形态改变、有无结石或软组织肿块等，但在新生儿检查时成功率往往较低，而且具有创伤性。胆道系统内充盈的胆汁具有均匀声阻抗分布，在二维灰阶超声上表现为液性暗区，胆道内的病变因为表面及内部声阻抗的变化而产生较高的回声得以显示。超声应用于胆道系统的优点在于方便、成本低，缺点在于对操作人员的个人素质依赖性强，易产生假象致误诊和漏诊。

放射性核素肝胆显像表现为肝影清晰，注射显像剂 24 h 后肝内放射性仍然较多，而胆道系统和肠道均不显影，使用胆汁促排药后在肠道仍然无放射性出现。如果肠道内出现放射性，则可排除本病而考虑为新生儿肝炎。

（三）胆总管囊肿

在肝功能正常情况下，B 超和 CT 检查表现为典型的胆管扩张，但作为间接诊断方法而受肝功能的影响较大；PTC 或 ERCP 可作为直接诊断方法，二者均可发现充以对比剂的扩张的胆总管，但为有创性检查，不适用于新生患儿；胆管先天性囊状扩张症的核医学胆道显像表现为胆总管扩张部位的放射性滞留浓集，影像形态近似于椭圆或梭形，上述影像在肝影、胆囊影像消退后，甚至在进餐后仍然残存。磁共振胰胆管成像（magnetic resonance cholangiopancreatography，MRCP）近年来应用于越来越多的胆道疾病诊治，磁共振的重 T2 加权成像对富含水的组织特别敏感，胆道及胰管内的液体在重 T2WI 上呈极高信号，利用最大密度投影（maximal intensity projection，MIP）技术可将胰胆管系统清晰完整地显示出来，配合多平面重建（multiplanar reconstruction，MPR）及横断面观察，可以充分显示胰胆管系统的病变特点，有利于做出准确的影像学诊断。

三、胃肠道疾病的诊断

内镜检查是上消化道出血诊断的首选检查，而直肠镜和结肠镜常用于直肠、乙状结肠等结肠病变的诊断。新近出现的 CT 仿真内窥镜（CT virtual endoscope，CTVE）是由二维的 CT 横断面图像经计算机后处理重建出三维的消化管道，并可以虚拟内镜的观察角度进行多角度观察，缺点是技术还不够成熟，不能有效区别肠道内容物和病变，同时受检者所受的电离辐射较多，对人体有一定的放射损伤。数字减影血管造影（digital subtraction angiography，DSA）可以用于判断胃肠道的出血部位，但对间歇性出血、出血量少、出血速度小的病变不敏感，因此易漏诊，同时为创伤性检查，一般只适用于出血量较大的急诊患者。核医学对胃肠道出血显像具有较好的优势，它对缓慢性、小量渗血及间歇性出血的定位诊断敏感性很高，并且相对于内镜和血管造影来说，具有操作简便、安全无创和准确性高的优点。缺点是本法特异性较差，不能针对病因做出诊断。

胃排空功能显像不仅可获得动态胃部形态影像，同时可计算出胃半排空时间等功能参数；胃部 X 线平片等检查无法测定胃排空功能参数。纤维内镜能够直接观察胃食管反流和胃十二指肠反流，但具有有创性也不符合生理条件，难以避免因胃镜的插入刺激而导致检查结果出现假阴性和（或）假阳性；而无创性的核医学消化道显像能够直接显示异常反流是否存在以及反流的程度，为诊断和治疗决策提供客观依据。

（张卫方　杨吉刚）

 小 结 ....

核医学显像作为一种无创、客观、定量测定消化道功能的检查手段，对多种消化道疾病的诊断和研究发挥了重要的作用，有着其他影像无法替代的优势。尤其在生理状态下无创进行胃肠道功能判断方面，是重要的检查方法。消化道出血及异位胃黏膜显像是消化道出血部位及病因诊断的重要辅助手段。

在消化系统实质脏器的显像方面，尽管肝显像、肝血流灌注及肝血池显像近年来被更多的影像学检查所替代，如 CT、MRI、超声等，但是在某些肝内占位的诊断方面仍具有一定的价值，如血管瘤、FNH 等。肝胆显像作为一种全面反映肝细胞、胆囊功能及胆道通畅情况的无创性检查方法，在胆道疾病、肝胆术后及肝移植全面监测方面发挥着重要的作用。

....

思考题

1. 如何选用核医学的检查方法来鉴别诊断肝内占位的性质，核医学影像与其他影像相比有何优缺点？
2. 肝胆动态显像的原理、适应证和临床意义是什么？
3. 消化道出血显像的临床意义如何？有何优缺点？
4. 核医学方法在胃肠动力学研究方面意义及特点是什么？

病例分析

第11章

血液与淋巴系统

第一节 血容量的测定

血容量的测定对于红细胞增多症、贫血、晕厥及失血等的临床评估及治疗有着重要意义，根据临床需要可以测定红细胞容量、血浆容量及全血容量。全血由液体成分（血浆）及实性成分（细胞）组成，后者主要包括红细胞、白细胞及血小板，而其中白细胞和血小板所占比例极少（0.1%），几乎可以忽略不计，因此全血容量可以看成由血浆容量及红细胞容量两部分组成。

一、原理

血容量测定（blood volume determination）主要通过测定血液中某一种成分的容量，根据其在血液中所占的比例，间接推算出全血容量。目前用于测量血容量的技术通常采用示踪剂稀释法，基本原理遵循质量守恒定律，即稀释前后总的放射性活度相等，将已知放射活度及容积的放射性示踪剂稀释到未知体积的容积内，混匀之后测定稀释液的放射性活度，根据以下公式即可算出未知的体积。

$$V_1 \times C_1 = V_2 \times C_2$$

式中 V_2 为待测容量；V_1 为已知示踪剂容量；C_1 为已知同位素的浓度 [计数 / (分钟·毫升)]；C_2 为混匀后所获样本的浓度 [计数 / (分钟·毫升)]。

二、检查方法

1. 红细胞容量测定 受检者无特殊准备。取足够量受试者血液，用 ^{99m}Tc 或 ^{51}Cr 标记红细胞制成混悬液，准确抽取 5 ml 混悬液回输受试者体内，其余混悬液留作标准源，10 分钟后标记红细胞与全身红细胞混匀，从注射点对侧肘静脉抽取 14 ml 血液制成肝素抗凝血，将留作标准源的血标本及采得血样制成全血标准源、血浆标准源、全血样品和血浆样品，并测定标记血及样品血的比积及放射性计数。

红细胞容量 = $[B_1-P_1 \times (1-Ht_1 \times f_1)] \times$ 注射量 $\times Ht_2 \times f_2 / [(B_2-P_2 \times (1-Ht_2 \times f_1)]$

式中，B_1 和 P_1 代表全血标准源及血浆标准源的净计数；B_2 和 P_2 代表全血样品及血浆样品的净计数；Ht_1 和 Ht_2 代表血标准源和血样的比积；f_1 代表血细胞之间黏附血浆的校正系数（0.96）；f_2 代表大血管与周围静脉血比积差的校正系数（0.91）。

2. 血浆容量测定 常用的示踪剂为 $^{131}I/^{125}I$ 标记人血白蛋白（$^{131}I/^{125}I$-human serum albumin $^{131}I/^{125}I$-HSA），以 ^{131}I-HSA 为例简要介绍计算方法，将 ^{131}I-HSA 稀释至 0.074 MBq/ml 的标准液，并准确抽取 5 ml 标准液注入受检者体内，注射后 10、20、30 分钟各抽血一次，并用肝素抗凝。将标准液制成标准源，并将抽取血样离心制成血浆样本，测定标准源及血浆样本的放射性计数，并绘于半对数坐标纸上，横坐标为时间，纵坐标为血浆放射性计数，从而得到一条直线，将直线外推至 0，从而得到 "0" 时血浆放射性计数，并计算血浆容量。

血浆容量（ml）= 标准源计数（ml）× 注入标准液量 × 稀释倍数 / 外推 "0" 时得血浆净

计数（ml）

三、参考值

通常来说正常人的血容量在比较大的范围内波动，体重、身高、年龄及性别等生理状态与血容量密切相关，男性血容量一般高于女性，最主要是因为男性的红细胞血容量明显高于女性；肥胖者血容量一般低于正常体重者。

表11-1 血容量参考值（ml/kg）

性别	红细胞容量	血浆容量	血容量
男	36 ~ 44	24 ~ 32	60 ~ 76
女	35 ~ 43	22 ~ 28	57 ~ 71

四、临床应用

临床通过血容量测定了解红细胞的容量状态，结合临床资料、血细胞计数情况及其他核素检查从而帮助诊断及鉴别诊断不同类型的红细胞增多症。

1. 真性红细胞增多症 真性红细胞增多症是自主性红细胞异常克隆增殖，主要表现为红细胞容量增加，血容量增加或正常，急性期骨髓显像可表现正常，随着病情进展，可表现为中央骨髓活性增强，外周骨髓扩张；后期发展为骨髓纤维化，中央骨髓活性抑制，外周骨髓扩张，从而进入贫血期。

2. 相对红细胞增多 相对红细胞增多可见红细胞量正常，血容量减少，从而使血细胞在全血中比容增加所致，烧伤、脱水、呕吐、腹泻为常见原因。

3. 继发性红细胞增多 继发性红细胞增多是指缺氧和（或）促红细胞生成素所致的单纯性红细胞增多，血容量正常或增加，常见的原因包括慢性阻塞性肺疾病、动静脉瘘、肺泡换气低下肥胖综合征、先天性心脏病、血红蛋白病及部分恶性病变（如肝、肾、脑的恶性肿瘤）可产生促红细胞生成素（erythropoietin，EPO）等。

第二节 红细胞寿命测定

一、原理

正6价的 ^{51}Cr 能穿透红细胞膜并与血红蛋白的珠蛋白结合，同时它被还原为正3价 ^{51}Cr 而滞留于红细胞中，3价 ^{51}Cr 不具备穿透红细胞膜的能力，因此当标记红细胞破坏后，其释放出正3价 ^{51}Cr 很快从血液中清除，红细胞破坏越多，血液中放射性下降越明显。因此，通过逐日测量标记红细胞在血液循环中的消失率，从而推算出红细胞的半寿命期或半生存时间。

二、检查方法

1. 红细胞标记 用装有3 ml ACD液（由含双结晶水的枸橼酸三钠2.2 g、枸橼酸0.8 g和葡萄糖2.5 g，加水至100 ml制成）的无菌注射器抽取患者血液20 ml，然后注入装有3.7 ~ 5.5 MBq $Na_2^{51}CrO_4$ 的无菌瓶中，充分混合后在37℃恒温箱中保温45分钟，并且每隔15分钟轻摇一次。

2. 检查方法

（1）将 20 ml ^{51}Cr-RBC 混悬液静脉注入受检者体内，余悬浮液作为标准源备测。

（2）注射后 1 h 开始从另一静脉取血，此后第 1、2、4、6、8、10 天各采血一次，每次 4 ～ 5 ml，二重草酸盐抗凝。

（3）放射性测量：检查最后一天，将标准源及所有血液标本置于井型闪烁器内测量，计算每次血中 ^{51}Cr 百分数 / 升全血。

$$每次血中\ ^{51}Cr\ 百分数\ /\ 升全血 = \frac{血液样品计数\ \times 1000 \times 100}{标准源计数（ml）\times 稀释倍数\times 注入血量}$$

（4）红细胞表面半生存时间的测量：在半对数坐标纸上，以 ^{51}Cr 百分数 / 升全血为纵轴，时间（天）为横轴，将每份样品的计数率绘于图上并将所有的坐标点相连成一条直线并外推与 Y 轴的相交点作 0 时，以 0 时之值作 100%，其半值（50%）所对应的时间即为红细胞的半生存时间。另一种方法是将上述外推至 0 时 ^{51}Cr 百分数 / 升全血作为 t_0，10 天时的 ^{51}Cr 百分数 / 升全血为 t_{10}，按下述公式计算出红细胞半生存时间。

$$每日\ ^{51}Cr\ 下降百分数\ /\ 升全血 = t_0 - t_{10}/t_0 \times t_{10}$$

$$红细胞半生存时间 = 0.693 \times 100/\ 每日\ ^{51}Cr\ 下降百分数\ /\ 升全血$$

三、参考值

正常人红细胞半生存时间是 23 ～ 29 天，该值是以血液循环中 ^{51}Cr-RBC 的放射性减少为依据，间接判断红细胞寿命，是 ^{51}Cr 物理衰变、衰老红细胞死亡清除以及 ^{51}Cr 从标记红细胞中析出等因素综合作用的结果。因此，所测得的红细胞半生存时间短于实际值。有人提出用 ^{51}Cr 的析出系数（1%/ 日）对数据进行校正，以求接近真实的红细胞生存时间，然而学界对此尚有争议，因为目前尚无足够证据证明体内 ^{51}Cr 的析出率与体外试验一致，而且不同血液疾病患者 ^{51}Cr 的析出率也不尽一致。

四、临床应用

临床上单独测量红细胞半生存时间意义不大，多种血液病都可存在红细胞半生存时间缩短，例如溶血性贫血、再生障碍性贫血、白血病等，配合红细胞破坏场所测定，对于贫血原因的鉴别诊断意义更大。

第三节　^{51}Cr 红细胞破坏部位测定

一、原理

在利用 ^{51}Cr 标记红细胞测定红细胞寿命的同时，体表测定体内放射性分布情况，可以判断红细胞破坏的部位。原理是：进入血循环的 ^{51}Cr 标记红细胞被破坏后释放出 ^{51}Cr，游离 ^{51}Cr 不再随血液流动进行体循环，而滞留在破坏部位并积聚。^{51}Cr 红细胞被破坏部位测定可以为溶血性贫血的病因诊断提供有价值的信息。

二、方法

肝、脾及骨髓内的单核巨噬细胞系统可以吞噬生理及病理因素导致结构异常的红细胞，因此肝、脾是 ^{51}Cr 红细胞破坏部位测定关注的重点脏器，测定心脏内的放射性可以观察血本底的变化。

　　静脉注射 ^{51}Cr 标记自身 RBC 3.7 ~ 7.4 MBq（0.1 ~ 0.2 mCi），24 h 后用 γ 计数器测定空气本底后，分别测定心前区（胸骨左侧第 3 肋间）、肝区（右锁骨中线肋缘上 2 ~ 4 cm）和脾区（左腋中线第 4 肋区）放射性计数，测定部位体表需标记定位。48 ~ 72 小时后重复测定本底及上述脏器（体表标记部位）的放射性计数，直至心前区放射性活度减半或 ^{51}Cr 红细胞寿命测定完成。

　　每次测得的心前区、肝区和脾区放射性减去空气本底后计算脾 / 心、肝 / 心、脾 / 肝比值，以时间为横坐标，各比值为纵坐标，绘出时间 - 比值动态曲线图，显示脏器内放射性活度随时间变化趋势。

三、参考值

　　正常时，脾 / 心摄取比值小于 1.5，肝 / 心摄取比值小于 1.0，脾 / 肝摄取比值小于 2.0。

四、临床应用

　　溶血性贫血是红细胞破坏速度超过红细胞生成所致的贫血，病因主要包括红细胞内在缺陷及外在因素损伤。内在缺陷主要表现为红细胞内酶及血红蛋白的异常，外在因素主要包括免疫因素（如输血）和非免疫因素（如脾功能亢进）。红细胞破坏部位的测定对溶血性贫血的病因诊断有帮助。

　　脾 / 肝与脾 / 心比值高于正常，且比值随时间呈持续上升趋势，而肝 / 心比值基本正常，表明红细胞的破坏主要在脾。先天性红细胞膜结构异常时，如遗传性球形红细胞增多症，细胞外形改变，易在脾内被拦截破坏，测定时可出现上述特征。单纯脾亢也可出现上述特征。

　　脾 / 肝与脾 / 心比值均高于正常，而肝 / 心比值在正常范围，时间 - 比值动态曲线无上升趋势，临床考虑为单纯性脾大而无功能亢进，如肝硬化单纯脾大的患者。这类患者由于脾内血池增大，脾区放射性计数也明显增高。

　　脾 / 肝与脾 / 心比值正常，肝 / 心比值高于正常，且时间 - 比值动态曲线呈上升趋势，表明红细胞破坏的主要部位在肝，这类贫血常提示血红蛋白异常，如镰形细胞贫血，红细胞降解部位在肝，而不在脾。

　　脾 / 心及肝 / 心比值均正常，说明肝脾均无病理性的红细胞破坏，贫血原因与其他病理因素有关，如红细胞酶的异常、免疫因素等。

　　通过红细胞破坏部位的测定可以评价脾功能，对溶血性贫血患者治疗方案选择非常重要。发生在脾的红细胞结构异常的溶血，或者各种原因所致脾功能亢进而导致的溶血，这些患者均可考虑脾切除，术后多能改善贫血状况。单纯性脾大，无脾内红细胞破坏增多现象的溶血性贫血患者，脾切除并不能改善溶血状况。

第四节　脾 显 像

一、原理和方法

　　1. 脾显像　脾内存在大量巨噬细胞，可以吞噬胶体及变性红细胞，放射性核素标记的胶体颗粒（如 ^{198}Au-胶体、^{99m}Tc-植酸钠和 ^{99m}Tc-硫胶体）或变性红细胞经静脉进入体内后，被脾内的单核巨噬细胞吞噬后滞留在脾内而致脾显像（spleen imaging）。核医学脾显像与脾内所含单核巨噬细胞数量及活跃程度有关，可反映脾的功能，脾显像对解剖结构的显示弱于 B 超、

CT 与 MRI。

^{198}Au-胶体目前在国内无供货。^{99m}Tc-植酸钠静脉注入血液后与血液中的钙离子螯合成 ^{99m}Tc-植酸钙胶体，其颗粒大小与 ^{198}Au 相似，为 20 ～ 40 nm，生理情况下，约 90% 被肝摄取，仅 2% ～ 3% 进入脾。因此，正常情况下只有肝显像，而脾不显像；当脾功能亢进时，脾吞噬功能活跃，足量的放射性胶体进入脾从而使脾显像。^{99m}Tc-植酸钠脾显像的情况可作为发现脾功能亢进和探测亢进程度的一个指标，但不能作为脾显像的可靠显像剂，因此临床常不采用。

^{99m}Tc-硫胶体的颗粒较大，直径为 300 ～ 1000 nm，进入脾较多，为 8% ～ 10%，尚不理想，临床常用放射性标记变性红细胞，红细胞变性有化学变性和热变性 2 种，以 ^{99m}Tc 标记热变性红细胞最为常用。注射剂量为 111 ～ 185 MBq。注射显像剂后 15 ～ 20 min 开始显像，一般采用静态显像，因脾比肝更靠近身体的后方，多体位显像有助于观察脾的结构及病灶摄取情况。较小的病灶、与邻近器官相近的病变或脾内结构显示不清时，可采用断层显像。

2．脾血池显像　采用 ^{99m}Tc 标记正常 RBC 进行脾血池显像（spleen blood pool imaging）。静脉注入显像剂 555 ～ 740 MBq，25 min 后行前、后及左侧位静态显像，主要用于脾血管瘤的诊断。

二、影像分析与结果判断

脾位于左上腹偏后方，呈椭圆形，内缘凹陷。成人脾长 10 ～ 12 cm，宽 6 ～ 8 cm，厚 3 ～ 4 cm。儿童脾的长径随年龄变化，计算公式为：脾长径（cm）= 5.7 + 0.31 × 年龄。脾内放射性分布均匀，正常脾 / 肝内放射性比值稍高于 1。

三、临床应用

1．脾的位置、形态、大小正常情况下，B 超、CT 及 MRI 对脾的位置、形态、大小的观察要强于脾显像，脾显像主要用于副脾及异位脾的诊断，对判断腹腔、盆腔内软组织密度病灶的性质有帮助。

2．脾功能判断对血液系统疾病的诊断有帮助。脾 / 肝比值明显 ＞ 1，提示脾吞噬功能增强，可伴或不伴脾大，这与脾吞噬大量免疫复合物或异物相关，可见于血液系统中各种良恶性病变。当脾几乎完全没有示踪剂摄取时，需确定循环红细胞中是否有 Howell Jolly 体（成熟红细胞核片），后者多见于巨幼细胞贫血、溶血性贫血以及缺铁性贫血等。

脾显像可用于对肝硬化患者、化疗或放疗患者脾功能的评估，前者因伴发脾功能亢进表现为脾内放射性摄取增多，后者则因脾功能受损而表现为脾内放射性分布减少。

脾显像对脾损伤患者的诊断、治疗至关重要。创伤后患者脾显像如观察到脾内放射性分布出现片状稀疏缺损区，即使 CT 未见结构改变，也可诊断为脾损伤，准确率为 95.5% ～ 97%，临床需重点观察此类患者，以防大出血的可能。创伤后脾区内见灶性放射性缺损时，还应考虑脾自切的可能。脾显像有助于脾破裂的诊断，还可用于残存脾的功能评估，以利于手术及自体脾移植。脾创伤的显像多采用标记的变性红细胞，可明显减少肝等器官的干扰。值得注意的是创伤后脾破裂时，因腹部或盆腔器官多受累，脾显像需与局部胃肠出血相鉴别，方法是延长观察时间，胃肠出血患者的腹、盆腔内异常浓聚灶随时间的变化而移动，而脾破裂处浓聚灶位置相对固定。

脾显像还可用于移植脾的功能观察，普遍放射性摄取减低时，应考虑排异反应的可能。

3．脾内占位病变性质的诊断　脾内占位病变的影像特征是局灶性放射性摄取减低，可以是浅表或是深部，单发及多发。脾内占位按来源分为以下几种：

（1）血管来源：如脾血管瘤、血管内皮肉瘤和海绵状血管淋巴管瘤、脾梗死等。

（2）淋巴组织来源：如脾淋巴管瘤和淋巴瘤。

（3）胚胎组织来源：如畸胎瘤。

（4）神经组织来源：如神经纤维瘤。

（5）其他间叶组织来源：如囊肿、结核、脓肿、错构瘤等。

脾肿瘤良性多于恶性，良性肿瘤中脾囊肿（有报道认为是血管瘤）最为常见，恶性肿瘤中淋巴瘤多见。

脾显像可用于脾梗死的诊断，表现为楔形放射性分布减低区。脾显像与脾血池显像联合使用时，对脾血管瘤诊断的特异性和准确性较高。除此以外，脾显像对脾内其他占位病变的定性诊断能力较差。

第五节　骨髓显像

骨髓位于骨髓腔内，是人体主要的造血组织，正常骨髓有两种：红骨髓与黄骨髓。前者以血窦为主体，填充于骨小梁之间，承担造血功能，遂又称造血骨髓或中心骨髓；红骨髓退化后形成黄骨髓，主要由脂肪组织构成，无造血功能，又称外周骨髓。幼儿所有的骨髓都是有造血活性的红骨髓，周岁时长骨中段的红骨髓开始退化，至 5 岁左右，红骨髓收缩至长骨骺端。12 ~ 18 岁，红骨髓的分布接近成人，主要分布于轴心骨，如颅骨、躯干骨（包括脊椎骨、肋骨、胸骨、肩胛骨、骨盆等扁平骨）以及肱骨和股骨近心端 1/4 ~ 1/3 处（图 11-1）。

骨髓显像（bone marrow imaging）所显示的是有造血活性的红骨髓，根据所选用示踪剂作用的靶细胞不同，主要分专门显示造血组织的特异性显像（如红细胞生成类细胞）及显示单核巨噬细胞系统的非特异性显像，本节主要以放射性胶体骨髓显像（显示单核巨噬细胞系统）为例介绍骨髓显像。

在正常人和大多数血液病患者，骨髓单核细胞的吞噬活性与骨髓造血功能相一致，将放射性胶体引入体内，骨髓间质中的单核巨噬细胞能够吞噬放射性胶体，从而能够显示单核巨噬细胞的分布情况，间接显示全身骨髓的分布情况及功能状态。

一、骨髓显像适应证

1. 再生障碍性贫血（再障）的诊断和鉴别诊断。
2. 检测白血病患者全身骨髓分布与活性，观察疗效及随访。
3. 急、慢性溶血性贫血的鉴别诊断及疗效观察。
4. 真性红细胞增多症的鉴别诊断及疗效观察和骨髓增生异常综合征的辅助诊断。
5. 选择最佳骨髓活检部位。
6. 骨髓梗死、多发性骨髓瘤及骨髓转移瘤的定位诊断。
7. 造血功能障碍性疾病的诊断与鉴别诊断。

二、检查方法

患者无需特殊准备，静脉注射 ^{99m}Tc- 硫胶体（成人推荐剂量约 10 mCi）后 20 ~ 30 分钟左右行全身或局部显像，采集速度不宜超过 20 cm/min，患者仰卧位，探头应尽量贴近受检者体表，SPECT 仪器采用低能通用型或低能高分辨准直器，能峰 140 keV，窗宽 20%，Zoom 1.0。全身骨髓显像矩阵 256×1024，局部显像矩阵 256×256 或 128×128。

近年来，PET/CT 或 PET/MR 广泛应用于血液系统疾病诊断、分期和疗效及预后评估，具有重要临床应用价值。具体检查方法见肿瘤章节。

三、图像分析

1. 在婴幼儿及周岁时，幼儿骨髓显像表现类似骨显像，全身骨髓均可清晰显影；5 岁时，放射性集中于轴心骨及长骨，骨骺放射性高于骨干；后随年龄增长，外周骨髓呈向心性萎缩，5 ~ 10 岁胫腓骨及尺桡骨不显影或部分显影，10 ~ 18 岁肱骨、股骨下端开始不显影，20 岁左右呈成人型，显像时放射性集中于脊柱、扁骨及肱骨、股骨的近端 1/3，余长骨基本不显影（图 11-1）。通常将骨髓影像分为 0 ~ 4 级（表 11-2）。

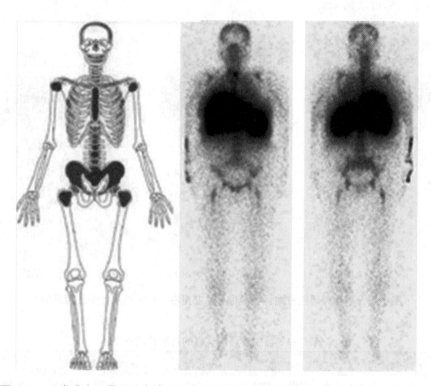

图 11-1　正常成人红骨髓分布情况示意图（左）及骨髓显像图（中：前位，右：后位）

表11-2　骨髓活性水平分级及其临床意义

分级	骨髓显影程度	临床意义
0级	骨髓未显影，中心骨髓放射性分布与周围软组织本底近似	骨髓功能严重抑制
1级	骨髓隐约显影，轮廓不清晰，略高于周围软组织本底	骨髓功能轻、中度抑制
2级	骨髓清晰显影，轮廓基本清晰	骨髓活性正常
3级	骨髓清晰显影，轮廓清晰，摄取放射性增多	骨髓造血活性高于正常
4级	骨髓显影十分清晰，与骨骼影像相似	骨髓造血功能活性明显增强

2. 异常图像

（1）中央骨髓及外周骨髓均不显影或显影不良，提示全身骨髓功能严重抑制，可见于再生障碍性贫血、白血病等。

（2）中央骨髓及外周骨髓显影均增强，甚至伴四肢骨髓向远心端扩张，提示骨髓增生活跃，可见于贫血、多发性骨髓瘤及真性红细胞增多症。

（3）中央骨髓显影不良，四肢远端骨髓显像剂摄取增多，提示中央骨髓抑制，外周骨髓活性代偿性增强，可见于贫血、骨髓增生异常综合征（myelodysplastic syndrome，MDS）、骨髓瘤、真性红细胞增多症等。

（4）局灶性骨髓放射性摄取减低或增高，提示局灶性骨髓功能降低或增强。

（5）骨髓显影不良而骨髓以外的部位，如肝、脾等出现放射性摄取，常提示髓外造血，可见于珠蛋白生成障碍性贫血、镰状细胞贫血等。

四、临床应用

1. 再生障碍性贫血（简称再障）　根据功能骨髓的分布情况及活性水平，可表现为四种类型，如图 11-2、表 11-3 所示：

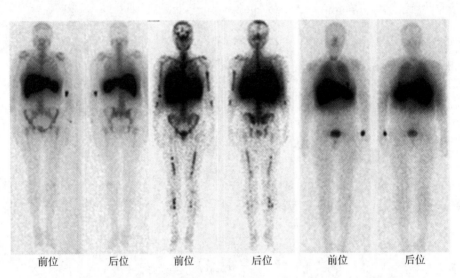

前位　　　后位　　　前位　　　后位　　　前位　　　后位

图 11-2　再生障碍性贫血骨髓显像（从左至右，抑制型、灶型及荒芜型）

表11-3　再生障碍性贫血的骨髓显像特点

骨髓显像类型	显像特点	临床意义
荒芜型	全身骨髓不显影，仅肝、脾显影	骨髓功能弥漫严重抑制，属重度再障，预后极差
抑制型	全身骨髓活性低于正常，中央骨髓分布稀疏，显影不良	骨髓抑制程度与病情轻重一致
灶型	全身骨髓抑制背景下可见灶状放射性增高影或外周骨髓扩张，扩张的外周骨髓多见于股骨和胫骨中段，分布对称，界限明显	常见于慢性再障和青年再障患者，预后较好
正常型	病情轻的再障患者骨髓影像可正常	病情轻、预后佳

2. 白血病　白血病患者的骨髓显像变化较大，与白血病的病理类型、病程长短、化疗与否及化疗后所处的临床状态有关。急性白血病骨髓显像的主要特点是中央骨髓明显抑制而外周骨髓扩张，中央骨髓抑制程度与骨髓内白血病细胞比例相关，外周骨髓扩张显影多见于膝关节、股骨和胫骨等部位。慢性白血病的骨髓显像特点与急性白血病类似，当慢性白血病晚期伴发中心骨髓纤维化时，外周骨髓扩张更明显。另外，部分患者可出现脾大，脾的大小及变化是白血病治疗过程中疗效判断的指标之一。

3. 多发性骨髓瘤　40%～50% 的患者中央骨髓中可见多发灶性放射性缺损区，这种变化较 X 线检查出现溶骨性改变早几个月出现。大多数患者伴有外周骨髓扩张，骨髓显像对多发性骨髓瘤诊断的敏感性高于骨显像。

4. 骨髓纤维化　早期表现为中心骨髓活性抑制，外周骨髓扩张，随病情发展外周骨髓活性也逐渐被抑制。

5. 其他造血系统疾病　真性红细胞增多症及骨髓增生异常综合征均表现为中央骨髓活性正常或增强伴外周骨髓扩张，类似骨显像；病程晚期，中央骨髓活性降低，外周骨髓扩张更明显。慢性溶血性贫血、失血性贫血及缺铁性贫血等则表现为中央骨髓活性增强，外周骨髓扩张及脾大。

第六节　淋巴显像

一、原理及方法

（一）原理

淋巴系统由淋巴器官、淋巴管及淋巴液组成，其中淋巴液只能向心性流动而不能逆流，以维持淋巴流向，全身各部位的深 / 浅淋巴管经局部淋巴结后均汇合成两条粗大的淋巴管，即右淋巴导管及胸导管。右淋巴导管通常注入右侧颈内静脉与右锁骨下静脉汇合处，主要收集来自头颈部右半侧、右上肢及胸部右半侧的淋巴，胸导管为体内最粗的淋巴管，长 30 ~ 40 cm，起自乳糜池，在颈根部注入左侧静脉角，收集下肢、骨盆、腹部、胸部左半侧、左上肢及头颈部左半侧的淋巴。

将放射性标记的胶体或大分子物质注入皮下组织间隙，它们能通过毛细淋巴管的内皮间隙或通过内皮细胞的吞噬作用转移至毛细淋巴管内，随淋巴液向心引流，一部分被淋巴窦单核巨噬细胞吞噬而滞留在淋巴结，另一部分随淋巴液归入体循环，被肝、脾等单核吞噬细胞系统清除。若在此时显像，可以获得有关淋巴管的通畅情况，各级淋巴结（链）的分布及形态等信息。

（二）方法

常用于淋巴显像的显像剂分为三类（表 11-4）：放射性胶体（^{99m}Tc- 硫化锑胶体）、蛋白质类（^{99m}Tc-HSA）及大分子聚合物（^{99m}Tc- 右旋糖酐）。淋巴显像剂的颗粒大小决定显像质量，颗粒过小（小于 10 nm）易透过毛细血管壁进入毛细血管从而分布到全身；颗粒过大（如数百纳米）则不易通过毛细淋巴管壁而大量滞留于注射部位，难以进行淋巴显像。颗粒大小以 10 ~ 25 nm 为宜，其中 ^{99m}Tc- 硫化锑胶体颗粒大小适宜且均匀，体内稳定性好，是公认的目前最好的淋巴显像剂，但该显像剂制备过程繁琐、困难。

表11-4　常用淋巴显像剂及其特点

类型	放射性示踪剂	颗粒大小	主要特点	推荐用量
胶体	^{99m}Tc-植酸钠	4 ~ 12 nm	纯 γ 射线	37 ~ 74 MBq
	^{99m}Tc-硫化锑	5 ~ 15 nm	局部清除慢，体内稳定	37 ~ 74 MBq
蛋白类	^{99m}Tc-人血清白蛋白		移行快	74 ~ 222 MBq
	^{99m}Tc-抗瘤 McAb		伴有 β 射线	18.5 ~ 37 MBq
高聚物	^{99m}Tc-脂质体		不被肝吸收	37 ~ 74 MBq
	^{99m}Tc-右旋糖苷	6 ~ 7 nm	移行快，适宜动态显像	74 ~ 222 MBq

在淋巴显像中要获得满意的图像，除选择合适的显像剂外，选择恰当的注射点也是一重要因素。为显示不同引流部位的淋巴结，应采用相对应的皮下及组织间隙注射方法（表 11-5），每一个注射点剂量因显像剂不同而略有不同，一般为 37 ~ 74 MBq（1 ~ 2 mCi），注射液体积应小于 0.5 ml，两侧对称注射，注射前稍回抽，避免误入血管内。注射后嘱患者多活动，30 ~ 60 min 后进行全身或局部显像。

表11-5　不同区域淋巴显像注射点的选择及应用

注射部位	显示淋巴系统范围	适应证
肿瘤内、肿瘤周围	前哨淋巴结、病变上行淋巴	经淋巴系统转移的肿瘤
双手拇、示指间皮下	双上肢、腋窝、锁骨上淋巴结	乳腺癌及头颈部肿瘤
双足 1、2 趾间皮下	双下肢、腹股沟、髂外、髂总、腰、腹主动脉旁淋巴结、淋巴管及淋巴干	盆腔肿瘤转移、淋巴瘤；乳糜腹水、乳糜胸水、淋巴管炎、淋巴水肿
双侧肋缘下腹直肌后鞘	乳内及胸骨旁淋巴结	乳腺癌
双侧耳后乳突尖端皮下	颈部、耳后及锁骨区淋巴结	头面部肿瘤
乳晕、乳房皮下	腋窝淋巴结	乳腺癌
肛周3、9点和（或）肛 - 尾骨连线中点	盆腔、直肠旁、骶前、髂内、腰干、乳糜池	盆腔恶性肿瘤
局部皮下	该部位皮肤局部引流淋巴结	皮肤肿瘤或恶性皮肤黑色素瘤
下唇黏膜	颌下淋巴结	头面部肿瘤
食管黏膜下	纵隔淋巴结	食管癌

二、影像分析与结果判断

1. 正常影像　正常人体淋巴结的分布、数量及大小变异较大，需进行两侧对比。通常两侧淋巴链影像及移行速度基本对称，连续无中断；淋巴结放射性分布均匀，两侧基本对称，以腹股沟、盆腔及腋窝组群显示最为清晰，距注射点越远，淋巴结浓聚的放射性越少。除显像剂进入体循环后肝、脾显影外，淋巴移行区以外及全身其他部位不应出现示踪剂。特殊部位的淋巴显像，所获得的淋巴走行、分布影像常不对称，结果的判断应参照引流淋巴结的局部解剖进行解释。

2. 异常影像

（1）淋巴结显影明显延迟，2 ～ 4 h 淋巴管或淋巴结仍无显影或放射性浓聚明显减少。

（2）双侧淋巴结显影不对称，主要淋巴结对显像剂的摄取增多或缺失。

（3）淋巴结形态异常，淋巴结明显肿大，出现放射性缺损或减低。

（4）淋巴结数量明显增多或减少；远端淋巴结显像剂滞留，淋巴管扩张、迂曲。

（5）途径异常，淋巴链引流中断，局部示踪剂滞留或有明显侧支通路，显像剂外漏或从皮肤回流等。

（6）肝不显影或影像淡。

三、临床应用

1. 淋巴瘤累及范围及疗效判断　淋巴瘤受累淋巴结多表现为明显肿大，早期可表现为一处或多处淋巴结肿大，甚至出现淋巴结融合征象，放射性摄取多偏低。中晚期患者的淋巴结放射性明显减低或呈放射性缺损区。淋巴显像用于淋巴瘤的分期和对治疗效果的监测。

2. 恶性肿瘤淋巴转移的诊断　恶性肿瘤常伴有淋巴转移。淋巴显像可以了解肿瘤的淋巴引流途径、局部和远处淋巴结转移情况。淋巴结转移的病理改变是淋巴结结构及功能破坏。如淋巴显像表现为局部淋巴结影像缺失或放射性摄取明显减少、边缘不清，多提示该部位淋巴结内有转移病灶。

3. 前哨淋巴结探查　前哨淋巴结（sentinel lymph node，SLN）是原发肿瘤发生淋巴结转移所必经的第一站。手术前肿瘤病灶旁注射显像剂，用以显示可以发生淋巴结转移的淋巴引流途径。前哨淋巴结显像定位并活检无肿瘤转移，则不必行淋巴结清扫，其操作简单，检出率高达 80%～100%，可指导活检手术定位，对肿瘤进行准确分期，实现个体化治疗。

4. 淋巴水肿的诊断　淋巴水肿分为原发性和继发性。原发性淋巴水肿为先天性淋巴系统缺陷所致；继发性淋巴水肿多与外伤、手术、感染或寄生虫病等有关。淋巴水肿以下肢多见，其影像表现可归纳为以下几种类型：

（1）正常回流型：双下肢淋巴管显影清晰，双侧腹股沟、髂、腰淋巴结显影清晰对称（图 11-3）。

（2）混合回流型：患侧肢体淋巴管可显影，受阻部位以后各组淋巴结不显影或显影稀疏，皮下软组织可见示踪剂分布。

（3）皮肤回流型：患侧肢体淋巴管及淋巴结均不显影，皮下可见大量示踪剂弥散（图 11-4）。

（4）无回流型：患侧淋巴管及淋巴结均不显影，皮下未见明显示踪剂弥散，示踪剂大量滞留于注射点周围。

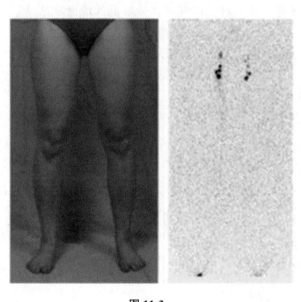

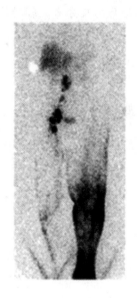

图 11-3

患者女性，25 岁。临床症状及体格检查符合原发性淋巴肿，淋巴显像双下肢显像剂回流通畅，未见明确异常。

图 11-4

左下肢继发性淋巴肿，左下肢淋巴管及淋巴结均未显影，皮下可见大量示踪剂滞留。

5. 乳糜外溢的定位诊断　乳糜外溢是由淋巴系统先天性的结构异常或创伤、肿瘤、寄生虫病及炎症等继发性损伤引起的淋巴液外漏所致。因漏出的部位不同，形成乳糜胸、乳糜腹、乳糜心包、乳糜尿等。淋巴显像对乳糜外溢的诊断具有显著优势，可以避免手术探查。显像时在淋巴外溢远端（一般为双下肢）注射示踪剂后，动态观察胸、腹腔可疑的漏点，并结合病史有重点地观察某些部位。乳糜外溢的判断标准是在显像剂经胸导管进入血液循环之前，在相应非淋巴系统部位出现异常示踪剂分布，如胸腔和腹腔出现异常放射性浓聚则提示乳糜胸水或乳糜腹水可能。

（霍　力）

小 结 ···

　　核医学检查在血液及淋巴系统疾病的诊断及治疗过程中起着重要的作用，其中应用比较广泛的主要是骨髓显像及淋巴显像。

　　骨髓显像操作比较简便、无创，能够显示全身骨髓的分布情况及其功能状态，能比较敏锐地反映造血功能的变化，对于临床血液系统疾病的辅助诊断及疗效评估有着独特的优势。目前主要用于再生障碍性贫血的诊断及疗效评估。评估白血病患者骨髓活性及化疗后骨髓中残存病灶情况，为骨髓穿刺及活检提供有效部位，对于部分多发性骨髓瘤及骨转移瘤的患者，骨髓显像能进行定位诊断。骨髓显像是目前唯一能显示全身功能骨髓分布检查方法。

　　淋巴显像可以反映淋巴结的形态、数目，淋巴管的形态、淋巴回流动力学等，是一种无创的动态显像过程。目前临床最常用于淋巴水肿的诊断，了解局部淋巴管引流情况、淋巴结形态及分布，辅助诊断乳糜瘘，也可用于前哨淋巴结探测，诊断恶性肿瘤淋巴结转移，辅助诊断淋巴瘤等。

··

思考题

　　放射性胶体为何能进行骨髓显像？

病例分析

放射性核素治疗

放射性核素治疗（radionuclide therapy）是利用放射性核素在衰变过程中发射的核射线（主要是 β 射线）作用于机体靶器官或组织，通过辐射生物效应抑制或破坏病变组织，达到治疗疾病效果的一种治疗方法。自 1936 年 Lawrence 用 ^{32}P 治疗白血病，1942 年 Hertz 等采用 ^{131}I 治疗甲状腺功能亢进症（甲亢），1943 年 Seidlin 和 Mariencelli 等用 ^{131}I 治疗分化型甲状腺癌以来，经过 80 余年的不断研究与探索、临床实践与总结，放射性核素治疗已成为临床治疗学的重要方法之一，为通常临床难以治疗或不能获得满意疗效的多种疾病提供了较为有效的治疗手段。

随着科学技术的不断发展，新的临床放射性药物和治疗技术不断出现，目前放射性核素治疗已经成为治疗多种临床疾病的重要方法，并已广泛地应用于许多临床学科，尤其是在甲状腺疾病、血液疾病、皮肤疾病和肿瘤等疾病的核素治疗方面已积累了较丰富的经验，成为临床上较为常规的治疗方法，发挥着重要的作用。

第一节　^{131}I 治疗甲状腺疾病

一、^{131}I 治疗甲状腺功能亢进症

（一）原理

甲状腺组织具有高度选择性摄取和浓聚碘的功能，亢进的甲状腺组织摄取和浓聚碘的能力更强。口服放射性核素 ^{131}I 后，功能亢进的甲状腺组织受到 ^{131}I 所发射的 β 射线的集中照射而遭到抑制和破坏，从而减少甲状腺激素的合成和分泌，甲状腺体积随之缩小，相当于部分"切除"甲状腺（又称"不开刀和不流血的手术"），使甲状腺功能恢复而达到治疗甲亢的目的。^{131}I 衰变时放出的 β 射线的射程短，平均 0.8 mm，几乎全部被甲状腺组织所吸收，一般不会影响甲状腺周围正常组织，如甲状旁腺和颈部皮肤等。^{131}I 在甲状腺内停留时间适当，有效半减期为 3.5 ~ 4.5 天，有利于发挥治疗作用，达到治疗目的。

（二）适应证与禁忌证

1. 适应证

（1）Graves 甲亢患者。

（2）对抗甲状腺药物过敏或出现其他不良反应（如粒细胞减少或肝功能受损等）的患者；经抗甲状腺药物治疗无效或疗效差的患者；用抗甲状腺药物治疗后复发的 Graves 甲亢患者。

（3）有手术禁忌证或手术风险高；拒绝手术治疗；经手术治疗后复发的 Graves 甲亢患者。

（4）儿童及青少年甲亢经抗甲状腺药物或手术治疗效果差或复发的患者；或不能用抗甲状腺药物或手术（含拒绝手术）治疗的患者。

（5）甲亢合并白细胞或血小板减少的患者。

（6）甲亢合并肝功能损害的患者。

（7）甲亢病程较长或老年患者（特别是有心血管疾病高危因素者）。

（8）Graves 甲亢合并心脏病患者。

（9）Graves 甲亢合并慢性淋巴细胞性甲状腺炎摄 ^{131}I 率增高的患者。

2. 禁忌证

（1）妊娠期和哺乳期甲亢患者。

（2）甲亢伴有近期心肌梗死者。

（三）治疗方法

1. 治疗前准备　①停服影响甲状腺摄取 ^{131}I 的食物（低碘饮食）和药物 2 周以上；心率过快或精神紧张的患者可用 β 受体阻滞剂（如普萘洛尔类）或镇静剂配合治疗；对老年及重症甲亢患者，可考虑在 ^{131}I 治疗前应用抗甲状腺药物治疗，病情减轻后再进行 ^{131}I 治疗。②测定甲状腺摄 ^{131}I 率，当最高摄 ^{131}I 率＞30% 时方可确定进行 ^{131}I 治疗。③进行甲状腺显像、B 超或触诊检查，以确定甲状腺的重量。④血尿常规、肝功能和心电图等。⑤测定血清 TT_3、TT_4、FT_3、FT_4、TSH、TGAb、TPOAb、TRAb 等。⑥治疗前应与患者沟通，向患者讲清疗效、可能出现的反应、注意事项（包括辐射防护等安全指导），以及可能出现的并发症和预防方法等。⑦患者接受 ^{131}I 治疗，必须签署知情同意书。

2. 治疗剂量的计算和确定　计算和确定甲亢患者 ^{131}I 治疗剂量的方法较多，但尚无统一的方法。较常用的方法有计算剂量法（个体化剂量方案）、半固定剂量法（标准化剂量方案）和固定剂量法，以计算剂量法（个体化剂量方案）最常用。

（1）计算剂量法（个体化剂量方案）：根据每个患者的甲状腺重量和甲状腺摄 ^{131}I 率计算治疗剂量的方法为计算剂量法（个体化剂量方案）。

$$口服\ ^{131}I\ 剂量\ (MBq) = \frac{计划剂量\ (MBq/g) \times 甲状腺重量\ (g)}{甲状腺最高\ (或\ 24\ h)\ 摄\ ^{131}I\ 率\ (\%)} \qquad 公式\ 12\text{-}1$$

式中，计划剂量指每克（g）甲状腺组织需要的 ^{131}I 剂量，其范围为 2.59 ~ 4.44 MBq（70 ~ 120 μCi）。

（2）半固定剂量法（标准化剂量方案）：在实际工作中，发现理论计算剂量法确定的 ^{131}I 治疗剂量的主要缺点是仅考虑了甲状腺的大小和甲状腺摄 ^{131}I 率，而没有考虑不同甲亢患者的具体情况，如年龄大小、病程长短、病情轻重等对 ^{131}I 治疗的敏感性因素。

治疗中通常采用半固定剂量法（标准化剂量方案），先根据计算剂量法（个体化剂量方案）计算出应服 ^{131}I 的剂量，再根据临床情况将治疗剂量分为三个等级：①低剂量为 111 ~ 148 MBq（3 ~ 4 mCi）；②中剂量为 185 ~ 222 MBq（5 ~ 6 mCi）；③高剂量为 259 ~ 296 MBq（7 ~ 8 mCi）。每次治疗间隔至少 3 个月以上，一般在 3 ~ 6 个月。这样可避免对 ^{131}I 敏感性高的患者发生永久性甲状腺功能减退症（简称甲减）。

（3）固定剂量法：过去 ^{131}I 治疗甲亢时，给予固定剂量，不管患者甲亢情况如何，第一次治疗均给予 111 ~ 185 MBq（3 ~ 5 mCi）；若经过 3 ~ 6 个月未愈，则考虑第二次治疗。目前，多采用给予较大固定剂量法，即 ^{131}I 370 ~ 555 MBq（10 ~ 15 mCi），此法简单方便，一次治愈率高，但甲减的发生率也高。

3. 影响和确定治疗剂量的因素（剂量调整）

（1）甲状腺的大小、质地和重量：甲状腺越大越重，质地越硬，^{131}I 治疗所需剂量相应增加，反之应适当减少。确定甲状腺重量十分重要，方法主要有：①触诊法；②核素显像法；③超声法。触诊法可判断甲状腺的质地和厚度，核素显像法可判断甲状腺的面积，通常是结合判定。超声法对甲状腺重量的评估较准确，但易受超声医生诊查技术个体差异的影响。

（2）甲状腺最高摄 ^{131}I 率和有效半减期：在治疗中，若甲状腺摄 ^{131}I 率高，有效半减期长，

则 ^{131}I 治疗剂量应适当减少，反之则适当增加。

（3）甲亢症状的严重程度：随着甲亢严重程度的增加，甲亢患者所需 ^{131}I 治疗剂量也相应地增加。

（4）个体敏感性：患者的个体敏感性差异很大。一般认为年龄小、病程短、甲状腺不大、初次治疗或术后复发者对 ^{131}I 的敏感性较高，应适当减少治疗剂量。而年龄大、病程长、甲状腺大、长期抗甲状腺药物治疗效果差者对 ^{131}I 的敏感性差，应适当增加治疗剂量。

（5）甲状腺肿的类型：甲状腺肿有结节，对 ^{131}I 敏感性差，应增加 ^{131}I 剂量。但要注意，结节应经甲状腺显像证实有摄 ^{131}I 功能，否则以手术治疗为宜。

（6）甲亢并发症：伴有甲亢性心脏病、甲亢性肌病等严重并发症者应增加治疗剂量。

4. 给药方法 空腹（至少禁食 2 h）口服 ^{131}I，服药后应适量饮水，2 h 后方可进食。^{131}I治疗剂量可一次全量给予（单次剂量法）或分次分量给予（分次剂量法）。两种给药方法比较，一次全量给药疗程短，疗效好，所需 ^{131}I 总剂量小，但甲减发生率相对较高。相反，分次分量给药想要达到破坏甲状腺滤泡的阈浓度较慢，且使甲状腺对射线的敏感性降低，因此疗程较长，疗效较差，但甲减发生率相对较低。目前，多采用一次给药法治疗。给药前必须核实患者姓名、性别、年龄及 ^{131}I 治疗剂量。

5. 重复治疗及治疗剂量的确定 若第一次 ^{131}I 治疗后未见明显疗效，可在治疗后 3 ～ 6个月进行第二次给药治疗。第二次给予的 ^{131}I 的剂量计算方法同前，根据临床表现和个体敏感性可适当增加或减少剂量。第一次给药后症状明显好转但未痊愈的患者，可用抗甲状腺药物对症处理，当疗效不佳时可考虑行第二次 ^{131}I 治疗。

6. 治疗后注意事项 ①服药后 2 h 方可进食。②服 ^{131}I 后近期内禁用含碘食物或含碘药物。③服 ^{131}I 后应注意休息，避免劳累和精神刺激。④服 ^{131}I 后 1 周内极个别患者可能出现甲状腺危象，必须及时按内科治疗方法处理。⑤若服用 ^{131}I 剂量较大，应注意在 24 ～ 72 h 内将尿液单独处理；在短期内（1 ～ 2 周）应避免与婴幼儿及孕妇的密切接触；女性患者治疗后半年内不可怀孕，男性患者治疗后半年内应采取避孕措施。⑥一旦发现误服过大剂量 ^{131}I，应立即口服复方碘溶液并多饮水，加速排出。

（四）疗效评价

^{131}I 治疗甲亢是放射性核素治疗中应用最早、最成熟、最广泛的典范性治疗方法，目前在临床已被广泛应用，积累了丰富的经验。在美国甲亢患者首选 ^{131}I 治疗，我国学者也在积极开展 ^{131}I 治疗甲亢。此法简便、安全、经济、疗效好、复发率低、并发症少，对于治疗甲亢是一种十分有效的方法。

大多数甲亢患者服 ^{131}I 2 ～ 3 周后开始出现疗效，甲亢症状缓解，甲状腺体积缩小，2 ～ 6个月后甲亢症状、体征明显改善或完全消失。一次治疗的临床治愈率为 50% ～ 80%，总有效率在 95% 以上，复发率为 1% ～ 4%。首次治疗 3 ～ 6 个月后甲亢患者未愈、无效或病情加重可采用重复治疗。少数患者（2% ～ 5%）治疗后可发生暂时性甲减（早期甲减），一般可在6 ～ 12 个月后自行缓解或经对症处理后恢复，对少数晚发甲减患者需给予甲状腺激素替代治疗。

评价甲亢 ^{131}I 治疗疗效的参考标准：①完全缓解（临床治愈），随访半年以上，患者甲亢症状和体征完全消失，血清 TT_3、TT_4、FT_3、FT_4 恢复正常。②部分缓解，甲亢症状减轻，体征部分消失，血清 TT_3、TT_4、FT_3、FT_4 明显降低，但未降至正常水平。③无效，患者甲亢症状和体征无改善或加重，血清甲状腺激素水平无明显降低。④复发，^{131}I 治疗甲亢完全缓解之后，患者再次出现甲亢症状和体征，血清甲状腺激素水平再次升高。⑤甲减，^{131}I 治疗后患者出现甲减症状和体征，血清甲状腺激素水平低于正常，TSH 高于正常。通常，①、②、⑤均被认为 ^{131}I 治疗"有效"。

甲亢经 ^{131}I 治疗临床痊愈后,其甲亢的并发症一般均有好转或痊愈。

1. 甲亢性肌病 它是甲亢最常见的并发症之一。①肌无力在临床上最为常见,^{131}I 治疗后绝大多数患者可以恢复正常,少数患者症状减轻。②周期性瘫痪在临床以男性较为多见,经 ^{131}I 治疗后,周期性瘫痪一般都能缓解,若同时补钾则缓解效果会更好。③重症肌无力在临床上较为少见,而且多数是女性。多数患者在甲亢缓解后,甲亢性肌病有不同程度减轻,但少数可无明显好转,应注意进一步确定是否存在甲亢以外因素所致的肌病。

2. 甲亢性心脏病 甲亢患者应用 ^{131}I 治愈后,心脏症状也随之缓解或恢复正常。心力衰竭经综合治疗也能获得满意的疗效。应注意甲亢患者有可能同时患有高血压心脏病、冠心病等,甲亢 ^{131}I 治疗痊愈后,有关症状也可以相应减轻。甲亢性心脏病患者宜尽早采取以甲减为目的的 ^{131}I 一次性治疗,以尽快缓解甲亢,为心血管系统症状的恢复争取时间。

3. 眼部并发症(甲状腺相关眼病) 甲亢时眼部并发症多种多样,最常见的是眼球不同程度地突出,也是甲亢临床特征之一。常见的症状有眼内异物感、视物不清、畏光、流泪、复视、深部压迫感等,可以单眼球或双眼球突出。甲亢 ^{131}I 治疗后,多数患者突眼症状消失、减轻或不适症状减少,也有极少数患者突眼症状加重。对于处于活动期的轻度突眼患者,^{131}I 治疗可联合应用糖皮质激素,^{131}I 治疗后应定期检测,及时应用左甲状腺素(levo-thyroxine, L-T4)防止或纠正临床甲减或亚临床甲减,可有效地防止突眼加重或防止突眼的发生。轻度突眼病程一般呈自限性,不需要辅助治疗;不伴有突眼的甲亢患者在 ^{131}I 治疗后诱发突眼的概率极小,只有极少数出现眼病进展。

4. 甲亢合并肝功能损害 甲亢本身可引起肝功能损害。无论是甲亢引起代谢障碍所致的肝功能异常,还是甲亢合并其他肝病(如慢性肝炎、肝硬化等),经 ^{131}I 治疗后绝大多数患者在甲状腺激素水平恢复正常后肝功能均有所改善或恢复正常。同时还应辅以保肝治疗。

5. 甲亢合并糖尿病 甲亢合并糖尿病亦不少见,甲状腺激素有对抗胰岛素的作用,故可使血糖升高。^{131}I 治疗甲亢后,甲亢缓解从而能改善糖尿病患者的糖代谢,可使糖尿病好转。但由于糖尿病本身并没有得到根本的治疗,所以还应辅以相应治疗。

6. 甲亢性精神病 甲亢性精神病采用 ^{131}I 治疗后可以好转或痊愈。

7. 甲亢合并白细胞减少 甲亢本身可引起白细胞减少,抗甲状腺药物也可导致白细胞减少且不易恢复,^{131}I 治疗后通常可恢复正常。由于 ^{131}I 大部分被亢进的甲状腺细胞摄取,对造血系统影响很小,因此不会导致血液系统异常。

(五)治疗反应及处理

绝大多数甲亢患者 ^{131}I 治疗后无不良反应,仅少数患者可能有各种不同的反应。总的来说,治疗反应分为早期反应和晚期并发症。

1. 早期反应 早期反应是在用 ^{131}I 治疗后 2 周内出现的反应。

(1)全身反应:少数患者服 ^{131}I 治疗后几天内即可出现乏力、食欲缺乏、恶心、皮肤瘙痒、甲状腺肿胀等反应,无需特殊处理,多数可自行消失,也可进行对症处理。

(2)局部反应:在 ^{131}I 治疗后少数患者会出现放射性甲状腺炎,表现为甲状腺的水肿和炎症,如患者颈部轻度疼痛、不适、有压迫感。一般数日后可逐渐自行缓解,无需特殊处理。

(3)甲亢症状加剧:个别病情严重的患者或服 ^{131}I 后并发感染的患者,服 ^{131}I 后可引起甲亢症状加剧,甚至出现甲状腺危象。甲亢症状加剧的发生率为 1%。治疗中若出现心率加快(140～160 次/分)、多汗、手颤、腹泻、高热等应考虑甲亢加重。甲状腺危象常常有诱因,如炎症或情绪激动等,多发生在治疗后一周,与 ^{131}I 治疗剂量的多少尚无明确关系,以甲状腺明显肿大者多见。当患者体温高于 39 ℃,心率大于 160 次/分,出现大汗淋漓、谵妄、昏迷、呕吐和腹泻等症状,或老年患者出现表情淡漠、嗜睡、低热、乏力,呈恶病质状,心率慢、脉压小和突眼时,要特别注意甲状腺危象的发生。一旦发生,应按照内科常规治疗方法处理。

2. 晚期并发症 一般指在 ^{131}I 治疗 1 ～ 2 个月后发生的反应，主要为甲减。少数患者在 ^{131}I 治疗 2 ～ 6 个月后可出现甲减，称为早发甲减，多为暂时性甲减；多数早发甲减患者可在 3 ～ 6 个月内逐渐自行恢复正常。在 ^{131}I 治疗 1 年以后发生的甲减，称为晚发甲减，多为永久性甲减。

早发甲减的发生原因是射线对甲状腺细胞的直接破坏，一般认为与服用的 ^{131}I 剂量及患者对射线的敏感性等因素有关。所以，正确掌握 ^{131}I 治疗剂量和了解患者机体对射线的敏感性是减少早发甲减发生的关键。但是，由于患者个体对射线的敏感性差异很大且很难掌握，目前对早发甲减的发生无法预测和避免，即使采用较低剂量的 ^{131}I 来治疗甲亢也不能保证甲减绝对不发生。

晚发甲减发病率的高低与甲状腺接受 ^{131}I 的剂量大小并非完全相关。晚发甲减的发生率，在国内一般仅为 2.7% ～ 5.2%。^{131}I 治疗后一旦发生甲减，应及时给予甲状腺激素（如 L-T$_4$）替代治疗。一部分患者的甲状腺功能可以恢复，但部分患者需长期治疗以维持甲状腺功能的正常。

（六）随访观察

1. 近期随访 一般情况下，^{131}I 治疗后 1 年内可在第 3、6、12 个月复查，如病情需要可于 ^{131}I 治疗后每月或隔月随访一次。随访内容包括临床症状、体征和血清 FT$_3$、FT$_4$ 及 TSH 测定等。

2. 远期随访 甲亢治愈后，随访间隔时间可延长，1 年后每年应随访 1 次。随访内容同前。

随访时应注意，在 ^{131}I 治疗后 6 周，甲状腺体积明显缩小是治疗成功的可靠征象，即使血液中甲状腺激素仍处于高水平。而出现体重明显增加、持续感觉怕冷、抽筋、嗜睡、月经量增加和便秘提示有出现甲减的可能，应及时检查和处理。如果在 ^{131}I 治疗 6 周后出现甲状腺激素水平降低或处于正常范围低限，即使 TSH 仍处于受抑状态，也应开始使用 L-T4 替代治疗。

（七）与相关治疗方法比较及疗效分析

目前，甲亢治疗主要有以下三种方法：①内科抗甲状腺药物治疗；②放射性核素 ^{131}I 治疗；③外科甲状腺次全切除手术治疗。三种疗法各有利弊。抗甲状腺药物治疗的机制是干扰甲状腺激素的产生，期待免疫学问题自行缓解，而放射性核素 ^{131}I 治疗或甲状腺次全切除手术治疗均是去除甲状腺激素产生的来源，即通过破坏甲状腺组织来减少甲状腺激素的合成和分泌。抗甲状腺药物治疗效果已得到肯定，对于大多数患者有效、安全，妊娠者也可考虑应用，可以改善和缓解甲亢症状；但抗甲状腺药物有一定的副作用（如白细胞减少和肝功能损害等），也有因对该类药物过敏而不能服用者。内科药物治疗的最大缺点是疗程长，必须长期用药，在症状缓解后还要用维持量的药物继续治疗，否则难以巩固疗效，一般需 1.5 ～ 2 年或更长时间；药物治疗治愈率低，复发率高（可达 50% 左右）。甲状腺次全切除术疗效较高、复发率低，但手术有一定的危险性，并有手术禁忌证和术后并发症（如可能发生喉返神经或甲状旁腺损伤等），切除过多则易发生甲减，切除过少则易复发。^{131}I 治疗方法简便、安全、经济、疗效好、复发率低、并发症少，是一种十分有效的治疗方法。对于经抗甲状腺药物或手术治疗疗效差或复发的患者，以及不能用抗甲状腺药物或不能进行手术（含拒绝手术）治疗的患者仍可用 ^{131}I 治疗。^{131}I 治疗甲亢的不足之处是甲减的发生率相对较高，但抗甲状腺药物和手术治疗同样也避免不了甲减的发生；妊娠期和哺乳期患者禁用 ^{131}I 治疗。

二、^{131}I 治疗功能自主性甲状腺腺瘤（结节）

功能自主性甲状腺腺瘤（结节）的诊断主要依靠核医学方法。甲状腺显像对诊断具有决定性的意义，功能自主性甲状腺腺瘤（结节）在治疗前必须得到明确诊断。

（一）原理

功能自主性甲状腺腺瘤（结节）具有很强的摄取^{131}I的功能。当给予患者治疗剂量的^{131}I时，功能自主性腺瘤（结节）摄取较大剂量^{131}I，^{131}I衰变发射β射线电离辐射发挥治疗作用，破坏腺瘤（结节）以达到治疗目的，其治疗机制与^{131}I治疗甲亢相同。

（二）适应证、相对适应证和禁忌证

1. 适应证

（1）功能自主性甲状腺结节有手术禁忌证或拒绝手术治疗者。

（2）甲状腺显像结节为"热"结节，结节外甲状腺组织完全或基本被抑制的患者。

（3）伴有甲亢合并心血管病变如心律不齐、心房纤颤者。

2. 相对适应证

（1）"热"结节周围甲状腺未能完全抑制者：这种情况^{131}I治疗会损伤正常甲状腺组织而发生甲减，不宜用^{131}I治疗。如果没有其他治疗方法，必须采用^{131}I治疗时，则应在治疗前服甲状腺片每次40～80 mg，每日3次，连服2周，或服用T_3片每次25 μg，每日3次，连服1周，并经甲状腺显像证实"热"结节外甲状腺组织已被完全抑制，可考虑用^{131}I治疗，治疗后需继续维持T_3或甲状腺片2～4周。

（2）结节重量超100 g，但患者不能手术治疗者，必要时可考虑用^{131}I治疗。

3. 禁忌证

（1）妊娠期和哺乳期患者。

（2）"热"结节外甲状腺组织未被完全抑制，且在临床上又不适合将甲状腺激素作为^{131}I治疗前后辅助用药的患者。

（3）甲状腺显像"热"结节中有放射性缺损区，"热"结节内有出血、坏死或囊性变者。

（三）治疗方法

给药方法与^{131}I治疗甲亢相同，但治疗功能自主性甲状腺结节的^{131}I剂量通常高于治疗甲亢者，一般视结节大小、摄取^{131}I率的高低和有效半衰期长短而定。目前主要采用一次大剂量法（标准剂量法）治疗，以达到破坏结节的作用，疗效要比分次小剂量法好。通常结节直径小于3 cm者给予555～740 MBq(15～20 mCi)，大于3cm者给予740～1110 MBq(20～30 mCi)。

（四）疗效评价

一般在^{131}I治疗2～3个月后结节逐渐缩小，伴有的甲亢症状亦逐渐改善。治疗后3～6个月，可行甲状腺显像（图12-1）观察疗效，如"热"结节消失，被抑制的结节外甲状腺组织功能恢复，提示有效。本病经^{131}I治疗后临床症状的改善先于甲状腺显像的改善，治疗的有

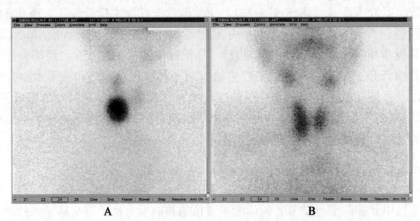

图12-1 ^{131}I治疗（25 mCi）功能自主性甲状腺结节疗效观察

A. 治疗前；B. 治疗后

效率近 100%。^{131}I 治疗功能自主性甲状腺腺瘤（结节）的疗效以及疗效出现的时间均与 ^{131}I 的治疗剂量密切相关。

（五）治疗后随访

功能自主性甲状腺结节经 ^{131}I 治疗后，随访内容主要是观察患者的体征变化、结节缩小的情况，并在 ^{131}I 治疗后 3～4 个月进行甲状腺显像复查以及血清 FT$_3$、FT$_4$ 及 TSH 等实验室检查，以观察疗效。功能自主性甲状腺结节采用 ^{131}I 治疗时，只要适应证选择恰当，极少发生甲减。若发生甲减，应给予甲状腺激素（如 L-T$_4$）替代治疗。

（六）与相关治疗方法比较及疗效分析

功能自主性甲状腺腺瘤（结节）通常首选手术治疗；当患者有手术禁忌证或拒绝手术治疗时，则应采用 ^{131}I 治疗，疗效十分肯定，有效率近 100%。

三、^{131}I 治疗分化型甲状腺癌

分化型甲状腺癌（differentiated thyroid cancer，DTC）包括甲状腺乳头状癌（papillary thyroid cancer，PTC）和甲状腺滤泡状癌（follicular thyroid cancer，FTC）。^{131}I 治疗是 DTC 术后的主要治疗手段。^{131}I 治疗包含两个层次：一是采用 ^{131}I 清除 DTC 术后残留的甲状腺组织，简称 ^{131}I 清甲；二是采用 ^{131}I 清除手术不能切除的 DTC 转移灶，简称 ^{131}I 清灶。

（一）原理

分化型甲状腺癌（DTC）术后残留的甲状腺组织及其转移灶具有一定摄取 ^{131}I 的功能，因此在给予大剂量 ^{131}I 之后利用 ^{131}I 所发射的 β 射线对 DTC 术后残留甲状腺组织及其转移灶进行集中照射，从而清除残留的甲状腺组织和 DTC 转移灶，达到治疗的目的。临床实践证明，大多数甲状腺乳头状癌（PTC）和滤泡状癌（FTC）对 ^{131}I 均敏感，疗效确切。

（二）适应证和禁忌证

1. 适应证 主要根据中华医学会核医学分会《^{131}I 治疗分化型甲状腺癌指南》和中华医学会内分泌学分会、中华医学会外科学分会内分泌学组、中国抗癌协会头颈肿瘤专业委员会及中华医学会核医学分会《甲状腺结节和分化型甲状腺癌诊治指南》，结合美国甲状腺协会（ATA）指南（DTC 复发危险分层）来确定。（注：以符合我国国情的中国指南为主，参照国外的指南为辅。）

（1）根据 DTC 术后患者病理结果，结合是否有周围组织侵犯、淋巴结转移、远处转移以及患者意愿等，评估确定是否需要进行 ^{131}I 清甲治疗。所有 DTC 患者术后有残留甲状腺组织，根据 TNM 分期，选择性实施 ^{131}I 清甲治疗，除癌灶 ≤ 1 cm 且无腺外浸润、无淋巴结和远处转移的 DTC 患者外，均应使用 ^{131}I 去除残留甲状腺组织。但若甲状腺组织已经全切，为了方便随访，也可以考虑 ^{131}I 清甲治疗。

（2）DTC 患者经手术切除原发灶，^{131}I 去除残留甲状腺组织以后，复发灶或转移灶不能手术切除，经 ^{131}I 显像显示病灶浓聚 ^{131}I 的患者。

（3）DTC 患者术后残留的甲状腺组织已被完全去除的患者，若 ^{131}I 显像未发现转移灶，但 Tg 水平持续升高（≥ 10 μg/L，高度提示体内有较弥散的微小 DTC 病灶），可经验性的再次用 ^{131}I 治疗。

2. 禁忌证 妊娠期和哺乳期妇女；计划近期（1 年内）妊娠的患者；未分化型甲状腺癌；术后伤口创面未完全愈合者。

（三）治疗方法

治疗方法分为 ^{131}I 清除 DTC 术后残留甲状腺组织（清甲）和 ^{131}I 清除 DTC 转移灶（清灶）。

1. 治疗前后准备 ①治疗前应向患者介绍治疗目的、实施过程、治疗后可能出现的不良反应等，并进行辐射安全防护指导；②停服甲状腺激素 3～4 周，使 TSH 升高，治疗转移灶

患者 TSH 应大于 30 mIU/L；③如近期手术的患者，术后 4 ~ 6 周手术创伤痊愈后即可行 [131]I 清除治疗；④禁碘 4 周，提高残留甲状腺组织或 DTC 转移灶摄取 [131]I 的能力；⑤检测血常规、T_3、T_4、FT_3、FT_4、TSH、Tg、TGAb 水平，进行甲状腺摄 [131]I 率、胸部 X 线平片、心电图、肝功能和肾功能、甲状腺显像等检查。

2．给药方法

（1）[131]I 去除 DTC 术后残留甲状腺组织（清甲）：残留甲状腺组织较多的患者，可给予泼尼松 1 周左右，以减轻辐射作用引起的局部反应。嘱患者多饮水，及时排空小便，减少对膀胱的照射。服 [131]I 后，最好让患者含化维生素 C，促进唾液分泌，减轻辐射对唾液腺的损伤。[131]I 治疗后女性患者一年内、男性患者半年内应避孕。

[131]I 剂量：对患者进行首次清甲治疗时多采用固定剂量，即常规给予 3.70 GBq（100 mCi）的 [131]I。非高危 DTC 患者清甲治疗的 [131]I 剂量为 1.11 ~ 3.70 GBq（30 ~ 100 mCi），中、高危 DTC 患者兼顾清灶目的时，清甲治疗 [131]I 剂量为 3.70 ~ 7.40 GBq（100 ~ 200 mCi）。如已发现有功能性转移病灶，剂量可增加至 5.55 ~ 7.40 GBq（150 ~ 200 mCi），清除残留甲状腺组织的同时发挥治疗转移灶的作用。服 [131]I 后 5 ~ 7 天行治疗后全身显像（posttreatment whole body scan，Rx-WBS），比诊断剂量的 [131]I 诊断性全身显像（diagnostic whole body scan，Dx-WBS）可多发现 10% ~ 26% 的转移病灶。

通常在清甲治疗后 24 ~ 72 h 开始口服甲状腺激素，常规用药为 L-T_4。如术后残留的甲状腺组织较多，可服 [131]I 后 1 周给予甲状腺激素；如治疗前甲减症状和体征已明显，可于服 [131]I 后 24 h 开始给予甲状腺激素。

（2）[131]I 治疗 DTC 转移灶（清灶）：注意事项与前述 [131]I 清除 DTC 术后残留甲状腺组织相同。

[131]I 剂量：一般推荐给予甲状腺床复发或颈部淋巴结转移者 3.70 ~ 5.55 GBq（100 ~ 150 mCi），肺转移者 5.55 ~ 7.40 GBq（150 ~ 200 mCi），骨转移者 7.40 ~ 9.25 GBq（200 ~ 250 mCi）。弥漫性肺转移者可适当减少 [131]I 剂量，给药 48 h 后体内滞留量不超过 2.96 GBq（80 mCi），防止放射性肺炎及肺纤维化的发生。服用治疗剂量 [131]I 后 5 ~ 7 天行全身显像（Rx-WBS），有助于发现更多转移灶，为制订治疗方案提供依据。一般在 [131]I 清灶治疗后 24 h 应给予甲状腺激素，一是起到替代作用，二是抑制体内 TSH 水平，进而抑制 DTC 细胞生长。

3．病房管理与放射防护

（1）建立健全放射性药物治疗病房"三级医师负责制"。

（2）建立值班、交班、会诊、查房、探视、防护检测、清除放射性污染的制度。

（3）实事求是地向患者及家属交代放射性药物治疗的特殊性、优点、缺点、治疗注意事项、可能发生的不良反应、并发症以及相关的放射性防护知识等，患者需签署治疗知情同意书。

（4）在患者出院前，对病情进行全面评估，尤其是要测量或评估残留在患者体内的放射性活度，患者出院时体内放射性活度应低于指导水平，GB18871-2002《电离辐射防护与辐射源安全基本标准》和 WS533-2017《临床核医学患者防护要求》中指导水平为 0.40 GBq，GBZ120《临床核医学卫生防护标准》中的指导水平为 1.11 GBq，一般在服 [131]I 3 ~ 5 天后患者体内滞留 [131]I 剂量 ≤ 0.40 ~ 1.11 GBq（10.8 ~ 30 mCi）即可出院。

（5）病房内应有专用卫生间，患者的衣物被褥应放置衰变处理和单独洗涤。

（四）治疗效果

对于 [131]I 治疗的 DTC 患者，[131]I 全身显像示转移灶摄取 [131]I 降低或消失，或发现的转移灶较前缩小或数目减少，均为治疗有效。治疗后 [131]I 全身显像（Rx-WBS）与治疗前比较病灶消失，在无 TGAb 的影响、TSH 抑制和刺激时均未检测到 Tg 者为临床治愈；病灶部分消失为好转；无变化或出现新病灶为无效或加重。国内报道，[131]I 对 DTC 转移灶治疗的有效率达 75%。[131]I 治疗一般较单纯外科手术疗法有更高的生存率，治疗后应定期随访追踪，发现新的功能性

转移灶可再行 ^{131}I 治疗，10 年存活率近 90%（图 12-2）。

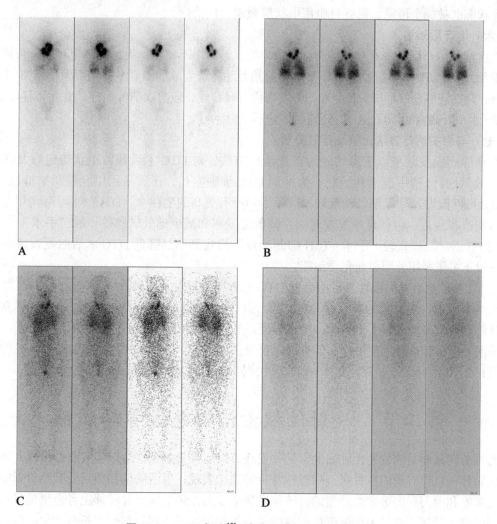

图 12-2　DTC 术后 ^{131}I 清甲及清灶治疗疗效观察
A．清甲（80 mCi）；B．清甲 + 清灶（200 mCi）；C．清甲 + 清灶（200 mCi）；D．清甲 + 清灶（150 mCi）

^{131}I 清甲治疗成功的标准为：^{131}I 全身显像甲状腺床无放射性浓聚或停服 L-T$_4$、TSH 刺激后 Tg < 1 μg/L。DTC 患者 ^{131}I 治疗完全缓解（肿瘤临床治愈）的标准为：①没有肿瘤存在的临床数据；②没有肿瘤存在的影像学证据；③清甲治疗后的 Rx-WBS 没有发现甲状腺床和床外组织摄取 ^{131}I；④ TSH 抑制状态下，当无 TGAb 干扰时，测不到血清 Tg，TSH 刺激后 Tg < 1 μg/L。

DTC 术后 ^{131}I 清甲治疗具有非常重要的临床价值：①有利于术后随访监测，^{131}I 清甲治疗有利于对 DTC 术后患者血清 Tg 进行监测。②有利于术后清灶治疗，是清灶治疗的基础，因为 ^{131}I 清甲治疗后有助于 DTC 转移灶更有效地摄取 ^{131}I。③有利于 DTC 术后的再分期。^{131}I 清甲治疗完成后 ^{131}I 全身显像及 SPECT/CT 可以发现部分颈部淋巴结转移及远处转移灶，进而改变 DTC 术后的分期，指导 ^{131}I 清灶治疗。④可辅助治疗潜在的 DTC 病灶。^{131}I 清甲治疗可以对 DTC 术后可能残存的癌细胞有清除作用，包括隐匿于术后残留甲状腺组织中的微小癌灶或侵袭到甲状腺以外的隐匿转移灶等。

（五）治疗反应及处理

服用 ^{131}I 后，早期（1 ~ 15 天）患者出现全身乏力、食欲下降，少数患者尚有恶心、呕吐、口干、腹泻等放射性胃肠反应和病变部位疼痛等，常自行缓解，无需特殊处理，必要时经对症处理后上述症状可消失。弥漫性肺转移患者易发生肺纤维化。骨髓功能抑制较少见，抑制程度多较轻微，出现白细胞和血小板数一过性减少，严重者需用增加白细胞药物或输血治疗。由于甲状腺已被完全消除，需终身服用甲状腺激素替代治疗。

（六）治疗后随访

首次清甲治疗后 3～6 个月随访，评价疗效。若清甲不完全，为达到清甲目的，可进行再次清甲治疗。若清甲后发现 DTC 转移灶，应清灶治疗。首次清灶治疗应在清甲后至少 3 个月后进行，随访应在清灶后 3～6 个月，若发现仍有转移灶，应再次清灶治疗，直到转移灶消失；但若 Tg 水平升高（≥ 10 μg/L），还应再次进行清灶治疗。

（七）与相关治疗方法比较及疗效分析

甲状腺癌原发灶应以手术切除为首选治疗方法，对 DTC 术后残留甲状腺组织及转移灶应采用放射性 ^{131}I 清甲及清灶治疗，为抑制 DTC 细胞生长，还需采用甲状腺激素抑制治疗。DTC 术后进行 ^{131}I 清甲及清灶治疗较单纯手术治疗有更高的生存率。DTC 术后 ^{131}I 清甲及清灶治疗，能改善预后，包括延缓复发时间、降低复发率和减少远处转移等，故"手术 + ^{131}I 治疗 +TSH 抑制治疗"模式较"手术 +TSH 抑制治疗"模式能明显降低 DTC 术后的复发率和死亡率。一般不主张采用外照射或化学治疗。

但 ^{131}I 治疗也有其局限性。有些高危 DTC 患者术后复发及转移灶发生失分化，摄 ^{131}I 功能下降，甚至丧失，失分化的难治性 DTC 可考虑使用靶向药物（如索拉非尼）治疗。孤立的有症状骨转移灶宜考虑外科手术切除，中枢神经系统转移灶应首先考虑外科手术治疗，若不适合外科手术可考虑精准外照射治疗。但有肉眼可见、无法手术的局部残留或复发肿瘤，且肿瘤不摄取 ^{131}I 或 ^{131}I 治疗效果差时，在 TSH 抑制治疗同时，可以考虑精准外照射治疗。

第二节　放射性核素治疗恶性骨转移瘤

恶性骨转移瘤是原发恶性肿瘤的常见并发症，以扁骨为多见，常以多发病灶出现，甚至呈广泛性转移，常伴有顽固性骨痛、病理性骨折等临床表现，生活质量和预后受到严重影响。肺癌、乳腺癌和前列腺癌等恶性肿瘤的骨转移发病率较高，50% 以上骨转移患者会出现日益加重的剧烈骨痛。骨痛主要是由于敏感性较高的骨内膜和骨外膜受到转移瘤生长所产生的张力或压力所致，骨膜受到肿瘤的直接侵犯也可引起骨痛。所以，抑制骨转移瘤的生长，减轻骨痛，提高患者的生存质量至关重要。目前恶性骨转移瘤的常用治疗方法有外科手术、外放射治疗、激素疗法、化学药物治疗、放射性核素治疗及中医药治疗，其中放射性核素治疗发展较快、疗效较好，现已成为姑息治疗恶性骨转移瘤患者骨痛的有效手段。

一、原理

放射性核素治疗恶性骨转移瘤主要是利用其有较高的趋骨性，静脉注射亲骨性放射性药物后，在骨转移病灶部位出现较高的聚集。利用放射性核素发射的 β 射线的电离辐射生物效应，可以直接杀伤肿瘤病灶细胞或诱导细胞凋亡，抑制和破坏肿瘤，达到缓解疼痛和提高生活质量的目的。

二、适应证与禁忌证

（一）适应证

1. 恶性骨转移瘤伴有骨痛者，尤其是经放疗和化疗治疗无效或效果不佳者。

2. 核素全身骨显像示骨转移灶有异常放射性浓聚，尤其是多发性的异常放射性浓聚的骨转移瘤者。

3. 原发恶性骨肿瘤伴有骨内多发性转移者；恶性骨肿瘤不能手术切除或手术后有残留癌

灶且核素骨显像证实有较高放射性浓聚的患者。

4．白细胞计数大于 $3.0 \times 10^9/L$，血小板计数大于 $90 \times 10^9/L$ 者。

（二）禁忌证

1．放疗和化疗后出现严重骨髓功能障碍者。

2．近期（6 周内）进行过细胞毒素治疗者。

3．骨显像仅为溶骨性"冷区"，且呈空泡者。

4．合并有严重肝、肾功能受损者。

5．妊娠期和哺乳期妇女。

三、治疗方法

（一）患者准备

1．治疗前应有完整的病史记录，详细的体检资料（包括身高、体重），全身骨显像、X 线检查、CT，病理诊断，血常规，肝、肾功能检查等。

2．若骨转移瘤患者接受化疗或放疗，应至少停用 4～6 周，并查血常规符合治疗适应证时方可治疗。

3．患者可以在门诊或住院进行治疗，治疗前须签署治疗知情同意书。

（二）放射性药物

治疗骨转移肿瘤理想的放射性药物应为亲骨性放射性药物且肿瘤的吸收剂量高而骨髓毒性反应低。目前，在临床用于治疗骨转移的放射性核素有 ^{89}Sr、^{153}Sm、^{188}Re、^{186}Re、^{117m}Sn 和 ^{32}P 等，其中以 ^{89}Sr 最常用。

1．氯化锶 -89（$^{89}SrCl_2$）　^{89}Sr 是一种发射纯 β 射线的放射性核素，其 β 射线最大能量为 1.46 MeV，物理半衰期为 50.6 天。^{89}Sr 静脉注入人体后很快积聚于骨组织中，在正常骨内的生物半衰期为 14 天，而在骨转移瘤内的生物半衰期大于 50 天，骨转移灶浓聚量是正常骨的 2～25 倍。^{89}Sr 可降低碱性磷酸酶和前列腺素（prostaglandin，PG）水平，有利于减轻骨质溶解，修复骨质，达到止痛和降低血钙的作用。^{89}Sr 由加速器生产，价格较贵，是目前临床治疗骨转移瘤应用较多、效果最好的一种放射性药物。

2．钐 -153- 乙二胺四甲磷酸（^{153}Sm-EDTMP）　^{153}Sm 同时发射 β 射线和 γ 射线，其 β 射线最大能量为 810 keV，γ 射线能量为 103 keV，物理半衰期为 46.3 h。在应用 ^{153}Sm-EDTMP 治疗的同时可进行骨显像，观察放射性药物在体内的分布。^{153}Sm-EDTMP 有很高的亲骨性和亲肿瘤性，病灶与正常骨组织摄取量比值为 4：1～17：1。^{153}Sm-EDTMP 目前临床应用较为广泛。

3．铼 -188- 羟乙二磷酸（^{188}Re-HEDP）　^{188}Re 同时发射 β 射线和 γ 射线，物理半衰期为 17 h，可以通过钨 - 铼发生器获得，也可以由反应堆生产，目前临床上较多使用钨 - 铼发生器的新鲜淋洗液制备 ^{188}Re-HEDP。^{188}Re-HEDP 浓聚于骨更新的部位，特别浓聚于肿瘤骨转移灶。^{188}Re-HEDP 既可用于治疗，也可进行显像，是一种比较理想的治疗骨转移瘤的放射性药物。

4．其他放射性药物

（1）铼 -186- 羟乙二磷酸（^{186}Re-HEDP）：^{186}Re 同时发射 β 射线和 γ 射线，物理半衰期为 3.8 天，化学性质与 ^{188}Re 相同，为一种新型的治疗骨转移疼痛的放射性核素。

（2）锡 -117m- 二乙三氨五乙酸（^{117m}Sn-DTPA）：^{117m}Sn 可发射 β 射线和 γ 射线，物理半衰期为 13.6 天。^{117m}Sn-DTPA 和 ^{99m}Tc-MDP 在骨转移癌患者中的分布相同，能清晰显示转移病灶，是一种新型的放射性药物。

（3）^{32}P- 磷酸盐：^{32}P 发射纯 β 射线，物理半衰期为 14.3 天。^{32}P 以磷酸钠和正磷酸钠的形式作为骨转移癌治疗药物。由于物理半衰期较长，骨髓毒性危险度高，故临床应用受到限制。

（4）^{99m}Tc- 亚甲基二磷酸盐（^{99m}Tc-MDP）：^{99m}Tc-MDP 为 ^{99m}Tc 标记的二磷酸盐，其抑制破

骨细胞活性和抑制骨吸收的效果都比氯屈膦酸二钠好，同时 MDP 能促进成骨细胞分裂和新骨形成，单独使用 ^{99m}Tc-MDP 或配合核素治疗骨转移癌都很好。它还含有微量元素锝 [^{99}Tc]，能清除人体内自由基，除对癌骨转移灶本身有抑制作用外，对原发灶也可能有一定的抑制作用。

（三）给药方法和推荐用药剂量

上述几种常用的治疗恶性骨转移瘤放射性药物均采用静脉注射给药，如 ^{89}SrCl$_2$、^{153}Sm-EDTMP 和 ^{188}Re-HEDP 等。注射前需仔细核对并记录患者姓名、药名、放射性活度、放射性比度和药液体积等，注射时应一次性全部静脉注入，不能溢出，最好使用三通管（注：由于通常药液体积较小，注入后还应用生理盐水将残留在管内的药液冲洗入静脉）。

1. ^{89}SrCl$_2$ 治疗　^{89}SrCl$_2$ 的推荐治疗剂量为 1.48 ~ 2.22 MBq/kg（0.04 ~ 0.06 mCi/kg），成人通常每次静脉注射 111 ~ 148 MBq（3 ~ 4 mCi），4 ~ 6 个月一次，为一个疗程，可根据患者具体情况连续治疗几个疗程。

2. ^{153}Sm-EDTMP 治疗　推荐治疗剂量为 22.2 ~ 37 MBq/kg（0.6 ~ 1.0 mCi/kg），成人通常每次静脉注射 1480 ~ 2220 MBq（40.0 ~ 60.0 mCi）。治疗剂量也可按病灶数目多少、大小来决定。一般 4 周一次，可重复给药，治疗次数可根据患者的血象和镇痛持续时间等情况决定。在治疗期间应采用增加白细胞药物及高蛋白饮食等措施，以提高患者的免疫力。

3. ^{188}Re-HEDP 治疗　一般推荐治疗剂量为 14.8 ~ 22.2 MBq/kg（0.4 ~ 0.6 mCi/kg）。

4. 其他药物　^{186}Re-HEDP 治疗剂量成人一般每次静脉注射 925 ~ 1295 MBq（25.0 ~ 35.0 mCi）；^{99m}Tc-MDP 的治疗一般静脉滴注 ^{99m}Tc-MDP 200 mg（溶于 0.9% 生理盐水 250 ml），一天一次，连续用 5 天，以后每周用一次，连用 5 周为一疗程。半年后可行第二程治疗。静脉滴注 5 天后可口服 ^{99m}Tc-MDP 胶囊 200 mg，饭后服用 3 次／日，共 10 天。

四、治疗效果

上述治疗骨转移瘤放射性药物各有不同，在体内分布稳定，主要浓聚在成骨细胞活跃的部位，半衰期短的可重复治疗，并可利用发射的 γ 射线进行显像，观察其病灶的变化。若疗效确切，可使病灶缩小及缓解疼痛。但有部分患者治疗后 1 周左右反而疼痛加剧，称疼痛"闪耀现象"，通常预示有较好的治疗效果。由于这种疼痛是一过性的，所以不必做特殊处理，或仅对症处理即可。

^{89}Sr 半衰期长、发射纯 β 射线治疗效果好，药效持续时间长，副作用小，给药后患者疼痛可完全被缓解，也可部分被缓解，有效率达 80%；部分患者的生活质量明显提高；部分患者转移病灶缩小、变淡甚至消失。通常缓解期在 4 ~ 15 周。^{89}Sr 治疗前列腺癌多发性骨转移瘤疗效好（图 12-3），副作用小，是被临床认可的常用药物。

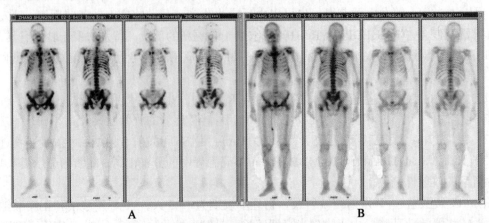

图 12-3　^{89}Sr 治疗前列腺癌多发性骨转移瘤疗效观察

A. 治疗前；　B. 治疗后

放射性核素治疗恶性骨转移瘤的疗效确切，但也有一定的副作用。它的治疗效果受许多因素影响，与年龄、身高、体重、病灶数目、病理分型、给予的剂量、病灶摄取的剂量、个体差异、骨的摄取率、吸收活度，还有放射性药物的物理和化学纯度等都有关系。

五、与相关治疗方法比较及疗效分析

（一）外照射治疗

外照射治疗对单发的大病灶效果较好，大多数治疗后疼痛减轻或明显缓解，但对多发病灶的患者应首选核素内照射治疗，因为外照射的不良反应比内照射重，如脱发、消化道症状等，停止治疗或经对症治疗后症状可以改善。

（二）化学治疗

临床常采用激素（如雌激素）和化学制剂（如 5- 氟尿嘧啶、帕米膦酸二钠、氯屈膦酸二钠等）治疗骨转移瘤，能较有效地消灭肿瘤细胞。化学药物治疗是全身用药，而放射性核素治疗是靶向治疗，化疗的全身不良反应较大，效果较差，缺乏特异性，甚至有些肿瘤对化疗不敏感，难以达到预期的治疗效果。

第三节　放射性粒子植入治疗

放射性粒子（radioactive particles）植入治疗属近距离放射治疗（brachytherapy）范畴。是将含有放射性核素（如 ^{125}I 和 ^{103}Pd 等）的微型封闭粒子源，按术前制订的治疗计划，以一定的方式直接植入到肿瘤、受浸润或沿淋巴途径扩散的靶区组织中，在肿瘤靶区及受浸润区域持续不间断地积累损伤效应，使得肿瘤靶区获得高剂量的照射治疗，导致肿瘤细胞停滞于静止期并不断地消耗肿瘤干细胞，使其失去增殖能力。而靶区外的受照剂量很低，正常组织不受或仅受轻微损伤。不同肿瘤细胞周期对外照射放疗的敏感度不同，必然对疗效产生明显影响。相比于"分次治疗时间短"的外照射放疗，本疗法是低剂量持续照射，不仅能克服分次短时照射的外照射放疗只对繁殖周期部分时相的肿瘤细胞起效的局限性，而且能一定程度克服乏氧肿瘤细胞对射线的抗拒性，因此具有较高的局部控制疗效和很低的毒副作用。

一、适应证与禁忌证

（一）适应证

1. 需要保留重要功能性组织或手术将累及重要脏器的肿瘤，缩小手术范围且保留重要组织，行局限性病灶切除与本疗法结合应用者。

2. 有根治手术或放疗禁忌者；拒绝手术或放疗者；有孤立的复发灶或转移灶失去手术价值者。目前国内多用于前列腺癌、非小细胞肺癌、胰腺癌、头颈肿瘤及肝癌等肿瘤的治疗。

（二）禁忌证

1. 肿瘤质脆，易致大出血者。

2. 肿瘤靠近大血管并有感染和溃疡者。

3. 一般情况差，恶病质或不能耐受治疗者。

4. 估计患者寿命不能等待疗效出现者。

二、治疗方法

（一）影像植入引导

影像植入引导方法包括 CT 引导、超声引导、内镜引导、放疗模拟机引导、治疗中模板或

3D 打印模板引导等，也可采用 PET/CT、PET/MR 以及新纳米靶向显像等协助靶区的确定和引导植入。其中 CT 和超声引导是临床常用，CT 引导植入的优势是图像清晰，有利于治疗计划系统（treatment planning system，TPS）采集用于植入治疗前计划和治疗后的剂量学验证。超声引导与其他引导方式相比，具有无创伤、费用低和简便快捷等特点，可避开管腔结构（如血管和胰管等），防止粒子随血迁移而造成的正常组织损伤或出现其他严重并发症。

（二）治疗计划系统制订及优化

1．勾画肿瘤靶区和危及器官　设定处方剂量、限定危及脏器的放射性吸收剂量；确定植入导针数，调整导针和粒子的位置；计算靶区放射性总活度；并预期肿瘤靶区和正常组织的吸收剂量分布。

2．治疗过程的质控　根据吸收剂量分布选用均匀分布或周缘密集、中心稀疏的布源方法。植入中应依照治疗计划方案，检验核对靶区位置、导针路径、植入粒子的位置和数量，以保证植入的质量。

3．剂量学验证优化和质量评估　植入后必须进行包括粒子分布、剂量重建、粒子植入及定位确认、放射剂量优化计算和术后剂量学验证与治疗质量评估等，主要以影像学检查的信息为基础进行实施，做到个体化计划设计和治疗。植入后 30 日内进行 CT 检查或正、侧位 X 线摄片，应用等剂量曲线和剂量体积直方图（dose volume histogram，DVH）等工具软件计算靶区及相邻正常组织的剂量分布，检验与植入前治疗计划相符程度，如发现有稀疏或遗漏要进行必要的补充治疗，进行剂量分布的优化。

三、疗效及并发症

本疗法对恶性肿瘤的局部控制具有肯定的疗效，在一定程度上提高患者的生存质量。粒子植入治疗的疗效通常与肿瘤的大小、局部接受的放射剂量等因素相关，临床一般通过术前、术后的影像学检查观察病灶变化。早期或急性放射反应和晚期放射反应，均采用美国放射肿瘤学研究中心和欧洲肿瘤放射学会最新公布的"主观症状、客观体征、处理措施和分析"的放射反应评价标准，评价所有照射体积以及可能因照射而受到损伤的各个组织和器官的反应。

1．前列腺癌　与外科根治术和外照射治疗相比，放射性粒子植入治疗前列腺癌，随访 5 年结果显示：对 Gleason 评分 < 7 的患者三者治疗效果无明显差异。但本疗法的优势是尿道刺激、尿道梗阻或会阴部肿胀症状多较轻微；少数出现放射性直肠炎，多能较快消失；性功能障碍、直肠溃疡或直肠瘘等非常罕见。

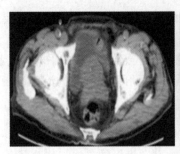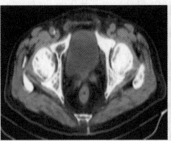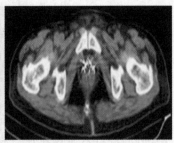

图 12-4　放射性粒子植入治疗前列腺癌

治疗前（左图）；治疗后 2 年肿瘤退缩（中图）；治疗后 2 年粒子的重新分布（右图）。

2．非小细胞肺癌　局部控制效果明显，与其他疗法（如外照射放疗等）相比，毒副作用很小。

3．胰腺癌　胰腺癌对射线不够敏感，所以外照射放疗效果差。因放射性粒子对繁殖周期各时相的肿瘤细胞均有效，并能克服乏氧肿瘤细胞对射线的抗拒性，因此对胰腺癌具有局部控

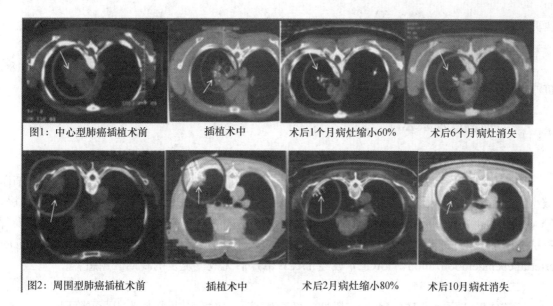

图1：中心型肺癌插植术前　　插植术中　　术后1个月病灶缩小60%　　术后6个月病灶消失

图2：周围型肺癌插植术前　　插植术中　　术后2月病灶缩小80%　　术后10月病灶消失

图 12-5　放射性粒子植入治疗非小细胞肺癌

制和止痛的效果。

第四节　放射免疫治疗

放射免疫治疗（radioimmunotherapy，RIT）是应用放射性核素标记特异性单克隆抗体靶向治疗肿瘤的方法，能使肿瘤靶区获得高剂量的放射治疗，而对周围正常组织 / 器官的放射性损伤效应很小。

一、原理

利用发射 α 或 β 粒子的放射性核素标记特异性单克隆抗体，将其作为载体运输放射性核素到表达相关抗原的肿瘤部位，与特定抗原结合，在肿瘤组织内大量浓聚并长时间滞留。释放的射线破坏或干扰肿瘤干细胞的结构和功能，抑制、杀伤或杀死肿瘤细胞，从而产生治疗效应。

（一）治疗肺癌

肿瘤组织晚期坏死，细胞核变性降解，这种变性坏死与一般炎症导致的坏死具有显著差别，碘 [^{131}I] 肿瘤细胞核人鼠嵌合单克隆抗体（^{131}I-chTNT，唯美生）就是针对肿瘤坏死细胞核的单克隆抗体。注入体内的 ^{131}I-chTNT 能够识别并与肿瘤坏死组织结合，释放的射线杀死坏死区周围活的肿瘤细胞，被放射线照射致死的肿瘤细胞可形成更大的坏死区，从而与更多的 ^{131}I-chTNT 结合，此种方式可不断循环蓄积 ^{131}I-chTNT，有利于达到治疗目的。

（二）治疗非霍奇金淋巴瘤

CD20 抗原（受人 B- 淋巴细胞限制的分化抗原，Bp35）在前 B 细胞、成熟的 B 细胞及 90% 以上的 B 细胞非霍奇金淋巴瘤上表达。放射性核素标记的抗 CD20 抗原单克隆抗体能够与非霍奇金淋巴瘤细胞中 CD20 抗原特异性结合，^{90}Y 或 ^{131}I 射线可在靶细胞及其相邻细胞内产生自由基，从而杀伤肿瘤细胞。达到放射性核素药物靶向治疗的目的。^{90}Y-替伊莫单抗（^{90}Y-ibritumomab tiuxetan，Zevalin）为抗 CD20 抗原单克隆抗体 ibritumomab 和连接螯合剂 tiuxetan 经硫脲共价键结合而成，连接螯合剂 tiuxetan 对 ^{90}Y 具有很高的亲和力。^{131}I- 托西莫单抗（^{131}I-tositumomab，Bexxar）是一种偶联放射性碘 -131 的鼠源抗 CD20 单克隆抗体，将单克隆抗体托西莫单抗的靶向能力和放疗碘 -131 的治疗潜能相结合。

（三）治疗肝癌

^{131}I- 美妥昔单抗 [^{131}I-HAb18 F（ab'）2，利卡汀] 能够与肝癌细胞膜蛋白中的 HAb18G 抗原结合，将其荷载的 ^{131}I 输送到肿瘤部位发挥治疗作用。

二、适应证及禁忌证

（一）适应证

RIT 主要适用于放化疗无效，手术禁忌，复发、术后残留的较小病灶，转移形成的亚临床微小病灶和全身较广泛转移的肿瘤患者。^{131}I-chTNT 适用于放化疗不能控制或复发的晚期肺癌。^{90}Y- 替伊莫单抗和 ^{131}I- 托西莫单抗适合治疗复发性或难治性非霍奇金淋巴瘤，^{131}I 标记美妥昔单抗适用于不能手术切除或术后复发的原发性肝癌及不适宜做动脉导管化学栓塞（transcatheter arterial chemoembolization，TACE）或经 TACE 治疗后无效、复发的晚期肝癌患者。

（二）禁忌证

冷抗体皮试阳性或 HAMA 反应阳性、妊娠和哺乳的妇女以及肝肾功能严重障碍。

三、治疗方法

治疗前要进行放射免疫显像确定病灶的浓聚情况；若用 ^{131}I 标记 McAb，需封闭甲状腺；用"冷"抗体做皮试，预防过敏反应的发生。经静脉给药最常用，且方便易行，但病灶的放射性浓聚程度低，故多提倡局部给药，如肝癌、肺癌等实体肿瘤可采用高选择动脉插管。局部给药能明显提高肿瘤病灶的摄取率，达到提高疗效和降低毒副作用的目的。

四、临床应用

（一）治疗复发性或难治性晚期肺癌

^{131}I-chTNT 适合用于放化疗不能控制或复发的晚期肺癌的放射免疫治疗。总体控制疗效肯定。与放化疗综合运用，疗效更好。每疗程用药 2 次，间隔 2 ～ 4 周。主要不良反应是骨髓抑制，全身和局部给药途径出现的所有严重不良反应（Ⅲ、Ⅳ）均为骨髓抑制，对于局部给药途径来说发生率在 5% 以上的不良反应均为骨髓抑制。

（二）复发性或难治性滤泡非霍奇金淋巴瘤

^{90}Y- 替伊莫单抗和 ^{131}I- 托西莫单抗治疗表达 CD20 抗原的复发性或难治性低分度滤泡状或已变形的非霍奇金淋巴瘤患者，包括那些对利妥昔单抗无应答的难治性非霍奇金淋巴瘤患者。其缓解疗效较高，有一些能够得到很好的控制疗效。而且与利妥昔单抗单药治疗相比，^{90}Y- 替伊莫单抗治疗的缓解率更高。但本药不能用作 CD20 抗原阳性非霍奇金淋巴瘤患者的初始疗法。主要不良反应是对血液的影响，一般治疗后 7 ～ 9 周血细胞达到最低值，多不严重，可对症治疗。恶心、寒战、发热、乏力和腹痛等症状，多为暂时性。

（三）肝癌的治疗

^{131}I- 美妥昔单抗对不能手术切除或术后复发的原发性肝癌、不适宜进行 TACE 治疗或经 TACE 治疗后无效和复发的晚期肝癌患者有一定的疗效。一些研究成果显示对晚期原发性肝癌的控制率（CR+PR+MR+SD）超过 80%。一般晚期肝癌发展很快，其稳定期极少能超过一个月，由此判断 ^{131}I- 美妥昔单抗对晚期肝癌具有一定的疗效。例如，四川大学华西医院负责研究团队完成一项无对照开放的 Ⅱ 期临床多中心研究结果显示：在 103 例不能手术的原发性肝细胞肝癌初治和经治患者中进行，经过第一周期治疗，临床缓解率（CR+PR）为 4.85%，临床控制率（CR+PR+MR+SD）为 79.61%；第二周期 73 例患者完成了治疗，临床缓解率（CR+PR）

为 8.22%，临床控制率（CR+PR+MR+SD）为 86.30%。

第五节　其他核素治疗

一、生长抑素受体介导靶向治疗

神经内分泌肿瘤（neuroendocrine tumors，NETs）是起源于交感神经胎胚细胞的一类肿瘤，比较少见，好发于胃肠道、胰腺、肺等多器官中的神经内分泌细胞，可以多年无症状，也有患者会由于体内激素的过度产生而出现症状，给患者的生命带来很大的不利影响。据估计一旦肿瘤出现分化并发生远处转移，5 年生存率可低至 35% 左右。手术治疗是 NETs 首选治疗手段，但对于晚期 NETs 者，可辅助多种治疗方式，尤其是放射性核素治疗作为靶向治疗的一个重要组成部分，也可作为综合治疗的重要手段。肿瘤受体的表达特点：在肿瘤细胞变异分化过程中，细胞膜某些受体的表达可明显增高，如神经内分泌源性及一些非神经内分泌源性的肿瘤细胞表面均有生长抑素受体的高表达。这些过度表达的受体能成为放射性核素靶向治疗的结构和功能基础。利用放射性核素标记的特异配体，通过配体与受体之间的特异靶向结合，使大量放射性核素浓聚于病灶，达到持续性低剂量率内照射治疗的效果。目前临床常用的是生长抑素受体介导的核素靶向治疗。

（一）原理

1. 生长抑素（somatostatin，SMS）　是存在于胃黏膜、胰岛、胃肠道神经、垂体后叶和中枢神经系统中的肽激素。它通过特异性高亲和力的受体介导实现抑制胃分泌蠕动和抑制促生长素释放的生理功能。

2. 生长抑素受体（somatostatin receptor，SSTR）　是一种糖蛋白，在人体生长抑素受体多个亚型中，SSTR2 在神经内分泌肿瘤的细胞表面过度表达。生长抑素与其受体结合后通过抑制 G 蛋白偶联受体通路中 cAMP 形成发挥其生物学作用，并通过抑制内分泌及外分泌发挥其抗肿瘤生长作用。许多肿瘤细胞含有 SSTR，如垂体肿瘤、脑膜瘤、乳腺癌、一些神经胶质瘤、嗜铬细胞瘤、小细胞肺癌以及产生激素的胃肠道肿瘤等。

3. 生长抑素及类似物（analogues of somatostatin，SSA）　与肿瘤细胞膜上高表达的生长抑素受体特异结合，能够抑制 cAMP 及基因转录、诱导细胞凋亡以及抑制表皮生长因子等的合成释放，从而达到抑制肿瘤增殖的疗效。另外，还可通过减少自分泌和（或）旁分泌激活生长因子的释放发挥间接抑瘤作用。

4. 放射性核素标记 SMS、SSA　SSTR 与放射性核素标记的 SMS、SSA 的特异性结合力很大。将可发射 β 射线的放射性核素鳌合在 SSA 等寡肽链上，将具有细胞放射毒性的核素靶向运载至特定肿瘤细胞内，通过内吞作用进入细胞溶酶体内，可进行受体阳性肿瘤显像和靶向内照射放射治疗。另外，发出的电子射线还可以杀伤邻近的 SSTR 阴性肿瘤细胞。

（二）核素介导治疗药物

天然的 SMS 在体内迅速被酶所降解，且不易用放射性核素标记，因此人工合成了一些 SMS 的类似物（SSA），其具有以下特点：半衰期长、易于标记和不良反应少，在体内既能与 SSTR 特异性结合，又不会刺激机体产生抗体。目前奥曲肽类配体在临床应用最为广泛，包括醋酸奥曲肽（Octreotate）以及 Tyr^3- 醋酸奥曲肽。

1. 钇 -90（Yttrium-90，^{90}Y）　标记的 SSA 只发射高能量的负 β 射线，最大和平均 β 射线能量分别为 2.28 MeV 和 0.934 MeV；核素物理半衰期为 64 h；组织穿透强且射程很长，最大和平均软组织穿透距离分别为 11 mm 和 3.9 mm；适合体积较大肿瘤的治疗。

2. 镥 -177（Lutetium-177，^{177}Lu）　可以标记 SSA 奥曲肽类配体，^{177}Lu 可同时发射负 β

射线和 γ 射线；最大和平均 β 射线能量分别为 0.498 MeV 和 0.133 MeV；核素物理半衰期为 161 h；最大和平均软组织穿透距离分别为 1.7 mm 和 0.23 mm；同时发射的低能量 γ 射线，使其可进行核素治疗后显像、相关剂量及疗效的评估。适用于治疗体积相对较小的肿瘤。另外，利用放射性核素标记 SSA 对肿瘤进行生物治疗与核素内照射的联合治疗，以进一步提高治疗效果。有研究结果显示：^{177}Lu-Tyr^3- 醋酸奥曲肽的抗肿瘤效应是未标记放射性核素奥曲肽的百余倍。

（三）适应证

适用于 SSTR2 阳性，无法手术或已经出现远处转移的神经内分泌肿瘤，以及其他难治性 SSTR 阳性的实体瘤，SSTR 介导的放射性核素治疗有肯定的临床价值。

（四）临床应用

1. 胃肠胰腺神经内分泌肿瘤　美国 FDA 在 2018 年 1 月批准 ^{177}Lu-dotatate（奥曲肽类配体）用于治疗生长抑素受体阳性的胃肠胰腺神经内分泌肿瘤，也是一种放射性核素治疗药物，能结合肿瘤细胞表面的生长抑素受体，并进入细胞，通过内照射放疗对肿瘤细胞造成损伤。这也是美国 FDA 批准的首款多肽受体介导核素治疗。

2. 奥曲肽难治的类癌　放射性标记的生长抑素类似物（奥曲肽类配体）可用于表达生长抑素受体类癌肿瘤的靶向照射，具有肯定的症状缓解疗效。

二、肾上腺素能受体介导靶向治疗

肾上腺素能肿瘤主要包括嗜铬细胞瘤、神经母细胞瘤、交感神经母细胞瘤和神经节瘤等。嗜铬细胞瘤多发于肾上腺髓质，少数可见于交感神经节、副神经节等嗜铬组织，分泌过多儿茶酚胺等导致高血压。神经母细胞瘤属高度恶性，也以肾上腺髓质多见，发病年龄小，多于 6 岁前出现症状，约 70% 患者确诊时已有广泛转移。交感神经母细胞瘤和神经节瘤是分化较好的肾上腺素能肿瘤，多见于儿童及青少年，常发生于胸椎旁后纵隔，预后较好。

（一）原理

1. ^{131}I- 间磺苄胍　胍乙啶和溴苄胺均是神经元阻滞剂，其中的胍基和苄基能够与碘结合，生成间位碘代苄胍（meta-iodobenzyl guanidine，MIBG）。化学结构与去甲肾上腺素相似，因此 ^{131}I-MIBG 能被肾上腺髓质和一些富含肾上腺素能受体的肿瘤（如嗜铬细胞瘤、恶性嗜铬细胞瘤及其转移灶、神经母细胞瘤，甲状腺髓样癌和类癌等）选择性高度摄取。MIBG 被摄取后储存于肾上腺髓质和肾上腺细胞的神经分泌储存囊泡中，也有少量与后突触受体结合。^{131}I-MIBG 与肾上腺素能神经递质受体特异结合。^{131}I 主要释放 β 射线，通过电离辐射作用进行内照射治疗，杀伤肿瘤细胞，抑制和破坏肿瘤组织使肿瘤萎缩甚至消失，从而达到靶向治疗的效果。

2. 体内过程　MIBG 在上述肿瘤中的生物半衰期为 6 天，静脉输入 ^{131}I-MIBG，注入量的 1/3 分布在肝，其他组织分布量很少。虽然在正常肾上腺分布很少，但单位重量的肾上腺髓质摄取 ^{131}I-MIBG 量却最高。肝和膀胱也是体内受辐射剂量最大的器官，因此肝和膀胱是 ^{131}I-MIBG 治疗的剂量限制器官。

（二）适应证和禁忌证

1. 适应证　示踪剂量 ^{131}I-MIBG 显像证实病灶摄取放射性药物，不能手术切除或放化疗无效的嗜铬细胞瘤、恶性嗜铬细胞瘤、恶性神经母细胞瘤及其转移灶；术后残余的肿瘤病灶；能摄 ^{131}I-MIBG 的其他神经内分泌肿瘤（如甲状腺髓样癌和类癌）等；广泛骨转移灶引起剧烈疼痛者。

2. 禁忌证　恶病质患者；妊娠期或哺乳期妇女；血象低于正常者；肝、肾功能不全者或肾衰短期需要透析者；预期存活不超 3 个月者（难以处理的骨痛患者除外）。

（三）方法

1. 治疗前准备

（1）治疗前 7 天停服影响 ^{131}I-MIBG 摄取的药物：常见的有抗高血压及心血管药物、钙通道阻滞剂、三环抗抑郁药物、拟交感神经作用药物和其他药物（如胰岛素、可卡因、生物碱和 γ 神经元阻滞剂）。

（2）治疗前 3 天开始服用复方碘溶液：每次 10 滴（t.i.d），持续至治疗后 2 周，旨在预防甲状腺功能减退症或治疗无效的发生。

（3）治疗前做肝、肾功能及血常规等检查：如有异常，应暂停治疗。

（4）治疗前测定 24 小时尿儿茶酚胺：以便判断疗效。

（5）计算每克肿瘤组织接受的辐照剂量：在治疗前应做诊断性 ^{131}I-MIBG 显像，每 24 h 测定肿瘤的摄取率，持续 7 天，并计算最高摄取率和有效半衰期，另外通过 X-CT 或 B 超检查，测定肿瘤的体积，计算肿瘤重量。

2. 治疗方法　一般采用一次性固定剂量法，^{131}I-MIBG 用量在 3.7 ～ 11.1 GBq。要求放射性活度高达 1.48 GBq/mg。患者安置在放射性隔离室内治疗，治疗后一周做 ^{131}I-MIBG 全身显像，若治疗后肿瘤仍存在摄取 ^{131}I-MIBG 能力可考虑再次治疗。两次治疗时间间隔一般为 4 ～ 12 个月。治疗应以达到能消除所有摄取 ^{131}I-MIBG 的病灶为止。

3. 检测与防护　滴注治疗过程中检测脉率和血压，必要时进行心电监护，通常无不适反应。要多饮水，多排尿。患者应注意隔离至少 5 ～ 7 天。

（四）治疗效果

1. ^{131}I-MIBG 首次治疗　即可见到患者症状改善，顽固性高血压得到控制，给药后 3 ～ 5 天骨痛减轻，肿瘤体积缩小，总有效率一般可达 70%。对于大多数患者通过治疗有效控制肿瘤是很容易实现的目标，经多次治疗后，肿瘤体积能够明显缩小。但是对于有快速进展性肿瘤或以骨骼为主的广泛病变患者，即使 ^{123}I-MIBG 显像为阳性，化疗仍是首选。

2. 疗效　与恶性嗜铬细胞瘤的体积关系密切。瘤体小且每克肿瘤组织治疗累积剂量达到 1000 cGy 以上，可达到肿瘤缩小甚至消失的疗效；瘤体大者疗效差，仅能达到控制血压和降低血尿儿茶酚胺的效果；对骨转移的疗效通常较差，仅起抑制及止痛作用。其他影响因素是：发生部位、血浆或尿中儿茶酚胺水平、患者体质情况、瘤体摄 ^{131}I-MIBG 率及有效半衰期有关。

3. 提高疗效的方法　钙离子拮抗剂和血管扩张剂可增加病灶的摄取。治疗前用利尿剂可提高肿瘤的摄取率，提高靶与非靶器官的放射性比值，治疗效果更佳。采用 ^{131}I-MIBG 与其他方法相结合也是一种提高疗效的方法，如 ^{131}I-MIBG 治疗同时给予顺铂或异环磷酰胺等药物，疗效较好；^{131}I-MIBG 结合高压氧舱治疗时，体液细胞内氧含量增加，而肿瘤细胞的含氧量直接影响其放射敏感性，从而提高疗效；^{131}I-MIBG 与维 A 酸或干扰素相结合治疗，后者促使肿瘤细胞分化，也可提高摄 ^{131}I-MIBG 率及延长肿瘤内的滞留时间；钙通道阻滞剂也有此作用。

（五）不良反应

一般只有少数患者治疗后出现一过性白细胞减少、局限性脱发和带状疱疹等，但这些反应均可自行缓解和消失。个别病例在注射 ^{131}I-MIBG 后短时间内可出现恶心、呕吐、高血压甚至高血压危象。因此，在静脉滴注时要缓慢滴注。如甲状腺封闭不好，易引起甲状腺功能减退症。对骨髓有抑制，特别是长期连续用药。一般这种抑制是可逆性的，因此，在每次用药前必须作一次血常规检查，发现白细胞低于 3.5×10^9/L，血小板低于 10.0×10^{10}/L 应暂停用药，待恢复后再用药。

三、放射性核素敷贴治疗

放射性核素敷贴治疗应用于临床至今已有 40 余年的历史,是临床核医学应用较早、较普遍和成熟的治疗方法之一。本疗法只对皮肤病变组织产生治疗作用,规范治疗不会对周围正常组织造成损害。而且操作简便,患者依从性强,能取得满意疗效。

（一）原理

1. 核素敷贴器　将发射负 β 射线的放射性核素 ^{32}P、^{90}Sr-^{90}Y 等制成专用的敷贴器,把敷贴器紧贴于皮肤病变的表面,对浅表病变进行近距离放射治疗。

2. 治疗机制　放射性核素 ^{32}P、^{90}Sr-^{90}Y 等负 β 射线能量高,对皮肤病变组织有 3～4 mm 的有效照射深度,接触照射的病变组织细胞发生辐射生物效应,使细胞生长和增殖受到抑制或者导致死亡,出现治疗效果。被照射的微血管可发生萎缩、闭塞等退行性改变。

3. 辐射副作用小　负 β 射线穿透能力弱,在组织内的射程仅几毫米,故绝大部分能量都在皮肤的浅层被吸收,不会损害邻近深部组织。病变组织对电离辐射的敏感性比正常组织高,邻近的正常组织所受到的损害较小。

（二）适应证和禁忌证

1. 适应证　皮肤毛细血管瘤、瘢痕疙瘩、顽固性湿疹、局限性神经性皮炎及牛皮癣等;口腔黏膜和女阴白斑;角膜和结膜非特异性炎症、溃疡、翼状胬肉、角膜移植后新生血管、腋臭等。

2. 禁忌证　过敏性皮炎,如日光性皮炎、夏令湿疹等;广泛性神经性皮炎、湿疹及牛皮癣等;各种开放性皮肤损伤与感染。

（三）方法

1. ^{32}P 敷贴器　化学形式是 $Na_2H^{32}PO_4$,^{32}P 半衰期为 14.3 天,是纯 β 发射体,β 粒子最大能量为 1.71 MeV,在组织内最大射程可达 8 mm。^{32}P 敷贴器容易防护,便于携带,易于自制成不同形状、大小、放射强度满足临床需要的敷贴器。缺点是使用期短,制作麻烦,需要每日校正剂量,故只在必须时自制应用。

2. ^{90}Sr-^{90}Y 敷贴器　由专业厂家生产,有皮肤科、眼科和耳鼻喉科应用的敷贴器,形状有圆形、方形或长方形等。^{90}Sr 半衰期为 28.5 年,^{90}Sr 衰变为 ^{90}Y,^{90}Y 衰变发出能量为 2.2 MeV 的 β 射线,发挥治疗作用。其优点是 ^{90}Sr 半衰期长,使用过程中只需每年校正衰变一次。

3. 敷贴治疗剂量与疗程

（1）一次大剂量法:把敷贴器持续地放在病灶部位,一次完成疗程总剂量。剂量为 5～25 Gy。此法简便,患者易于接受,疗效和反应取决于辐射剂量,低了不能达到治疗效果,高了可引起放射性皮炎等反应。如果治疗未愈或有复发者,可于 2～3 个月后再进行下一个疗程治疗。用本法近期治愈率可达 70%～80%,有效率 98%～100%。

（2）分次敷贴治疗法:一般情况下每日或隔日照射 1 次,每次给予 1～3 Gy,总剂量 5～25 Gy 为一疗程。在一个疗程中,开始剂量可偏高,视反应调整剂量。如果治疗未愈或有复发者,可于 2～6 个月后再进行下一个疗程治疗。

（3）注意事项:治疗时需注意对周围正常组织的保护,对患者充分告知治疗后可能出现的不良反应,少数皮肤病患者可出现短时间敷贴局部的皮肤发红、色素沉着、脱毛（发）、表皮脱落等。注意对已照射的局部组织要减少摩擦,保持皮肤的卫生。在治疗眼科疾病时,更要注意定位准确,剂量适中。

（四）疗效评价

1. 婴幼儿皮肤毛细血管瘤　核素敷贴治疗方法简便、无痛、治愈率高,疗效明显优于激光、冷冻、激素等疗法。婴幼儿血管瘤早期治疗效果好,且发生色素沉着等现象消失亦早。这是因为血管内皮细胞对射线的敏感性随年龄的增长而降低，一岁以下儿童毛细血管瘤一疗程治愈率达 70% ～ 80%。疗效最佳者 2 ～ 6 个月后血管瘤可消失。小儿的草莓状血管瘤（彩图 12-6）可完全治愈。

2. 瘢痕、黏膜白斑和眼科良性病变　可完全治愈。瘢痕、顽固性湿疹和局限性神经性皮炎患者经照射后 1 周内可能出现痒感增加，再经 1 ～ 3 周后减轻或消失，以后皮肤变平、变软，最后恢复正常或留下暂时性色素沉着。

四、^{99}Tc-MDP 治疗类风湿性关节炎

类风湿性关节炎（rheumatoid arthritis，RA）是一种以关节滑膜炎症为特征的慢性全身性自身免疫性疾病。发病机制尚未完全阐明，可能与遗传、感染和自身免疫等因素有关，缺乏特异性治疗方法。我国研制成功的 RA 新药锝［^{99}Tc］亚甲基二膦酸盐（^{99}Tc-MDP）是亚甲基二膦酸盐及金属离子［^{99}Tc］的络合物，不仅具有非甾体类抗炎药的抗炎、解热镇痛作用，而且具有慢效抗风湿药的调节免疫抑制作用。

（一）原理

1. ^{99}Tc-MDP 与人体调节免疫功能有关　锝在低价态时容易通过得失电子而清除人体内的自由基，防止免疫复合物的形成，保护超氧化物歧化酶（superoxide dismutase，SOD）的活力，抑制免疫调节因子如白介素 -1 的产生，从而调节人体免疫功能，避免自由基促进炎症发展和对组织的破坏。

2. ^{99}Tc-MDP 的消炎镇痛作用　能抑制前列腺素的产生和组胺释放，并可赘合金属离子降低基质金属蛋白酶（包括胶原酶）的活性，具有较强的消炎镇痛作用，并防止胶原酶对软骨组织的分解破坏作用。

3. 促进骨细胞增殖　^{99}Tc-MDP 对骨生成区和有炎症的骨关节部位，具有明显的靶向性亲和效应，它能抑制破骨细胞的活性，抑制骨吸收，从而促进成骨细胞分裂增殖和新骨形成。

（二）适应证和禁忌证

1. 适应证　已经确诊为类风湿性关节炎的患者。

2. 禁忌证　妊娠、哺乳期妇女或儿童患者；严重肝、肾功能不全者；过敏体质或血压过低者。

（三）治疗效果

具有消炎镇痛和免疫抑制双重作用。首次治疗的有效率在 80% 以上，两个疗程可达 90% 左右，总有效率可达 80% ～ 90%。主要表现为各种症状的缓解，可观察到部分患者关节骨组织的修复性改变等。单独应用 ^{99m}Tc-MDP 治疗，起效稍慢。如果能够合理加用激素类药物，则对活动性 RA 有更好的治疗效果，起效快，不良反应少。但是，仍然有患者疗效不佳，这可能与其对 ^{99m}Tc-MDP 吸收差、敏感性差或患有多种疾病有关。

（四）不良反应和注意事项

^{99m}Tc-MDP 是低毒抗类风湿关节炎新药，有疗效高而毒副作用小的特点。心功能不全者慎用。偶见恶心呕吐、食欲缺乏、乏力、皮疹、注射局部红肿或月经增多等不良反应。个别患者使用 ^{99m}Tc-MDP 后骨关节疼痛有暂时加重现象，这是由于血钙浓度降低过多引起，配合静脉滴注葡萄糖酸钙即可减轻疼痛。罕见全身水肿，严重时需停药处置。如药物发生变色或沉淀，应禁止使用。

五、放射性核素介入治疗

放射性核素介入治疗（interventional radionuclide therapy）是利用穿刺、插管和植入等手

段，经血管、体腔、囊腔、组织间质或淋巴收集区，以适当的载体将高活度放射性药物引入病灶内，利用辐射生物学效应对病变组织、细胞进行近距离放射治疗的一系列方法。放射性核素介入治疗可显著提高局部控制疗效，可避免或减少射线对全身或局部正常组织的照射，从而有效减少不良反应的发生。

（一）放射性核素动脉内介入治疗

1．原理　通过动脉插管将放射性核素及其载体（微球、碘化油等）经导管注入肿瘤的供血动脉，在阻塞肿瘤营养血管的同时，通过所发射的负 β 射线达到内照射治疗的目的。目前主要用于肝癌的放射性栓塞治疗。

2．适应证和禁忌证

（1）适应证：肿瘤血管丰富，有明确的单一动脉供血者；肿瘤供血无动脉畸形或变异者；肿瘤无显著的动静脉分流者。例如有手术禁忌的原发性肝癌或继发性肝癌患者。

（2）禁忌证：孕妇和哺乳期妇女；巨大肿瘤，供血极差者或坏死较广泛者，肿瘤有动静脉瘘且分流量大者，肝癌时严重黄疸、门静脉主干完全栓塞、严重腹水等；有肝心、肝肺分流或大的动静脉瘘者；肺血流灌注功能严重损伤者；严重脑病、肝肾功能不全；骨髓造血功能严重抑制和凝血功能障碍者。

3．治疗方法

（1）药物：目前常用的有 ^{90}Y 玻璃微球和 ^{131}I 碘油等。治疗前常规用导管经肝动脉灌注 ^{99m}Tc-MAA 显像进行模拟分布，定位并观察有无异常分流和动静脉瘘。确认后再通过动脉导管，推注药物至肝癌病灶和其周围毛细血管床。

（2）剂量：一般与肿瘤的大小有关，应依据肿瘤的大小而定，通常应确保肿瘤组织的吸收剂量达 60 ～ 100 Gy，若肿瘤较大，可增加到 7.4 GBq（200 mCi）。肝组织的耐受上限为 80 Gy，超过这一上限将会导致放射性肝炎发生，故应该注意。

4．疗效评价和反应　本疗法可以诱导大范围的肿瘤坏死，且安全性可以接受。许多患者经治疗后肿瘤明显缩小，可转行手术切除。对于原发性肝癌不可切除且由于病灶太大或多发、并有局部消融术禁忌的患者，尤其是并发门静脉分支血栓或肝叶门静脉恶性瘤栓时，更适合本法治疗。部分患者的肝功能可有一定程度的恢复。也有研究显示放射性核素介入治疗与普通化疗栓塞的疗效相当，甚至优于后者，与化疗栓塞疗法相比较，本疗法的不良反应较轻，疗效持续时间较长，治疗后 2 ～ 3 周内可有轻度低热、恶心、呕吐或右上腹痛，多在 1 ～ 2 周后恢复正常。

（二）放射性核素组织间质介入治疗

1．原理　将放射性胶体、玻璃微球等通过直接注入或在 CT、超声、腔镜引导下引入实质性肿瘤组织中，利用电离辐射生物效应直接抑制或杀伤肿瘤细胞，使肿瘤细胞繁殖能力丧失、代谢紊乱或凋亡，部分放射性胶体被吞噬细胞吞噬后进入转移的淋巴结还可起到内照射治疗的作用，该法使肿瘤组织本身受到足够剂量的照射而周围组织受照剂量很少。

2．适应证和禁忌证

（1）适应证：恶性肿瘤无法用其他方法治疗或治疗效果不佳者；恶性肿瘤术后复发难以再手术者；术中为预防肿瘤局部扩散，增强根治性治疗效果，进行预防性核素介入治疗；术后或其他放射治疗后局部残留病灶；预计治疗后手术成为可能或可减轻手术难度者；恶性肿瘤浅表淋巴结转移不能用其他方法治疗者。

（2）禁忌证：肿瘤组织质脆、易致大出血者；肿瘤伴有感染和溃疡者；一般情况差、恶病质或不能耐受治疗者。

3．治疗方法　^{32}P、^{90}Y、^{198}Au 和 ^{186}Re 标记的放射性核素药物（胶体和玻璃微球）等，采用肿瘤周边多点注射或放射状注射。可根据具体情况反复治疗。治疗后需定期随访。

4．疗效及并发症　经组织间注入治疗后，肿瘤组织一般 2 周至数月后开始消退和纤维化，病情可缓解。^{32}P 胶体或玻璃微球治疗的并发症少、不良反应小，治疗效果好，可反复多次用于治疗。

（三）放射性核素腔内介入治疗

1. 适应证和禁忌证

（1）适应证

1）病理学检查证实有胸、腹膜及心包转移或积液中查见癌细胞。顽固性、癌性的胸腔积液、腹水及心包积液，积液为渗出液，无包裹及粘连。且穿刺部位的体腔内无较大体积的肿瘤存在。或者腔内肿瘤切除后，为防止转移或复发而进行预防性治疗。预计生存期大于 3 个月。

2）难治性慢性滑膜炎、慢性关节炎和风湿性关节炎；耳郭软骨假性囊肿、闭合性良性颌骨囊肿、鼻前庭囊肿和颅咽管瘤；不适宜手术切除的膀胱多发性小乳头状瘤和弥漫性恶性乳头状瘤。

（2）禁忌证：病情严重，有明显的恶病质和全身衰竭，明显贫血或白细胞减少；体积小的包裹性积液；腔内有局限性包裹、粘连、间隔不通等；或开放性伤口、支气管胸膜漏等；各种非肿瘤因素，如心脏病、肝硬化、肺结核等病导致的胸腔积液、腹水。

2. 治疗方法　治疗前经超声、X 线平片或向体腔注入少量放射性胶体进行显像等检查以明确有无粘连或包裹。行常规胸、腹或心包腔穿刺，应先尽量抽取积液，以免因注入放射性胶体后短期内停止抽液造成患者难以耐受的胀痛和气短，然后将治疗用放射性胶体注入胸腔、腹腔、心包腔、关节腔、囊肿腔或膀胱腔等。

3. 疗效与不良反应

（1）控制恶性积液：有效率可达 50%～70%，但生效缓慢，在治疗后 2 周至数月，病灶开始消退和纤维化。米粒样种植灶和积液内的癌细胞可消失，胸腔积液、腹水、心包积液可缓解。如渗出液重新出现，3～4 周后可重复治疗。一般无特殊的全身反应，乏力、恶心、呕吐和轻度腹痛等症状较少见，个别患者出现白细胞或血小板减少，多可自行恢复。

（2）关节腔核素介入治疗：可减轻或消除关节滑膜炎症，导致滑膜硬化，达到"放射滑膜切除术"的目的，未发现有关节强直、活动不便等不良反应。核素介入治疗可抑制浆液分泌、使囊肿闭合。

（3）膀胱癌：弥漫性或小的膀胱乳头状瘤核素介入治疗后可缩小和消失，膀胱黏膜几乎不吸收放射性胶体，故无全身反应，局部不适也较轻微。

（四）冠状动脉血管内放射性核素介入治疗

经皮腔内冠状动脉成形术（PTCA）是治疗冠心病的有效方法，但术后的血管造影再狭窄

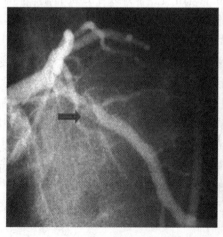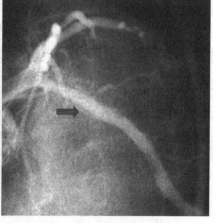

图 12-7　放射性核素血管内近距离放射治疗

治疗前（左图），治疗后（右图）

率为 40% ~ 50%，这明显地影响其远期疗效。冠状动脉内支架不但不能抑制 SMC 增生反应，甚至可以刺激增殖支架内再狭窄。虽然药物（紫杉醇或西罗莫司）洗脱支架治疗支架内再狭窄有效性提高，可以作为大多数患者支架内再狭窄的初始治疗，但在采用药物洗脱支架作为初始治疗失败后复发支架内再狭窄时，可使用 γ 和 β 射线电离辐射内照射治疗技术，对减少手术后创伤愈合肉芽组织过多有益处，从而治疗支架内的再狭窄。

六、^{90}Sr-^{90}Y 治疗前列腺增生

（一）原理

前列腺增生组织对射线敏感，^{90}Sr-^{90}Y 前列腺增生治疗器（直肠型或尿道型）是主要利用其发射的 β 射线，以及少量的韧致辐射和多次散射的辐射电离生物学效应产生治疗作用，使增殖旺盛的前列腺细胞受到抑制、破坏、凋亡和微血管闭塞，进而使增生细胞萎缩或退行性变，减轻改善尿道的压迫或阻塞症状。具有简便、微创、有效的特点。

（二）适应证及禁忌证

1. 适应证 无前列腺手术史者，血 PSA 水平正常，符合下列情况者：经系统性药物治疗效果欠佳；前列腺增生重量 ≥ 40 g，伴有尿道刺激症状；前列腺增生重量 ≤ 40 g，但合并尿道梗阻，膀胱残留尿 > 60 ml；最大尿流率 Q ≤ 10 ml/s 合并夜尿增多；国际前列腺症状评分（I-PSS）> 8，生活质量评分（QOL）> 3，直肠指诊提示前列腺体积 II 度以上。

2. 禁忌证 有严重的心、肺、肝和肾疾病者；急性传染病和凝血机制差患者；膀胱、尿道、前列腺和直肠等急性炎症期患者；尿道、肛门及直肠狭窄不能置入治疗器者；神经源性膀胱患者、逼尿肌功能障碍患者、小膀胱者和严重包茎者（禁用尿道型治疗器）。

（三）治疗方法与疗效

疗效可根据主观症状和客观指标的变化进行判断。常用的客观指标有最大尿流率、膀胱残留尿量、前列腺体积（B 超测定）等。临床研究显示，尿道型治疗的有效率为 90% 以上，直肠型治疗的有效率为 80% ~ 90%。

七、^{131}I 治疗脊髓空洞症

脊髓空洞症是脊髓的一种慢性、进行性的病变。特点是脊髓（主要是灰质）内形成管状空腔以及胶质（非神经细胞）增生，累及周围的神经组织而引起相应部位的分离性感觉障碍、运动和营养障碍。最基本的病理改变是脊髓炎，最常见于颈膨大，常向胸髓扩展，多先侵及灰质前连合，然后向后角扩展，以后侵及前角，继而压迫白质。常好发于颈部脊髓。与下列因素有关：先天性脊髓神经管闭锁不全、脊髓血液循环异常以及机械性压迫（如先天性因素致第四脑室出口梗阻）。另外，脊髓肿瘤囊性变、损伤性脊髓病、放射性脊髓病、脊髓梗死软化、脊髓内出血、坏死性脊髓炎等也是病因。因此在明确诊断后应优先采取手术治疗，对病变区域进行减压分流，解除内在压迫因素；处理存在的畸形和其他病理因素，消除病因，预防病变发展与恶化。对手术禁忌和疗效差的患者可以采用 ^{131}I 治疗，因为脊髓空洞症的部分胶质细胞具有聚集 ^{131}I 的能力，^{131}I 治疗可能使部分患者疼痛减轻，感觉及营养障碍有所改善，据认为 ^{131}I 射线对病变部位照射，能使空洞缩小、神经元受压减轻和炎性浸润消散，从而阻止病情的发展。早期患者疗效较好，经过 2 个以上疗程治疗后，可见到疼痛症状消失或明显减轻，同时，感觉障碍范围缩小，个别病例患者可恢复正常体力劳动，但是病程长者疗效较差。

（金 刚 李小东）

小 结

　　本章共通过 5 节内容较全面地介绍了放射性核素治疗的临床应用，包括 ^{131}I 治疗甲状腺疾病、放射性核素治疗恶性骨转移瘤、放射性粒子植入、放射免疫治疗及其他核素治疗，每节都较详细地讲解了每种核素治疗方法的原理、适应证、禁忌证，同时介绍了每种核素治疗的方法、注意事项、疗效评价等，尤其是还介绍了每种放射性核素治疗与相关治疗方法比较及疗效分析。本章要求学生掌握 ^{131}I 治疗甲状腺疾病，熟悉放射性核素治疗恶性骨转移瘤和放射性粒子植入治疗，了解放射免疫治疗和其他核素治疗。

思考题

1. 试述 ^{131}I 治疗甲状腺功能亢进症的原理、适应证与禁忌证。
2. 试述 ^{131}I 治疗分化型甲状腺癌（DTC）术后残留及转移灶的原理、适应证与禁忌证。
3. 试述 DTC 术后 ^{131}I 清甲治疗的临床价值。
4. 试述放射性核素治疗恶性骨转移瘤的原理、适应证与禁忌证。
5. 试述放射性粒子植入治疗肿瘤的临床价值。

病例分析

第13章 体外放射分析

第一节 放射免疫分析

1959 年美国生物学家 Yalow 和 Berson 创立了放射免疫分析 (radioimmunoassay, RIA)，他们应用放射性核素标记抗原作为示踪剂，通过竞争性免疫结合反应来测定胰岛素获得成功。这是分析方法学早期的重大突破，其主要贡献是把放射性测量的高灵敏度和免疫学反应的高特异性相结合。有人说它引起了生物医学的一场革命，为此，Yalow 于 1977 年获得诺贝尔生理学或医学奖。随着单克隆抗体技术的进步以及标记和分离技术的不断发展，放射免疫分析这种超微量分析技术使通常生化检验量级从 10^{-3}g 跃居至 $10^{-18} \sim 10^{-9}$g，因而在医学上的应用范围不断扩大。RIA 是体外放射分析中建立最早、应用最广，也最具代表性的方法。

一、RIA 的基本原理

RIA 的基础是放射性核素标记的抗原和非标记抗原（被测抗原或标准抗原）同时与限量的特异性抗体进行竞争性免疫结合反应，其竞争结合反应可用下式表示：

$$Ag + Ab \rightleftharpoons Ag - Ab + Ag$$
$$+$$
$$*Ag$$
$$\Updownarrow$$
$$*Ag - Ab + *Ag$$

式中，Ag 为非标记抗原；Ab 为特异性抗体；Ag-Ab 为非标记抗原 - 抗体复合物；*Ag 为标记抗原；*Ag-Ab 为标记抗原 - 抗体复合物。

由于 Ag 与 *Ag 两者的免疫活性相同，对 Ab 有同样的亲和力。当 Ag、*Ag、Ab 三者处于同一反应体系中时，由于 *Ag 和 Ab 为恒定量，且 Ag 和 *Ag 的总量大于 Ab 上的有效结合点，Ag 和 *Ag 分别与 Ab 之间的结合形成竞争关系，*Ag-Ab 的形成量随着 Ag 量的增加而减少，未结合或游离的 *Ag 则随着 Ag 量的增加而增加（图 13-1）。

当反应达到平衡后，测定 *Ag-Ab 或 *Ag 即可推出被测 Ag 量。这种 *Ag-Ab（因变量）与 Ag（自变量）之间的竞争性抑制数量关系是 RIA 的定量基础，可以由标准竞争抑制曲线或称剂量反应曲线，简称标准曲线 (standard curve) 来显示。

标准曲线的制作：先配制一系列已知浓度的标准 Ag（即标准品），分别向其中加入定量的 *Ag 和 Ab，待反应平衡后，分离抗原的结合部分和游离部分，用放射性测量仪测定 *Ag-Ab (B) 或游离 *Ag(F) 的放射性，计算出 B%[B%=B/(B+F)×100%，称结合率]，或其他指标，如 B/B$_0$%（B$_0$ 表示不含非标记 Ag 管的最大结合放射性）、B/F、F%、Logit 值 {Logit 值 =Log [B/

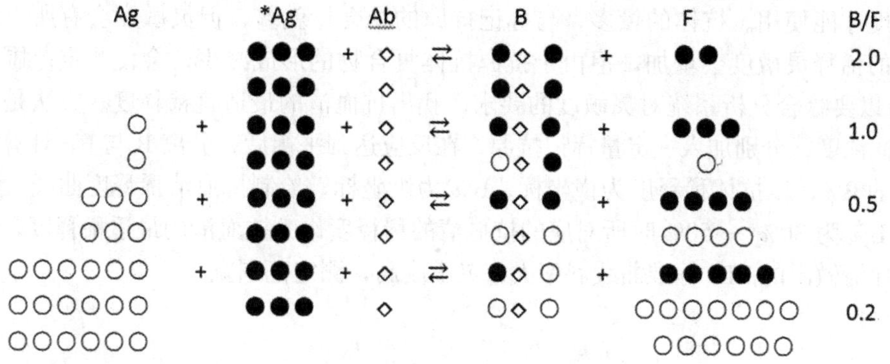

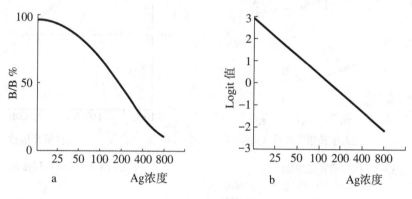

图 13-1　RIA 竞争反应原理示意图

$B_0\%/$（$1-B/B_0\%$）]｝等。以 B% 或 B/B$_0$% 等为纵坐标，标准 Ag 的浓度为横坐标，绘制出 B% 或 B/B$_0$% 等随 Ag 量变化的曲线（半对数图或全对数图等），即标准曲线（图 13-2）。按照同样方法测得被测样品的 B% 或 B/B$_0$% 等，就可从标准曲线上查出样品中被测 Ag 的浓度。

图 13-2　标准曲线

二、RIA 的基本试剂

（一）特异性抗体

以被测物质为抗原注入动物体内，一定时间之后在动物血清中即可出现能与该抗原特异结合的抗体，特异性抗体（specific antibody），而含有该抗体的血清称为抗血清。在免疫过程中，分子量越大，免疫原性越强。分子量 > 10 000 的大分子蛋白质容易产生抗体，而分子量 < 5000，如小分子肽类、类固醇、甲状腺激素等则需要与载体蛋白结合方能产生抗体。此外，杂交瘤技术也可以制备高特异性的单克隆抗体。免疫动物产生的抗血清并不一定都适合 RIA 测定，应选择亲和力大、特异性强且浓度适当的抗血清使用。

1. 亲和力（affinity）　指特定抗原与抗体之间的结合能力及结合的牢固程度。亲和力大者反应中结合速度快，解离度小。亲和力的大小用亲和常数 Ka 值来表示，一般要求 Ka 值在 $10^{10} \sim 10^{12}$ L/mol。

2. 特异性（specificity）　指抗体分别与相应抗原和抗原结构类似物的结合能力的比较，表示抗体区别特异抗原和抗原结构类似物的能力。抗体与抗原结构类似物的结合称交叉反应（cross reaction），交叉反应越小，特异性越好。抗体制备后必须检查其交叉反应的大小，以判断有无临床应用价值。

3. 滴度（titer）　是评价抗血清质量的一个重要指标，以免疫反应中所需抗血清稀释度的倒数来表示，稀释倍数越高，滴度也越高，但所含有的抗体量越少。实际测定中抗体要稀释到适当的浓度才能使用。抗体的量多，与标记抗原的结合量就多，但灵敏度会有所下降；相反随着抗体的稀释灵敏度会增加，但由于抗原抗体复合物的形成减少，会使测定范围变窄（图13-3）。所以要综合分析系统对灵敏度的要求，找出抗血清的最适宜稀释度。方法是将抗血清稀释成不同浓度，分别加入一定量标记抗原，在反应达到平衡后，分离 B 与 F，计算不同稀释度抗血清的 B%，以抗体稀释度为横坐标，B% 为纵坐标，绘制抗血清稀释度曲线（图13-4）。一般选用 B% 为 30% ～ 50% 时所对应的抗血清的稀释度作为抗血清的最适稀释度，用这个稀释度的抗血清做出的 RIA 标准曲线斜率大，灵敏度高，测定范围宽。

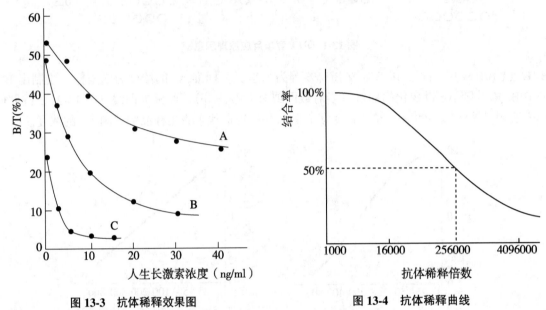

图 13-3　抗体稀释效果图

人生长激素 RIA 测定时，抗体稀释度分别为 A（1 : 50 000）、B（1 : 100 000）、C（1 : 500 000）时制作的标准曲线之间的比较

图 13-4　抗体稀释曲线

（二）标记抗原

用于标记抗原（labeled antigen）的放射性核素主要有 ^{125}I、^{14}C 和 ^{3}H。临床上应用最多的是 ^{125}I，其 γ 光子能量为 35.5 keV，半衰期为 60.2 天。它的优点：①γ 光子用固体闪烁测量简单方便；②能量低，外照射防护可不考虑；③中短半衰期有利于临床测量应用。

被标记的抗原要满足 RIA 要求，重要的条件是放射性比活度高，放射化学纯度好，同时要有良好的免疫活性和稳定性。

1．放射性比活度（specific activity）　是指单位质量的抗原所含有的放射性活度，常用 kBq/μg、MBq/μg、nmol/μg 等表示。RIA 的定量范围一般在 10^{-12} ～ 10^{-9} mol 水平，标记物的用量应等于或略低于被测物的最小量。反应体系中所用标记物化学量越少，分析的灵敏度越高，但同时还需使每一反应管中有足够的放射性计数，以减少测量误差，故标记抗原要求有较高的比活度。但也应注意比活度受标记方法的限制，每一分子标上过多的标记原子会影响标记物的免疫活性和稳定性。

2．放射化学纯度（radiochemical purity，Rp）　指具有免疫活性的标记抗原的放射性占总放射性的百分率。一般要求大于 95%。放射性杂质多会影响测定的准确性。

3．免疫活性（immune activity）　在标记或储存过程中，可能由于外界条件的变化而造成标记抗原的损伤，使其活性下降，与抗体反应的能力减弱甚至丧失。蛋白质分子上标记过多的碘原子也可引起免疫活性的改变，一般以每个蛋白质分子上只标 1 ～ 2 个 ^{125}I 原子为宜。检验标记抗原免疫活性的方法有剂量反应曲线比较法、抗血清稀释度曲线比较法和最大结合百分率

（B₀%）测定法。若测定结果与以往使用的已知免疫活性完好的标记抗原相同或基本一致，说明标记抗原的免疫活性无损伤。

4．稳定性（stability）　指要求所标记抗原具有良好的稳定性。多方面因素（如标记方法、化学环境、储存温湿度等）均可影响标记抗原的稳定性。

（三）标准品

标准品（calibration standard）即标准抗原，是 RIA 中样品定量的基础，它的质和量的变化会直接影响样品的测定值。对标准品的要求是：①应与被测物属同一种物质，其化学结构及免疫活性相同；②在与结合剂发生反应时，应与被测物有相同的亲和力；③高度纯化，不含有影响分析的其他物质；④定量一定要精确。

三、RIA 的分离技术和测量仪器

（一）分离技术

在 RIA 中，分离技术（separation technique）的目的是当放射免疫反应达到平衡状态后，将同存于反应液中的 B 与 F 进行分离，再分别测定其放射性。选择合适的分离技术将直接关系到分析结果的精密度和准确性。理想的分离技术应使 B 与 F 的分离既完全又快速，所得成分便于检测，不易受外界因素的干扰，分离试剂价廉易得，操作简便，重复性好。以下介绍几种常用的分离技术。

1．双抗体法（double antibody method）　将抗原免疫动物产生的相应抗体作为第一抗体，然后以第一抗体为抗原再免疫另一种动物，所产生的抗体为第二抗体。当反应完成后，于反应液中加入第二抗体，第二抗体则与含有第一抗体的免疫复合物相结合形成第二抗体复合物，其分子量比第一抗体复合物大，便于离心分离。此方法应用普遍，优点是 B 和 F 分离较完全，非特异性结合低，使用方便；缺点是反应时间长，第二抗体用量多，易受反应环境中蛋白质及盐含量的影响。

2．沉淀法（precipitation method）　在水溶液中蛋白质分子表面因具有电荷层及水化层而不发生沉淀。本法是使含有 B 与 F 反应液的 pH 值处于 γ 球蛋白的等电点，再加入适当浓度的聚乙二醇（polyethyleneglycol，PEG）或碱金属中性盐（如硫酸铵等），夺取其周围的水分子，使它失去水化层，从而将 γ 球蛋白（包括 B）沉淀下来，并与 F 分离。该方法操作简便，分离速度快，价格低廉，但分离效果易受 pH 值、离子强度和温度的影响，非特异性结合率较高。

3．双抗体法 + 沉淀法　它兼顾了前两者各自的优点，克服了双抗体法分离时间长和沉淀法非特异性结合率较高的缺点，并且使第二抗体和 PEG 的用量大为减少，在常温下加入分离剂后，无需温育，直接离心可获得满意的结果，故应用广泛。

4．吸附分离法（absorptive separation method）　应用经过特殊处理的吸附剂，将游离的小分子抗原或半抗原吸附，经过离心，随着吸附剂的沉淀将 F 沉淀下来，而 B 仍保留在上清液中。此法简便快速，廉价易得，缺点是非特异性结合偏高，干扰因素多。

5．固相分离法（solid phase separation method）　将抗体或抗原通过特殊技术联结在固相载体上，免疫反应在固相载体上完成，反应达到平衡后形成固相的抗原抗体复合物，移取反应液即可与 F 分离。

6．葡萄球菌 A 蛋白（staphylococcal protein A，SPA）分离法　这是一种生物分离方法，葡萄球菌 A 蛋白（SPA）是某些金黄色葡萄球菌细胞壁的一种蛋白质成分，与免疫球蛋白（IgG）的 Fc 片段有高度的亲和力，可以利用 SPA 替代双抗体法中的第二抗体作为结合部分的沉淀剂，结合速度较第二抗体快且通用性强。

（二）放射性测量仪器

用 ^{125}I 做标记时，使用 γ 井型计数器对 γ 射线进行放射性测量；用 ^{14}C 或 ^{3}H 做标记时，则用液体闪烁计数器对 β 射线进行放射性测量。配以计算机系统可自动地对样品进行测量、数据处理并打印检测结果。

四、RIA 的质量控制

RIA 是一种高灵敏度、高特异性的体外微量分析，极易受各种因素（例如仪器的性能、试剂的质量、操作和检测的方法等）影响而使检测结果产生误差，因此严格的质量控制（quality control，QC）就显得非常重要。质量控制的目的是：①通过对一批测定结果的评价，按照要求决定结果的取舍；②通过对不同批测定结果的评价，发现误差原因，改良实验方法，提高检测质量，保证结果可靠性。

质量控制使用质控样品来监控分析的质量。质控样品也称质控血清（quality control serum，QCS），即已知浓度的抗原，在日常检测中与待测抗原一起进行测定，评价测定值与标示值之间的符合程度。

（一）质量控制指标

评价一种放射免疫分析试剂盒是否能够应用于临床检测，常用的质量控制指标有：

1. 精密度（precision）　又称重复性，指同一样品在多次重复测定中所得结果的一致程度，可用下列参数来表示：①变异系数（coefficient of variation，CV）。一般要求批内 CV < 5%，批间 CV < 5% ～ 10%。②响应误差关系（response error relationship，RER）。CV 仅表示一个测定值的重复性，而 RER 是评价 RIA 整批误差的综合指标，RER = 平行管计数误差的均值 / 全部反应管计数的均值。RER 应 < 0.04。③精密度图。常用的精密度图是以 CV 为纵坐标，相应的剂量为横坐标的反应曲线，按实验要求，通常采用 CV ≤ 10% 的部分作为可测范围。

2. 准确度（accuracy）　指测定值与已知真实值在数量上的符合程度。可用回收率来表示（回收率 = 测定值 / 真实值 ×100%）。一般要求达到 90% ～ 110%。

3. 灵敏度（sensitivity）　指测定方法的最小可检出量，即从生物样品中能够检出某物质的最小浓度。

4. 特异性　RIA 法的特异性主要取决于抗体的特异性，用交叉反应表示，交叉反应越小，特异性越好。

5. 稳定性（stability）　试剂盒在合理保存条件下，在规定的时间内（有效期内）保持其原有性能不变的能力。

6. 健全性（perfectly）　试剂盒能够达到实验的某一具体目标的有效程度。

（二）质量控制方法

质量控制包括实验室内部质控（internal quality control，IQC）和实验室外部质控（external quality control，EQC）。

1. IQC　保证从收集样品开始到发出报告为止的全过程中能及时发现检测过程中出现的各种误差，分析产生原因，找出纠正办法，以确保检测质量，是室间质量评价（external quality assessment，EQA）的基础。它侧重于方法精密度分析，包括以下内容：

（1）零标准管结合率（B_0%）：指最高结合率，即不加非标记抗原时标记抗原与抗体的结合率，一般要求在 30% ～ 50%。它主要用来反映标记抗原与特异性抗体的质量，应在整个有效期内保持稳定。

（2）非特异性结合率（NSB%）：指不加抗体时标记抗原与非特异物质的结合率，一般要求 < 5%。NSB% 高表示分离效果差，可导致测定结果的假阳性率增高。

（3）最低浓度管结合率和最高浓度管结合率之差应大于 30%。

（4）标准曲线直线回归的参数：截距 a、斜率 b 和相关系数 r 是标准曲线的主要质控指标，要求 a、b 值稳定，r > 0.99。标准曲线可用部分斜率越大，灵敏度越高，但测量范围越小。

（5）ED_{25}（或 ED_{20}）、ED_{50}、ED_{75}（或 ED_{80}）：指标准曲线的结合率在 25%（或 20%）、50% 和 75%（80%）时对应的抗原浓度值，它反映标准曲线的稳定性，有助于批间结果的比较。

（6）质控品（quality control materials）：是指专门用于质量控制目的的标本或溶液，不能用于校准，分为定值和不定值两种。其应具备的特性有：①人血清基质；②无传染性；③瓶间差异性小；④添加剂和抑菌剂少；⑤冻干品复溶后定性好。

2. EQC　是指在权威机构（如各级临床检验中心）指导下，使用相同质控血清，按照统一的评价方案和方法，对各实验室之间的测定结果进行比较分析，发现误差，找出原因，提出改进方法，以提高各实验室之间所得结果的可信性和可比性。

第二节　免疫放射分析

免疫放射分析（immunoradiometric assay，IRMA）是 Miles 和 Hales 于 1968 年在 RIA（竞争性 RIA）基础上建立的一种放射性核素标记免疫分析技术。与 RIA 区别在于，IRMA 是以放射性标记过量抗体与待测抗原进行非竞争性免疫结合反应，以实现对待测抗原的定量分析，其灵敏性和可测范围均优于 RIA，操作较 RIA 简单。

一、IRMA 的原理

用放射性核素标记抗体（*Ab），以过量标记抗体与待测抗原进行非竞争性免疫结合反应，待反应平衡后，将标记抗体抗原复合物（Ag-*Ab）与未结合标记抗体进行分离，测量复合物放射性计数，即得待测抗原含量，复合物放射性计数与待测抗原含量呈正比。

这是 IRMA 最基本原理，称单位点法，可用下式表示：

$$Ag+{}^*Ab \rightleftharpoons Ag\text{-}{}^*Ab+{}^*Ab$$

式中，Ag 为待测抗原，*Ab 为标记抗体，Ag-*Ab 为标记抗体抗原复合物。

IRMA 数据处理除数学模型外，都与 RIA 相仿，同样需要用不同梯度浓度标准抗原制作标准曲线，将待测抗原结合率与标准曲线比较，求出待测抗原含量。

二、IRMA 的方法

单位点法存在一些缺陷，如将标记抗体抗原复合物与游离标记抗体进行分离难度较大，许多适用于 RIA 的分离方法都不理想。随着特异性较高的单克隆抗体和生物素 - 亲和素系统的应用，以及固相分离技术的进步，IRMA 技术日趋完善，目前常用实验方法如下：

1. 双抗体夹心法（double antibody sandwich method）　又称双位点 IRMA，是先用非标记固相抗体（分离试剂）与待测抗原反应结合，然后再用过量标记抗体（分析试剂）与已结合在固相抗原的另一抗原决定簇结合，经适宜反应条件，形成固相抗体抗原标记抗体复合物（Ab·Ag·*Ab），洗弃未结合标记抗体，测定固相的放射性。

2. 标记第三抗体法（labeled third antibody method）　又称标记双抗法，与双抗体夹心法比较，是将 ^{125}I 标记在第三个抗体上，而标记的第三抗体则是针对双抗体夹心法中相当于分析试剂的抗体，即分析抗体的抗体。一般分析抗体是鼠源性的，用该抗体作为抗原去免疫兔（或羊）而得到第三抗体。采用这样的设计无需标记每一个特异性抗体，只需标记第三抗体，即可作为通用的示踪剂。

3．其他方法　IRMA 进一步改进主要针对提高方法灵敏性及缩短分析时间。

（1）双标记抗体法（double labeled antibody method）：双标记抗体法要求待测抗原上有三个以上抗原决定簇，制备至少三个以上特异性 McAb，其中一个涂饰在固相上，其余两个分别进行 ^{125}I 标记。这样的复合物比活度高，提高了灵敏度和精密度。

（2）生物素 - 亲和素系统（biotin-avidin system，BAS）：BAS 是一种 20 世纪 70 年代末发展起来的生物反应放大系统，可以与 IRMA 检测系统偶联。在 BAS-IRMA 中，用生物素标记的抗体代替 ^{125}I 标记的抗体，而且每一个抗体分子可以连接几十个分子的生物素，生物素又能结合 ^{125}I 标记亲和素，因此该系统具有放大效应，明显提高了分析稳定性、灵敏性并缩短了分析时间。

三、IRMA 的特点

IRMA 具有以下优点：反应速度快、灵敏度高、特异性强、稳定性好。缺点有：主要限于蛋白质和多肽抗原的测定，要求待测抗原至少有两个抗原决定簇，应用主要局限在蛋白质和多肽，很多小分子半抗原和短肽还不能应用，而 RIA 则不受此限制。

IRMA 与 RIA 同属放射性标记免疫分析技术，在方法学上各具特点，二者的比较代表了标记免疫分析技术中竞争与非竞争结合方法特点的比较。

1．标记物　RIA 是以放射性核素标记抗原，抗原有不同种类，标记时需根据抗原理化和生物学特性，选用不同方法；IRMA 则是标记抗体，各种抗原诱导生成抗体结构相似，标记方法基本相同。

2．反应速率　在 IRMA 反应中，标记抗体为过量，且抗原与抗体结合为非竞争性，故反应速度比 RIA 快。

3．分析灵敏性　在 IRMA 反应中，抗原与抗体结合属非竞争性，微量抗原可与抗体充分结合；而 RIA 反应中，标记抗原与待测抗原竞争限量抗体导致结合不充分，故 IRMA 测定的灵敏性高于 RIA10 倍以上。

4．分析特异性　IRMA 采用针对不同抗原决定簇的双抗体与抗原结合，受交叉反应物干扰较仅用单一抗体的 RIA 小，故测定特异性高。

5．检测范围　由于 IRMA 是非竞争结合反应，且标记抗体为过量，待测抗原可与抗体充分结合，特别是检测抗原含量较低标本时，克服了 RIA 检测的不确定性，因此可测定的剂量范围宽，结果也较 RIA 好。

第三节　其他体外放射分析

其他体外放射分析都以放射性核素标记物为示踪剂，通过待测物对试剂的竞争结合，或酶对底物的催化实现待测物的定量分析。

一、放射受体分析

放射受体分析（radioreceptor assay，RRA）设计原理和方法与 RIA 基本相同，是利用标记配体和非标记配体与限量的特异性受体竞争性结合，检测待测配体含量。RRA 方法特异性及灵敏度虽然均不及 RIA 技术，但其可以检测配体的生物活性；RRA 通过测定配体的生物活性所反映的量测定激素、神经递质及药物等活性物质，所以在筛选生物活性物质方面具有重要意义。因其试验条件要求所限，应用范围不如 RIA 广泛。

二、竞争性蛋白结合分析

竞争性蛋白质结合分析（competitive protein binding assay，CPBA）是以血浆或组织中的特异性蛋白质为结合剂的分析技术，如利用甲状腺结合球蛋白（TBG）测定甲状腺激素，肾上腺皮质激素结合球蛋白（CBG）测定肾上腺皮质激素等。CPBA 虽然具有方法简单，结合剂来源多等优势，但其特异性和灵敏度均较差，所测种类仅限于几种激素，现已少用。

三、放射酶学分析法

放射酶学分析法（radioenzymatic assay，REA）是以酶催化反应为基础，放射性标记底物向放射性标记产物转化，通过定量分析产物的放射性而反映酶的活性。可分为酶活性放射分析、酶的底物放射分析及酶的激活剂或抑制剂放射分析三种方法。

1. 酶活性放射分析　酶加速化学反应的能力为酶的活性，测定酶促反应速度即可以表达酶的活性。因为此方法具有灵敏度高，特异性强的特点，可用于微量酶样品的分析测定；通过对酶活性检测而应用于临床与酶活性相关疾病的诊断与鉴别诊断。

2. 酶的底物放射分析　可分为竞争性酶底物放射分析与非竞争性酶底物放射分析两种方法。在竞争性酶底物放射分析中，定量标记底物和变量待测底物竞争与限量酶发生酶促反应，放射性产物生成速度与待测底物含量相关，放射性产物计数率与待测物含量成反比关系。在非竞争性酶底物放射分析中，标记底物和非标记底物之间在酶促反应中不存在竞争关系。

3. 酶的激活剂或抑制剂放射分析　测定原理与酶活性放射分析大致相同。

第四节　非放射性标记免疫分析

非放射性标记免疫分析根据其示踪物检测的不同而分为三大类，主要包括荧光免疫分析、化学发光免疫分析、电化学发光免疫分析三种技术。其具有明显的优越性：灵敏度高、精密度和准确性均可与体外放射分析相比，且试剂稳定、测定简便、自动化程度高，近年来已被广泛应用于各种激素、肿瘤标志物、药物浓度及其他微量生物活性物质的测定。

一、荧光免疫分析

荧光免疫分析（fluorescence immunoassay）是利用荧光检测技术与抗原抗体免疫反应相结合的一种非放射性标记免疫分析方法。主要分为以下三种技术类型：

1. 时间分辨荧光免疫分析（time-resolved fluoroimmunoassay）　是一种利用镧系元素标记抗原或抗体结合时间分辨测定技术的微量分析方法。镧系元素螯合物荧光寿命较长，利用此特点测定其特异性荧光信号可有效降低其他来自非特异性荧光信号的干扰，即时间分辨。时间分辨荧光免疫分析技术具有分析范围宽、灵敏度高、稳定性强等优点。

2. 荧光偏振免疫分析（fluorescence polarization immunoassay）　是利用荧光素标记抗原与待测抗原同抗体发生竞争反应，其中待测抗原含量与偏振光强度为反比关系，由此测定待测抗原含量的分析技术，常用于测定小分子物质。

3. 荧光酶免疫分析（fluorescence enzyme immunoassay）　是应用酶（常用碱性磷酸酶等）标记抗体（或抗原），和固相抗体（或抗原）与待测抗原（或抗体）反应，并通过酶促反应使酶反应底物产生高效荧光物质，测定其荧光强度可获得待测抗原或抗体含量。

二、化学发光免疫分析

化学发光免疫分析（chemiluminescent immunoassay，CLIA）是一种利用能产生化学发光的化合物为标记物与免疫反应结合检测微量抗原或抗体的新型标记免疫分析技术。常用的直接发光化合物为吖啶酯（acridinium ester，AE），还可用化学发光反应中的催化剂如碱性磷酸酶等。化学发光免疫分析技术可以达到 RIA 方法的灵敏度，且该技术无放射性污染，广泛应用于临床实验诊断和医学研究工作中。依据其反应原理及标记物不同可分为以下两种类型：

1. 直接化学发光免疫分析（direct chemiluminescence immunoassay） 是以化学发光剂（如吖啶酯）直接标记抗体（抗原）与待测样本中抗原（抗体）发生免疫反应形成复合物，通过测定复合物中发光剂单位时间内产生的光子积分计算待测抗原含量。直接化学发光反应灵敏度高，反应简单快速，标记稳定等特点。吖啶酯发光为瞬间发光，持续时间短，因此，对信号检测仪的灵敏度要求比较高。

2. 化学发光酶免疫分析（chemiluminescence enzyme immunoassay，CLEIA） 是利用参与催化化学发光反应的酶（如碱性磷酸酶）标记抗体（抗原）与待测样本中抗原（抗体）发生免疫反应形成固相包被抗体 - 待测抗原 - 酶标记抗体复合物，经洗涤后，加入底物（发光剂），酶催化和分解底物发光。化学发光酶免疫分析方法具有标记结合稳定、发光持续时间长、有利于测定等优势和特点。

三、电化学发光免疫分析

电化学发光免疫分析（electrochemiluminescence immunoassay，ECLIA）是以三联吡啶钌标记抗体（抗原），以三丙胺（tripropyl amine，TPA）为电子供体，磁性微粒为固相载体包被抗体（抗原），与待测标本中抗原产生免疫反应形成复合物，在电场中因电子转移而发生特异性化学发光反应。电化学发光免疫分析的特点为信号持续时间长、测定容易、标记稳定、灵敏度高。

第五节　ISO15189 质量控制体系

体外放射分析在疾病筛查、诊断、疗效和预后判断发挥重要的作用，体外放射分析实验室检测的全面质量控制（quality control，QC）和管理十分重要，实验过程的严密性、管理程序的科学性、检验结果的准确性等每一个环节，都密切影响疾病的诊断和治疗，另一方面，实验室的规范化、标准化，以及检验结果的互认也被广泛关注。国际标准化组织相继颁布了 ISO15189《医学实验室——质量和能力专用要求》和《医学实验室执行 ISO15189 指南》两个文件，以推动全球医学实验室的标准化、规范化建设，进行更科学、更严谨的管理，建立健全质量和安全管理体系，提高质量和安全管理水平。因此，体外放射分析实验室必须以 ISO15189 为质量管理标准，ISO15189 的一个重要特点就是循证，要求对整个管理过程和检测过程都要形成记录，要求实验室的所有活动都要形成文件，这样有利于发现检测过程中出现的问题和查找出现问题的原因，也有利于在患者对结果怀疑时提供证据。

一、质量控制

使用质控样品来监控分析的质量，质控样品也称质控血清。常用的质量控制指标有：

1. 准确度（accuracy） 是测量结果中系统误差与随机误差的综合，表示测量结果与真实值的一致程度。

2. 精密度（precision） 表示测量结果中的随机误差大小的程度。是指在一定条件下进行多次测定时，所得测定结果之间的符合程度。

3. 灵敏度（sensitivity）　是指方法能检出最小量分析物的能力。

4. 特异性（specificity）　也称专一性，是指特定实验条件下分析试剂，只对待测物质起反应，而不与其他结构相似的非被测物质发生反应。

ISO15189 质量控制包括实验室内部质控（internal quality control，IQC）和实验室外部质控（external quality control，EQC）。

二、实验室内部质量控制

目的是控制本实验室各检测系统的精密度，并监测其正确度的变化，提高常规检测工作的批间或批内样本检测结果的一致性。适用范围为实验室开展的检测项目、室内质控操作、质控数据分析、失控结果处理。由科室质量负责人负责批准实验室室内质控规则和检验过程的质量控制程序，提供解决质量难题技术指导。各专业组长负责制定（或修订）本专业组室内质量控制方案。参加每月质控总结，及时提供质量改进及解决质量难题的技术指导。各专业组质量监督员全面负责本组室内质量控制：复溶分装室内质控品；每日查看各检测系统的质控结果；审核、监督《室内质控失控处理记录》的填写；分析、处理仪器操作人员提出的质量问题，不能处理时报告组长；负责室内质控结果的月总结及周期性评价。质量保证监督组组长负责室内质控总结的审核签字。各岗位仪器操作人员负责执行质量控制方案，并负责每日室内质控品的复融准备、测定，按照制定的质控规则判断结果是否失控，如有失控及时寻找原因并处理，同时填写《室内质控失控处理记录》，不能处理时报告组长。

1. 制定室内质量控制程序　可参照 GB/T20468 -2006《临床实验室定量测定室内质量控制指南》，内容包括：使用恰当的质控规则，检查随机误差和系统误差；质控品的类型、浓度和检测频度；应通过实验室实际检测，确定质控品的均值和标准差；更换质控品批号时应重新设定质控品的均值和标准差。目的是控制本实验室各检测系统的精密度，并监测其正确度的变化，提高常规检测工作的批间或批内样本检测结果的一致性。实验室开展的检测项目、室内质控操作、质控数据分析、失控结果处理。在开始室内质控时，首先要建立质控图的中心线（均值）和标准差（SD）。实验室应对新批号的质控品的各个项目自行确定均值和标准差。均值必须在实验室内使用自己现行测定方法进行确定。定值质控品的给定值只能作为确定中心线（均值）的参考。

2. 将质控物的均值和控制限设定在 Lis 系统的质控程序中，见《检验信息系统管理和数据控制程序》，将每日质控结果传入 Lis 系统，可绘制 Levey-Jennings 控制图（单一浓度水平）或将不同浓度水平绘制在同一图上的 Z- 分数图，月末打印原始数据和质控图并保留。

3. 绘制室内质控图，可使用 Levey-Jennings 质控图和（或）Z 分数图。质控图应包括质控结果、质控品名称、浓度、批号和有效期、质控图的中心线和控制限、分析仪器名称和唯一标志、方法学名称、检验项目名称、每个数据点的日期和时间、干预行为的记录、质控人员、审核人员、管理人员的签字等。

定量检测项目

1_{2s} 规则：1 个质控品测定值超过 X±2s 质控限，设为警告界限；

1_{3s} 规则：1 个质控品测定值超过 X±3s 质控限，判定为失控；

2_{2s} 规则：在同一批检测的 2 个水平质控品测定值同时同向超过 X+2s 或 X-2s，或者同一水平质控结果连续两次同方向超出均值 ±2s 的界限，提示系统误差，判定为失控；

R_{4s} 规则：当日同一项目一个水平质控结果超过均值 +2s，另一个水平质控结果超过均值 −2s，判定为失控；

4. 各室组长、质量监督员负责质控图、质控失控记录的审核，核对失控次数、处理次数、未处理次数与实际次数是否相符，未处理原因。组长和质量监督员应对当月室内质控数据的平均数、标准差、变异系数及累积变异系数进行评价，也要查看以往各月的平均数之间、标准差之间、变异系数之间是否有明显的变化。如发现有显著的变化，应查找原因。分析总结 SD、CV 是否合理，月均值波动是否在控等内容。质控图、质控失控记录如有不符合文件规定或不完善处，应返回仪器岗位人员重新整理打印上交。

三、室间质量评价

包括室间质量评价计划的制订、室间质评项目的确定、质评样品的接收、分发、检测、结果报送、结果回报后室间质评结果的分析以及不合格项的处理等，保证检验结果的准确性。参加室间质评的频次及要求：每个项目每年至少参加 2 次室间质评（EQA）/ 能力验证（PT）活动。优先选择参加获认可的能力验证提供者（如卫生部临检中心）的 EQA/PT 计划。当无获认可提供者提供的能力验证计划时，优先参加卫生系统权威机构（省部级、市级临检中心）提供的实验室间比对（省、市级室间质评）。

室间质评结果回报后由各室组长接收，并组织人员分析、总结，编写室间质评小结，制定不合格项目处理措施。若结果明显偏于一侧，提示存在系统误差，需根据实际情况观察或校准仪器，调整校准参数。重做原始质评样品，或校准品进行验证。由质量负责人审核后签字，保存在各检验室，年底整理后交文档管理员存档。各室专业组长负责本检验室室间质评年度总结报告，质量保证监督组长审核，上报质量负责人批准。质量监督员监督本检验室质评样品的接收、分发、检测、结果报送、质评报告总结、整改等过程。

（一）室间质评结果分析方法

标准化评估室间质评结果，以"Z 比分数"，即 SDI（标准差指数）来表示。

1. 计算方法　SDI =（本室测定值 - 同组的均值）/ 同组的标准差

2. 评估　$0 < | \text{SDI} | < 2$，室间质评结果满意；

　　　　　　$2 < | \text{SDI} | < 3$，室间质评结果有问题；

　　　　　　$3 < | \text{SDI} |$，室间质评结果不满意，必须查找问题根源，以采取适当的纠正措施。

3. 调查后无法解释的原因：

随机误差：在排除所有可确定来源误差后，单个不合格结果可能属于随机误差，特别是在重复分析结果为可接受时。在这种情况下不应采取纠正措施，因为这种措施可能实际上增加进一步不可接受结果概率。

系统误差：在对个别不可接受结果重复分析后仍为不可接受时，该结果不可能属于随机误差。如果两个或两个以上结果是不可接受的，两个结果以相同方向偏移，则可能为系统误差。对分布在平均值两侧的重复不可接受结果表示实验室方法不够精密。以相同方向偏移的多个不可接受结果表示系统误差，其与方法问题（如校准、设备设置不正确）或干扰物质有关。

（二）EQA 结果帮助判断系统误差或随机误差

1. 应用质量控制多规则（$\bar{X}$1.5SDI、R3SDI、$5_{\bar{x}}$ + 150%TEA）来分析评价 PT 结果是否存在系统误差或随机误差。

2. EQA 质量控制多规则的解释及意义：

$\bar{X}$1.5SDI：5 份 EQA 样本平均 SDI 的绝对值超过 1.5，提示系统误差；

R3SDI：5 份 EQA 样本任何 2 份样本 SDI 之差＞3，提示随机误差；

$5_{\bar{x}}$ + 150%TEA：5 份 EQA 样本测定结果在均值一侧，其中 1 份结果的偏差超过 TEa 的 50%，提示系统误差。

（三）利用 EQA 结果选择室内质控规则

1. 利用 6Σ 规则来选择室内质控规则

2．计算方法：$\Sigma = [TEa-Bias]/CV$

注：TEa 指本室该项目允许总误差；Bias 指 5 个室间质评样本绝对偏差的均值；CV 指该项目累积 CV（3 个月或 6 个月）。

3．评价标准

$\geq 6\Sigma$：分析系统很好控制，室内质控的质控规则可以采用 $1_{3.5S}$

4Σ-6Σ：分析系统相对能较好地控制，室内质控的质控规则可以采用 1_{3S} 和 2_{2S}

3Σ-4Σ：分析系统要求统计与非统计质量控制相结合，室内质控的质控规则可以采用多质控规则 1_{3S}、2_{2S}、R_{4S}

$\leq 3\Sigma$：分析系统较难控制，可能需要更换试剂或进一步调整

（四）室间质评结果分析评价应注意的问题，EQA 有一定局限性，EQA 方案仅侧重于分析过程（测量程序），而不是实验室分析前或后的过程。EQA 不能检出实验室所有分析问题。各专业组可根据具体情况选择是否使用上述规则。EQA 不适于用作实验室质量评估的唯一方法，而只是实验室质量测定的一部分。单个不合格结果并不必然表示实验室就存在问题。

第六节　体外放射分析的临床应用

体外放射分析技术检测一般化学方法难以准确定量的激素、酶、神经介质、配体、受体、药物以及核酸、蛋白质等人体内极微量的生物活性物质。随着临床工作发展的需要与新兴技术的交叉融合应用，酶联免疫吸附试验（ELISA）、化学发光免疫测定（CLIA）、电化学发光免疫测定（ECLIA）和时间分辨荧光免疫测定（TrFIA）等一批非放射性标记的免疫分析方法应运而生，其快速、稳定、自动化程度高的技术特性极大地推动了体外分析方法的发展。目前检测项目已经超过千种，临床中常用的检测项目及临床意义见下表。由于每个临床实验室所用的方法、仪器、试剂不尽相同，正常参考值也会随之改变，故本附表未附正常参考值范围，临床医生应根据各个检测项目的实际情况进行分析评价。

项目		临床意义
甲状腺激素和甲状腺功能相关测定		
三碘甲腺原氨酸	T_3，TT_3	甲状腺功能亢进症的诊断和治疗监测；甲状腺功能减退症的诊断和治疗监测；非甲状腺疾病引起低 T_3、T_4 综合征
甲状腺素	T_4，TT_4	同 T_3，对轻型和早期甲状腺功能亢进不如 T_3 灵敏，对甲状腺功能减退早期的诊断优于 T_3；易受其他蛋白质及某些药物影响
游离三碘甲腺原氨酸	FT_3	同 T_3，不受血中甲状腺球蛋白（TBG）浓度的影响，比 T_3、T_4 更准确反映甲状腺功能；应用糖皮质激素、苯妥英钠、多巴胺等药物治疗时可出现 FT_3 降低
游离甲状腺素	FT_4	同 FT_3，对甲状腺功能减退早期的诊断优于 FT_3；重症感染发热、危重患者可见 FT_4 升高，部分肾病综合征患者可见 FT_4 降低
促甲状腺激素	TSH	判断甲状腺功能最重要的指标之一，较 FT_3、FT_4 更敏感，可诊断亚临床甲状腺功能亢进症或亚临床甲状腺功能减退症；新生儿甲状腺功能减退症筛查的指标
甲状腺球蛋白抗体	TGAb	升高常见于甲状腺功能紊乱的患者，如慢性淋巴细胞浸润性甲状腺炎患者（病程监测和鉴别诊断），Graves 病患者，亦可见于非甲状腺自身免疫性疾病，如 1 型糖尿病、艾迪生病、恶性贫血、部分甲状腺瘤、甲状腺癌及健康个体

续表

项目		临床意义
甲状腺过氧化物酶抗体	TPOAb	升高见于慢性自身免疫性甲状腺疾病，但阴性结果不能排除该病。绝大多数的慢性淋巴细胞浸润性甲状腺炎或先天性黏液腺瘤患者、Graves 病患者，少部分分化型甲状腺癌患者及健康个体
促甲状腺激素受体抗体	TRAb	监测 Graves 病治疗、复发及停药的指标；自身免疫性甲状腺功能亢进症的诊断、毒性结节性甲状腺肿的鉴别诊断
甲状腺球蛋白	Tg	增高见于所有类型的甲状腺功能亢进症、甲状腺结节患者；对监测甲状腺癌复发有很大的价值；对亚急性甲状腺炎的辅助诊断。降低见于甲状腺完全缺失、发育不全等

肿瘤标记物检测

项目		临床意义
癌胚抗原	CEA	各种消化道肿瘤、肺癌、肝癌、乳腺癌、泌尿及妇科恶性肿瘤等的诊断、复发、预后判断和疗效观察；良性肿瘤、炎症、退行性疾病及吸烟者
甲胎蛋白	AFP	原发性肝癌的诊断和疗效监测；生殖系统的非精原细胞瘤；内胚层分化器官的良性疾病，如肝炎、肝硬化、肠炎、遗传性酪氨酸血症等；怀有患病胎儿的母亲
糖类抗原 125	CA125	主要用于上皮性卵巢癌与子宫内膜癌的诊断及疗效监测；乳腺癌、消化道肿瘤、恶性肿瘤引起的腹水及卵巢囊肿、子宫内膜异位、肝等良性疾病时也可增高
糖类抗原 199	CA199	升高主要见于胰腺癌、胆管癌、结肠癌、胃癌等恶性消化系统肿瘤；卵巢上皮性肿瘤、卵巢黏液性囊腺瘤、子宫内膜癌及宫颈管腺癌可有增高；胰腺炎、胆石症、肝炎、肝硬化等良性疾病也可轻度增高
糖类抗原 153	CA153	乳腺癌的诊断及复发监测；增高亦可见于肺癌、卵巢癌、结肠癌、肝癌等恶性肿瘤，某些良性乳腺疾病及卵巢非肿瘤疾病
糖类抗原 724	CA724	对胃癌具有较高的敏感性和特异性；增高亦可见于结直肠癌、黏液样卵巢癌以及风湿病、卵巢囊肿等良性疾病
细胞角蛋白 19	CYFRA21-1	主要用于监测非小细胞肺癌的病程；个别良性肝疾病、肾首选标志物，可用于诊断轻度增高
神经细胞特异性烯醇化酶	NSE	增高见于患有神经内分泌肿瘤的患者；小细胞肺癌、神经母细胞瘤尤为明显，嗜铬细胞瘤、胰岛细胞瘤、甲状腺髓样癌和黑色素瘤亦可见增高
总前列腺特异性抗原	TPSA	前列腺癌的筛查、诊断、判断预后及疗效监测，前列腺增生 PSA 可轻度增高，需测定 FPSA 进行鉴别；随年龄增长而增加，前列腺的任何损伤都可引起增高
游离前列腺特异性抗原	FPSA	前列腺癌患者游离 / 总比值明显较前列腺增生患者低
人附睾蛋白 4	HE4	用于辅助临床卵巢癌的早期诊断、鉴别诊断、治疗检测和预后评估；子宫内膜癌和呼吸系统肿瘤也增高
β_2 微球蛋白	β_2-MG	肾小球功能受损、恶性肿瘤（如原发性肝癌、肺癌、骨髓瘤等），自身免疫性疾病（如系统性红斑狼疮、溶血性贫血）时增高
胃泌素释放肽前体	Pro-GRP	神经内分泌肿瘤时增高，如小细胞肺癌、类癌、甲状腺髓样癌等；肾功能异常可出现增高
鳞状细胞癌抗原	SCC	鳞状上皮癌时增高，如宫颈鳞癌、肺鳞癌、食管鳞癌、头颈鳞癌、皮肤癌等

续表

项目		临床意义
糖类抗原 50	CA50	各种上皮细胞癌（肺癌、肝癌、卵巢癌、子宫癌、胰腺癌、胆囊癌）的诊断及疗效监测
糖类抗原 242	CA242	对腺癌的检出率高，如胰腺癌、胆管癌、结肠癌、直肠癌、乳腺癌、肺癌等
组织多肽抗原	TPA	升高主要见于恶性肿瘤，如肺癌、膀胱癌、前列腺癌、乳腺癌、卵巢癌等；一些良性疾病，如急性肝炎、胰腺炎等也可见增高
降钙素	hCT	诊断甲状腺髓样癌，早期诊断小细胞肺癌，异源性降钙素综合征的辅助诊断。甲亢时异常增高，判断肾功能、钙磷代谢
前列腺酸性磷酸酯酶	PAP	前列腺癌时明显升高，可用于前列腺癌的疗效监测及预后判断
性激素		
人类尿促性素	FSH	常与 LH 联合测定来判断下丘脑 - 垂体 - 性腺轴的功能状态，两者均增高见于卵巢功能早衰、性腺发育不全、垂体促性腺激素细胞腺瘤、性早熟等，男子患无精症时 FSH 水平降低
人类黄体生成素	LH	同上；月经中期 LH 快速增高刺激排卵，LH 峰后 14 ～ 28 小时排卵
雌二醇	E20	检测下丘脑 - 垂体 - 性腺轴的指标之一，主要用于青春期前内分泌疾病、卵泡成熟度评价、检测排卵等；增高多见于肾上腺皮质增生或肿瘤、睾丸肿瘤、卵巢肿瘤、正常及异常妊娠、无排卵功能性子宫出血、男性乳腺增生症、肝硬化等；降低多见于下丘脑病变腺垂体功能减退、原发或继发性卵巢功能障碍、皮质醇增多症等
孕酮	PRO	增高见于葡萄胎、轻度妊娠高血压病、妊娠期糖尿病、多胎妊娠、卵巢颗粒细胞瘤等；降低见于黄体酮生成障碍或功能不良、多囊卵巢综合征、无排卵型功能失调、妊娠期胎盘功能不良等疾病
睾酮	TES	男性增高见于先天性肾上腺增生症、睾丸良性间质细胞瘤及下丘脑 - 垂体 - 睾丸轴异常；女性增高见于雄激素综合征、多囊卵巢综合征、间质泡膜增生症、先天性肾上腺增生症、卵巢肿瘤等；男性减低见于生殖功能障碍、垂体功能障碍、泌乳素过高症、肝硬化等
游离睾酮	F-TES	同上
泌乳素	PRL	病理增高见于下丘脑疾病、甲状腺功能减退、肾衰竭等；产后和新生儿生理性增高；多种药物导致 PRL 增高
游离雌三醇	FE3	检测胎盘功能、监护高危妊娠等
总人绒膜促性腺激素 b 亚单位	β-HCG	诊断早期妊娠的常用指标；也是辅助诊断胎盘滋养细胞和生殖细胞肿瘤和睾丸肿瘤的重要指标，葡萄胎、绒毛膜癌、肝毛细胆管癌、卵巢癌、睾丸癌、胰腺癌和精原细胞癌等都有增高
硫酸脱氢表雄酮	DHEA-S	用于库欣综合征、肾上腺疾病、高泌乳素血症、多囊卵巢综合征等疾病的辅助诊断
性腺结合球蛋白	SHBG	升高见于老年男性、甲状腺功能亢进、肝硬化、妊娠状态、口服避孕药或抗癫痫药物等；减低见于甲状腺功能减退、多囊卵巢综合征、库欣综合征、高泌乳素血症、多毛症等疾病
骨代谢		
骨钙素	N-MID	升高主要见于儿童生长期、骨质疏松症、原发性或继发性甲旁亢、Paget 病、畸形性骨炎、骨转移癌、肾功能不全等。降低主要见于甲状旁腺功能减退、甲状腺功能减退、长期应用肾上腺皮质激素治疗等

续表

项目		临床意义
β胶原降解产物	β-CTx	β-CTx血清浓度升高提示骨骼处于高代谢状态，破骨细胞活动的增强，常见于骨质疏松症、Paget病等
总Ⅰ型胶原氨基段延长肽	PINP	反映Ⅰ型胶原的沉积情况，是新骨形成的特异性指标，升高常见于儿童发育期、骨质疏松症、原发性或继发性甲旁亢、骨转移癌等。
25羟基维生素D	25-OHVD	升高主要见于维生素D中毒。降低主要见于佝偻病、骨软化症、骨质疏松、肾性骨病、继发性甲状旁腺功能亢进症等
细胞因子		
白细胞介素-1β	IL-1β	免疫调节作用，增高时诱导肝脏急性期蛋白合成，引起发热和恶病质；降低时协同刺激APC和T细胞活化，促进B细胞增殖和分泌抗体
白细胞介素-6	IL-6	具有调节免疫应答、急性期反应以及造血等功能。升高主要见于自身免疫性疾病、器官移植排斥反应、急性感染、淋巴瘤、艾滋病、酒精性肝病等疾病
白细胞介素-8	IL-8	有很强的促血管生成作用。白细胞介素-8在小支气管炎、囊性纤维化的发病中起重要作用
白细胞介素-10	IL-10	机体重要的免疫调节因子。升高主要见于多种自身免疫性疾病、器官移植排斥反应、严重感染性疾病、部分肿瘤等
肿瘤坏死因子	TNF	具有介导抗肿瘤及调节机体的免疫等功能，同时也是炎症反应介质之一。升高主要见于脓毒败血症及感染性肺炎等严重炎性疾病、自身免疫性疾病、移植排斥反应、肿瘤等
糖代谢		
胰岛素	INS	糖尿病分型、治疗及预后判断；胰岛细胞瘤的诊断
C肽	CP	糖尿病分型、治疗及预后判断，指导胰岛素治疗，使用胰岛素治疗的患者胰岛细胞功能判断
胰高血糖素	GLU	增高见于糖尿病、饥饿状态、急性胰腺炎、高渗透压状态、AMI、低血糖反应、外科手术、应激状态、肝硬化、肾功能不全。降低见于胰腺摘除、重症慢性胰腺炎、垂体功能减低症、不稳定型糖尿病、胰高血糖素缺乏症
胰岛素原	Pro-INS	增高见于糖尿病、胰岛β细胞瘤、家族性高胰岛素血症、慢性肾功能不全、甲状腺功能亢进患者
肝纤维化		
透明质酸	HA	主要在肝内代谢，是反映肝病变程度和肝纤维化程度最敏感、最可靠的指标。增高见于：急性肝炎、慢性迁延性肝炎轻度增高；慢性活动性肝炎显著增高；肝硬化极度增高；肝癌、肺癌、慢性肾炎及慢性肾功能不全也可增高
层粘蛋白	LN	血清LN水平常于Ⅳ型胶原、HA等相平行，在肝纤维化尤其门脉高压诊断方面有重要价值。另外还发现LN与肿瘤浸润转移、糖尿病等有关。
Ⅲ型前胶原	PⅢP	与肝炎症，坏死和肝纤维化有关，肝硬化患者明显升高
Ⅳ型前胶原	PIVP	增高程度与肝硬化的程度相关
肾上腺和肾		
血管紧张素Ⅰ	AI	高血压疾病机制研究。增高主要见于肾性高血压；降低主要见于醛固酮增多症

项目		临床意义
血管紧张素 II	AII	同上
皮质醇	COR	判断肾上腺皮质功能、垂体功能。增高见于库欣综合征、肾上腺肿瘤、应激、妊娠、服用避孕药等；减低见于肾上腺皮质功能减退症等
促肾上腺皮质激素	ACTH	升高见于原发性肾上腺皮质功能减退症，先天性肾上腺皮质增生，肿瘤等异源性分泌，库欣综合征等；降低见于继发性肾上腺皮质功能减退症，肾上腺皮质肿瘤，医源性 ACTH 降低等
直接肾素	Ren	增高主要见于继发性醛固酮增多症、艾迪生病、低钠饮食及利尿剂管理、慢性肾衰、原发性高血压、低钾血症、巴特氏综合征、肾动脉狭窄等；降低主要见于原发性醛固酮增多症、抗利尿激素治疗等
醛固酮	ALD	增高主要见于原发性醛固酮增多症，肾性高血压，肾病综合征等；降低主要见于希恩综合征，艾迪生病等
垂体		
人胎盘催乳素	HPL	增高主要见于闭经 - 溢乳综合征、垂体病变、甲状腺功能亢进、库欣综合征、双卵双胎、巨大儿、过期妊娠、恶性肿瘤等；减低主要见于原发性不孕症、过期妊娠先兆流产、多囊卵巢综合征、功能性子宫出血、全垂体功能低下、胎盘老化、死胎、葡萄胎、绒毛膜癌等
促红细胞生成素	EPO	降低见于肾性贫血患者；增高见于再生障碍性贫血和骨髓造血功能不全患者
生长激素	HGH	内源性垂体生长激素分泌不足而引起的生长障碍、躯体矮小的侏儒症、矮小病患儿。尚可用于治疗烧伤、骨折、创伤、出血性溃疡、肌肉萎缩症、骨质疏松等疾病
其他		
甘胆酸	GC	增高见于急性肝炎、慢性活动性肝炎、原发性肝癌、肝硬化、慢性迁延肝病患者
胃蛋白酶原 I	PGI	检测胃泌酸腺细胞功能的指标，胃酸分泌增多 PGI 升高，分泌减少或胃黏膜腺体萎缩 PGI 降低
胃蛋白酶原 II	PGII	与胃底黏膜病变的相关性较大（相对于胃窦黏膜），其升高与胃底腺管萎缩、胃上皮化生或假幽门腺化生、异型增殖有关
胰岛素样生长因子 -1	IGF-1	增高主要见于卵巢癌、结直肠癌、前列腺癌等肿瘤；减低主要见于糖尿病、肝硬化、蛋白性营养不良、骨质疏松、创伤应激性反应、AIDS 等。
甲状旁腺激素	PTH	升高见于原发性甲状旁腺功能亢进及继发性甲状旁腺功能亢进
叶酸	FA	巨幼细胞性贫血、溶血性贫血、白血病时减低
维生素 B12	vit B12	减低见于巨幼细胞性贫血

（张延军　王爱辉　陆　陟　李　敬）

小 结 ··

　　本章节共通过6小节全面地介绍了体外放射分析技术的创建、发展、原理、基本技术及临床应用，其中详细阐述放射免疫分析法的基本原理，免疫放射分析法的基本原理，放射免疫分析法的基本条件、临床应用，同时介绍了放射免疫分析和免疫放射分析这两种方法的比较，并阐述其他体外放射分析及非放射性标记免疫分析，其中详尽介绍放射免疫分析法与免疫放射分析法的主要区别，常用体外分析项目和临床意义，对临床工作有重要的指导作用，在章节的最后介绍 ISO15189 质量控制体系，这是保证体外分析结果准确的必备条件。

··

思考题

病例分析

　　1．放射免疫分析基本原理和基本条件。
　　2．放射免疫分析与免疫放射分析的主要不同点是什么？
　　3．患者女性，39岁。颈部疼痛、乏力、伴低热半个月，检查结果 T_3、T_4 升高，摄 ^{131}I 率降低，甲状腺核素显像示核素摄取明显减低（图13-5），请问该患者最可能的临床诊断是什么？根据是什么？

中英文专业词汇索引

参考文献

1. Abidov A, Germano G, Hachamovitch R, et al. Gated SPECT in assessment of regional and global left ventricular function: an update [J]. J Nucl Cardiol, 2013, 20: 1118-1143.

2. Agool A, Glaudemans A W, Boersma H H, et al. Radionuclide imaging of bone marrow disorders [J]. Eur J Nucl Med Mol imaging, 2011, 38 (1): 166-178.

3. Hassanein A H, Maclellan R A, Grant F D, et al. Diagnostic Accuracy of Lymphoscintigraphy for Lymphedema and Analysis of False-Negative Tests [J]. Plast Reconstr Surg Glob Open, 2017, 5 (7): e1396.

4. Maurer A H. Gastrointestinal Motility, Part 1: Esophageal Transit and Gastric Emptying [J]. J Nucl Med Technol, 2016, 44 (1): 1-11.

5. Ambrosini V, Nanni C, Fanti S. The use of gallium-68 labeled somatostatin receptors in PET/CT imaging [J]. PET Clin, 2014, 9 (3): 323-329.

6. Warren A G, Brorson H, Borud L J, et al. Lymphedema: a comprehensive review [J]. Annals of Plastic Surgery, 2007, 59 (4): 464-472.

7. Araki Y, Sakaguchi R. Synchronous oncocytoma and Warthin's tumor in the ipsilateral parotid gland [J]. Auris Nasus Larynx, 2004, 31 (1): 73-78.

8. Ballinger J R. Theranostic radiopharmaceuticals: established agents in current use [J]. Br J Radiol, 2018, 91 (1091): 20170969.

9. Burnand K M, Glass D M, Mortimer P S, et al. Lymphatic dysfunction in the apparently clinically normal contralateral limbs of patients with unilateral lower limb swelling [J]. Clin Nucl Med, 2012, 37 (1): 9-13.

10. Davidson R and Wilcox C S. Diagnostic usefulness of renal scanning after angiotensin converting enzyme inhibitors [J]. Hypertension, 1991, 18 (3): 299-303.

11. Milenic D E, Baidoo K E, Kim Y S, et al. Evaluation of cetuximab as a candidate for targeted α-particle radiation therapy of HER1-positive disseminated intraperitoneal disease [J]. MAbs, 2015, 7 (1): 255-264.

12. Donohoe K J, Henkin R E, Royal H D, et al. Procedure guideline for bone scintigraphy: 1.0. Society of Nuclear Medicine [J]. J Nucl Med, 1996, 37 (11): 1903-1906.

13. Fendler F, Eiber M, Beheshti M, et al. ^{68}Ga-PSMA PET/CT: Joint EANM and SNMMI procedure guideline for prostate cancer imaging: version 1.0 [J]. Eur J Nucl Med Mol Imaging, 2017, 44 (6): 1014-1024.

14. Flotats A, Carrio I. Cardiac neurotransmission SPECT imaging [J]. J Nucl Cardiol, 2004, 11 (5): 587-602.

15. Gabriel M, Decristoforo C, Kendler D, et al. ^{68}Ga-DOTA-Tyr3-octreotide PET in neuroendocrine tumors: comparison with somatostatin receptor scintigraphy and CT [J]. J

Nucl Med, 2007, 48 (4): 508-518.

16. Iagaru A, Young P, Mittra E, et al. Pilot prospective evaluation of ^{99m}Tc-MDP scintigraphy, ^{18}F-NaF PET/CT, ^{18}F-FDG PET/CT and whole-body MRI for detection of skeletal metastases [J]. Clin Nucl Med, 2013, 38 (7): e290-296.

17. Kraeber-Bodéré F, Barbet J, Chatal J F. Radioimmunotherapy: from current clinical success to future industrial breakthrough? [J]. J Nucl Med, 2016, 57 (3): 329-331.

18. Ziessman H A, O'Malley J P, Thrall J H. Nuclear Medicine: the requisites [M]. Philadelphia, PA: Elsevier Mosby, 2014.

19. Henze M, Schuhmacher J, Hipp P, et al. PET imaging of somatostatin receptors using [^{68}Ga] DOTA-D-Phe1-Tyr3-octreotide: first results in patients with meningiomas [J]. J Nucl Med, 2001, 42 (7): 1053-1056.

20. Li Q, Zhang C L, Fu Z L, et al. Development of formulae for accurate measurement of the glomerular filtration rate by renal dynamic imaging [J]. J Nucl Med Commun, 2007, 28 (5): 407-513.

21. Lindner J R, Link J. Molecular imaging in drug discovery and development [J]. Circ Cardiovasc Imaging, 2018, 11 (2): e005355.

22. Ma Y C, Zuo L, Zhang C L, et al. Comparison of ^{99m}Tc-DTPA renal dynamic imaging with modified MDRD equation for glomerular filtration rate estimation in Chinese patients in different stages of chronic kidney disease [J]. Nephrol Dial Transplant, 2007, 22 (2): 417-423.

23. Mattsson S, Johansson L, Leide S S, et al. Radiation dose to patients from radiopharmaceuticals: A compendium of current information related to frequently used substances [J]. Ann ICRP, 2015, 44 (2 suppl): 7-321.

24. Merlet P, Benvenuti C, Moyse D, et al. Prognostic value of MIBG imaging in idiopathic dilatrd cardiomyopathy [J]. J Nucl Med, 1999, 40 (6): 917-923.

25. Metser U, Miller E, Lerman H, et al. ^{18}F-FDG PE T /C T in the evaluation of adrenal masses [J]. J Nucl Med, 2006, 47 (1): 32-37.

26. Morozumi T, Kusuoka H, Fukuchi K, et al. Myocardial iodine-123- metaiodobenzylguanidine images and autonomic nerve activity in normal subjects [J]. J Nucl Med, 1997, 38 (1): 49-52.

27. Nakajima K, Matsumoto N, Kasai T, et al. Normal values and standardization of parameters in nuclear cardiology: Japanese Society of Nuclear Medicine working group database [J]. Ann Nucl Med, 2016, 30 (3): 188-199.

28. Phillips J J, Straiton J, Staff R T. Planar and SPECT ventilation/perfusion imaging and computed tomography for the diagnosis of pulmonary embolism: A systematic review and meta-analysis of the literature, and cost and dose comparison [J]. Eur J Radiol, 2015, 84 (7): 1392-1400.

29. Recommended methods for measurement of red-cell and plasma volume: International Committee for Standardization in Haematology [J]. J Nucl Med, 1980, 21 (8): 793-800.

30. Saboury B, Salavati A, Brothers A, et al. FDG PET/CT in Crohn's disease: correlation of quantitative FDG PET/CT parameters with clinical and endoscopic surrogate markers of disease activity [J]. Eur J Nucl Med Mol Imaging, 2014, 41 (4): 605-614.

31. Segall G，Delbeke D，Stabin M G，et al. SNM practice guideline for sodium ^{18}F-fluoride PET/CT bone scans 1.0 [J]. J Nucl Med，2010，51 (11)：1813-1820.

32. Soo J K，Bicanic TA，Heenan S，et al. Lymphatic abnormalities demonstrated by lymphoscintigraphy after lower limb cellulitis [J]. Br J Dermatol，2008，158 (6)：1350-1353.

33. Strosberg J，El-Haddad G，Wolin E，et al. Phase 3 Trial of ^{177}Lu-Dotatate for Midgut Neuroendocrine Tumors [J]. N Engl J Med，2017，376 (2)：125-135.

34. Stubbs M，Chan K，McMeekin H，et al. Incidence of a single subsegmental mismatched perfusion defect in single-photon emission computed tomography and planar ventilation/perfusion scans [J]. Nucl Med Commun，2017，38 (2)：135-140.

35. Thrall J H，Ziessman H A. Nuclear Medicine：The Requisites [M]. 2nd ed. Philadelphia，PA：Elsevier Mosby，2000.

36. Szuba A，Shin W S，Strauss H W，et al. The third circulation：radionuclide lymphoscintigraphy in the evaluation of lymphedema [J]. J Nucl Med，2003，44 (1)：43-57.

37. Virgolini I，Ambrosini V，Bomanji J B，et al. Procedure guidelines for PET/CT tumour imaging with ^{68}Ga-DOTA-conjugated peptides：^{68}Ga-DOTA-TOC，^{68}Ga-DOTA-NOC，^{68}Ga-DOTA-TATE [J]. Eur J Nucl Med Mol Imaging，2010，37 (10)：2004-2010.

38. Wang R F，Pang X X. New Nuclear Imaging Techniques and Clinical Applications [J]. Curr Trends Clin Med Imaging，2017，1 (3)：555-562.

39. Wang X J，Yang Z，Lin B H，et al. Technetium-99m-labeled rituximab for use as a specific tracer of sentinel lymph node biopsy：a translational research study [J]. Oncotarged，2016，7 (25)：38810-38821.

40. Zhao Y Y，Wang Q. Bone uptake of Tc-99m MIBI in patients with hyperparathyroidism [J]. Ann Nucl Med，2014，28 (4)：349-355.

41. 陈跃，赵军，吴湖炳，等. ^{18}F-NaF PET/CT 骨显像操作指南 [J]. 中华核医学与分子影像杂志，2016，36 (1)：76-78.

42. 邸丽娟，张建华，王荣福，等. ^{18}F-FDG PET/CT 在多发性骨髓瘤临床分期及评价病灶代谢活性中的应用 [J]. 中华核医学与分子影像杂志，2017，37 (1)：86-89.

43. 杜毓菁，王荣福. 全景 PET/CT 的研究进展及轴向视场的新突破 [J]. CT 理论与应用研究，2018 (05)：675-682.

44. 郭妍妍，刘雅娟，王琳，等. 功能化高分子脂质体包裹的纳米金颗粒作为新型 CT 造影剂的初步研究 [J]. 中国生化药物杂志，2017，31 (4)：5-8.

45. 郭翌，周世崇，余锦华，等. 影像组学的前沿研究与未来挑战 [J]. 肿瘤影像学，2017，26 (2)：81-90.

46. 郝科技，王荣福. PET/MR 在脑神经系统疾病中的应用现状及展望 [J]. 中国医学装备杂志，2017，14 (4)：13-16.

47. 霍焱，王荣福. ^{18}F 标记正电子药物研究现状与进展 [J]. 核化学与放射化学，2015，37 (5)：376-380.

48. 蒋宁一，匡安仁，谭建，等. ^{131}I 治疗 Graves 甲亢专家共识（2010 年）[J]. 中华核医学杂志，2010，30 (5)：346-351.

49. 康磊，徐小洁，范岩，等. ^{18}F-FDG PET/CT 在不明原因发热中的诊断价值 [J]. 北京大学学报（医学版），2015，47 (1)：175-180.

50. 李小东，郑广钧，徐勇，等. 影像引导提高粒子植入治疗增益比的质量保证 [J]. 中华核医学与分子影像杂志，2018，38（1）：22-28.

51．李建红，申强，任喜凤，等．双能 X 射线骨密度仪的临床应用现状及进展［J］．中国医学装备杂志，2017，14（4）：27-31.

52．刘志翔，李广宙，张艳华，等．$^{99m}TcO_4^-$ 与 ^{99m}Tc-MAA 输卵管显像检测输卵管功能［J］．中华核医学杂志，2009，29（4）：237.

53．闵锐．低剂量低剂量率电离辐射生物效应［J］．辐射研究与辐射工艺报，2014，32（6）：1-9.

54．庞小溪，霍焱，王荣福．精准医学的核医学分子时代（专论）［J］．标记免疫与临床，2016，23（10）：1119-1122.

55．孙丽昕，王荣福．分化型甲状腺癌术后 ^{131}I 治疗的研究进展—对比 2015 年与 2009 年美国甲状腺协会《成人甲状腺结节与分化型甲状腺癌诊治指南》［J］．肿瘤学，2016，22（11）：875-879.

56．王强，王荣福．PET/MR 研究进展［J］．中国医学影像技术杂志，2011，27（11）：2361-2364.

57．王荣福．分子核医学应用进展［J］．中国临床影像杂志，2008，19（8）：585-590.

58．王荣福．细胞凋亡的分子功能显像（专论）［J］．中华核医学杂志，2006，26（3）：135-136.

59．王荣福，于明明．PET/CT 在肿瘤的临床应用价值［J］．肿瘤学杂志，2009，15（1）：73-75.

60．王荣福，李险峰，王强．SPECT/CT 的最新应用进展［J］．CT 理论与应用研究，2012，21（（3）：577-582.

61．王荣福，陈雪祺．PET/CT 在消化系肿瘤应用的现状与进展［J］．世界华人消化杂志，2016，24（35）：4652-4659.

62．王荣福，陈雪祺．核素示踪技术在胃肠功能评价的临床应用研究及进展［J］．世界华人消化杂志，2017，25（26）：2315-2321.

63．王荣福，庞小溪，刘敏，等．^{99m}Tc-GSA 肝受体显像在肝功能评估临床研究应用及进展［J］．世界华人消化杂志，2017，25（21）：1903-1909.

64．翁丁虎，秦赛梅，安锐．实体瘤放射免疫治疗［J］．中华核医学与分子影像杂志，2018，38（2）：134-137.

65．吴茜，王荣福．放射性核素在分化型甲状腺癌诊疗中的应用现状和进展［J］．肿瘤学，2014，20（11）：904-907.

66．徐白萱，田嘉禾，张锦明，等．核素输卵管显像诊断不孕症的价值［J］．中国医学影像杂志，2000，（6）：442-443.

67．张春，王铁，马展鸿，等．肺通气/灌注显像在慢性血栓栓塞性肺动脉高压诊断中的临床价值［J］．中华核医学与分子影像杂志，2013，33（4）：254-257.

68．张建华，王荣福，范岩，等．核素全身骨显像在肾细胞癌患者术后随访中的应用价值［J］．重庆医学，2012，41（25）：2569-2571，2574.

69．张建华，李俊霞，刘静，等．核医学在炎症性肠病中的应用进展［J］．临床荟萃，2018，33（8）：645-649.

70．赵赟赟，王茜，李原，等．甲状旁腺功能亢进症患者甲状旁腺激素测定与 $^{99}Tc^m$-MIBI 显像［J］．中华核医学杂志，2011，31（4）：263-266.

71．赵靖，王荣福．血清 Tg 水平在分化型甲状腺癌诊疗进程中的临床价值［J］．肿瘤学，2016，22（11）：880-884.

72. 赵靖，王荣福. PET/CT 在急性白血病诊治中的临床应用进展 [J]. 肿瘤学杂志，2017，23（6）：464-469.

73. 中华医学会骨质疏松和骨矿盐疾病分会组织. 原发性骨质疏松症诊疗指南（2017）[J]. 中华骨质疏松和骨矿盐疾病杂志，2017，10（5）：413-443.

74. 中华医学会核医学分会. ^{131}I 治疗格雷夫斯甲亢指南（2013 版）[J]. 中华核医学与分子影像杂志，2013，33（2）：83-95.

75. 中华医学会核医学分会. ^{131}I 治疗分化型甲状腺癌指南（2014 版）[J]. 中华核医学与分子影像杂志，2014，34（4）：264-278.

76. 中华医学会内分泌学分会，中华医学会外科学分会内分泌学组，中国抗癌协会头颈肿瘤专业委员会，等. 甲状腺结节和分化型甲状腺癌诊治指南 [J]. 中华内分泌代谢杂志，2012，28（10）：779-797.

77. 祝安惠，王荣福. ^{99m}Tc-MDP 全身骨显像联合 MR 成像对骨转移瘤诊断的临床应用 [J]. 肿瘤学，2014，20（11）：881-888.

78. 祝安惠，王荣福. PET/CT 与全身骨显像诊断不同类型骨转移瘤的对比 [J]. 中国医学影像技术，2016，32（6）：944-948.

79. 朱承謨，史爱兰，张冀先，等. ^{51}铬红细胞寿命和体表测定在血液病中的应用 [J]. 上海第二军医大学学报，1989，9（1）：27-30.

80. 安锐，黄钢. 核医学 [M]. 3 版. 北京：人民卫生出版社，2016.

81. 北京协和医院. 核医学诊疗常规 [M]. 北京：人民卫生出版社，2012.

82. 韩建奎，王荣福. 核医学 [M]. 北京：人民卫生出版社，2009.

83. 卢倜章，秦明秀. 放射性核素治疗学 [M]. 天津：天津科学技术出版社，1994.

84. 马寄晓，刘秀杰，何作祥. 实用临床核医学 [M]. 3 版. 北京：中国原子能出版社，2012.

85. 黄钢. 核医学与分子影像临床操作规范 [M]. 北京：人民卫生出版社，2014.

86. 黄钢，李亚明. 核医学 [M]. 北京：人民卫生出版社，2016.

87. 黄钢，左书耀，陈跃. 影像核医学 [M]. 北京：人民卫生出版，2015.

88. 黄钢，申宝忠. 影像核医学与分子影像 [M]. 3 版. 北京：人民卫生出版社，2016.

89. 黄钢，王辉. 住院医师规范化培训核医学科示范案例 [M]. 上海：上海交通大学出版社，2016.

90. 金刚. 临床放射性核素治疗学 [M]. 哈尔滨：黑龙江科学技术出版社，1998.

91. 潘中允. 放射性核素治疗学 [M]. 北京：人民卫生出版社，2006.

92. 潘中允，屈婉莹，周诚，等. PET/CT 诊断学 [M]. 北京：人民卫生出版，2009.

93. 潘中允. 实用核医学 [M]. 北京：人民卫生出版社，2014.

94. 尚红，王毓三，申子瑜. 全国临床检验操作规程 [M]. 4 版. 北京：人民卫生出版社，2015.

95. 谭天秩. 临床核医学 [M]. 2 版. 北京：人民卫生出版社，2003.

96. 谭天秩. 临床核医学 [M]. 3 版. 北京：人民卫生出版社，2013.

97. 王荣福. PET/CT—分子影像学新技术应用 [M]. 北京：北京大学医学出版社，2011.

98. 王荣福. 核医学 [M]. 3 版. 北京：北京大学医学出版社，2013.

99. 王荣福，李少林. 核医学临床和教学参考书 [M]. 2 版. 人民卫生出版社，北京：2015.

100. 王荣福，安锐. 核医学 [M]. 9 版. 北京：人民卫生出版社，2018.

101. 王治国，临床检验质量控制技术 [M]. 2 版. 北京：人民卫生出版社，2008.

102. 于丽娟，樊卫. PET/CT 诊断学 [M]. 北京：人民卫生出版社，2009.

103. 中华人民共和国卫生部医政司. 核医学诊断与治疗规范 [M]. 北京：科学出版社，1997.

104. 中华医学会. 临床技术操作规范（核医学分册）[M]. 北京：人民军医出版社，2004.

105. 周前，屈婉莹. 中华影像医学影像核医学卷 [M]. 2 版. 北京：人民卫生出版社，2010.

彩　图

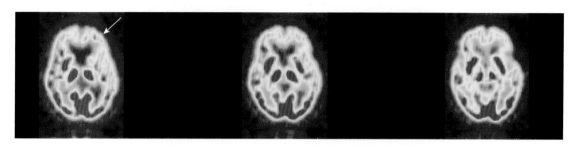

彩图 3-2　静息脑灌注影像：左额叶皮质灌注轻度降低

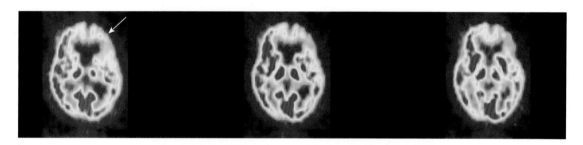

彩图 3-3　乙酰唑胺脑负荷试验：左额叶皮质灌注相对明显降低

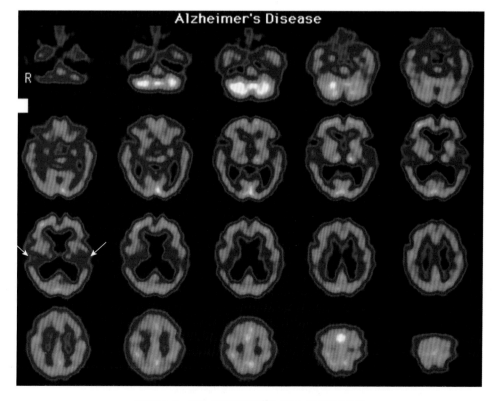

彩图 3-8　阿尔茨海默病 ^{18}F-FDG 脑代谢影像

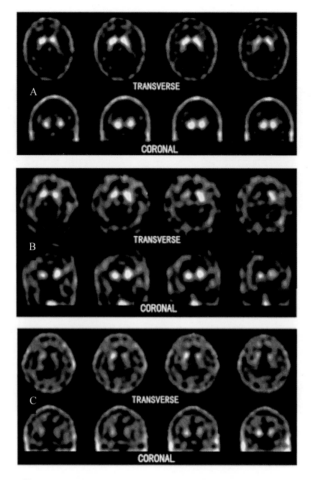

彩图 3-9 ^{99m}Tc-TRODAT-1 SPECT 脑多巴胺转运蛋白（DAT）断层图像

A. 正常人脑；B 和 C 分别为 1 级、1. 5 级 PD 患者脑。图像显示症状对侧的基底节（BG）

（B 为右侧 BG，C 为左侧 BG）受损较明显

TRANSVERSE：横断面；CORONAL：冠状面

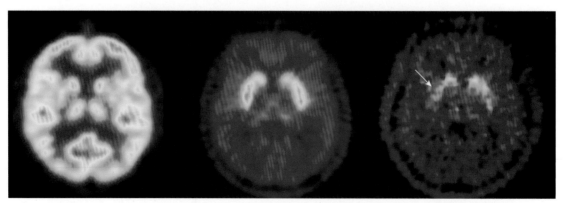

正常 ^{18}F-FDG 显像　　　　　正常人受体显像　　　　　PD 患者受体显像

彩图 3-10   多巴胺 D_2 受体显像

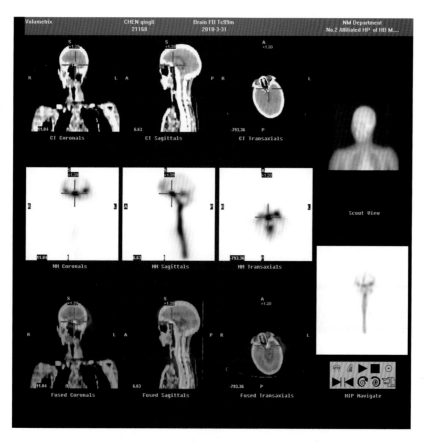

彩图 3-13　正常压力脑积液 SPECT/CT 融合显像

上排图为 CT 影像图，中排为核素显像图，下排为 SPECT/CT 融合影像图。

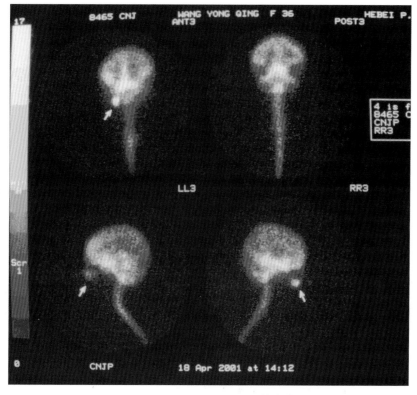

彩图 3-16　^{99m}Tc-DTPA 脑池影像，右侧中鼻甲部位鼻漏

左上：前位图；右上：后位图；左下：左侧位图；右下：右侧位图；箭头所示为鼻漏部位。

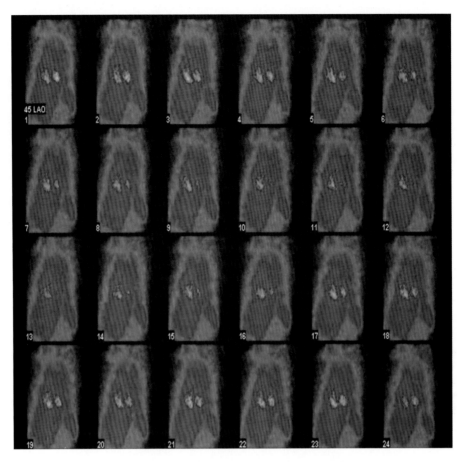

彩图 4-18　左前斜位心室心动周期系列影像

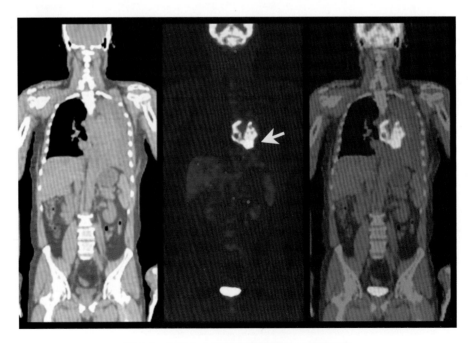

图 5-5　左肺中心型鳞癌并肺不张、胸腔积液

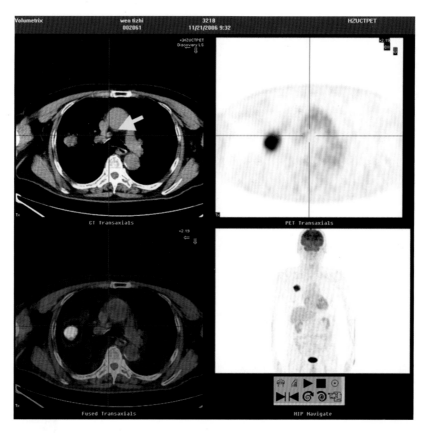

图 5-6　右肺鳞癌患者 CT 显示纵隔一枚淋巴结直径 1.0cm，PET 显示代谢不高，术后病理未见肿瘤转移

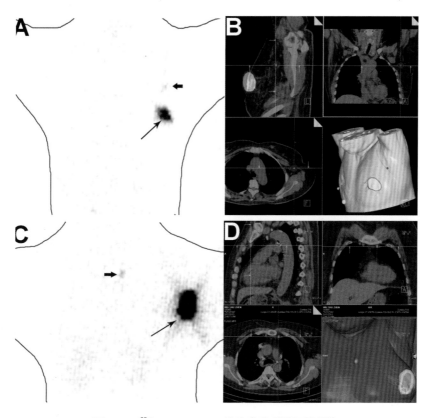

图 5-11　^{99m}Tc-rituximab 乳腺癌前哨淋巴结显像

A-B. 左侧腋窝前哨淋巴结平面及断层显像；C-D. 左侧腋窝内乳前哨淋巴结平面及断层显像

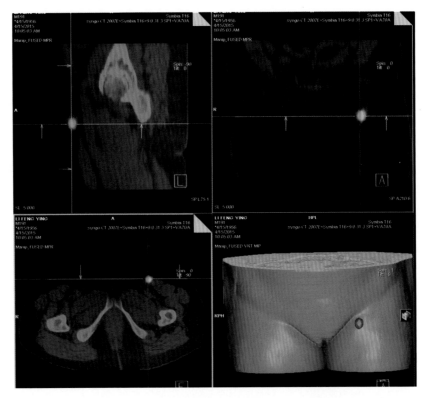

彩图 5-12 ^{99m}Tc-rituximab 黑色素癌 SLN 显像

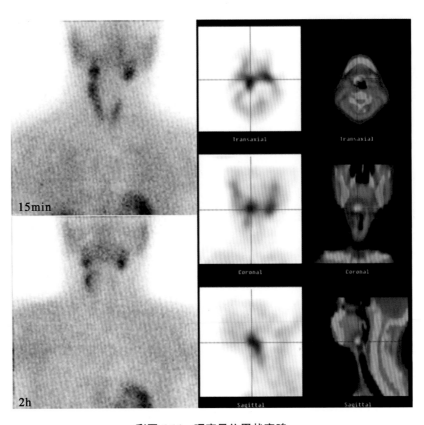

彩图 6-14 咽旁异位甲状旁腺

^{99m}Tc-MIBI 早期显像见右叶甲状腺上方异常放射性浓聚灶，延迟相行断层显像并与低剂量定位 CT 图像融合后见病灶位于咽部气管旁右侧。手术病理证实为甲状旁腺腺瘤。

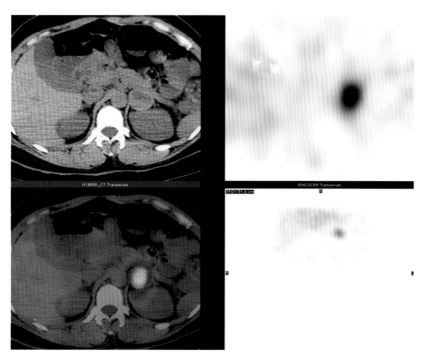

彩图 6-16　左肾上腺嗜铬细胞瘤断层显像与 CT 图像融合

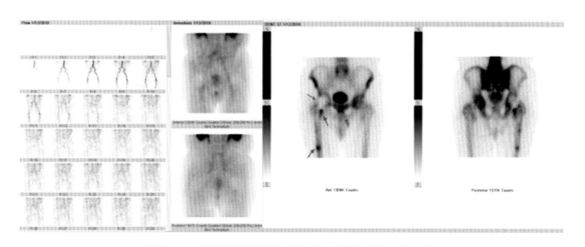

彩图 7-15　右髋关节置换术后假体无菌性松动骨三相影像

血流、血池相假体周围软组织未见明显异常放射性分布；延迟相图像示右髋关节置换术后股骨上端呈放射性缺损改变（蓝色箭头），右股骨小转子及股骨假体远端可见点片状放射性浓聚（红色箭头）。

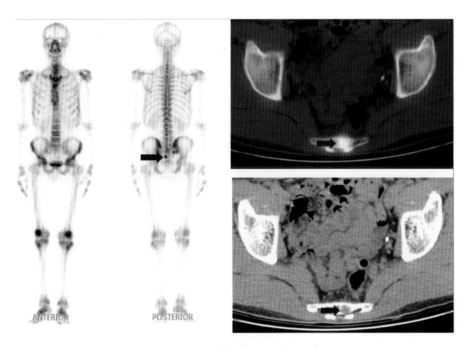

彩图 7-19　患者男性，63 岁。肺癌

骨显像（后位）示骶尾部局限性浓聚灶。右上骨盆 SPECT/CT 融合显像定位于骶 5 左份，且相应断层 CT 示局部溶骨性骨质破坏。

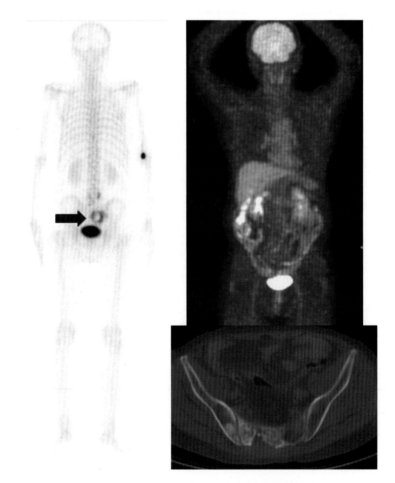

彩图 7-20　患者男性，68 岁。前列腺癌

骨显像（后位）示骶骨右份环状浓聚灶。右上 ^{18}F-FDG PET/CT 最大密度投影图示骶骨未摄取 ^{18}F-FDG 增高。右下 ^{18}F-FDG PET/CT 断层融合图像示骶骨右份及髂骨后份均可见成骨性为主的混合骨质破坏区，相应部位未摄取 ^{18}F-FDG 增高。

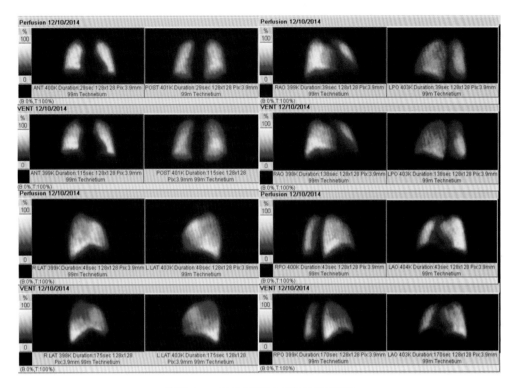

彩图 9-4 正常肺通气/灌注平面显像

第一、三排为肺灌注显像，第二、四排为肺通气显像。肺通气/灌注显像正常，二者匹配。Perfusion，灌注；VENT，通气；ANT，前位；POST，后位；RAO，右前斜位；LPO，右后斜位；RLAT，右侧位；LLAT，左侧位；RPO，右后斜位；LAO，左前斜位。

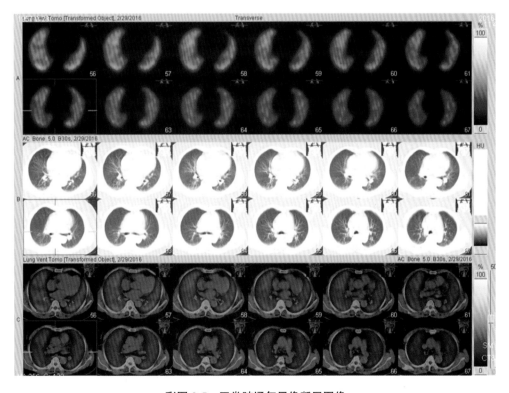

彩图 9-5 正常肺通气显像断层图像

第一、二排为 SPECT 肺通气横断面断层显像，第三、四排为同部位 CT 横断面显像，第五、六排 SPECT/CT 肺通气融合显像。肺通气显像正常，放射性分布均匀。

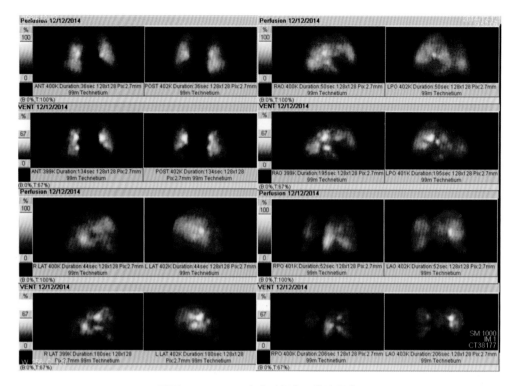

彩图 9-6　COPD 患者肺通气/灌注显像

第一、三排为肺灌注显像，第二、四排为肺通气显像。肺通气显像示多发肺段血流灌注减低、通气功能受损，以通气功能受损为著，符合 COPD 影像特征。COPD，慢性阻塞性肺病；Perfusion，灌注；VENT，通气；ANT，前位；POST，后位；RAO，右前斜位；LPO，右后斜位；RLAT，右侧位；LLAT，左侧位；RPO，右后斜位；LAO，左前斜位。

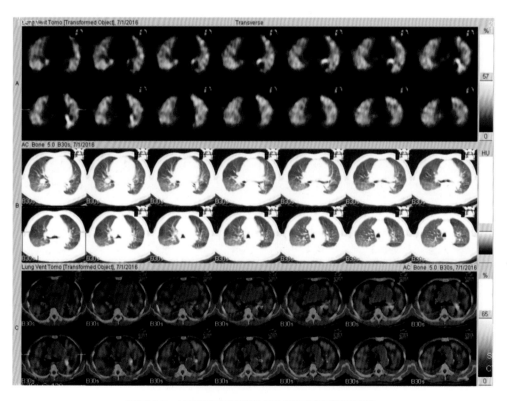

彩图 9-7　双侧胸腔积液患者肺通气显像断层图像

第一、二排为 SPECT 肺通气横断面断层显像，第三、四排为同部位 CT 横断面显像，第五、六排 SPECT/CT 肺通气融合显像。双侧胸腔积液，以右侧为著，锝气体肺通气显像示相应部位放射性减低稀疏。

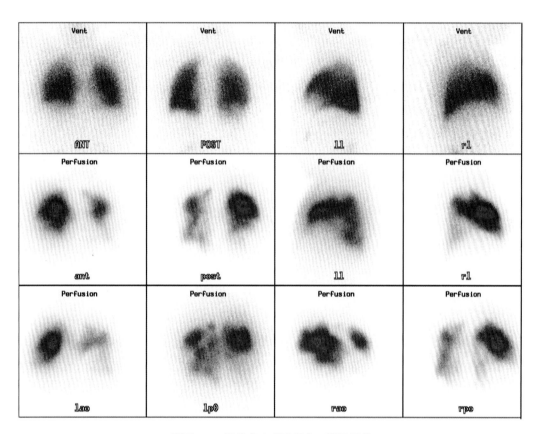

彩图 9-8　肺栓塞患者肺通气 / 灌注显像

第一排为肺通气显像，第二、三排为肺灌注显像。肺通气显像正常；肺灌注显像可见多发的肺叶、肺段性放射性分布稀疏伴缺损。肺通气 / 灌注显像不匹配。

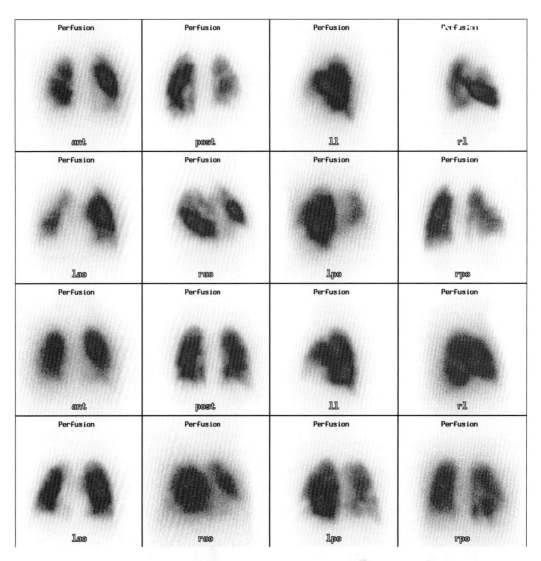

图 9-9　肺栓塞患者溶栓治疗前后肺灌注显像

第一、二排为治疗前肺灌注显像，第三、四排为治疗后肺灌注显像。肺灌注影像示溶栓后栓塞受累肺段明显减少，栓塞程度明显减轻，提示治疗措施得当，疗效显著。

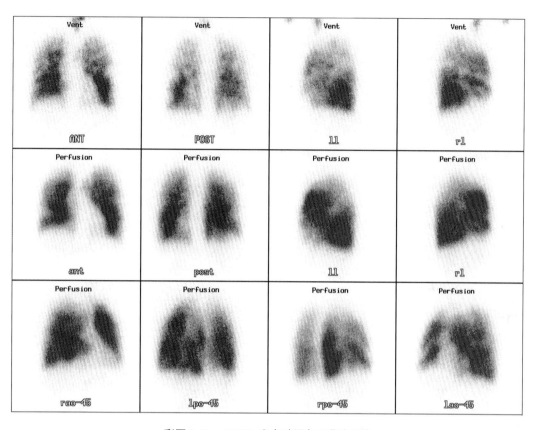

彩图 9-10　COPD 患者肺通气 / 灌注显像

第一排为肺通气显像，第二、三排为肺灌注显像。双肺相应部位肺通气显像和肺灌注显像均显示斑片状放射性分布的稀疏或缺损，且不呈肺段分布。肺通气 / 灌注显像匹配。

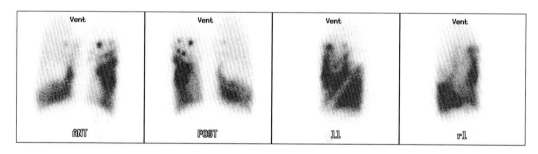

彩图 9-11　肺大疱患者肺通气显像

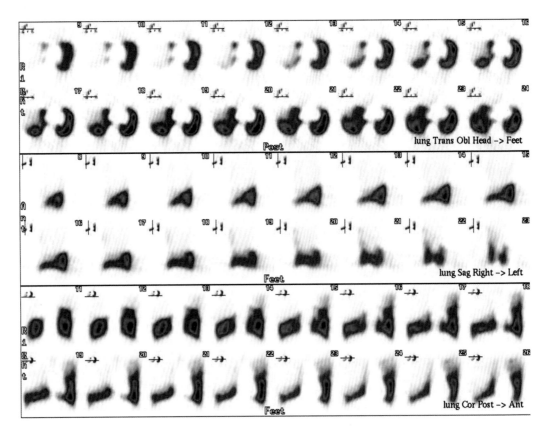

彩图 9-12　肺大疱患者肺灌注断层显像

肺通气 / 灌注显像示双肺匹配的呈肺叶分布的放射性缺损区。

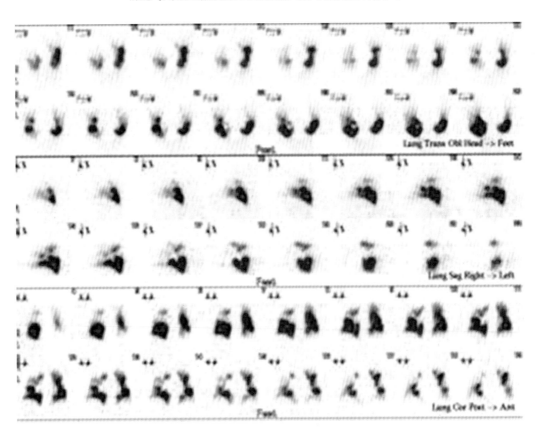

彩图 9-13　CTEPH 患者肺灌注断层显像

肺灌注断层显像示双肺多发呈肺叶、肺段分布的放射性稀疏伴缺损区。

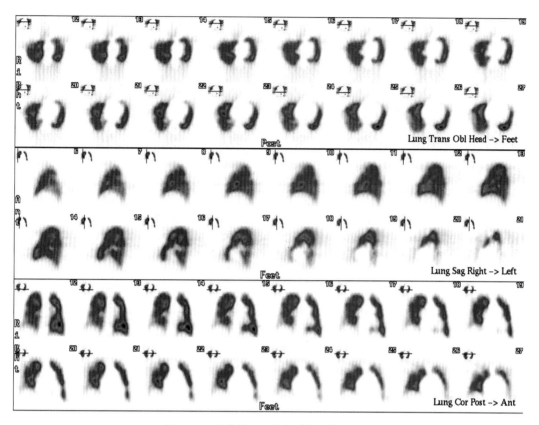

图 9-14　原发性 PH 患者肺灌注断层显像

肺灌注显像示非肺段分布的双肺多发、散在的"斑片状"稀疏缺损区。

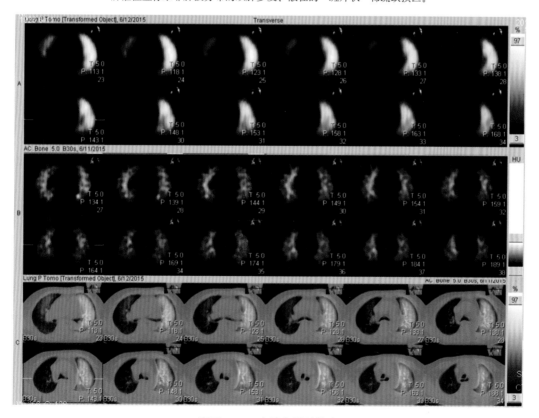

彩图 9-17　右肺多发肺栓塞

第一、二排为 SPECT 肺灌注横断面断层显像，第三、四排为 SPECT 肺通气横断面断层显像，第五、六排 SPECT/CT 肺灌注融合显像。右肺多发、广泛放射性稀疏、缺损，提示血流灌注减低；相应部位肺通气显像放射性分布均匀，通气功能正常；该患者典型肺通气 / 灌注不匹配，提示肺栓塞。

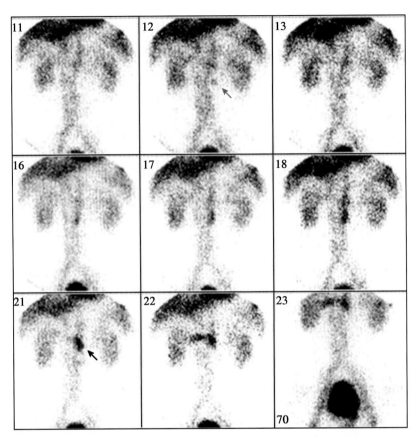

彩图 10-10　胃肠道出血显像（前位）

红色箭头所示最早出现异常放射性浓聚部位。黑色箭头所示浓聚灶随时间范围增大，并出现形变，为小肠出血。

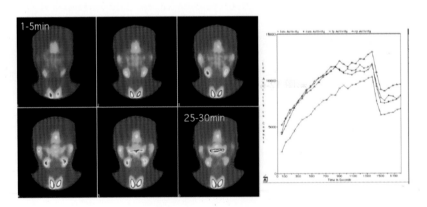

彩图 10-15　正常唾液腺显像

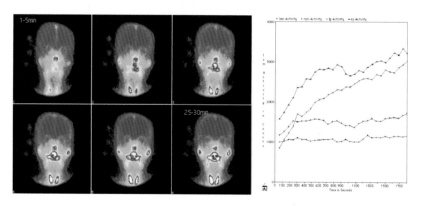

彩图 10-16　干燥综合征唾液腺显像

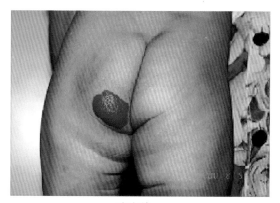

治疗前

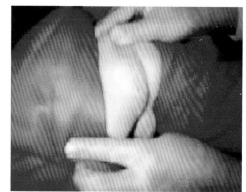

治疗后

彩图 12-6　臀部血管瘤敷贴治疗前后